国家古籍整理出版专项经费资助项目

纪　军　邴守兰　主编

近代针灸名著校注丛刊

（第一辑）上

復旦大學出版社

图书在版编目(CIP)数据

近代针灸名著校注丛刊. 第一辑/纪军,邢守兰主编. —上海：复旦大学出版社,2024.10
ISBN 978-7-309-16059-8

Ⅰ.①近… Ⅱ.①纪…②邢… Ⅲ.①针灸疗法-中医临床-经验-中国-近代 Ⅳ.①R246

中国版本图书馆 CIP 数据核字(2021)第 277927 号

近代针灸名著校注丛刊. 第一辑
纪 军 邢守兰 主编
责任编辑/胡欣轩

复旦大学出版社有限公司出版发行
上海市国权路 579 号 邮编：200433
网址：fupnet@fudanpress.com　http://www.fudanpress.com
门市零售：86-21-65102580　团体订购：86-21-65104505
出版部电话：86-21-65642845
江阴市机关印刷服务有限公司

开本 890 毫米×1240 毫米　1/32　印张 52.875　字数 1 279 千字
2024 年 10 月第 1 版
2024 年 10 月第 1 版第 1 次印刷

ISBN 978-7-309-16059-8/R·1929
定价：500.00 元

如有印装质量问题,请向复旦大学出版社有限公司出版部调换。
版权所有　侵权必究

《近代针灸名著校注丛刊》编委会

学术顾问 李 鼎　段逸山　陈汉平
　　　　　郭天玲　刘立公　叶明柱
主　　编 纪 军　邬守兰
副 主 编 张馥晴　张翠红　李 明
　　　　　李海英　肖梅华
编　　委 任宏丽　张 欣　王夏菲
　　　　　熊 俊　邱若虹　刘 婕
　　　　　赵婧怡　殷之光　丰晓溟
　　　　　王 凡　王 亮

序
段逸山

针灸是一门大学问。

据考古发现,早在距今万年之久的新石器时代就已经出现了一种称之为"砭石"的石器,或用石片制作,或用动物骨角磨制,后来逐渐由金属替代,用于破肿排毒,成为后世所用针刺工具的先导。伴随着火的发现与使用,人们制作了灸焫,用以祛除寒湿,疏通血气。马王堆出土医书中就有几部"灸经"。《黄帝内经》,尤其是《灵枢》,从经络的分布走向以及针刺的原则、方法、注意事项,乃至针灸的器具,都有比较详尽的描述。悠久的岁月造就了针灸的大学问。

针灸学术涉及面甚广,透析度甚深。经络内属于脏腑,外络于肢节,贯穿于人体上下内外,因而经穴与脏腑、肢节的相关性,便是针灸学术的一项重大研究内容。他如腧穴主治的规律、针刺麻醉之机理,以至于穴位之确定、灸方之选用、壮数之多少、艾叶之久新、施灸之物材、取火之方法之类,无不一一网络其中。近些年来,实验针灸学的兴起,针灸的国际化推进,现代针灸器材、经穴模型的研制,都出现长足可喜的景象。精深的学理凝练了针灸的大学问。

昔扁鹊有言:"疾之居腠理也,汤熨之所及也;在血脉,针石之所及也;其在肠胃,酒醪之所及也。"《灵枢·官能》也有"针所不为,灸之所宜"语。孙思邈更有"药不针灸，尤非良医"之说。针、灸、药各有其能，针与灸各具其用。一针而有补虚泻实之效，一灸而有祛寒燥湿之功。秦越人疗虢太子之尸厥，华元化治曹孟德之头风，乃至葛稚川、秦承祖、孙思邈、庞安时、朱震亨、汪石山辈，皆有以针灸治愈疑难杂证之记载。上述还属于药、针、灸并长之一代名医，更毋论王惟一、王执中、窦汉卿、滑伯仁、杨继洲、高梅孤诸尤擅针灸之专门家。其所治验，见诸载籍。卓著的疗效反映了针灸的大学问。

纵观针灸学术的发展历史，除了一以贯之地开展针灸临床实践外，从研究的角度来说，民国前后存在着较大的变化。如果说清季以前着重探讨经络循行的路线，用以说明针灸取效的原因，那么中华人民共和国成立以来对经络现象的本质、循经感传现象机理的探究用力殊深。近代正是前后演变的过渡时期，发挥着承古启今的不可或替之作用。其间涌现了诸多的针灸学家与针灸著作，然而在"西风压倒东风""西学冠绝国学""西医凌驾中医"的潮流冲击下，叫得响姓字的作者、记得住书名的著作实在寥寥。有鉴于此，邝守兰诸学人埋首于数百部针灸著作之中，精心择选理论有据、临证堪依者，加以整理校注，编著《近代针灸名著校注丛刊》，使其得以重见天日，而免束之高阁，甚至蠹损丧失之恨，其对当代针灸学术传承之裨助不可谓不大，其继承发扬传统医学之用心不可谓不嘉。今殷殷索序，遂撰此千字小文，附丽于此。

前　言

　　在中医药学数千年的发展历史中，形成了数量庞大的医籍文献，针灸医籍是其中一个重要的组成部分。这些医籍不仅记录了中华民族数千年来与疾病作斗争的经验和成果，同时还包含了中华传统文化对宇宙、人体、生命科学长期探索的认知，反映了中医针灸学术发展的历程，是针灸学术传承发展的文献保障，更是当代医家学习与研究针灸学的知识宝库。对针灸医籍的保护与整理，事关中医药事业可持续发展之大计，具有深远的现实意义。

　　在针灸学数千年的发展历程中，近代是一个独具特色的时期，针灸学的发展经历了极为剧烈的变化。由于近代中国特殊的社会历史环境，传统文化日渐式微，西学东渐，针灸学的发展遇到了前所未有的困境。西学的传入打破了两千年来针灸学赖以传承和发展的文化语境，针灸学人主动或被动地接受西方思想观念和生理解剖等医学知识的影响，对针灸理论和临床的阐发解读较之传统形式发生了明显变化。中国中医科学院首席研究员黄龙祥先生曾说"现代中医与古代中医的差异甚至不小于中医与西医的差异"，而上述变化正是研究针灸学术古今之变的桥梁。由此可见，对近代针灸医籍的整理研究对于厘清针灸学术传承发展脉络具有重要的意义。然而，除少数近代针灸名家的书籍被校注印刷出版以外，多数现存近代针灸医籍被"束之高阁"，导致寻索不便，阻碍了学习和研究工作的开展。

据《中国中医古籍总目》统计，现存近代(1840—1949)针灸著作计290余种，馆藏地主要分布在北京、上海、南京、天津、广州、吉林、辽宁、浙江、四川等地，其中上海有近百种，内容涉及经络孔穴、针灸图考、要穴歌诀、医案、讲义等诸多方面。近代出版业的兴盛，推动了针灸发展的多元化。名医陈莲舫、赵辑庵、黄石屏、张山雷、恽铁樵、承淡安、杨医亚、陆瘦燕、方慎盦等多有著作问世，体现承古启今、汇通中西的特点。近代医家相对不再保守，而试图打破传统，寻求理论的突破和创新，呈现百家争鸣的局面。临证医案强调实效，为抵制废中存西，保存和延续针灸技术做出了卓越的贡献。

近三年来，上海市针灸经络研究所文献研究室在上海市教委和上海市卫计委课题资助下，对近代针灸医籍进行了梳理，从馆藏情况、版本情况、内容特色、学术价值等多方面开展了研究工作。在此基础上，由上海市针灸经络研究所文献研究室牵头，联合上海中医药大学文献所、图书馆、基础医学院等各部门教师，策划组织了"近代针灸名著校注丛刊"项目。根据医籍内容，分类筛选出学术价值较高，在理论和临床上具有一定特色或突破的近代针灸医籍，分批进行校注整理，重刊出版，以期为近代针灸学术发展的研究提供便利，为针灸临证经验的传承提供文献支撑，从而推进针灸学术史、针灸流派和学术思想传承的研究，促进针灸临床病种的扩展和临床水平的提高。

本丛书的整理校注遵循以下原则：

1. 选用最佳的版本作为底本。

2. 对明显刊刻错误、异体字、古今字予以径改，不出校记。

3. 原版中部分专业名词术语与现代通行的说法不一致，为保持原貌不作修改。

4. 为方便阅读，对原文中一些冷僻字词等影响理解之处作简要的注释。

5. 本书采用简体横排,并按照现代语言文字规范进行标点。

6. 为保持原书风貌,对原书中个别以当前针灸学、中医学等科学尚不能解释的内容不做删改。

此外,由于入选本丛书的近代针灸医籍各有特色,上述原则不能全面涵盖各医籍校注过程的诸多情况,因此,每一部入选医籍均由校注者撰写"校注说明",以尽其详。

本丛书在校注过程中得到学术顾问团队各位专家学者的悉心指导和帮助,在此深表谢意。

由于校注者学识所限,疏漏之处在所难免,敬请同道斧正。

总　目

总序 …………………………………………………… 1
前言 …………………………………………………… 1
提要 …………………………………………………… 1

太乙神针集解　　　孔广培编纂/张馥晴　纪军校注 …… 1
灸法集验　　　　　姚裹编纂/纪军校注 ………………… 41
针法穴道记　　　　王崇一著/张馥晴校注 ……………… 79
针灸诠述　　　　　黄灿著/张欣　赵婧怡校注 ………… 107
针灸经穴图考　　　黄竹斋纂述/张馥晴　张翠红
　　　　　　　　　校注 …………………………………… 139
针灸精粹　　　　　李文宪著/邴守兰校注 ……………… 569
针灸秘授全书　　　周复初著/纪军　王夏菲校注 …… 727
针灸穴道经验汇编　黄云章口授　罗祖铿补注/
　　　　　　　　　邴守兰校注 …………………………… 849
针灸医案　　　　　李长泰著/张翠红　纪军校注 …… 953
增订中国针灸治疗学　承淡安著/肖梅华校注 ………… 1045
新著中国针灸外科　罗兆琚著/纪军校注 ……………… 1443
　治疗学

提　要

《太乙神针集解》

《太乙神针集解》为清孔广培编撰。孔广培，字筱亭，浙江萧山人。清同治四年(1865)任山西浑源州(即今浑源县)知州。在任期间，因有感于太乙神针一法历试不爽，又目睹他人积年沉疴，依此法霍然而愈，叹为妙术。虑其流传未广，鲜有医家得其要遂，故以范培兰《太乙神针》为基础，细加参订，添绘图示，刊布于世，推而广之。

本书刊行于清同治十一年，原书不分卷，此次校注根据其内容分上下二卷。上卷集录太乙神针制法、灸法、处方，以及各著作中与灸法相关，与下卷所涉及经穴、疾病相关的内容；下卷按经脉分述该法常用穴位，涉及手太阴肺经、手阳明大肠经、足阳明胃经、足太阴脾经、手太阳小肠经、足太阳膀胱经、足少阳胆经、足厥阴肝经、任脉及督脉。除任督二脉，以及未罗列之手少阴心经、足少阴肾经、手厥阴心包经和手少阳三焦经外，其余皆以表里经顺序排列。

《太乙神针集解》是对太乙神针疗法的进一步总结及推广，无论在理论阐释方面，还是在临床应用方面，均较前人之作有更为翔实的论述，条理分明，无论新工熟手均可受益。

(张馥晴　纪　军)

《灸法集验》

《灸法集验》由姚襄编纂于清光绪三十二年(1906),现存宣统元年(1909)己酉杭州中合印书公司石印本。姚襄,生平待考。《灸法集验》"周序"言其"儒而医"。

姚襄自序"以先慈多病,究心医学二十余年,详考《灵》《素》诸书,兼参之临证治验,惟灸法确有救厄起痼之功,因就鄙见所及,汇为《集验》一编"。

作者以"使阅者一览了然,易于传述"为原则,汇集了七十种病症的辨症灸治方法,六十要穴取穴法,取穴同身寸法,十六则经外奇穴主治,及十四则捷要灸法,还收录了艾炷灸法及灸后调养法,取膏肓穴法、崔氏取四花穴法。有方有法,切中实用。

(纪 军)

《针法穴道记》

《针法穴道记》由清王崇一著于宣统三年(1911)辛亥,全一卷,共书条目二十三条,以针治险恶时疫为主,舍冗长繁琐之理论,明述治法之精要,极具临证操作之实用。

本书著者王崇一感"针法自长沙而后,渐渐失传",而"针法之最要者,莫如霍乱转筋及一切痧症"。又有古人所云"大乱之后,必有凶年。凶荒之岁,往往温疫流行,及至病发,延请医师,往往不及治疗",因此针对霍乱转筋及羊毛痧等药饵不及投者之症,指示人身穴道,详述各种针法,并及症象禁忌,言语简白,内容丰富,条分缕晰,井然不紊,即使不知医者,亦可阅读之,并下针治疗,效如桴鼓。

书中治法以刺血、放痧为主,着重介绍了"羊毛痧""中风""小儿惊风"等朝发夕死、夕发旦亡之急症的具体救治方法,书末附以相关禁忌和注意事项等,实为医者学习之要书。

(张馥晴)

《针灸诠述》

黄灿(1856—1917),字子持、持平,号石屏,江西清江(治今樟树市临江镇)人,清末民初著名针灸医家,专金针之术,以"江右金针黄石屏"挂牌应诊,名噪上海、扬州、南通等地。

《针灸诠述》为黄石屏总结临证经验之作。该书首载张謇序言,记述了黄石屏"习少林运气有年,萃全力于指,然后审证辨穴,金针乃可得而度也","其技益神","无不应手奏效",指出将其经验编著成册,具有发扬针灸医术和保存国粹的重要意义。"针灸说"言简意赅,例说针道源流,阐述针灸理论之玄微、针灸手法之邃奥,以彰针灸之博大精深,并剖析针灸受东西医淘汰之因,提出"金针之善有三""药灸之益有三"之说,以冀后人融会变通,以精力运之、透之以保存金针之国粹。"针灸著述"篇引述《内》《难》《伤寒》《金匮》等历代典籍,加以评析,阐明其对中风、咳证、痹症、霍乱四个病症之中医理论、病因病机、辨证、诊断、治法等的见解,并按不同证型或症状制定针灸处方,可谓理法方穴齐备,颇具临证实用性。"行针补泻论"篇分上、下两部分,上部论行针手法,对《内经》"徐而疾则实,疾而徐则虚"一句中徐疾补泻与虚实关系之争议作出解释,以言"术不同而所同者理尔,道妙不以一端囿"之理。下部论述十二经子母补泻、十二经证治主客原络配穴,并对一穴之或补或泻、补泻兼施、先补后泻、先泻后补,两穴之补泻分施、补泻互异,以及专补而不兼泻、专泻而不兼补等情况的选穴作出详细介绍。

本书语言精炼,内容丰富,理论与实践兼顾,具有学术价值和实用价值,可为从事针灸科研、教学及临床工作者提供参考。

(张　欣　赵婧怡)

《针灸经穴图考》

《针灸经穴图考》由近代针灸学家黄竹斋撰于民国十三年(1924),刊布于民国二十四年。黄竹斋(1886—1960),名维翰,原名谦,字吉人,晚号中南山人、诚中子。一生著述颇多,《伤寒杂病论集注》《针灸经穴歌赋读本》《校订铜人腧穴针灸图经》《针灸经穴图考》等皆乃洞见幽微,探源求真,明晦穷理之珍籍。

本书以《素问》《灵枢》《难经》《针灸甲乙经》为主,择取其中与经穴相关条文,并参考《铜人针灸经》《千金要方》《外台秘要》《明堂灸经》《针灸资生经》《类经图翼》《针灸大成》等历代典籍,配以精确穴图,更融合《西法针灸》之生理解剖精要,"撷其精华,删其繁芜,正其乖讹,补其阙略",书中医理与临证治验皆阐述详尽无遗,令阅者一目了然。

《针灸经穴图考》一书共八卷。先总述"针法辑要""灸法辑要",后分述十二正经与奇经八脉,最后附以"奇穴拾遗",周全细致,系统明了。每条经络包含的各个穴位一一分述,至于经脉走向,经穴考据,用穴要点,主治病症,经典医案皆列举详明,更备证诸书,详加补注。黄氏叹息宋元之后,即便偶有明理之后学著其创见于册,亦散于群书而不见,故于此书中更添加各家注解,"汇众说而折衷圣经",配以经穴图谱,旁引西法解剖生理为证,汇通中西,融合古今,全书条理清晰,内容鲜明,阅者了然于目,即了然于心。无论初学,或针灸术者,皆可按图索骥,阅书解惑,从中受益。

(张馥晴　张翠红)

《针灸精粹》

李文宪,别号剑奇,生于1909年,卒年不详。广西藤县人,初师从广西名医陆均衡,历游江浙港澳,习金针之术。后以针术济世,屡起沉疴。1934年入广西省立梧州区医药研究所别科班,继修岐黄之术,1935年毕业后就职于广西省立南宁区医药研究所,1936年聘入广西容县国医讲习所。著有《针灸精粹》《新编实用针灸学》存世。

李氏勤学善思,博览群书,以所授讲义,加以删订,著成《针灸精粹》一卷,于1936年5月由中华书局刊行。全书集各家之长,删繁就简,以实用为要。前八个章节,简述针灸源流、针灸治病原理、人神天忌、针灸操作方法、实施方法、禁针禁灸、制针煮针和治折针法。第九章论气、血、虚、实、寒、热、风、湿八种穴性,共收录二百余穴,每穴又分部位、穴性、手术和摘要作解析。第十章配穴精义,共三十一组穴,以对穴为主。第十一章证治,涉及伤寒温病、内外妇儿、五官和急救各科,并引古今医案或李氏临证经验。末附正奇经脉、十五络穴。

李氏熟谙《内经》,重视针灸典籍和医案,撰文旁征博引,善于结合临床阐述医理。李氏推崇广西针灸医家罗兆琚的穴性与配穴理论,认为"不知穴之配合,犹之瞎马乱跑",并在本书的穴性部分,引用罗兆琚所著《实用针灸指要》一书内容。李氏主张辨证施治、针灸并用,临证取穴精要,同时广济民生,为弘扬国粹针灸,作出了积极的努力。

(邝守兰)

《针灸秘授全书》

周复初,生卒年不详,字颂爻,浙江嵊县(今嵊州市)人。周氏少承家学,得其母钱太夫人之薪传,悬壶应世,治病多有奇验,于"临症之闲暇时,就治疗之经过,录其病象,志其经穴,门分类别",辑为是书。本书分上、下两卷,上卷述针术手法之秘奥,内容涉及经络、腧穴、针法、灸法、辨证、治则等;下卷记录周氏临床治验之心得,收录内外妇儿等各科153种病症的治疗经验,王可贤增批之内容反映了王氏的学术观点,值得参考。本书"言简意赅,学粹法明",可兹临床借鉴。

(纪　军　王夏菲)

《针灸穴道经验汇编》

黄云章,字华岳。近代针灸名医。生平待考。《针灸穴道经验汇编》,又名《针灸经验穴症汇编》(以下简称"汇编"),分上下两卷,为黄云章临证集验。由黄氏讲学时口述,门人记录。成书年代,据序中落款所示"民国戊辰年",推测为民国十七年(1928)前后。上海中医药大学馆藏版本现存抄本两部。

上卷记录"口授秘诀九十六种",其中包括"头部""喉科""膺腹部""背部""手足部""风症""痧症部""大小便部""妇科""小儿科""伤寒部""危急部""疮科""杂症"。所涉内容甚广,以疑难重症为主,记载鲜见的临床秘验之术。开篇首论头面五官疾病,如耳聋、眼痛、牙痛,及眉骨风、眉麻痹、光眼瞎子、耳内流脓等。又如伤寒、大热、中风等疑难急症,疮毒、痈岩等外科病,以及小儿惊风、积疳、急症,等等,不胜枚举。所论痧症、白喉、霍乱、疟疾、鼠疫,既反映了那个时代的疾病特点,又从一个侧面诠释针灸在瘟疫中的干预能力。下卷载录"各种急症治法一百余种",首列十四经主要穴位的定位,再论急症治法,内容简明扼要。上下两卷,部分内容有所重复,上卷重在"要诀",下卷则详于"治法"。

从《汇编》中可见,黄氏针灸理论及临床功底深厚,并有其独特的经验传授于门人。只惜所存资料甚少,迄今仅见门人所录《汇编》一书。针灸之"规矩"可载，但技艺之"巧"难传。又因记录仓促简练，其中个别文字难辨，有诸多令人费解之处。遗憾错漏难免，望同道斧正为盼。

《针灸医案》

《针灸医案》由民国医家李长泰所著。李长泰21岁跟随当地最精于针灸之术的张公学习针灸，24岁跟随当地最精于药物的贾公学习药物，后又经尹公指点。李长泰虚心好学，每遇到善于使用针灸、中药治病者，均以师礼待之。李氏勤学不辍，深入研究，谨慎临证，数十年治疗患者无数，积累了丰富的临证经验。在其花甲之年，将毕生所学及临证经验择要进行整理、注释，著成此书。全书收录之内容，皆为其经验试效者，供同人及后学参考。

本书分上编、下编及附编三部分。上编择要记录了李长泰临证医案50则，多属疑难危急重症，皆得效验。下编记载了针刺和艾灸的使用方法，各种杂症的针刺方法，116个经穴的归经、定位、针刺深度及主治病症，以及11个经外奇穴的定位、主治及用法。附编记录了多种杂症的药治方，花柳证治法，外科灼丹法，以及217味中药的性味主治。

（张翠红　纪　军）

《增订中国针灸治疗学》

《增订中国针灸治疗学》为近代著名针灸学家、针灸教育家承淡安先生编撰。承淡安，又作澹盦，字启桐。1899年8月出生于江苏省江阴县。1915—1919年 随父承乃盈和名医瞿简学医。1920年参加上海汪洋办的西医学函授班。1928年任苏州中医学校针灸教师。1932年创办中国针灸学研究班。1935—1938年创办中国针灸专门学校、针灸疗养院。1938—1948年在湖南常德，四川成都、简阳等地举办针灸学习班。1951—1954年在苏州恢复中国针灸学研究社。1954年任江苏省中医学校（南京中医药大学前身）校长。1957年7月逝于苏州。承淡安毕生致力于针灸学的研究和教学工作，其创办的针灸研究社、中国针灸专门学校和《针灸杂志》均为中国最早。学生遍布国内各省以及东南亚各国。为弘扬中医针灸学术，发展对外交流作出了卓越贡献。

全书共四编。第一编"总论"，包括针灸术之沿革、针灸在治疗上之价值、针刺治效之研究等内容。第二编"经穴之考正"，主要对人身度量标准、人身骨度，以及十二正经与奇经八脉相关穴位的解剖、部位、主治、摘要等进行阐述，并附各经络图。第三编"手术"，阐述了针之制造、针之形式、施针运气法、施针手法等内容。第四编"治疗"，主要论述针灸治疗的方法，对伤寒、温热病、暑病、霍乱、中风等常见病症的针灸治疗进行详细解说，并罗列历代针灸学经典文献所载重要疾病及疑难杂症的治疗经验。

《增订中国针灸治疗学》以1937年无锡中国针灸学研究社出版的《增订中国针灸治疗学》为底本。书中涉及较多西医解剖名词，不同于现在通行西医解剖名词，为保存原貌，一律不予修改。全书还记载了不少当时的中医病名，未做新旧对照，均原貌呈现。阅读时请参考相关文献。

《增订中国针灸治疗学》可供中医医师、中医科研人员、中医院校师生及广大中医爱好者参考阅读。

（肖梅华）

《新著中国针灸外科治疗学》

《新著中国针灸外科治疗学》刊行于1936年，为近代针灸名家罗兆琚编撰。罗兆琚(1895—1945),字蔚群,佩琼,晚号篁竺老人,广西柳州人。1924年开始专研针灸,1935年应承淡安先生邀请至无锡担任中国针灸学研究社研究股主任兼编辑股副主任、针灸讲习所讲师,针灸讲习所训育处主任,1937年因避战乱返回柳州。罗兆琚在中国针灸学研究社任职期间,著述颇丰,《新著中国针灸外科治疗学》即是其中之一,该书现存1936年12月中国针灸学研究社铅印本和1951年3月中国针灸学研究社铅印本。

本书内容以中医外科病证的针灸诊治为主,乃罗兆琚"将平日经验、挚友口述、业师医案、先贤成法等"分类编撰而成,以"辅助承淡安夫子所著之《中国针灸治疗学》之所不及"。

该书首列诊治指南,摘要录出张仲景、李杲等名家医论,以作治证诊断之圭臬,再列疔疮论、痈疽论、丹毒论、疮疡论、瘿瘤论等外科病证,对其概念、病因、病机、发病特点及预后转归等做了概括论述,然后分头面、胸腹、背脊、四肢、杂证共五门,每门之下再分细目,详述446种病证的病因、病状、治疗、助治,部分病证下还设有附记。其病因、病状之叙述简洁明确,治疗取用之经穴(或奇穴)考订周详,助治多为单方,均以"能适实用"为宗旨,承淡安称赞此书"简明切要,深中肯綮,为我国医界辟一新途径,为我国人群谋一新解除痛苦之法焉"。

(纪　军)

太乙神针集解

孔广培 编纂
张馥晴 纪 军 校注

校注说明

《太乙神针集解》,清孔广培编纂,刊行于同治十一年(1872),本次校注以此为底本,以范氏培兰之《太乙神针》及明本《针灸大成》为参校本。根据具体情况,按以下原则进行处理:

一、采用现代标点方法,对原书进行重新句读。原书为繁体竖排,现改为简体横排。原书中表示文字位置之"右"均统一改为"上",不做注解。

二、原书多有字句注解,或为作者选录各家注,或作者注疏,为体现原书文貌,不作改编,原小字注文,仍以小字体现。

三、底本中讹、夺、衍文及错字等,参以他本及文义,校改出注。

四、非错误性异文整理的基本原则:(1)通假字一律保留,并出校说明;(2)异体字予以径改,不出校。如"颏"改为"咳","瀒"改为"涩";(3)特殊情况及处理:① 今仍沿用之古字保留不做修改,如"藏府";② 因语境而保留之古字,则出校说明今字;但书中作者原注涉及之处,不出校,如:"大椎,音垂,同髓""侠,与夹同,旁也"等。

五、对个别冷僻字词加以注音和解释。原文作者在注疏中涉及注音注释之难字难词,则不另出注解释,如:食癥。作者注"音徵,腹结病也。"

六、底本与参校本注解不一者,保留原文,另加校记说明。

七、底本中作者引注疑有误者,不作改动,出注说明。

八、原书无目录,本次校注,按正文内容,分上下卷补全目录于正文前。

《太乙神针集解》目录

序 …………………………… 7

卷上 ………………………… 9
  用针法 ……………………… 9
  九宫尻神禁忌图 …………… 10
  逐日人神所在，不宜
    针灸 …………………… 10
  太乙神针方 ………………… 11
  附太乙神针灸法 …………… 11
  面碗式 ……………………… 12
  仰面穴道图 ………………… 13
  合面穴道图 ………………… 14
  侧身穴道图 ………………… 15
  手穴图 ……………………… 16
  腿穴图 ……………………… 16
  中指同身寸图 ……………… 16
  杨继洲解《标幽赋》………… 17
  《灵枢·杂症论》…………… 17
  《宝鉴》发灸法 …………… 17
  灸法 ………………………… 17
  治病要穴 …………………… 18
  补泻法 ……………………… 18

  炷火先后 …………………… 18
  《千金》灸法 ……………… 18
  相天时 ……………………… 18
  十二原 ……………………… 19
  八会 ………………………… 19
  十一募 ……………………… 19
  五脏之积 …………………… 19
  治症总要 …………………… 19
  五藏六府主客 ……………… 20
  疮毒 ………………………… 20
  灸宜发 ……………………… 21
  贴灸疮 ……………………… 21
  交正本经释 ………………… 21
  五夺不可泻 ………………… 21
  鬼哭穴 ……………………… 22
  肘尖穴 ……………………… 22
  灸卒死 ……………………… 22
  灸肠风诸痔 ………………… 22
  灸癜风 ……………………… 22
  痞根穴 ……………………… 22
  头部取穴尺寸 ……………… 22
  腹部取穴尺寸 ……………… 23

背部取穴尺寸……… 23
中指同身取寸法……… 23
四季避忌日……… 24

卷下……… 25

手太阴肺经穴……… 25
　尺泽穴……… 25
手阳明大肠经穴……… 25
　合谷穴……… 25
　手三里穴……… 26
　肩髃……… 26
足阳明胃经穴……… 26
　天枢穴……… 26
　足三里穴……… 26
　内庭穴……… 27
足太阴脾经穴……… 27
　三阴交穴……… 27
手太阳小肠经穴……… 27
　腕骨穴……… 28
足太阳膀胱经穴……… 28
　肺俞穴……… 28
　膈俞穴……… 28
　肝俞穴……… 28
　胆俞穴……… 29
　脾俞穴……… 29
　胃俞穴……… 29
　肾俞穴……… 29
　会阳穴……… 29
　膏肓俞穴……… 30

足少阳胆经穴……… 30
　客主人穴……… 31
　临泣穴……… 31
　风池穴……… 31
　环跳穴……… 31
　风市穴……… 32
足厥阴肝经穴……… 32
　期门穴……… 32
　章门穴……… 32
　大敦穴……… 33
　行间穴……… 33
任脉经穴……… 33
　会阴穴……… 33
　中极穴……… 34
　关元穴……… 34
　气海穴……… 34
　下脘穴……… 35
　中脘穴……… 35
　上脘穴……… 35
　天突穴……… 35
督脉经穴……… 36
　腰俞穴……… 36
　命门穴……… 36
　灵台穴……… 36
　身柱穴……… 36
　百会穴……… 37
　上星穴……… 37
　大椎穴……… 37
　神庭穴……… 37

序

自古方书,流传不一,不经亲验,未敢信为实言。惟太乙神针一方,则有历试不爽者。溯雍正时,范公培兰总镇潮州,修合九丹①,广为施济,精诚所感,灵异斯征,有道人踵署②谒见,手授此方,如法疗治,沉疴悉起。数百年来,人之得其传者,自治治人,奏效均如应响。以故沈君士元制针施送,周子雍和为叙以志其事,邱子时敏镌板以行于世,袁子质甫重为校订而珍藏之。盖皆身受其益,非传诸耳闻者比。洎③咸丰时,沧州叶圭书两臂麻木,苦用针之轻重难于得当,易针为灸以试之,制为面碗,实药其中,隔姜灼之,其效愈捷,殆所谓巧过前人者乎!余妾患疝,间日一作,已有年矣,今春增剧,致废寝餐,多方调治,迄无应验,适有以此方抄本见示者,急为配合药味,按穴之所在而灸之,数年积疾,不逾月而霍然,此固予所目睹,可以信为实然者。因思方中药极和平,灼不着肌,更无剥肤之痛,拯救世人,洵④称善术。无如刊本无多,流传未广,恐传抄舛误⑤,致有毫厘千里之差。爰⑥

---

① 九丹:道教谓服后可长生或成仙的丹药,即:丹华、神符、神丹、还丹、饵丹、炼丹、柔丹、伏丹、寒丹。
② 署:指范培兰所在的潮州总镇官署。
③ 洎:等到,及。
④ 洵:诚然,确实。
⑤ 舛误:错误,差错。
⑥ 爰:于是。

细加参订,添绘面碗取寸法式样,付诸剞劂①,阅之者了然于目,即可了然于心,则是编之刊布流行,未始非医术之一助云尔。是为序。

同治十一年壬申暮春,萧山孔广培书于浑源州署

---

① 剞劂:雕版、刊印。

卷 上

用 针 法

一、用针先审是何病症,取何穴道,用笔涂记其穴,以红布七层安于穴上,候针。

一、将针向灯烛上烧透,对正穴道,放于红布上,候药气温热渐透肌腠,直入病奥,便觉氤氲清爽,应效之速,难以言传。若太热,将针略提起,俟热定再针。以七记数,少则一七,多则七七亦可。

一、烧针务令灼旺,薰①于布上,其轻重必须得法,盖太轻则药气旁泻,太重则针火易灭,若灭当再烧之。

一、用过药针以极干竹筒封藏,便可复用。

一、宜天气晴和,明窗净几,密室无风之处,敬谨焚香,如法用针,登时②奏效,更须择吉,若遇人神所在之日,不宜针灸,切须忌之,惟急症不得不从权耳。

一、针后静卧片时,使药气周流畅达于藏府脉络之间,然后起饮醇酒数杯,借酒力以行药气,微醺为度,切忌冒风。

一、针后宜谨摄起居,保养元气,禁止房事,撙节③饮食,勿因

---

① 薰:同"熏"。
② 登时:即刻,立刻。
③ 撙节:节制。

病体已痊,便恣情纵欲,自作不靖①,与针何尤。

九宫尻神禁忌图

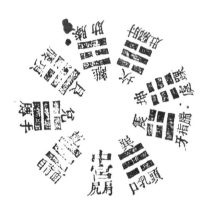

坤踝震腨指牙上,
巽属头兮乳口中。
面背目乾手膊兑,
项腰艮膝肋离从。
坎肘脚肚轮流数,
惟有肩尻在中宫。

此神农所制其法,一岁起坤,二岁起震,逐年顺飞,九宫周而复始,行年到处所主伤体,切忌针灸。

逐日人神所在,不宜针灸

| 初一在足大指 | 初三在股骨 | 初五在口 |
| 初二在外踝 | 初四在腰 | 初六在手 |

---

① 靖:安静。

初七在腰踝	十五在遍身	廿三在肝及足
初八在腕	十六在胸	廿四在手阳明
初九在尻	十七在气冲	廿五在足阳明
初十在腰背	十八在股内	廿六在胸
十一在鼻梁	十九在足	廿七在膝
十二在发际	二十在内踝	廿八在阴
十三在牙齿	廿一在手小指	廿九在膝胫
十四在胃脘	廿二在外踝	三十在足指

太乙神针方

艾绒三两,硫磺二钱,麝香、乳香、没药、丁香、松香、桂枝、穿山甲、杜仲、枳壳、皂角、细辛、川芎、独活、雄黄、白芷、全蝎各一钱。

上为末,称准分两,和匀。预将大纸裁定,将药铺纸上,厚分许,层纸层药。凡三层,卷为直杆,其粗细约如大指,务须极坚,以桑皮纸厚糊六七层,再以鸡蛋清通刷外层,务须阴干,勿令泄气。

附太乙神针灸法

用鲜姜一大片,厚一分许,中刺七小孔,平放应针穴道之上。用白面和以黄酒,捏一小碗,约如酒杯大,边可稍厚,底须四平,以薄为妙,亦刺七小孔,与姜之孔相对,用火焙干,放于姜上。将药料置于其中,再加艾绒铺上,顷刻之间,药气即可透入。如觉甚热,将姜片略略抬起,停片刻即再放下,俟碗内之药燃尽,热气渐退,然后取起更换。每次换药三四回便可收止,每日或一次或两次不拘。

凡太乙神针有两种用法：一将针悬起，离布半寸许，药气自能隔布透入；一将针实按布上，药气更易透入。然，悬起一法，取效较缓，实按一法，轻则布易燃，重则火易灭，均有微碍，不如以针为灸，较为妥当，取效亦速。今夏余右臂患麻，左膀作痛，数月未瘥。山阴曹煜轩大令以所制太乙神针授余，先用悬针法，麻痛虽减，而未能脱然。继用实按法，苦其不便。因变而为灸，又思灸法皆用艾作团，点着置所患处，顾①团小则药力不济，团大则皮肤易伤，故用面碗隔姜灸之，收束艾火，不使零星散乱，而药气温暖半刻许便已直透病奥，顿觉肌腠筋络之间氤氲畅达。余每日灸一次，凡三日而所患若失，窃谓此法可为太乙神针之一助用，敢详疏其法，刊附书后，公诸世人。

咸丰六年十二月朔，沧州叶圭书识于济东道署之及园

以下采引针灸诸说指金针而言，非指药针而言，阅者当知其意。贤识。

面　碗　式

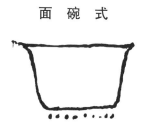

长一寸，阔八分，高五分，底须薄，四角要平，姜片稍大于碗，务须针孔对准药气，庶不旁泄，碗底用针穿七孔。

---

① 顾：但，不过。

仰面穴道图

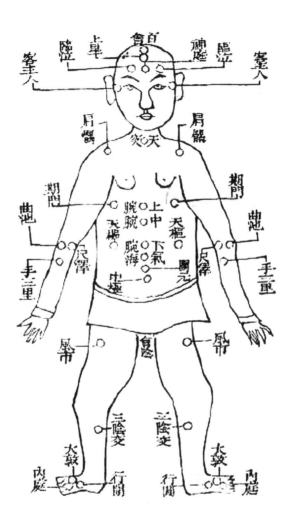

合面穴道图

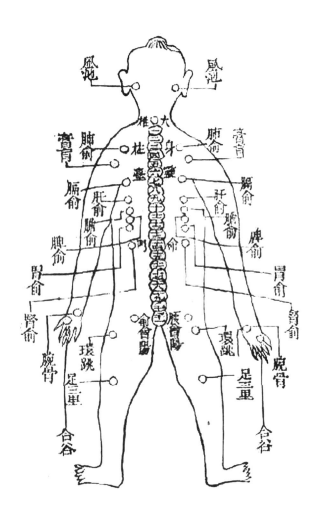

侧身穴道图

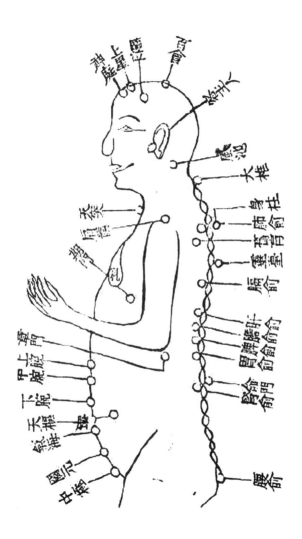

手 穴 图　　　　腿 穴 图

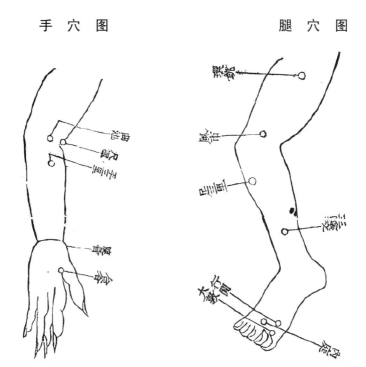

中指同身寸图

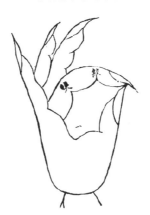

杨继洲解《标幽赋》

劫病之功,莫捷于针灸。故《素问》诸书为首载①,缓、和、扁、华②,俱以此称神医。盖一针中穴,病者应手而起,诚医家之所先也。近世此科,几于绝传,良为可叹!经云:拘于鬼神者,不可与言至德,恶于砭石者,不可与言至巧。此之谓也。又语云:一针二灸三服药,则针灸为妙用可知。业医者,奈之何不亟讲乎?又曰:天温日明,则人血淖③液而卫气浮,故血易泻,气易行;天寒日阴,则人血凝泣④而卫气沉。月始生,则气血始清,卫气始行;月廓满,则气血实,肌肉坚;月廓空,则肌肉减,经络虚,卫气去,形独居。是以因天时而调血气也。天寒无刺,天温无灸,月生无泻,月满无补,月廓空无治,是谓得天时而调之。

《灵枢·杂症论》

人身上部病取手阳明经,中部病取足太阴经,下部病取足厥阴经,前膺病取足阳明经,后背病取足太阳经。取经者,取经中之穴也。一病可用一二穴。

《宝鉴》⑤发灸法

气不至而不效,灸亦不发。盖十二经应十二时,其气各以时而至,故不知经络气血多少,应至之候而灸之者,则疮不发,世医莫之知也。

灸　　法

《千金方》云:凡灸法,坐点穴,则坐灸;卧点穴,则卧灸;立点

---

① 《标幽赋》(杨继洲注解)原文为"为之首载"。
② 缓、和、扁、华:即医缓、医和、扁鹊、华佗。其中,医缓、医和为春秋时期秦国名医。
③ 淖:湿润。
④ 泣:冻结。
⑤ 《宝鉴》:即《卫生宝鉴》。

穴,则立灸。

须四体平直,毋令倾倒。若倾倒,穴不正,徒破好肉耳。

治病要穴

针灸穴治不同,俱谓面诸阳之会。胸膈二火之地,不宜多灸。背腹阴虚有火者,亦不宜灸。惟四肢穴最妙,凡上体及当骨处,针入浅而灸宜少。凡下体及肉厚处,针可入深,灸多无害。

补泻法

络满经虚,灸阴刺阳。经满络虚,刺阴灸阳。

以火补者,毋吹其火,须待自灭,即按其穴。以火泻者,速吹其火,开其穴也。气盛则泻之,虚则补之。

炷火先后

《资生》云:凡灸当先阳后阴,言从头向左而渐下,次从头向右而渐下。先上后下。《明堂》云:先灸上,后灸下,先灸少,后灸多。皆宜审之。王节斋曰:灸火须自上而下,不可先灸下后灸上。

《千金》灸法

宦游吴蜀,体上常须三两处灸之,切令疮暂瘥,则瘴疠温疟毒不能着人,故吴蜀多行灸法。语云:若要安,三里穴名常不干。有风者,尤宜留意。

相天时

灸时若遇阴雾、大风雪、猛雨、炎暑、雷电、虹霓,停,候晴明再灸。急难亦不拘此。

十 二 原

胆原丘墟，肝原太冲，小肠原腕骨，心原神门，胃原冲阳，脾原太白，大肠原合谷，肺原太渊，膀胱原京骨，肾原太溪，三焦原阳池，包络原大陵。

八 会

血会隔俞，气会膻中，脉会太渊，筋会阳陵泉，骨会大杼，髓会绝骨，藏会章门，府会中脘。此言经络气血凝滞不通者，必取此原会相关之穴而刺之。《难经》曰：热病在内者，取会之气穴也。膻中者，两乳之间也陷中。

十 一 募

肺募中府，心募巨阙，肝募期门，脾募章门，肾募京门，胃募中脘，胆募日月，大肠募天枢，小肠募关元，三焦募石门，膀胱募中极。此言五藏六府之有病，必取此门、海章门、气海是也。俞募藏府之俞，俱在背部二行。之最微妙矣。

五 脏 之 积

奔豚，肾之积也，若豚之奔，不常定也，发于小腹，上至心下，豚性躁，故名之。息奔，肺之积也，右胁下，覆大如杯，或息或奔。伏梁，心之积也，伏而不动，如梁木然，大如臂，上至心下。痞气，脾之积也，痞塞不通，在胃脘，覆大如盘。肥气。肝之积也，盛也，在左胁下，如覆杯，有头足。

治 症 总 要

一论中风，但未中风时，一二月前，或三四月前，不时足胫上发酸重麻，良久方解，此将中风之候也。便宜急灸三里、绝骨皆穴名。四处连左右言。各三壮，后用生葱、薄荷、桃柳叶四味煎汤淋洗。灸处令祛逐风气自疮口出。如春交夏时，夏交秋时，俱宜灸，常令二足有灸疮为妙。

第一阳症,中风不语,手足瘫痪者。合谷、肩髃、手三里、百会、肩井、在缺盆上,大骨前半寸,以三指按当中指下陷中是。风市、环跳、足三里、委中、阳陵泉。

第二阴症,中风,半身不遂,拘急,手足相挛,此是阴症。亦依治之,但先补后泻。

第三中暑不省人事。人中、合谷、内庭、百会、中极、气海。

五藏六府主客

肺为主,大肠客也;大肠为主,肺乃客也。脾为主,胃乃客也;胃为主,脾乃客也。真心为主,小肠客也;小肠为主,真心客也。肾为主,膀胱客也;膀胱为主,肾乃客也。三焦为主,包络客也;包络为主,三焦客也。肝为主,胆乃客也;胆为主,肝乃客也。治必先主而后客。

疮　毒

《原病式》曰:凡人初觉发背,欲结未结,赤热肿痛,先用湿纸覆其上,立候之,其纸先干处,即是结,痈头也。痛者,灸至不痛,谓先及其未溃,所以痛,次及其将溃,所以不痛。不痛灸至痛方住。谓先及其溃,所以不痛,次及良肉,所以痛也。最要早觉早灸,若一日二日,十灸七活,三日四日,六七活,五日六日,三四活。过七日,则不可灸。若有十数头,作一处生者,指纸上先干而言。即用大蒜研成膏,作薄饼铺其上,聚艾药于蒜饼上烧之,亦能治也。若背上初发赤肿一片,中间有一片黄米头子,便用独蒜切去两头,取中间半寸厚,安于疮上,灸十四壮,多至四十九壮。此痈疽初发之治也。

灸 宜 发

观东垣灸三里七壮不发,而复灸以五壮即发。灸中脘九壮不发,而积以露水,熨以热履,熯①以赤苋,即万无不发之理。《资生》云：又有以生麻油渍之,必发。亦有用皂角煎汤,候冷频点之,而亦恐血气衰而不发,服四物汤滋养血气。不可一概论也。凡灸不发,其病不愈。

贴 灸 疮

春用柳絮,夏用竹膜,秋用新绵,冬用兔腹下白细毛,或猫腹毛。今人多以膏药贴之,日两三易,而欲其速愈,此非治疾之道也。但今世既便用膏药,惟久久贴之。若速易,即速愈,恐病根未尽除也。

交正本经释

交正者,如大肠与肺为传送之府,心与小肠为受盛之宫,脾与胃为消化之宫,肝与胆为清净之位,膀胱合肾,阴阳相通,表里相应也。本经者,受病之经,如心之病,必取小肠之穴兼之,余仿。此言能识本经之病,又要认交经正经之理,则功必速矣。故曰：宁失其穴,勿失其经；宁失其时,勿失其气。

五夺不可泻

岐伯曰：形容已脱,是一夺也；大脱血之后,是二夺也；大汗出之后,是三夺也；大泄之后,是四夺也；新产及大血之后,是五夺也。此皆不可泻。

---

① 熯：烘干,烘烤。

鬼哭穴

治鬼狐惑,恍惚振噤。以患人两手大指相并,缚定,用艾炷于甲角及甲后肉四处骑缝着火灸之,则患者哀告,我自去,为效。

肘尖穴

治瘰疬,左患灸右,右患灸左。如初生,男左女右,灸风池。

灸卒_{音猝}死

一切急魇暴绝,灸足两大指内,去指一韭叶。

灸肠风诸痔

十四椎下各开一寸,年深者最效。

灸癜风

左右手中指节宛宛中,凡赘疣诸痣,灸之无不立效。

痞根穴

专治痞块,十三椎下,各开三寸半。多灸左边,如左右俱有,左右俱灸。

又法:用稻草心量患人足大指尽处旁一韭叶许,在左灸右,在右灸左,针三分,灸七壮,神效。

又法:于足第二指歧叉处灸五七壮,左患灸右,右患灸左,灸后一夕,觉腹中响动,是验。

头部取穴尺寸

前发际至后发际折作十二节,为一尺二寸,前发际不明者,取眉心即眉棱骨直上行三寸。后发际不明者,取大椎上行三寸。前后俱不明者,折作一尺八寸。头部直寸,并依此法取之。眼内眦音恣。角至外眦角目两角也。为一寸,头部横穴,并依此法取之。

腹部取穴尺寸

膺部腹部横寸,并依对乳间横折作八寸。

膺部横寸取穴,悉依上法。直寸取穴,依中行心蔽骨下至脐,共折八寸。人无心蔽骨者,说详下中脘穴。取歧骨下至脐心,共折九寸取之。脐下至毛际横骨,折作五寸。天突至膻中,膻中,两乳间也。折作八寸,下行一寸六分为庭中,上取天突,下至庭中,共折九寸六分。

背部取穴尺寸

大椎音垂,同髓,项后骨也。穴至尾骶音帝。骨穴,共计二十一椎,言二十一节也。通作三尺,故谓人谓三尺之躯者,此也。《类经图翼》云:背骨除大椎外二十一椎,下有尾骶骨,共二十三骨,按尾骶骨上,尚有方骨一节。上七椎,每椎一寸四分一厘,共九寸八分七厘。中七椎,每椎一寸六分一厘,共一尺一寸二分七厘。下七椎,每椎一寸二分六厘,共八寸八分二厘。上七中七下七者,即二十一椎也。第二行,音杭,如肺俞、膈俞、肝俞、胆俞、脾俞、胃俞、肾俞等穴是也。侠与夹同,傍也。脊各一寸半,除脊一寸,必除脊而始符寸半之数。共折作四寸,分两旁若连脊应工作四寸矣,故他本有二寸之说,其实寸半者,除脊而言也,二寸者,连脊而言也。第三行,如膏肓等穴是也。侠脊各三寸,除脊一寸,共折作七寸,分两旁。解详上。

中指同身取寸法

凡男以左手女以右手,中指与大指相屈如环,取内侧纹两角为一寸,亦曰,中指第二节内庭两横纹头相去为一寸。各随人长短大小取之,此乃同身之寸。取稻秆心,或用薄篾①片量,以其易折而无伸缩之患,用绳恐随伸随缩,不能取准。手足部取穴尺寸并背部横寸,并用中指寸取之。

四季避忌日

春甲乙,夏丙丁,四季戊己,秋庚辛,冬壬癸。

---

① 篾:劈成条的竹片。

卷　下

手太阴肺经穴

肺重三斤三两，六叶两耳，四垂如盖，中有二十四孔，行列分布，聚诸藏清浊之气，附脊第三椎。此经多气少血，气血寅时注此。

尺泽穴

在肘中约纹上肘臂节也。约纹，折纹也。言在折纹之中也。动脉中，于动脉处求之。屈肘《洗冤录》云：前可屈曲者，谓屈肘。横纹筋骨罅①陷中。屈弯也，必屈肘而后纹见罅隙也，言骨有空隙也。陷者，深也。亦曰，两筋间动脉。

治肩臂痛，汗出，中风，小便数，入声。善嚏，悲哭，寒热风痹，臑肘挛，手臂不举，喉痹，上气呕吐，口干，咳嗽唾浊，痎疟，四肢胀肿，心疼臂寒，短气，腹膨胀，心烦闷，少气，劳热，喘满，腰脊强痛，小儿慢惊风。

手阳明大肠经穴

肠重二斤十二两，长三丈一尺，广四寸，径一寸，当脐右回叠积十六曲，盛谷一斗，水七升半。大肠上口即小肠下口，当脐中心。此经气血俱多，卯时气血注此。

合谷穴—名虎口

在手大指次指歧骨间陷中，分大指次指以求之。孕妇不宜针。按：此穴妇人怀妊可泻不可补，补即堕胎。

治伤寒大渴，脉浮在表，发热恶去声。寒，头痛脊强，无汗，寒热

---

① 罅：裂缝，缝隙。

疟,鼻衄不止,热病汗不出,目视不明,生白翳,下齿龋,耳聋,喉痹,面肿,唇吻不收,瘖不能言,口噤不开,偏风,风疹,痂疥,偏正头痛,腰脊内引痛,小儿单乳鹅。

手三里穴—名三里

在曲池穴名。下二寸,用同身寸量,自横纹量起,适二寸下者,由曲池直下也,曲池在约纹尽处直下,即手三里再循臂而下便是大指。按之肉起,锐锐,细小也。肉之端。

治霍乱遗矢,失音气,齿痛,颊颔肿,瘰疬,手臂不行,肘挛不伸,中风口㖞,手足不随。

肩髃音鱼,一名中肩井,一名偏肩

在膊音粕。骨肩膊骨也。头肩端上,言在肩头上也。两骨罅间陷者宛宛中,宛宛,深也。举臂音擘,肱也。自肩至肘,曰臑。自肘至腕,曰臂。取之有穴。言必高举其臂而后有穴也。

治手臂酸痛不能提物及偏风。

足阳明胃经穴

胃重二斤一两,舒曲屈伸,长二尺六寸,大一尺五寸,径五寸,容谷二斗,水一斗五升。胃上口即咽喉,下口下接小肠上口。此经多血多气,辰时气血注此。

天枢穴—名长溪,一名谷门,一名大肠募

去肓俞穴名。一寸,肓俞离脐左右各一寸,而天枢离肓俞亦各一寸。侠与"夹"同,傍也。脐中在脐之左右也。两旁各二寸。各去脐侧二寸,下至横骨六寸半。陷中。

治内伤脾胃,赤白痢疾,脾泄,及脐腹鼓胀,癥[①]瘕。

足三里穴

膝下三寸,骱音炕。骨骱骨,脚胫骨也。外臁一作廉,胫臁之外也。大

---

① 癥:原文作"瘕",据《针灸大成》改。

筋内宛宛中，两筋肉分间，《洗冤录》云：胫骨旁生者，骬骨。《标幽赋》曰：在阳部筋骨之侧，陷下为真。其解曰，如合谷、三里、阳陵泉等穴，必取侠骨侧指陷中为其真也。举足取之。极重按之，则跗音肤，足也。上动脉止矣。试以动脉之止则得其穴。又曰：在膝盖骨下三寸，胻骨大筋内，坐取之。平坐垂足，取之在背。《长桑君天星秘诀歌》曰：三里膝眼下，言由膝眼直下也。三寸两筋间。即上膝盖骨下三寸之义，故《铜人》云：三里在犊鼻下二寸，膝下三寸。按，胻骨与胫骨相附而生，穴正居两骨之间，以手掌按膝头，中指尖到处即是，且胻骨偏外，须摸索得之。

治中风湿，诸虚耳聋，上牙疼，痹风，水肿，心腹鼓胀，哮喘，寒湿脚气。上、中、下部疾，无所不治。

内庭穴

足大指作"趾"，非。次指外外者，言与第三指将毗连也。陷中，两指稍向上便见其陷。亦曰，大指内次指本节前歧骨外间陷中。

治痞满。患右灸左，患左灸右，觉腹响是效。及妇人食蛊，行经头晕，小腹痛。

足太阴脾经穴

脾重二斤二两，扁广三寸，长五寸，有散膏半斤。此经少血多气，巳时气血注此。

三阴交穴

在内踝音跨。上踝，踊也，居足两旁，硗确然也。亦因其形踝踝然也。踝分内外，以其骨同而向异也。三寸，骨下胻骨下也。陷中。又曰，在内踝上，除踝三寸，骨下陷中。妊妇忌。

治痞满痼冷，疝气，脚气，遗精，妇人月水不调，久不成孕，难产，赤白带下，淋漓。

手太阳小肠经穴

肠重二斤十四两，长三丈二尺，广二寸半，径八分之小半，左回叠积十六曲，容谷二斗四升,水六升三合之大半。小肠上口即胃之下口,小肠下口即大肠之上口。此经多血少气,未时气血注此。

腕骨穴

在手外侧腕腕,宛也,言可宛屈也。前起骨下此骨直接小指。陷中。骈其指此陷可得。又曰,有歧骨罅缝。其骨既直接小指,而又分接无名指,两指分歧之处而有罅缝也。

治热病汗不出,胁下痛不得息,颈颔肿,寒热,耳鸣,目冷泪生翳,狂惕,偏枯,肘不得屈伸,痎疟老疟发作无时。头痛,烦闷,惊风,瘈音计。疭,音从。瘈疭,小儿病也。五指掣,头痛。

足太阳膀胱经穴

膀胱重九两二铢,纵广九寸,盛溺九升九合,广二寸半。膀胱有下口,无上口,上系小肠,津溺由小肠下焦渗入。此经多血少气,申时气血注此。

肺俞穴

第三椎下两旁相去脊各开一寸五分。阅《铜人图》略迤下乃顺骨之势也,或曰各二寸,连脊而言也。《千金》曰:对乳引绳度之。以肺俞正与乳平也。甄权曰:搭手,左取右,右取左,当中指末是,正坐取之。按,取穴之法,各著一说,其实高下之准莫如乳,宽窄之准莫如寸下视此。

治内伤外感,咳嗽吐血,肺痈,肺痿,小儿龟背。

膈俞穴

第七椎下两旁相去脊各开一寸五分,正坐取之。

治胸胁心痛,翻胃吐食,自汗,四肢怠惰,痰疟痎音皆,二日一发疟也。癖,食不消也,小儿有癖疾,始如钱大,发热,渐长如龟,如蛇,如猪,肝内有血孔通贯,外有血筋盘固,其筋直通背脊,下与脐相对,有动脉处,为癖疾之根。一切血疾。

肝俞穴

第九椎下两旁相去脊各开一寸五分,正坐取之。

治吐血,目暗,寒疝,骨蒸劳热,舌干咽痛,头疼目黄,食不下,干呕,多怒躁急,气促,黄疸。音旦,黄病也。

胆俞穴

第十椎下两旁相去脊各开一寸五分,正坐取之。

治骨蒸劳热,舌干咽痛,头疼目黄,食不下,干呕,睡卧不安,酒疸黄,面发赤斑。

脾俞穴

第十一椎下两旁相去脊各开一寸五分,正坐取之。

治内伤脾胃,吐泄,疟,痢,喘急,黄疸,食癥,音征,腹结病也。吐血,小儿慢脾风。

胃俞穴

第十二椎下两旁相去脊各开一寸五分,正坐取之。

治黄疸,食毕头眩,疟疾,善饥不能食。胃寒,腹胀肠鸣,翻胃呕吐,小儿羸瘦。

肾俞穴 一名高盖

第十四椎下两旁相去脊各开一寸五分,前与脐平,正坐取之。在平处以杖子约量至脐,又以此杖当背脊骨上量之,是知与此相平,然后左右各寸半取其穴。

治诸虚,令人有子,及耳聋,目眓①,吐血,腰痛,女劳疸,妇人赤白带下,出精,阴病,身热,膝挛足寒。

会阳穴 一名利机

在阴尾尻底也。尻音考,平声。骨尻骨者,脊骨尽处也。两旁。《铜人》云:会阳在尾骶骨两旁各开二寸半。又曰:尻骨节上两旁各开寸半亦可。

治五痔肠疥,两臀尖痛,泄泻久痢,阴汗湿痒,同癣。肠风脱肛下血,气虚乏。

---

① 眓:目不明。

膏肓俞穴

在四椎下一分，五椎上二分，两旁相去脊各开三寸半，四肋三间，四肋之三也。正坐屈脊，伸两手，以臂着膝前令端直，手大指与膝头齐，以物支肘，毋令摇动取之。又，去胛音甲，背胛也。一曰阖也。与胸胁相会阖也，俗呼饭匙骨。骨容侧指许。离胛骨如许。又曰，须令患人就床平坐，曲膝齐胸，以两手围其足膝，使胛骨开离，勿令动摇，以指按四椎微下一分，五椎微上二分，点墨记之，即以量平画相去六寸许，四肋三间，胛骨之里，肋间空处，容侧指，摩䟽音吕。肉之表，筋骨穴处按之，患者痛引胸胁中手指痛，即真穴也。灸百壮，多至五百壮，当觉㸌㸌①然，似水流之状，亦当有所下，若无停痰宿饮，则无所下也。如病人已困，不能正坐，当令侧卧挽上臂，令取穴灸之。又当灸脐下气海、丹田、关元、中极四穴取一穴。又灸足三里，以引火气贯下。主无所不疗。按：此两穴，指左右言。世皆以为起死回生之妙穴，殊不知病有浅深，而医有难易。浅者针灸，可保十全，深者亦未易为力。人年二旬后，方可灸此二穴，仍灸三里二穴，引火气下行，以固其本。若未出幼而灸之，言尚未长成也。恐火气盛，上焦作热。每见医家不分老幼，又多不针泻足三里，以致虚火上炎，是不经口授而妄作也。岂能瘳其疾哉！患者灸此，必针足三里或气海，更清心绝欲，参阅前后各经调摄，何患乎疾之不瘳也！

治阳气亏弱，诸风痼冷，梦遗，上气，呃逆，膈噎，狂惑，五劳七伤，诸虚百损，肺痿，咯血，咳嗽，吐痰，寒热往来，四肢无力，人身百病，无不治之。

足少阳胆经穴

胆出肝之短叶间，重三两三铢，包精汁三合，状如瓶。此经多气少血，子时气

---

① 㸌㸌（lóng）：象声词。

血注此。

客主人穴—名上关，一名客主

在耳前骨上，开口有空，张口取之。此穴在耳面交界之处，颧骨尽即是。然必竭力张口以指按之，始显而易见。若合口便失其处矣。禁针。

治两额暴痛，口眼歪斜，牙关紧闭，失音不语，青盲，瞇目晾晾，恶风寒，耳鸣耳聋，瘛疭沫出，痓引骨痛。

临泣穴

在目上指睛言。直入发际五分陷中，令患者正睛取穴。正睛则可对瞳直上，是即目上之意。此乃足少阳、太阳、阳维之会。或曰不宜灸而宜针，针则三分。

治目眩，目生白翳，目泪，枕骨合颅痛，恶寒，鼻塞，惊痫，音闲。痫，有风热有惊邪，皆兼虚与痰。反视，大风，目外眦痛，卒中风不识人。

风池穴

在耳后颞颥穴名。后，脑空穴名，在玉枕骨下陷中。下，发际陷中，按之引于耳中。此乃手足少阳、阳维之会。灸不及针，针三分。患大风者，先补后泻，少可患者，以经取之。

治洒淅①寒热，伤寒温病汗不出，目眩苦，偏正头痛，瘖同瘄。疟，颈项如拔，痛不得回顾。目泪出，欠气多，鼻衄衊，目内眦赤痛，气发耳塞，目不明，腰背俱疼，音肜。腰伛偻，引颈筋无力不收，大风中风，气塞涎上不语，昏危，瘿疾。

环跳穴—名髋骨

在髀音俾，股也。枢大腿曰股，股上曰髀。健骨之下，上腿之上，两骨合缝之所曰髀枢。中，中者，髀与枢之间也。侧卧伸下足，屈上足，足后跟到处即是。以右手摸穴，左摇撼取之。已刺不可摇，恐伤针。此乃足少阳、太阳之会。又曰，在膝上外侧两筋间，舒手着腿中指尽处陷中。《铜

---

① 洒淅：寒颤。

人》云：环跳在髀上砚子骨下宛宛中。按：髀枢下至膝长一尺九寸。

治冷风湿痹不仁，风疹音轸。遍身，半身不遂，腰胯痛蹇，膝不得转侧伸缩。

风市穴

在膝上外廉同臁。两筋中，以手着腿，端立垂手于股。中指尽处是。

治中风，腿膝无力，脚气，浑身瘙痒，麻音林。痹，厉风症。

足厥阴肝经穴

肝重四斤四两，左三叶，右四叶，凡七叶，附脊第九椎。此经多血少气，丑时气血注此。其华在爪，其充在筋。

期门穴—名肝募

在直乳二筋由乳直下第二肋也。端，肋之头也。不容指言与肋头甚近也。旁一寸五分。又曰：乳旁一寸半，乳之外也。直下又一寸半。乳之下也。第二筋端缝中，其寸用胸前寸折量。此乃肘肝。之募，足厥阴、太阴、阳维之会。

治目青而呕，霍乱泄痢，腹坚硬，大喘不得安卧，胁下积风，伤寒心切痛，喜呕酸，食饮不下，食后吐水，胸胁痛支满，男子妇人血结胸满，面赤，火燥，口干，消渴，胸中痛不可忍。伤寒过经不解，热入血室，男子则由阳明而伤，下血谵语。妇人月水适来，乘虚而入，及产后余疾。

章门穴—名长平，一名胁髎，一名季胁，一名脾募

在大横外，直季胁季胁下至髀枢长六寸，髀枢见环跳注。肋端，脐上二寸，两旁六寸，侧卧，屈上足，伸下足，举臂取之。又曰，肘尖尽处是穴。此乃脾之募，足少阳、厥阴之会。《难经》曰：藏会章门。藏病治此。

治肠鸣盈盈然，食不化，胁痛不得卧，逆饮食却出，腰痛不得转

侧，腰脊冷痛，溺多白浊，伤饱，身黄瘦，贲豚，贲豚解见上。积聚，腹肿如鼓，脊强，四肢懈惰，善恐，少气厥逆，肩臂不举。东垣曰：气在于肠胃者，取之太阴、阳明。不下，取三里、章门、中脘。

大敦穴

在足大指端，去爪甲角此角临次指。如韭菜叶，及三毛中。即《金鉴》云：外侧取毛中。此乃足厥阴肝脉所出。病左取右，病右取左。

治诸疝音讪。气，阴囊肿，脑衄，破伤风，小儿急慢惊风，五淋，小便数遗。

行间穴

足大指缝间大敦之后，内庭之左，两指之缝也。动脉应手陷中。又曰，在大指本节此节贴近足背处。前，上下有筋，前后横视则为前后，直视则为左右。有小骨尖，一接大指之骨，一接次指之骨，然必指头向下摸索得之。其穴正居陷中，有动脉应手。亦曰，足大指次指歧骨缝间，动脉应手陷中。此足厥阴肝脉所溜，肝实则泻之。

治浑身蛊胀，单腹蛊胀，妇人血蛊。呕逆，洞泄，遗溺癃音隆。闭，消渴嗜饮，善怒，腰痛，小肠气，小儿急惊风。

任 脉 经 穴

任脉，阴脉之海焉。用药当分男女。月事多主冲任，是任之为言妊也。乃妇人生养之本，调摄之原。督脉则由会阴而行背，任则由会阴而行腹，人身之有任督，犹天地之有子午也。人身之任督，以腹背言，天地之子午，以南北言，可以分，可以合也。分之以见阴阳之不杂，合之以见浑沦之无间，一而二，二而一也。

会阴穴—名屏翳

在曲骨下，两阴间。在两阴间，任督冲三脉所起。督由会阴而行背，任由会阴而行腹，冲由会阴而行足少阴。禁针。曲骨在小腹横骨上，中极下一寸，毛际陷中，而会阴更下一寸。

治阴汗，阴头疼，阴中诸病，前后相引痛，不得大小便。男子阴端寒冲心,窍中热,皮疼痛,谷道瘙痒,久痔。女子经水不通,阴门肿痛。卒死者,针一寸补之。又,治溺死者,令人倒拖出水,针一寸以补之,所谓以针补①尿,屎出则活,余不可针。

中极穴—名玉泉,一名气原,一名膀胱募

在关元下一寸,脐下四寸。关元去脐三寸,中极在关元下一寸,故曰四寸。《明堂》曰:灸不及针。

治妇人下元冷,虚损,月事不调,赤白带下,灸三遍,令生子。及产后恶露②不行,胎衣不下,子门肿痛,阴痒而热,阴痛,恍惚尸厥。

关元穴—名丹田,一名大中极,一名小肠募

在中极上一寸,脐下三寸。小肠之募。足三阴,任脉之会。《铜人》曰:灸不及针。《明堂》曰:娠妇禁针,若针而落胎,胎多不出,针外昆仑立出。昆仑,穴名,在足外踝后五分,跟骨上陷中。

治积冷虚乏,脐下绞痛,流入阴中,发作无时,冷气结块痛。寒气入腹痛,失精白浊,溺血七疝,风眩头痛,转脬音抛。闷塞,小便不通,黄赤,劳热,五淋,泄痢,贲豚贲豚详上。抢心,脐下结血,状如覆杯,妇人带下,月经不通,绝嗣不生,胞门闭塞,产后恶露不止。

气海穴—名脖③胦④,一名盲脐

在脐下一寸半宛宛中。男子生气之海。多灸令人生子。

治男子阳事久惫,妇人经水不调及滞,气成块状,若覆盆。腹胀气喘,心脐下冷痛,面赤,藏气虚惫,真气不足,一切气疾久不化,肌瘦,四肢无力,贲豚七症,腹胀结块,脱阳阴症,缩肢卵,妇人临经行房羸痫⑤中,月事不调,产后恶露不止,绕脐绞⑥痛,闪着腰痛,小

---

① 尿:原文作"屎",据《针灸大成》改。
② 露:原文作"路",据文意及《针灸大成》改,下文同。
③ 脖:原文此处字不详,据《针灸大成》改。
④ 胦:古同"颊"。
⑤ 痫:妇人血崩症。
⑥ 绞:《针灸大成》作"疠",即"疝",腹中绞痛之意。《太乙神针》作"绞"。据文意改。

儿遗尿。

下脘穴

建里穴名。下一寸,建里本在中脘上一寸,脐上三寸,本书不载其穴。脐上二寸,穴当胃下口,小肠上口,谓穴适当其处也。水谷于是入焉。足太阴、任脉之会。

治肚腹坚硬,痃音贤。癖,陈藏器曰:昔有患痃癖者,取大蒜,合皮截去两头,吞之,名曰内灸,果获效。气块,小便赤涩,身体羸瘦,翻胃,气胀不嗜食,及饭食不化,

中脘穴 一名太仓,一名胃募

在上脘下一寸,脐上四寸,居心蔽骨骨状如钱,瘦人易见。《洗冤录》云:心骨一片,状如钱大。注:心骨,心坎骨也。又,《备考》云:胸膛内有护心嫩骨。又,《续辑》曰:心坎骨为后天生长之脆骨,精力壮盛后天完固者,骨大气血稍充,后天不足者骨小,若禀质本弱,积年斫伤者,心骨或不生,是其大小有无不可一律谕也。与脐之中。是去心蔽骨亦半寸。

治内伤脾胃,心脾痛,疟疾,痰晕,痞满,翻胃,能引胃中生气上行。心下胀满,状如伏梁,伤寒,饮水过多,腹胀,气喘,寒癖,饮食不进,赤白痢,面色痿音妷。黄,五隔。

上脘穴 一名上管,一名胃脘

在巨阙下一寸,按:巨阙在鸠尾下一寸,是书不载此两穴。脐上五寸。以脐为主,依寸度之。上脘、中脘属胃、络脾。足阳明、手太阳、任脉之会。先补后泻。风痫热病,先泻后补,立愈。宜多灸。

治心痛,伏梁,贲豚。霍乱吐痢,腹痛,身热,汗不出,翻胃呕吐食不下,腹胀气满,心忪音忠。惊悸,时呕血,痰吐涎,心痛,风痫,音闲,痫有风热,有惊邪,皆兼虚与痰。黄疸,积聚,坚大如盘,虚劳吐血,五毒痊,音厕,恶也。不能食。

天突穴 一名天瞿

在颈结喉下一寸宛宛中。凹骨之中也。灸不及针。是阴维、任

脉之会。

治面皮热,上气咳逆,气暴喘,咽肿咽冷,声破,喉中生疮,喉猜猜咯脓血,瘖不能言,身寒热,颈肿,哮喘,喉中翕翕如水鸡声,胸中气梗梗,侠舌缝青脉,舌下急,心与背相控而痛,五噎,黄疸,醋心,多唾,呕吐,瘿瘤,及肺痈。

督 脉 经 穴

腰俞穴—名背解,一名髓孔,一名腰柱,一名腰户,一名髓府

在第二十一椎穴居脊间与上各开者异。下宛宛中,此骨形方有角,穴在方骨之中。以挺身伏地舒身,两手相重支额,纵四体后,乃取其穴。自大椎至此折三尺,舒身以腹挺地。灸后宜节劳。亦曰,尾尻骨节上窔①间。

治腰胯腰脊痛,不得俯仰,温疟汗不出,足痹不仁,伤寒四肢热不已,妇人月水枯闭,溺赤。

命门穴—名属累

在十四椎下,伏而取之。亦曰,十四节下窔间。

治头痛如破,身热如火,汗不出,寒热痎疟,腰脊相引,骨蒸五藏热,小儿发痫,张口摇头,身反折角弓。老人肾虚腰疼,及诸痔脱肛,肠风下血。

灵台穴

在六椎下,俯而取之。亦曰,第六节窔间。《铜人》缺治病,见《素问》。今俗灸之,以治气喘不能卧,火到便愈。禁针。

身柱穴

在三椎下,窔间。俯而取之。

治腰脊痛,癫病狂走,瘛疭,怒欲杀人,身热,妄言见鬼,小儿惊痫。

---

① 窔:幽深。指骨节上下凹陷中。下同。

百会穴—名三阳,一名五会,一名巅上,一名天满

在前顶穴名。后一寸五分,顶中央旋毛发间旋窝也。中可容豆,言征凹也。直两耳尖。旁以耳尖直上,以证其穴。又法,去前发际五寸,后发际七寸。即以横目眦之寸,适共作一尺二寸前五后七,以取其穴,倘发际不明,自眉心至大椎通作一尺八寸,分析取之。凡灸头顶,不得过七壮,缘头顶皮薄,灸不宜多,是三阳督脉之会。

治诸中风等症,及头风,癫狂,鼻病,脱肛,久病大肠气泄,小儿急慢惊风,痫症,夜啼,百病,角弓反张,羊鸣多笑,语言不择,发时即死,吐沫,汗出而呕,饮酒面赤,脑重鼻塞,头痛,百病皆治。

上星穴—名神堂

在神庭后穴名,入发际一寸直鼻上也,以横目眦为寸,详见头部取穴尺寸。陷中,容豆。针三分,以细针泄诸阳热气,无令上冲头目。灸三壮,不宜多,恐致气上,令人目不明。

治鼻渊,鼻塞,面赤肿,头风,头皮肿,面虚,寒热病汗不出,目眩,目睛痛,不能远视,口鼻出血不止。

大椎穴—名百劳

在第一椎上陷者宛宛中。以平肩取之。手足三阳、督脉之会。灸以年为壮。

治肺胀满,呕吐上气,五劳七伤,乏力,温疟痎疟,气注背膊拘急,颈项强不得回顾,风劳食气、骨热、前板齿燥。仲景曰:太阳与少阳并病,颈项强痛或眩冒,时如结胸,心下痞硬者,当刺大椎第一间。

神庭穴

直鼻上入发际五分。以横目眦为分。足太阳、督脉之会。禁针。亦曰,即眉心上三寸五分。

治登高而歌,弃衣而走。角弓反张,吐舌,癫疾风痫,目上视,不识人,头风目眩,鼻出清涕不止,目泪出。惊悸不得安寝,呕吐烦

满。寒热头痛,喘渴。岐伯曰:凡欲疗风,勿令灸多。缘风性轻,多即伤。张子和曰:目肿、目翳,针神庭,上星,囟会,囟会穴在上星后一寸陷中。前顶,前顶穴在囟会后一寸半,骨间陷中。翳者可使立退,肿者可使立消。

跋

孔司马筱亭以《太乙神针》历试皆效,欲广其传,邮寄京师付刻,此诚仁者之用心也。虽然,此法久失真传,近世医家鲜得其要,遂置此科于不问。盖针灸失穴,立见危殆,不若沿袭成方之易于藏拙也。今此方以灸代针,而又曲尽其灸之法,曲异工同,往往奏效于瞬息,非妙术与?爰为备证诸书,详加补注,令阅者一目了然,区区苦心,当亦筱亭司马所乐许同志也夫?

同治壬申菊秋,钱唐鲍存贤跋于崇文门外东柳树井旅邸

灸法集验

姚 襄 编纂
纪 军 校注

校注说明

《灸法集验》,清姚襄编纂,本次校注以清宣统元年(1909)杭州中合印书公司石印本为底本,遵循以下原则:

1. 采用现代标点方法,对原书进行重新句读。原书为繁体竖排,现改为简体横排。

2. 底本中的古今字、通假字予以保留,出注说明。

3. 底本中异体字、错别字,径改不出注。

4. 对冷僻字词加以注音和注释。

5. 底本内容有误者,不作改动,出注说明。

6. 底本无目录,本次校注,按正文内容,补全目录于正文前。

《灸法集验》目录

《灸法集验》序 ·········· 47
《灸法集验》自叙 ·········· 49

证治 ·········· 51
    中风 ·········· 51
    类中 ·········· 51
    尸厥 ·········· 51
    偏风 ·········· 51
    眩晕 ·········· 52
    痿 ·········· 52
    痹 ·········· 52
    虚劳 ·········· 52
    咳嗽 ·········· 52
    喘 ·········· 53
    血症 ·········· 53
    汗 ·········· 53
    肺痿 ·········· 53
    肺痈 ·········· 53
    惊悸怔忡 ·········· 53
    健忘 ·········· 54
    阳痿 ·········· 54
    阴痿 ·········· 54
    臌胀 ·········· 54
    肿满 ·········· 54
    癥瘕 ·········· 54
    痃癖 ·········· 55
    疝气 ·········· 55
    伏梁 ·········· 55
    奔豚 ·········· 55
    脚气 ·········· 55
    腹鸣 ·········· 55
    噎膈 ·········· 56
    反胃 ·········· 56
    霍乱 ·········· 56
    头痛 ·········· 56
    心腹疼 ·········· 56
    背痛 ·········· 56
    胁痛 ·········· 57
    腰痛 ·········· 57
    耳聋耳鸣 ·········· 57

目疾 …………………… 57	血崩 …………………… 62
咽喉 …………………… 57	带下 …………………… 62
齿痛 …………………… 58	种子 …………………… 62
鼻血 …………………… 58	胎漏 …………………… 62
脑漏 …………………… 58	产后 …………………… 62
脱颏 …………………… 58	胞衣不下 ……………… 63
遗精 …………………… 58	惊风 …………………… 63
浊症 …………………… 58	疳 ……………………… 63
淋痛 …………………… 59	
溺血 …………………… 59	**取穴法** ………………… 64
遗溺 …………………… 59	正面二十二穴 ………… 64
便血 …………………… 59	背部十九穴 …………… 65
脱肛 …………………… 59	手足十六穴 …………… 66
痔疮 …………………… 59	
泄泻 …………………… 60	**取穴同身尺寸法** ……… 68
痢疾 …………………… 60	头部 …………………… 68
疟疾 …………………… 60	腹部 …………………… 68
黄疸 …………………… 60	背部 …………………… 68
癫 ……………………… 60	手足部 ………………… 69
痫 ……………………… 61	
鬼祟 …………………… 61	**取艾炷艾法** …………… 70
癞 ……………………… 61	**灸后调养法** …………… 72
疹 ……………………… 61	**经外奇穴主治十六则** … 73
痰 ……………………… 61	**捷要灸法十四则** ……… 75
饮食 …………………… 61	**取膏肓穴法** …………… 77
调经 …………………… 62	**崔氏取四花穴法** ……… 78

《灸法集验》序

《灵》《素》两经，成自岐黄问答。刘向疑非原书，程子因之，后世庸医，转苦词义古奥，不易卒读而不之读，即读亦根银宵肯，莫知折衷，针灸家为甚。但是经为越人、仲景、叔和诸大家所祖述，其详论藏府、经络、俞穴、疾病等说，为针灸言者十之七八，为医方言者十之二三，针灸一科，顾不重哉！

宋神宗悯人民枉死者遍天下，仿周礼遗制，设内外医学，选举教授，以岁终稽事制食，循次递升，其考试诸生，皆有程式，科分为六，首列针灸，固明明以其难其慎示人也。今有读书不就，学剑无成，日暮途穷，不得已假针灸为糊口计，装一束艾，制数支针，或托时医名下，或假通儒①手笔，自欺欺世，幸而中一，辄诩诩然谓真能起人残废，以自神其技。试问艾何以取蕲，针何以用九，则固茫然。更问禁灸处何以四十有五，四肢之宜附与否，禁针处何以二十有二，六腧之宜除与否，则益茫然。至于夺左济右，泻子补母，阳脉之投何以一十有三，阴脉之投何以一十有五，更无论矣。甚有女巫僧道，掉三寸舌以渔利，因误传误，见病治病，草菅人命，不可胜道。是何异于以炮烙刑而故入人罪也。

先王父奉直公伤之，著《针灸指南》八卷以问世，欲为世除炮烙

---

① 通儒：指学识渊博，通晓古今的儒者。《后汉书·贾逵传》："逵所著经传义诂及论难百余万言，又作诗、颂、诔、书、连珠、酒令凡九篇，学者宗之，后世称为通儒。"

刑,板甫①竣而毁于兵燹②,稿亦仅存,余时抱痛焉。姚君用孚,儒而医,著《灸法集验》一书,走伻③问序,余盥薇④虔诵,抉择谨严,论述精切,某穴属某部,某病灸某穴,别类分门,寻源竟委,洵⑤属岐黄功臣,救时良相!习是业者,诚能奉为圭臬,吾知医者了然,病者豁然,西伯⑥复起,当亦辴然⑦。

    光绪三十四年戊申小春月湖州府安吉县教谕⑧
      愚弟周岸香泉甫拜稿

---

① 甫:刚刚,才。
② 燹(xiǎn):战争而引起的焚烧和破坏。宋庄绰《鸡肋编》:"先圣旧宅,近日亦遭兵燹之厄,可叹也夫!"
③ 走伻:派遣侍从。
④ 盥薇:用蔷薇露洗手。
⑤ 洵:实在。
⑥ 西伯:即周文王。
⑦ 辴(chǎn)然:开怀大笑的样子。
⑧ 教谕:职官名,宋始设,元、明、清县学的教官,主管文庙祭祀,教诲所属生员。

《灸法集验》自叙

医虽小道，其理至微。疾病之来，急如疾风迅雷，辄有医药不及之虞，而穷乡僻壤无力之家，又有医药为难之患。他如久年痼疾，药石罔效者尤多。曩以先慈多病，究心医学二十余年，详考《灵》《素》诸书，兼参之临证治验，惟灸法确有救厄起痼之功，因就鄙见所及，汇为《集验》一编：证治七十，详明辨症应灸之方；要穴六十，分列俞穴尺寸之法；旁搜奇穴主治，捷要诸法。务使阅者一览了①然，易于传述，俾世之急症痼疾，应手取效，聊资医药不及之一助，非敢自诩为能也。至于疏漏之处，尚希博雅君子俯赐箴言，借匡②不逮③为幸。

时光绪三十二年丙午春日钱塘姚襄用孚氏识

---

① 了：清晰，明白。
② 匡：纠正。
③ 不逮：不足之处，错误之处。

证 治

中 风

中风者,卒然身倒,人事无知也。初中灸百会、尺泽。如口噤灸风池;如瘫痪灸风市;如两颊暴肿、口眼歪斜、牙关紧闭、失音不语,灸听会、颊车;如因痰而中,灸环跳。

类 中

方书以中寒、中暑、中痰、中气为类中,其原皆积食不化而生痰,久久入络,触感寒暑,即络痰不运而气闭脉伏,为六时不治之急症。当灸泥丸[①]、膻中、神阙、气海、合谷、太冲六要穴以救之。

尸 厥

尸厥者,口鼻无气,状类死尸而脉犹动也。急灸大敦。如四肢厥冷,灸内庭及行间。

偏 风

左瘫血虚,右痪气虚。先灸百会,次灸合谷。如麻木不仁,灸手三里兼灸腕骨;如痛不能提物,灸肩髃;两手挛痛、臂细无力,灸

---

① 泥丸:《普济本事方·卷二·肺肾经病》:"道家般运有夹脊双关图,令精气逆流,朝会于泥丸宫,泥丸即顶心是也,名百会穴。"但据本书后文"正面二十二穴"载:"囟会穴,即泥丸宫也。"存疑待考。

曲池；半身偏枯不遂，灸环跳。

眩　晕

目花为眩，头昏为晕，其病因痰、因火、因风、因虚不一，内治当分，灸法则一。先灸神庭，次灸肝俞。

痿

肺热叶焦，发为痿躄，足软不能步履，此属肺也；脉痿属心，筋痿属肝，肉痿属脾，骨痿属肾。总当先灸足三里，甚则灸三阴交。

痹

痹乃风、寒、湿三气杂至为病，即俗称之"疯气"也。灸环跳、脾俞、肾俞。足痹不仁灸腰俞；手臂灸尺泽[①]；两腿麻木、不能步履灸风市。

虚　劳

骨蒸劳热，药石乏效者，先灸大椎及胆俞。久嗽劳热者，灸肺俞；久虚不食灸上脘；真气虚弱者灸气海；男子血损者灸天枢；女子阴虚灸足三里。凡有一切虚损劳瘵，灸膻中、丹田、肺俞、肾俞、尾闾[②]五要穴。及至形神大惫，惟灸膏肓，以冀挽回。

咳　嗽

咳嗽初起，多因风寒，延久易成虚损。若久咳灸天突；咳甚欲吐灸身柱；因痰而嗽灸足三里；气促咳逆觉从左升，易于动怒，灸肝俞；咳嗽见红灸肺俞及行间；吐脓灸期门；日久成劳灸膏肓。

---

① 手臂灸尺泽：《灸法秘传》为"手臂作痛，不能提举，灸尺泽"。
② 尾闾：长强穴别名。

喘

喘病有四,一寒邪入肺,一痰火闭肺,一水停心下,一肾不纳气,皆宜先灸天突,次灸中脘,甚则兼灸肺俞。如哮喘不得卧者,灸灵台;行动喘急灸气海。

血症

血症胃吐、心咯、肝呕、肺咳、肾唾,皆当先灸膈俞、胆俞。痰血灸上脘;咯血喉中有声灸天突;如虚损而失血,宜灸膏肓。凡心、肝、胃三经实火血症,均不宜灸,惟虚火症宜灸,切须辨之。

汗

自汗阳虚,不因劳动而自出也。盗汗阴虚,睡而汗出,醒而收也。先灸尺泽,未效,再灸膈俞。

肺痿

肺痿者,久咳肺虚而痿,时吐涎沫,声音不扬,或咳血丝,形容枯槁,此属虚症,先灸肺俞,兼灸膏肓。

肺痈

久咳胸中隐痛,吐痰腥臭,或吐脓血,为肺痈也。症由风寒内郁化火,火刑肺金而成。当灸天突,兼服清肺汤药。

惊悸怔忡

惊悸者,忽然若有惊,惕惕然心中不宁,其动也有时。怔忡者,心中惕惕然动摇不静,其作也无时。症虽有别,灸则均以上脘为主。

健　忘

健忘者，忘前失后也。症因精神短少，神志不交者多。亦有因思虑过度、因所欲不遂、因痰涽①心包。病由虽异，皆灸百会。

阳　痿

阳痿者，阳物痿软不举。年老人常有之。若少壮人为真火衰惫，当灸气海。

阴　痿

阴痿者，阳物收缩，卵阴入腹，皆阴症也。先灸气海，次灸大椎。

臌　胀

臌有五，气、血、虫、水、单是也。胀有十，寒、热、虚、实、湿、食、瘀、积、肝、肾是也。在上灸上脘，在中灸中脘，在下灸下脘，兼灸气海。胀及两胁灸期门；胀及背腰灸胃俞；胀至两腿灸足三里；胀至两足灸行间。

肿　满

诸湿肿满，皆属于脾，分而为四：水肿皮薄色嫩，按之成凹；气肿皮厚色苍，按之即起；风肿走注肿痛，皮肤麻木；瘀肿肿而红亮，有血缕痕。诸肿均灸内庭及行间、大敦。

癥　瘕

癥有七，蛟、蛇、鳖、虱、肉、米、发也，有块可征。瘕有八，青、

---

① 涽（hùn）：扰乱。《汉书·陆贾传》："一岁中以往来过它客，率不过再过，数击鲜，毋久涽女为也。"《醒世恒言》卷二："郡县不以臣晏、臣普为不肖，有涽圣聪。"

黄、燥、血、脂、狐、蛇、鳖也,假物成形。均由气血交滞也。凡因气滞而成者,灸气海;血凝而致者,灸天枢。

痃 癖

痃者弦也,有若弓弦,腹有一条扛起肌肉之外。癖者僻也,隐僻于膂脊肠胃之后。皆宜灸下脘及足三里。

疝 气

疝有七,寒、水、气、血、筋、狐、癫是也,总不离乎肝病也。宜先灸气海,次灸中极、三阴交。若阴囊偏肿者,灸大敦。

伏 梁

伏梁者,心积也。起于脐上,大如臂,上至心下,久则令人烦心。当灸上脘、中脘、神门。

奔 豚

奔豚者,肾积也。发于少腹,上至于心,如豚奔走状,上下无时,久则喘逆骨痿少气。先灸气海,次灸中极。

脚 气

脚气者,两脚浮肿而重,湿脚气也;不红不肿而痛,干脚气也。不拘干湿,皆灸风市、解溪。倘红肿行步艰难,再灸大敦。

腹 鸣

腹鸣者,腹中鸣响也。其因痰饮者灸上脘;因胃寒而肠鸣者,灸胃俞、足三里。

噎膈

噎膈有五，因气滞、因血瘀、因火炎、因痰凝、因食积，皆属七情之变。服药不效者，上灸天突，中灸中脘，下灸足三里。

反胃

反胃者，饮食能入，入而反出，故曰反胃。病由脾胃阳虚，不能熟腐水谷，变化精微，朝食暮吐，暮食朝吐。王太仆曰：食入反出，是无火也。灸中脘、下脘及膈俞。若未效，再灸脾俞、胃俞、足三里。

霍乱

霍乱症，猝然心腹作痛，上吐下泻为湿霍乱；欲吐不吐，欲泻不泻，为干霍乱。急灸神阙及期门。转筋者，加灸太冲。

头痛

头痛有外感内伤之分，如痛无休息者为外感，时痛时止者属内伤。若因头风而痛，灸百会、神庭、合谷、胆俞。若头痛如破，或因内伤，须灸命门。

心腹疼

真心痛不可治，今云心痛者，皆胸中胃脘痛也。若胸腹痛者，灸上脘；痛而不已，灸行间及膈俞；脐下冷痛，灸气海、关元；少腹寒痛，灸中极；夹脐而痛，上冲心痛，灸天枢；腹中痞块痛，灸内庭及痞根。

背痛

太阳之脉，行身之背，忽被风湿所侵，则背膂强痛，宜灸身柱则瘳。

胁 痛

胁痛在左,肝经受邪;在右,肝邪入肺。宜灸期门取效。

腰 痛

腰痛有四,当分灸之。如因房劳过度则肾虚,灸肾俞;偶然扑跌则闪挫,灸气海;负重损伤不能转侧,灸环跳;湿气下注不能俯仰,灸腰俞;倘连腹而引痛者,灸命门。

耳聋耳鸣

《绳墨》[①]曰:肾气充盛则耳聪,肾气虚败则耳聋,肾气不足则耳鸣,肾气结热则耳亦聋闭[②]。《经》谓:耳为肾窍。肾虚宜灸肾俞,耳鸣宜灸风池,耳闭宜灸百会。

目 疾

眼科治目有五轮之分:两眦属心,曰血轮;乌珠属肝,曰风轮;两胞属脾,曰肉轮;白睛属肺,曰气轮;瞳神属肾,曰水轮。其实肝开窍于目,总病实在乎肝。目初病者,先灸百会、上星、神庭三穴;起星,灸耳尖;日久内障起翳,目眊眊而不了者,必须灸肾俞也。

咽 喉

咽乃饮食之道,喉乃呼吸之区,不容纤[③]邪所客,否则遂成喉症矣。喉风以三棱针刺少商穴出血;喉蛾灸列缺;喉痹灸天突为亟。

---

① 《绳墨》:即《医林绳墨》。
② 肾气结热则耳亦聋闭:《医林绳墨》卷七作"肾气结热则耳脓"。
③ 纤:微小。

齿　痛

齿乃骨之余，肾主病也。然则有因阳明火炽而痛者，有因风、因虫而痛者，亦有因虚而痛者，方药莫能奏效，必当用灸。倘颊肿牙痛，灸风池、列缺；红肿牙痛，灸二间、手三里；齿龋，须灸足三里、内庭也。

鼻　血

鼻血乃肺、肝之火也。肺窍在鼻，肝脏藏血，二经有火内炽，则血沸腾，乘鼻窍而出者也。急宜灸合谷穴一壮自止。

脑　漏

胆移热于脑，脑漏黄浊之水，由鼻而出，甚则腥秽，亦有鼻塞不闻香臭者，均宜灸上星穴也。

脱　颏

颏者口之下唇至末之处，俗名下巴是也。有因气虚而脱者，有因呵欠而脱者，皆可灸风池穴。

遗　精

书谓：有梦精出为梦遗，无梦自遗为精滑。大凡梦遗者，由于相火之强，宜灸精宫、三阴交。精滑者，由于心肾之损，宜添灸肾俞、中极二穴。

浊　症

丹溪曰：浊症之因有二，肥人多湿热，瘦人多肾虚。总由肾虚之质，下焦空豁，则湿热阻于精窍而成赤白浊也。当灸关元及行间自痊。

淋　痛

小便滴沥涩痛谓之淋，急满不通为之闭。五淋之别，虽有气、砂、血、膏、劳之异，然皆肾虚而膀胱生热也。若小便赤涩，灸其下脘；小便痛涩，灸其关元。五淋之症，皆宜灸其中极。

溺　血

经谓：胞移热于膀胱则溺血[1]。是症未有不本于热者，当灸关元。

遗　溺

遗溺乃中气虚衰，不能摄固所致。老年下元不足，孩提脬[2]气未固，多有之。皆当灸其三阴交。若小便频数者灸大敦；小儿遗尿者灸气海。

便　血

便血之症，有肠风，有脏毒。如下鲜血，大便燥结为肠风，宜灸命门、会阳；如血色黯浊，大便溏泻为脏毒，宜灸肾俞。

脱　肛

肺与大肠相为表里，故肺和则肛藏，肺虚则肛脱。或因肠风痔漏，或因久痢久泻，或因产妇用力太早，或因小儿叫啼伤气。均须上灸百会，下灸长强、会阳。

痔　疮

古人论痔有牝、牡、虫、血之分，其实皆大肠积热所生，当灸长

---

[1] 胞移热于膀胱则溺血：语出《素问·气厥论》，原文作"胞移热于膀胱则癃溺血"。
[2] 脬：膀胱。

强、会阳各三壮。

泄泻

泄泻有五,乃脾虚、肾虚、寒湿、湿热、食积也。脾虚则食少便频,肾虚则五更作泻,寒湿则便溏溺白,湿热则下利肠垢,食积则吞酸嗳腐。在医家当分而治,灸法先取天枢,次取长强、会阳二穴。

痢疾

痢疾古称滞下,赤为湿热伤于血分,白为寒湿伤于气分。凡初患赤白痢者,法当灸其天枢及中脘。如日久不愈,脾、肾两伤者,当灸脾俞及会阳也。

疟疾

疟疾之原,由夏令先受暑邪,至秋令金风外袭而发。秋风欲入,伏暑欲出,表里交争,寒热成矣。连日发者则浅,隔日发者则深,隔两日发者则更深矣。诸般疟疾,法当先灸大椎、后溪。痰盛之体,灸其尺泽。日久不已,灸其内庭。按穴灸之,疟邪自遁。

黄疸

黄疸有五,曰阳黄、阴黄、酒疸、谷疸及女劳疸也。其病本皆不离乎湿也。应灸之穴有四:上脘、肝俞、胆俞、脾俞是也。

癫

经谓:重阴者癫①。癫则多喜,若痴若呆,或笑或泣,缘于所谋不遂而致也。当灸身柱、后溪、神门三穴。

---

① 重阴者癫:语出《难经·二十难》。

痫

痫者,忽然身倒无知,神昏牙闭,角弓反张,抽搐涎流。古人分为五痫,有马鸣、羊嘶、牛吼、犬吠、猪啼等症,究属痰涎蓄于经络也。灸则不须细别,初发先灸百会及上脘,每发则灸,日渐自瘥。

鬼 祟

鬼祟者,人有凤孽则鬼物邪祟凭依为患。其病似乎癫痫,其脉忽大忽小。宜灸手足鬼哭穴,则鬼祟自告其由以求去矣。

癞

癞病,疠风也,俗称大麻风。良由沾染毒疠而成。湿胜生风,风胜生虫,所以皮肤脱落,肌肉浮紫,满身作痒,状若虫行。宜灸曲池可愈。

疹

肌发红点有若蚊咬者为热疹,细粒透显者为风疹,宜灸合谷、环跳;不透出者为隐疹,宜灸曲池。

痰

痰属湿,津液所化也,流则为津,行则为液,聚则为痰,上则为涎。其实百病皆兼痰为多也。灸其上脘,痰自化矣。

饮 食

胃司纳受,脾主消导,一纳一消,运行不息。设脾胃衰弱,则失消纳之权。若饮食不思,灸其上脘;饮食减少,灸其中脘;饮食不化,灸其下脘,或灸天枢;食不下、欲干呕者,宜灸胆俞也。

调　经

月经者一月一至也,趱①前退后,谓之不调。女子经水不调者,灸气海及中极;妇人经水枯闭者,灸腰俞可愈。

血　崩

血崩之症由于肝、脾两伤。盖肝不能藏,脾不能统,则经血忽崩急。灸气海、大敦二穴可止。

带　下

古人治带有五色之论,而分五脏之疗;又以赤属血、白属气之说。其实带下之病本乎带脉,以带脉横于腰间,如束带然,故名也。当灸带脉、关元取效。

种　子

女子不孕之故,由伤其冲任也。若三因之邪伤冲任之脉,则有月经不调,漏崩带下;或因宿血积于胞中,或因胞寒胞热,或因体盛痰多,脂膜壅塞胞中,皆不能成孕也。当灸中极、子宫为要。

胎　漏

怀胎数月而经水偶下者,谓之胎漏也。由于劳力损伤,或由冲脉有热,或由气怒伤肝,皆能致之也。宜灸关元自止。

产　后

产后之疴,莫能尽述,应灸之症,略详其要。恶露不行,宜灸中极;恶露不止,宜灸关元。关元、中极只离一寸,一欲其行,一欲其

---

① 趱(zǎn):赶,快走。

止,分寸不准,灾害并至矣。

胞 衣 不 下

胞衣停滞者,或因气力疲惫,或因恶露所阻,皆令不下也。服诸药而罔效者,当灸中极,立下。

惊 风

小儿惊风有急慢之分:急惊则忽然搐搦,身体壮热,面红唇赤,牙紧痰迷,兼之二便不通,宜灸百会、身柱、曲池、行间四穴;慢惊则缓缓搐搦,身体温和,面色淡黄,或睡露睛,兼之大便青色,宜灸腕骨、尺泽、大敦、神阙四穴。若闭目摇头,额汗昏睡,面青肢冷,频吐清水,利下无度,此脾败不可救矣。至初生噤口,亦为危症,急灸颊车、承浆,十中可救一二。

疳

小儿疳症,面黄形瘦,肚大露筋,尿如米泔,午后潮热。皆因肥甘无节,停积中宫,传化迟滞,肠胃内伤则生虫、积热,热盛成疳。宜灸下脘、胃俞取效。若疳久脾惫、阴涸成痨则不治矣。

以上七十症,按穴灸之,立可取效。若遇跌打损伤,瘀血疼痛,痰核疬痹,无名肿毒,皆于患处灸之。疔疮、阴症疽毒,隔蒜泥灸之,使痛者灸至不痛,不痛者灸至痛,即无大碍矣。

取穴法

正面二十二穴

百会穴　从鼻直上，对耳尖顶陷中。
囟会穴　即泥丸宫也，俗呼囟门，禁针。
上星穴　从发际直上一寸，即眉心上四寸。
神庭穴　从鼻直上入发际五分，即眉心上三寸五分，禁针。
听会穴　耳前陷中，动脉宛宛中，开口得之。
耳尖穴　在耳尖上，卷耳取尖，此奇穴也。
颊车穴　耳下八分，近前曲颊上陷中，开口有空。
承浆穴　唇下宛宛中。
天突穴　结喉下二寸陷中。
肩髃穴　肩端两骨间，举臂取之。
膻中穴　两乳中间仰而取之，禁针。
期门穴　两乳下，第二肋骨端缝中。
上脘穴　脐上五寸。
中脘穴　脐上四寸。
下脘穴　脐上二寸。
神阙穴　即脐眼也，宜填盐灸，或隔生姜片灸之，禁针。
天枢穴　平脐两旁各开二寸许陷中。
带脉穴　平脐两旁各开四寸半陷中。
气海穴　脐下一寸半。

关元穴　脐下三寸,即丹田也。
中极穴　脐下四寸。
子宫穴　中极两旁各开三寸,此奇穴也。

背部十九穴

风池穴　耳后陷中,按之引耳内。
大椎穴　三节颈项下,第一脊骨上间,俯而取之。
身柱穴　大椎穴下,第三脊骨下窊中,俯而取之。
肺俞穴　第三脊骨下两旁,去脊各一寸半,封乳引绳度之。
膏肓穴　第四脊骨下两旁,去脊各三寸,正坐以手支膝,以臂着身,毋令摇动取之,在四肋三间,去胛骨是穴。
灵台穴　第六脊骨下窊中,俯而取之,禁针。
膈俞穴　第七脊骨下两旁,去脊各开一寸半,正坐取之。
肝俞穴　第九脊骨下两旁,去脊各开一寸半,正坐取之。
胆俞穴　第十脊骨下两旁,去脊各开一寸半,正坐取之。
脾俞穴　第十一脊骨下两旁,去脊各开一寸半,正坐取之。
胃俞穴　第十二脊骨下两旁,去脊各开一寸半,正坐取之。
痞根穴　第十三脊骨下两旁,去脊各开三寸,左边宜多灸之,此奇穴也。
命门穴　第十四脊骨下窊中,前与脐平相对,伏而取之。
肾俞穴　第十四脊骨下两旁,去脊各开一寸半,前与脐平,伏而取之。
精宫穴　第十四脊骨下两旁,去脊各开三寸,伏而取之,此奇穴也。
环跳穴　髀枢中,侧卧屈上足伸下足取之,大腿曰股,股之上曰髀,楗骨[①]之下、大腿之上,两骨合缝之所曰髀枢,当是穴处,

---

① 楗骨:即股骨。

取左则用病人右手按之,取右则用病人左手按之,中指尽处是穴。
腰俞穴　尾闾骨节上窎间,即第二十一脊骨下宛宛中,伏而取之。
长强穴　即尾闾骨尖,伏地取之。
会阳穴　尾闾骨两旁,各开二寸。

手足十六穴①

少商穴　手大指内侧,去爪甲如韭叶,此穴以三棱针刺出血,禁灸。
合谷穴　手大指次指歧骨间陷中,即虎口两叉骨缝中也,孕妇禁针。
列缺穴　手侧腕上半寸,以两手交叉食指尽处,两筋骨罅中是穴。
二间穴　手食指内侧,二节横纹头陷中。
腕骨穴　手外侧腕前起骨下陷中,即小指直上处。
神门穴　在掌后锐骨之端,转手骨开罅缝中。
手三里穴　曲池下一寸,锐骨②端按之肉起,禁针。
曲池穴　屈手按胸,肘弯横纹尖尽处,即肘尖也。
尺泽穴　肘中动脉处,即肘弯内横纹当中,屈肘纹见。
后溪穴　手小指外侧本节后,捏拳取之,突尖缝头是穴。
大敦穴　足大指端去爪韭叶许。
内庭穴　足大指内次指本节前,歧骨外间陷中。
行间穴　足大指次指歧骨缝间,动脉应手陷中。
太冲穴　足大指次指虎叉骨陷中。
解溪穴　足背系鞋带处,正中动脉间。
三阴交穴　足内踝上三寸,大骨下陷中,孕妇禁针。

---

① 手足十六穴:据后文,应为手足十九穴。
② 锐骨:即尺骨小头。

足三里穴　膝下三寸,胻外廉,以手掌按膝头,中指到处,股外旁也。膝盖骨下三寸,在髀骨外廉两筋肉分宛宛中,平坐垂足取之。用左手按定病人足上跌脉,右手点穴,穴的跌脉即止不动。无论何病,俱宜灸此,以降火气。

风市穴　端立垂手于股外,中指尖到处是穴。

鬼哭穴　两手大指相并缚定,两甲角及甲后肉四处骑缝是穴,两足大指同,此奇穴也。

取穴同身尺寸法

头 部

前发际至后发际,折作十二寸。前发际不明者,取眉心直上三寸;后发际不明者,取大椎上行三寸;前后俱不明者,折作十八寸。头部直寸依此法取之。

眼内眦角至外眦角为一寸。头部横寸,依此法取之。

腹 部

胸腹横寸,并用对乳中间横折作八寸取穴,悉依此法。

直寸取穴,依中行,心蔽骨①下至脐,共折作八寸。人无蔽骨者,取歧骨下至脐心,共折九寸取之。脐下至毛际横骨折作五寸。天突至膻中折作八寸,下行一寸六分为中庭,上取天突下至中庭,共折九寸六分。

背 部

大椎至尾骶骨穴,共二十一脊骨,通作三尺。上七脊每节一寸四分一厘,共九寸八分七厘;中七脊每节一寸六分一厘,共十一寸二分七厘;下七脊每节一寸二分六厘,共八寸八分二厘。

第一行挟脊各一寸半,脊骨一寸,共折作四寸分两旁。

---

① 心蔽骨:指胸骨的剑突部分。

第三行挟脊各三寸,脊骨一寸,共折作七寸分两旁。

手 足 部

男左手、女右手,中指二节内庭横纹尖头相去为一寸。凡手足取穴,背部横寸均依此取之。用稻秆心,或薄竹片量,皆易折而不伸缩者为准。

取艾炷艾法

艾叶揉熟如绵，断星①为度，曰熟艾，性温无毒，能通十二经，走三阴，主灸百病，出蕲州者良，三月三、午月五日采取，陈三年者可用，如能陈久至七年、十四年者，更神效。可以辟恶杀鬼，其性入药下行，火灸则上行也。

艾炷头面宜小，手足可略粗。小儿周岁以内炷如雀粪，大人胸膺亦宜小炷。虚弱人宜薄姜片少加麝香，以开穴透艾火之力直达病根也。凡外症初起，可隔蒜泥灸之。

点火宜用麻油灯，或蜡烛火，取其滋润，则灸疮不疼。炷火先上后下，先左后右，先少后多。

炷数视穴，少则一炷三炷，多则五炷七炷为度，其远年痼症，则不妨视穴分日循序以多灸之。

凡灸法，坐点穴则坐灸，卧点穴则卧灸，立点穴则立灸，须四体平直，毋令倾侧，穴不正则病者徒受灼痛耳。

贴灸疮宜用白芷、竹叶、赤芍、黄芩、乳香、当归、川芎、薄荷、葱白等，合麻油、生石膏，煎成膏药贴之，或单用竹膜、芦衣、丝瓜叶、车前叶亦可。每日一换，多换恐伤元气。换时以葱汤熏洗四围，去其风邪、寒湿为要，洗换时切忌当风。

急灸各穴，不必贴膏药，候灸处起泡，以猪毛镞去黄水，自然结

---

① 断星：断，禁绝。星：细碎的小颗粒。当指熟艾制作时将细碎的杂质完全去除。

痂而无恙也。忌银铁器挑泡,犯之溃烂矣。

天时宜择成日、除日,须晴明无风方可灸之。

忌辛未、庚申及病人本命日,并查"时宪书"①所载,逐日人神所在,不宜灸者避之,急病不拘。

---

① 时宪书:即时宪历,清代避乾隆帝弘历讳而改称"时宪书"。

灸后调养法

灸后不可就饮茶,恐解火气,及饮酒、吃食,恐滞经气,须少停一二时,即宜入室静卧,远人事,忌色欲,平心定气,凡百俱要宽解,尤忌大怒、大劳、大饥、大饱、受热冒寒。至于生冷瓜果,尤宜忌之,惟食清淡养胃之物,使气血流通,艾火逐出病气。若过厚味酣醉,致生痰浊,阻滞病气矣。鲜鱼鸡羊虽能发火,止可施于初灸十四天之内,不可加于半月之后。今人多不调养,虽灸何益?故因灸而反致害者有之。谚云:灸火容易养火难。诚然!

经外奇穴主治十六则

内迎香二穴,在鼻孔中。治目热暴痛,用芦管搐出血最效。

左金针、右玉液一穴,在舌下两旁紫脉上是穴,卷舌取之。治重舌肿痛、喉闭,用白汤煮三棱针出血即效。

太阳二穴,在眉后陷中,太阳紫脉上是穴。治眼红肿及头痛。用三棱针出血法,以手紧组①其项,令紫脉见,于紫脉上刺出血极效。

大骨空二穴,在手大指中节上,屈指当骨尖陷中是穴。治目久痛及生翳膜内障,灸七壮即效。

中魁二穴,在中指第二节骨尖,屈指得之。治五噎、反胃、吐食,灸七壮见效。

八邪八穴,在手五指歧骨间,左右手各四穴,共八穴,故名八邪。其一大都二穴,在手大指、次指虎口赤白肉际,握拳取之,治头风牙痛,灸七壮见效。其二上都二穴,在手食指、中指本节歧骨间,握拳取之。其三中都二穴,在手中指、无名指本节歧骨间,又名液门。其四下都二穴,在手无名指、小指本节歧骨间,又名中渚,治手臂红肿,各灸五壮即效。

八风八穴,在足五指歧骨间,两足共八穴,故名八风。治脚背红肿,各灸五壮即效。

---

① 组:宽丝带。《汉书·高帝纪》:"秦王子婴素车白马,系项以组。"

十宣十穴，在手十指尖头上去爪甲一分，每指一穴，两手共十穴，故名十宣。治喉蛾及急痧，用三棱针出血大效。

肘尖二穴，在手肘骨横纹尖上，屈肘得之。治瘰疬，灸七壮效。

独阴二穴，在足第二指下横纹中是穴。治小肠疝气及死胎胞衣不下，灸五壮；又治妇人干呕吐瘀、经血不调，灸七壮。

囊底一穴，在阴囊十字纹中。治肾脏风疮及小肠疝气，肾家一切证候，悉皆治之。灸七壮均效，艾如鼠粪大。

四关二穴，即两合谷穴，在手虎叉；两太冲穴，在足虎叉是也。治一切急闭不省人事之症，针三分或灸三壮立效。

印堂一穴，在两眉中心陷中是穴。治小儿急惊，针一分或灸五壮立效，艾如绿豆大。

鬼眼二穴，令病人立而举手向上略转后些，则腰上有两陷可见，即腰眼也，以墨点记其穴。专祛痨虫，法于六月癸亥日亥时灸七壮或十一壮，勿令人知自效，其虫从大便下即用火焚之，以免传染。四花、膏肓、肺俞穴能祛虫。

痞根二穴，在足大指、次指岐叉处，即太冲穴也。专治痞块，左患灸右，右患灸左，灸五七壮，过一周时，觉腹中响动是验。

中指尖一穴，即两中冲合穴也，以两手中指相合是穴。治癫痫、疯、痴诸症，药石无效者，灸之神效。

捷要灸法十四则

灸卒死、一切急魔暴绝：灸足大指内去甲一韭叶，立效。

灸呃逆：灸气海穴三五壮，神效。

灸疝气：用稻草一条，量病人两乳中间，折为三段，取一段再三折如△字形，一角安脐中心，两角安脐下，两旁尖尽处是穴。左灸右，右灸左，俱患俱灸，灸五七壮，神效，艾如米粒。

灸疟疾：令病人仰卧，以稻草量两乳中间，折半从乳下量，看草尽处是穴，男左女右，灸三壮，无问新久皆效。

灸积聚：腹中有积，心腹作痛，大便闭结，或肠鸣泄泻不畅者，以巴豆肉捣饼填脐中，灸五壮，可至数十壮，以效为度。

灸诸般气痛症：由气裹食、痰裹气而成，老年则食压脾土居多，以食盐加花椒炒透，平铺痛处，艾如桂圆核大，灸之神效。

灸远年咳嗽：取直骨穴，在乳下约离一指头有低陷处，与乳直对不偏，如妇人即按其乳头直向下，看乳头到处即是，灸三壮，艾如赤豆大，男左女右，即愈。如不愈，其嗽不可治矣。

灸脱肛及泄泻久不愈：取百会、尾闾穴各灸三壮即愈。

灸难产及胞衣不下：急于产妇右脚小指尖上，灸三壮，艾如小麦大，立下。

灸痔漏：灸尾闾骨尖上七壮，自愈。

灸瘰疬：灸肩端起骨尖上七壮及男左女右手拳后纹尽处，即后溪穴，三壮自效。

灸夭疽初起即对口疽,俗呼落头疽也:取男左女右,脚中指下俯第三纹正中,灸七壮,神效。

灸痈疽初起:用鸡蛋半截盖疮上,四围用面饼敷住,艾灸蛋壳尖,以患者觉痒或痛起泡为度,臭汗出即愈。

灸疔疮:大蒜捣烂如泥,涂疔疮四围留顶,以艾灸之,以爆为度,如不爆,难愈,宜多灸,无不愈者。并治蛇、蝎、蜈蚣、犬咬,瘰疬,痰毒,皆可应手取效也。

取膏肓穴法

主治阳气亏损,诸风痼冷、梦遗、上气呃逆、膈噎、狂惑妄误百症。取穴须令患者就床平坐,曲膝齐胸,以两手围其足膝使骨节开张,勿令动摇,以指按四椎微下一分,五椎微上二分,点墨记之,即以墨平画相去六寸许,四肋三间骨之里,肋间空处,容侧指许,摩膂肉之表,筋骨空处,按之患者觉牵引胸肋,中手指痛,即真穴也。灸后觉气壅盛,可灸气海及足三里泻火实下;灸后阳盛,当消息以自保养,不可纵欲。

崔氏取四花穴法

主治男妇五劳七伤，气虚血弱，骨蒸潮热，咳嗽痰喘，尪羸痼疾。用蜡绳量患者口长，照裁纸四方一张，中剪小孔。别用长蜡绳踏脚下，前齐大指后上曲䐐横纹截断（如妇人缠足比量不便，取右髆肩髃穴，贴肉量至中指头截断），却络在结喉下，双垂向背后，绳头尽处用笔点记，即以前纸小孔安点中，分四方灸纸角四穴各七壮。

按：四花穴，古人恐人不知点穴，故立此捷法，当必有合于五脏俞也。今依法点穴，果合太阳膀胱经行背二行，膈俞、胆俞四穴，《难经》曰：血会膈俞。疏曰：血病治此。盖骨蒸劳热、血虚火旺，故取此以补之。胆者肝之府，肝能藏血，故亦取是俞也。崔氏止言四花而不言膈俞、胆俞四穴者，为粗工告也。但人口大小阔狭与骨节亦有参差，故亦有不准，莫若揣摸脊骨以膈俞、胆俞为正，无不应矣。

针法穴道记

王崇一 著

张馥晴 校注

校注说明

《针法穴道记》为清代医家王崇一所著。原书自序于清光绪元年(1875)乙亥,初版付梓于清宣统三年(1911)辛亥,初刊于民国二十五年(1936),全书共一卷。

本书介绍了针刺治疗霍乱转筋及羊毛痧等症之治法、禁忌及注意事项等。书中所述多由经验阅历得来,其发明处皆实事实理,有凭有验,且内容丰富,分别门类,眉目极清,精详间有,阅者无不了然,便捷实用。

该书现存1936年上海中医书局影印本,为使研究者能更好地学习及研究,今以该影印本为底本,重新整理,再次付梓刊行。本次整理对字词、标点方面的瑕疵仔细剔除,其余内容中的不同情况,按以下几种方法调整处理:

一、采用现代标点方法,对原书进行重新标点。

二、原书为繁体竖排,本次整理采用简体横排。

三、对不规范的专业术语,如"舌胎",改作"舌苔";穴位名称,如"金针穴""合骨""屈泽",改作"金津穴""合谷""曲泽"。

四、对个别冷僻字词加以注音和释义。

五、目录一并置于正文之前。

鍼法穴道記

辛丑春三滕州柯劭忞題籤

山左滎成七區

寶脩卅堂珍藏

鍼灸穴道記

宣統三年歲次辛亥春

山左臨清槐生徐汸署耑

《针法穴道记》目录

《针法穴道记》序 ……………… 89
《针法穴道记》叙 ……………… 90
《针法穴道记》叙 ……………… 91
凡例 …………………………… 93

针法穴道记 …………………… 95
 时症 ………………………… 95
 羊毛痧 ……………………… 96
 羊毛痧禁忌表 ……………… 96
 肿嗓 ………………………… 98
 火牙痛 ……………………… 98
 针毕禁忌 …………………… 98
 小儿惊风 …………………… 99
 验小儿惊风法 ……………… 99
 验小儿惊风脉法 …………… 99
 中风 ………………………… 100
 心痛 ………………………… 100
 鼻内生疮 …………………… 100
 小儿口疮 …………………… 100
 臂痛 ………………………… 100
 哑巴症 ……………………… 101
 宜用毫针穴道 ……………… 101
 宜用三棱针穴道 …………… 101
 针法宜忌日 ………………… 101
 行针避忌歌 ………………… 101
 四季人神所在禁忌针灸歌 … 101
 逐日人神所在禁忌针灸歌 … 101
 十二时人神所在禁忌针灸歌 … 102
 附录痧症要法 ……………… 102
 放痧有十处 ………………… 102

《针法穴道记》跋 ……………… 104
《针法穴道记》跋 ……………… 105

《针法穴道记》序

岐黄疗病之法,药物而外,针灸尚焉。夫针法治病,不独较汤药为迅速,且病之在经在络,凡药物之所不能达者,均可赖而安焉。如时疫霍乱,小儿急惊,中风暴厥等症,施以汤药,缓不济急,惟针法能起死人而肉白骨也。惜乎后世畏其难而失传,延迄于今,精此者竟如凤毛麟角,致妇孺咸知西医善针,设患急病,均往求治,而吾国固有之针术,遂归淘汰之列,言之痛心,思之自愧。苍蓄意研究,苦无门径。兹友人忽示余以《针法穴道记》,并嘱为序。余也不才,安敢率尔贡辞,但喜夙昔①怀想而不克②如愿者,今一旦惬吾素心,似不能已于言也。考是书内容丰富,指示人身穴道,详述各种针法,并及症象禁忌,条分缕晰,井然不紊,即不知医者阅之,亦如指上观纹。行③见付梓之后,慈航④万里,挽旧学于沦亡,登吾民于寿域。道在斯乎,道在斯乎,爰⑤书数语,以并卷端。

宝山县沈惠苍
丙子(1936)元月上旬序于沪滨春在斋

---

① 夙昔:从前,往昔。
② 克:能。
③ 行:将要。
④ 慈航:佛教用語。佛、菩萨以慈悲之心普度众生脱离轮回的苦海。
⑤ 爰:于是。

《针法穴道记》叙

　　王崇一,余之砚契①也,自总角②受业于余门,颇聪慧,经学殊有阅历,尤工于真草隶篆之笔。初不知其深邃于岐黄,一日谈及医道,源源本本,上溯长沙③,下迨前后八大家④,靡不研究,各评论甲乙,及至以汤液疗病,限至几剂,或某日愈,无不如响斯应⑤,方晤其寝馈于斯道也深矣!最足奇者,霍乱转筋之症,汤液不下,危在顷刻,一经下针,无不立效。其着手成春⑥之誉,一时腾噪。今以所编《针法穴道记》求叙于余,余不知医者也,第⑦观治病,屡奏奇效,所编针法,言简意赅,尤便初学,只以瘟疫痧症为汲汲⑧,诚以危险之症有求人而不暇求者,所以特兢兢如此,其存心活人有不能自已者耶。

　　　　　　岁次庚戌(1910)夏五山左不夜城孝廉方正
　　　　　　　　姜海峰题于峨石山之师经山房

---

① 砚契:同学。
② 总角:童年时期。
③ 长沙:指名医张仲景,医书记载张仲景"官至长沙太守",后世称"张长沙",所开处方药称"长沙方"。
④ 前后八大家:前后分别指"金元四大家",刘完素、张从正、李东垣、朱震亨,以及"明清四大家(温病四大家)",叶天士、薛雪、吴鞠通、王孟英。
⑤ 如响斯应:喻效速。
⑥ 着手成春:喻医术高明。
⑦ 第:但。
⑧ 汲汲:急切。

《针法穴道记》叙

慨自世号文明之秋,老师宿儒概在摈斥①之例,于是肥遁②山林者有之,流落江湖者有之,余则弹铗③于四方者也。时而东观沧海,西造尼山,北踞幽燕,南游琅邪,卒不知放浪形骸之外也。偶涉铁槎山,攀藤附萝,登峰造极,至清凉巅也,蹲虎豹,披蒙茸,盘桓数日,时兴采芝歌④,怡然自得,不觉六合⑤之弥阔,宇宙之极大,竟忘形于怀而发长啸。不意惊讶山中老者,踵门晤谈,吐属超出尘表。叩其履历、姓氏、年庚几何,伊答以今庚四百八十五甲子矣,自号铁槎麓人,须发苍然,一表非凡,遁迹名山,不知几历寒暑矣,谈评医理,甚为通畅,吐论风生,可谓长沙而后一人而已。谈及针法,更属擅长。余因针法失传,以此特三致意焉,所谈之针法,尽是铁槎麓人数世家传秘而不敢以告人者,特注意在一切时症,朝发夕死,夕发旦亡,药饵不及投者。伊谆谆诰诫,余则历历详述。古人云:大乱之后,必有凶年。凶荒之岁,往往温疫流行,及至病发,延请医师,往往不及治疗。余自得秘传,活人无数,观其治法,实如坦途,其治愈之险症,实有高不可及者,爰不惮烦,特为缕陈,字句间不嫌俚鄙,只求人人易知,人人易学,有目识丁者,即宜案置一编,倘遇

---

① 摈斥:排斥。
② 肥遁:隐居避世而自得其乐。
③ 弹铗:因处境困苦而有求于人。
④ 采芝歌:紫芝歌,乐府作。
⑤ 六合:上下和四方,泛指天地。

流疫，人人可以下针，其起死回生，有如桴鼓。余不忍泯铁槎麓人之心传，特为刊布流传，以表其活人之心之无已而，是为序。

岁次乙亥(1875)重九前五日山左①不夜城②
王崇一叙于东海之观鱼跃处

---

① 山左：明清时山东的别称。
② 不夜城：古地名，在今山东省荣成市内。

凡 例

一、是书系铁樵麓人家世秘传法,与他种著书立说纯以理论者不同,是以词句间删繁就简,只求明白了然,勿事铺张。

一、是书议论多由经验阅历得来,其发明处皆实事实理,有凭有验,迥非捕风捉影者可比。

一、针法自古尚矣,乃自长沙以汤液治病后较之推拿针灸殊属捷便,嗣后习医者,往往轻针重液,只趋捷径,庶不知病在经络,药液不及,非针不可,最险者莫如时疫,如不下针,百无一生,则《针法穴道记》之刊更无庸缓。

一、针法自长沙而后,渐渐失传。针法之最要者,莫如霍乱转筋及一切痧症。故是书于霍乱痧症,条分缕析,精详间有,烦文冗字,意取明显,故不删削。

一、是书分别门类,眉目极清,即不知医者临时查阅,无不了然,最便世用之书。

一、是书单为霍乱转筋及羊毛痧等症药饵不及投者说法余种,针法则不暇计,欲观针法之详,则有《针灸大成》在,欲观痧症之全,则有《痧症全书》在,幸勿以简略致訾①则幸甚。

---

① 訾:指责。

针法穴道记

时　症

瘟疫，痧症，霍乱转筋，头疼目眩，全身板滞，周转不灵。

印堂穴　新得头疼，用三棱针针印堂穴，见血即止，针完以太阳膏贴针眼，避风为要。

两太阳穴　新得头疼，先针印堂，次针太阳，将针之际，用手自天庭向两边捋舒，然后用三棱针针太阳，下见血即止，男先左女先右。

天突穴　此穴在食嗓中尖骨上，嗓疼，用三棱针针见血即止，嗓不疼不用针。

天柱穴　穴在争食窝①下脊骨上，用毫针针分余，见血止。

两臂曲泽穴　瘦人针二分，胖人针三分半，须出血少许，男先左臂女先右臂，此穴在血管里口，要避血管，千万莫针内口，恐针麻骨，即刻肿起，切记切记。初学下针可自臂上往下捋至曲泽穴前约五六寸，用带扎紧，则血管清楚，以便下针好躲避。唐氏宗海曰：刺痧疫多取此出血，以泻心包之邪也。

两腿委中穴　瘦人针二分，胖人针三分半，出血少许，须避血管，切记，男先左女先右。

前心　此穴在拄心骨②前下面，用病人中指中节量一寸，针三分，拿点血为要，或针二分亦可。人之体有长短大小之不同，是以针法取尺寸，盖从病人中指中节作寸方准。

后心　约与前心相对，捻起，针二分。

金津穴玉液穴　此两穴在舌底下面，俗名两大血管，左名金津右名玉液，

---

① 争食窝：威海方言，即，风池穴。
② 拄心骨：拄，支撑；拄心骨，指剑突。

如舌硬，用三棱针针碎出血为要。如哑巴瘟症，此两穴针尤为要紧。

丹田 如以上穴道均已针过，犹腹痛不休，再取丹田四面各一寸，针二分，见血即止。时症四肢冰凉好治，四肢发热难医。霍乱四肢发热乃属阳症，治之不易。切记勿唐突败名。春间时症，浑身痛疼，过三日不必针，须用药方效，针罢须出汗少许才好，余症不拘。

羊毛痧

验症法：必气短脉促，须先看前后心，如系此症，前后心必先起红痧，次起白痧黑痧，此痧癍在皮里肉外，用手摹之不涩而滑，方是。

前心 按痧癍用钢针掘尽羊毛为度。

后心 约与前心相对，挑如前法。如前后心按法挑过，病尚不痊，手足腿臂犹疼，再针曲泽、委中四大穴，针完离穴一二分在里口挑一针，见血即止。如头疼亦针太阳、印堂等穴。

丹田 如以上穴道均经按法用针，犹腹痛不休，或刺痛或绞痛，再针丹田四穴。取法：在丹田四面用病人中指中节作寸，各量一寸，针见血即止。此处针度，胖人约深一分，瘦人约深半分。一切时症腹疼均须针此四针。

肋痛 肋骨下边尽处挑一针，以次上肋缝再挑一针，再上肋缝再挑一针，共挑三针。

按：羊毛痧，俗名羊毛疔。一症最为恶劣，如不早治，有朝发夕死，夕发朝亡者。凡得此症，必气促脉歇步，再看前后心，有红白痧粒，形状不一，变症多端，必须以早按法治之，其法曰：先在前心按痧癍用钢针掘尽羊毛为度，再挑后心，亦按痧粒一一掘尽羊毛为度。鞠君荣身曰：吾乡前日治羊毛疔者，均按前心七针、后心八针为准，遇轻症亦有获痊者。如遇重症有先起红痧，按法治毕，复起白痧，又按法治毕，更起黑痧，则守前七后八之法，即束手无策矣。余时遇此恶症，颇尽其妙，故一一按法细述，其留心熟记，望无忽诸，其治法次第胪列于后，以便临症省察。

羊毛痧禁忌表

一、验证如系羊毛痧必气促脉歇步，前后心有红、白、黑等色痧粒，即用钢针按痧癍一一掘尽羊毛为度。然须要时时诊脉，如六脉不见，须试反关脉此脉在列缺上至阳溪中间取，如反关脉暂尚未绝，亦属可治，然须知治之甚不易矣，总不如不治为得计，恐不能起死回生，以致败名耳。

一、自心窝以上起如蚧虮皮形，即成不治坏症。千万莫下针，以既系死证，下针死，不下针亦死，虽下针有万死一生之理，倘不能起死，若遇无知昧良之辈，往往归咎医坏，徒自败名。

一、如口中发泼沫，亦系不治，如遇、通达病家，必要求医，能死里求生甚善，即沉疴不起，亦不至归咎医者，庶可权为医治。然挑时务要诊脉，如下针几度脉象六部均有根柢，便可按常法挑治。如下针几度脉仍伏绝不现，便当拂衣而去，再勿淹留为要。

一、先挑前心，按痧粒，用钢针掘尽羊毛为度。

一、再挑后心，与前心相对，治法如前。

一、如前后心按法挑过，病尚未痊，手足腿臂犹痛，再针曲泽委中四大穴，务必见血，如不出血，针完可在四大穴里口离穴一二分再挑一针，见血为要。

一、如头痛，亦须针太阳印堂等穴。

一、如以上穴道均经按法用针，腹犹绞痛或刺痛，再针丹田四面四针，一切时症腹痛，均用此四针。此四针取穴法见前。

一、以上诸法尽用，病犹未愈，或先起红痧粒，按法治毕，复起白痧粒，又按痧粒用钢针挑尽白羊毛为度，如此治毕，又起黑痧，亦须按黑痧粒挑尽，如犹病根不除，再须挑肋骨缝，共挑三针。

一、舌硬针舌底，左金津右玉液两穴俗名舌底两大血管，用三棱针针碎血管出血为要。

一、挑毕，食品切忌火酒、油菜、煎炒、鸡、鸭、无鳞鱼，及一切发物，迤蔓诸物。三日内食宜荞麦面，亦须煮糜烂，并忌食硬物凉物，一切生冷辣腥，三日内无得任意饮食，恐羊毛痧复发难治。

一、挑毕，必见烦渴，切忌饮凉水，只宜用明矾研末，开水冲服为要，亦可用千里土开水冲服。

一、羊毛痧占肿不治,亦系时症之一,凡时症四稍冰凉。
一、牙骨硬亦须针列缺穴。
一、治毕,须睡温暖炕,切忌过热为要。
一、初学下针深浅不的,凡针一切穴均须捻起,深些亦不妨。
一、拔针眼须用指搓拧为要。
一、小儿针不须搓拧。

肿 嗓

即乳蛾症,俗名肿嗓喉,甚者水粒不入,
气道滞涩,危在顷刻,亦系要症。

火牙痛

针法与肿嗓同。

合谷穴 俗名虎口,浅者五分余,深者七八分余,至深不过一寸,不许见血,须行针三四句钟①方可起针,然须时时活动银针为要,不然时多难起,恐带生血。如二三日之轻症,即针此左右手两合谷穴,病即如失,不必更针他穴,下针时男先左手,女先右手。

列缺穴 如针两合谷不瘥,仍口噤不开,牙关紧闭,方针两列缺,针二分为度,不许见血,须行针三四句钟,与两合谷针同时起出,此穴针不必活动,取此穴时,须用病人手,使食指自虎口叉下,取至食指前高骨外口关脉外口。以指摹着之骨缝中下针,男先左手女先右手。

少商穴 此用三棱针,针见血即可,取此穴在大指内侧爪甲根,离韭叶许,男先左手,女先右手。

针 毕 禁 忌

一、行针初完,切忌勿食硬物,须待一二之日后方可恣意饮食。

---

① 句钟:一小时。

一、针合谷须待二三日方可勤苦。

一、肿嗓属阴症者不针,以舌苔验之,苔淡白多液者属阴,针之少效,然阴症亦少。

小儿惊风

用三分毫针。

风关 此穴在食指根横纹中少少外口下针,见血即可,针毕务必出汗为妙,不见汗不效,见汗时须避风,待至汗消妥当,方可任意街游,不然不第惊病不痊而惊风更重,再针不效,须下药饵,顾复之家其留意可也,男先左手女先右手。小儿疹痘时,以及疮疡泄泻等症万不必针,至嘱至嘱。

验小儿惊风法

未至三岁,看虎口三关,若脉见风关,尚易治。交气关则难治,交命关为死症。又当辨其色,如兽惊三关必青,水惊三关必赤,人惊三关必黑,若紫色主泻痢,若黄色是雷惊,三关脉通度乃极惊之症,必死。有纹或青或红如线直者,是母食伤脾,左右一样者是惊积发热。纹有三条:白主肺伤风,痰或齁䶎声;青主伤寒及嗽;红主泄泻。有黑相兼主下痢,红多白痢黑多赤痢,有紫相兼,虎口脉乱,乃气不和也。盖脉纹现有五色,由其病甚色能加变,即至纯黑者不可得而治矣。惊风已成者不治。

脉至气关即上出多岔者不治。

验小儿惊风脉法

向小儿虎口先用津液涂抹,再用治病人大指肚向虎口捋舒,验看脉至何处,便两方捋舒,挤至食指根横纹中稍外,下针见血即止,即少出汗避风为要,不见汗不效,不避风病重。

中 风

凡初中风跌倒,卒暴昏沉,痰盛,不省人事,牙关紧闭,药水不下,急以三棱针刺中冲、中指爪甲根,手厥阴穴,仰手取之。少商、大指爪甲根,手太阴穴,仰手取之。少冲、小指爪甲根,手少阴穴,仰手取之。商阳、食指爪甲根,手阳明穴,覆手取之。关冲、无名指爪甲根,手少阳穴,覆手取之。少泽,小指爪甲根,手太阳穴,覆手取之。使血气流通,实起死回生急救之妙诀也。

少泽 主治鼻衄不止,妇人乳肿。

手三阴,太阴肺,少阴心,厥阴心包络,手三阴从藏走手。**手三阳**,太阳小肠,少阳三焦,阳明大肠,从手走头。**足三阳**,太阳膀胱,阳明胃,少阳胆,足三阳从足走腹。**足三阴**。太阴脾,少阴肾,厥阴肝,从头走足。

心 痛

新得此症约三五日者,常心痛不针。

内关穴 此穴在掌后横纹上三寸,两筋间,此穴针,行针二三句钟,针深四五分,须时时活动银针。

鼻 内 生 疮

人中穴 针见血即止,约一分深。

小 儿 口 疮

承浆穴 针见血即止,约一分深。

臂 痛

新得者久痛不针。

曲池穴 此穴在屈臂纹头,针深五分余或七八分深,针完还得用艾灸此穴,亦须行针三四句钟,行针亦要时时活动银针,恐时多难起。

哑巴症

一切新得哑巴症,必系舌硬。

金津穴、玉液穴。此两穴在舌底下,俗名两大血管,须刺碎血管见血为要。

宜用毫针穴道

两合谷穴,此两穴用八九分长针。两列缺穴,此两穴用三分短针。两曲池穴,此两穴用八九分长针。两内关穴。此两穴亦用八九分长针。以上八穴均须行针。

宜用三棱针穴道

两太阳穴,印堂穴,此系要穴,针后勿冒风。两手少商穴,天突穴,金津穴,玉液穴。

针法宜忌日

每月初五、十四、廿三等日,及漫阴天,不可用针,以人神不避。

行针避忌歌

行针避忌两大风,饥饱醉怒渴劳惊,男内女外犹坚守,更看人神不可逢,行针避忌虽如此,还推病之缓急行,缓病欲针择吉日,急病行针莫稍停。

四季人神所在禁忌针灸歌

四季人神所在处,禁忌针灸莫妄施,春在左胁秋在右,冬在于腰夏在脐。

逐日人神所在禁忌针灸歌

一日足大足之大指。二外踝,三日股内四在腰,五口六手七内踝，八腕九尻十背腰，十一鼻柱二发际，三牙四胃五偏身，六胸七气_{气冲}。八股内，九足二十内踝寻，廿一手小手之小指。二外踝，三日肝足四手明，_{手阳明}。五足足阳明。六胸七在膝，八阴男女前阴中也。九胫晦月尽。跌停。跌足十指歧骨也。

十二时人神所在禁忌针灸歌

子踝_{左右内踝外踝也}。丑头寅耳边，_{左右两耳}。卯面辰项_{颈项}。巳乳肩，_{两乳两肩}。午胁_{左右胁}。未腹_{大腹少腹}。申心主，_{胸膈}。酉膝_{左右两膝}。戌腰_{腰背}。亥股端。_{两股内外}。

附录痧症要法

古者东南卑湿，利用砭以针刺放毒血，即砭道也。痧重者，经铁气难解，放痧当用银针，银性无毒。

放痧有十处

头顶心百会穴，只挑破略见微血以泄毒气，不用针入。印堂，头痛甚者用之，针锋微微入肉，不须深入。两太阳穴，太阳痛甚者用之，针入一二分许。喉中两旁，惟虾蟆大头瘟可用，亦勿轻用。舌下两旁，惟急喉风、喉蛾、痧可用，急吐恶血，不可咽下。两乳，乳头垂下尽处是穴，此处不宜多用，不如看有青筋在乳上下者刺之。手十指头，用他人两手扪①下，不计遍数，捏紧近脉处，刺十指顶出血。一法用线扎十指根，刺指背近甲处出血，或谓针刺手足无如指顶为妙，指顶勿太近甲，令人头眩。两臂弯，臂弯中名曲泽，腿弯中名委中，先蘸温水拍打，其筋自出，然后迎刺。两腿弯，细看腿弯上下前后有细筋深青或紫红者名痧眼，即迎其来处刺之，如无青筋，用热水拍打腿弯直刺委中，惟此穴可深寸许，其腿上大筋不可刺，刺亦无血，令人心烦，腿两边硬筋不可刺，恐令筋吊。至臂弯筋

---

① 扪：手指之间。

色亦如此辨之。足十指头。同手。

　　痧筋现者,毒入血分宜放。乍隐乍现者,毒入气分及现而放,微见者乃毒阻气分,治宜通其肠胃。痧筋自现至伏而不现者,必从脉症辨之,血则散,食则消,痰积则驱,结既解而筋复现,然后刺放可也。

　　痧筋或见数处或一处,必刺去恶血,令痧毒尽泄,或误饮热汤,痧筋反隐而不见,略见亦刮放不出,急饮冷水解之后可刮放。痧为食积所阻,刮放不出者,当先消食积而再刮放,热极血凝瘀阻胸腹,刮放不尽者,当先散瘀血而再刮放。痧发兼遇恼怒伤肝作胀,刮放不尽者,又当先用破气药而再刮放,如此,痧毒皆可渐消矣。

《针法穴道记》终

《针法穴道记》跋

鱼盐翁者,余之受业师,石樵夫子之别号也。当教读时,常发愤曰:为士当以"先天下之忧而忧,后天下之乐而乐"为己任。教读之余,每以纲常名教为汲汲。既而世界沧桑,吾师赴奉游燕,统观时变,知志不行,慨然舍儒就医。医亦活人之一道也。"不为良相,当为良医",古有名训,吾师师其意。及辛未春,在石岛开设富春药房,意在广积阴功。自到石岛,着手成春之誉,有口皆碑。迨子月,荣成县公安局为慎重民命起见,取缔医士,吾师应招而至,全县拔取第一,则吾师之学问品格概可想见。吾师近得铁槎簏人数世秘传之针法,看似平淡,其治疗之奇症,真有起死回生之伟功。吾师拟珍藏不传,臣屡怂恿付梓以广其传,吾师慨然允诺,诚黎民之幸也。

  岁次乙亥(1935)秋九宁波东方红疗学会会员
  文登县靖海卫受业许俊臣桐亭
  敬跋于石岛之袖观沧海廑

《针法穴道记》跋

昔神农尝药，《本草》始著；轩岐问难，《内经》乃作。于是古贤遵而师焉。稽夫《内》《难》《甲乙》，于针灸一门独详。嗣后如长沙神艺、青囊妙术，其所冠绝一时，皆擅乎针灸之长，足见针法取效之速，胜于药物多多矣。凡病在经络，药物所不能治疗者，以经下针，立起沉疴。迩来针学几替，良以此术操刃不易，后世学者苦无门径，致使古圣之精粹沦晦于乌有之乡，堪发浩叹。吾师石樵翁，经学渊博，犹精于医，为现代经学医学之山斗。俊臣尝以医理问难，承耳提之而面命之，始得稍窥门径，独苦针法难以揣摩，异日侍立问及针法如何着手，吾师则指示人身穴道及种种要点外，出示自著之《针法穴道记》，内分时疫、儿科、中风诸门。纯系初得要症，顷刻废命者，细味之脍炙人口。其用针之妙，穴道之确，悉心得之经验。俊臣常遇时症之险，儿科之惊气，按法行针，辄获奇效。于是请梓之以公世，俾习此术者，知所师承，患斯症者，得有救星。吾师仁心所激，承蒙金诺，今将梓刊，嘱为校字，谨志数语于简端，以促其成。但愿读者潜心肄业，俾此术得彰，斯民得寿，济世之功，岂有量哉！

岁次乙亥秋九之月
文登受业许俊臣桐亭再跋

针灸诠述

黄 灿 著

张 欣 赵婧怡 校注

校注说明

本次整理以浙江图书馆嘉业堂藏书楼馆藏《针灸诠述》1915年铅印本为底本,以江西清江印制的张连仁藏《伤寒赋 针灸诠述》为对校本。校注过程中遵循以下原则和方法:

1. 底本为繁体竖排,现采用简体横排,内容以保持原貌为原则。

2. 采用现代标点方法,对底本内容进行重新句读,并对部分冷僻字词、术语加以注释,以首见出注为原则。

3. 底本中的异体字、古今字、明显的错字,一般径改不出注。

4. 通假字一律保留,并于首见处出注说明。

5. 底本所引《内经》《伤寒论》《金匮要略》之原文,分别以顾从德本《素问》、居敬堂本《灵枢经》、赵开美复刻宋版《伤寒论》、明洪武抄本《金匮要略》进行参校。底本与参校本互异处,若属一般性虚词,或无损文义者,不予改动;影响文义理解者,予以勘正,并出注说明。

《针灸诠述》目录

弁言 …………… 113

针灸说 …………… 115
针灸著述 ………… 118
  中风 …………… 118
  咳证 …………… 121
  痹症 …………… 125

霍乱 …………… 132

行针补泻论上——手法 …………… 135
行针补泻论下——穴道 …………… 137

弁　言

《汉书·艺文志》方技三十六家,而医以经名,凡黄帝《内经》《外经》、扁鹊《内经》《外经》、白氏《内经》《外经》《旁经》为七,班氏①云:"医经之为用,乃原人脉络、骨髓、阴阳、表里,以起百病之本、死生之分,而用度针石、汤火所施。"师古②注:"针所以刺病也,石谓砭石,即石针也。"火即灸也。古者刺病以针,攻病以砭,而疏病以火,针灸之由来尚矣。至汉而砭石之术已绝,迨经方十一家,疏衍后人,本草石之寒温,辨五苦六辛③,致水火之齐④。汉仲景而后,历代名家辈出,于汤剂多所发明,独针灸一科,陵夷⑤至今,若隐若现,虽《针灸聚英》《针灸节要》《针灸杂说》《针灸大全》诸籍先后杂出,而通玄撷幽,确能寿世者,则戛⑥乎难之。黄子石屏,醝官⑦也,向以随官山东,得异人授,擅针灸之技,初不自名,朋好有觇⑧而求者,无不应手奏效,尝为余愈痹湿,今其技益神。其言曰:

---

① 班氏:即班固(32—92),字孟坚,东汉著名史学家、文学家。
② 师古:即颜师古(581—645),名籀(zhòu),字师古,以字行。唐朝初年经学家、训诂学家、历史学家,名儒颜之推之孙、颜思鲁之子。
③ 五苦六辛:语出《汉书·艺文志》:"经方者,本草石之寒温,量疾病之浅深,假药味之滋,因气感之宜,辨五苦六辛,致水火之齐,以通闭解结,反之于平。"
④ 齐(jì):通"剂"。
⑤ 陵夷:衰微。《史记·高祖功臣侯者年表》:"始未尝不欲固其根本,而枝叶稍陵夷衰微也。"
⑥ 戛:形容困难。唐韩愈《答李翊书》:"惟陈言之务去,戛戛乎其难哉!"
⑦ 醝(cuó)官:盐官。
⑧ 觇(chān):偷偷察看。

"吾始习少林运气有年,萃全力于指,然后审证辨穴,金针乃可得而度也。"则其诣岂易言哉。余勖以舍官问世,并广其传,因汇所著述成编见示,洵①独得之锟铻不传之秘钥矣。夫西医剖解,东医注射,亦不过济汤剂之穷,而吾神州方技无传,徒令《明堂针灸图》《铜人针灸图》悬为空诣,视东西医为相形之绌,是亦医学界之大憾,然则黄子持此以发挥绝技,不独津梁②医学,抑保全国粹之所关矣。

乙卯(1915)六月张謇撰　张詧③书

---

① 洵:确实,实在。
② 津梁:渡口和桥梁,比喻能起引导、过渡作用的事物或方法。
③ 张詧:张謇之三兄。

针灸说

尝考伊尹以前无汤剂,农尝雷制,药立而方未详。医书之祖曰《内经》。轩问岐陈,病晰而穴为重,从知古活人术,首凭乎经病巨刺、络病缪刺,以及大小艾炷诸法门,而不专从草根树皮责之。患伏于血脉筋骨之间,非鍉鈚不能立解;邪郁于腠理膏肓之际,非熨灼不能速宣。盖针灸自南北来,效捷于东石西药久矣。人身三百六十五穴,与天度相符,列八脉而布乎全躯,循六经而通乎内部。迎随审气候之别,阴取井而阳取荣,按摄酌方位之宜,脏治俞而腑治合。习《玉龙赋》、演灵龟图,而针理玄微,有伏如横弩、应若发机之妙焉,跨竹马杠①、踏长蜡索②,而灸功邃奥,有热达丹田、春回寒谷之能焉。络满经虚,灸阴刺阳,经满络虚,刺阴灸阳,而针灸相得益彰。有远宗扁鹊,傍绍华佗之诣焉。气舍、神庭诸部灸而不针,经渠、鱼际诸区针而不灸,而针灸各呈其用,有因证施治、殊涂③同归之效焉。疳数壮数之减增,视月生死及年强弱为断,扶危济急,简捷无伦。所虑者,穴法不极其精,譬掘泉无确定测量,盲指断难倖中。手法不极其熟,譬采矿无精良工作,劳费每付虚縻④。针误

---

① 跨竹马杠:指骑竹马灸法。《备急灸法》:"骑竹马灸法……令病人……骑定竹杠,用身壁直,靠尾间骨坐于竹杠上,两足悬虚……"
② 踏长蜡索:指灸四花穴法。《针灸大成》崔氏取四花穴法:"用蜡绳量患人口长,照绳裁纸四方,中剪小孔,别用长蜡绳踏脚下,前齐大趾,后上曲䐐横纹截断。"
③ 涂:通"途",道路。
④ 虚縻:即"虚糜",白白浪费之意。

而血溢筋伤者有之,灸误而创延毒陷者有之。微特①补泻十四法、痈疽六七活之功莫建,害且较药误倍彰。其究②也,病家虑受无谓之灾而求针灸者少;医界虑冒有形之险而弃针灸者多。于是《甲乙经》、子午注之诀空存,而针灸一科,不绝如缕,陵夷至于今日,西医以剖割诩,东医以注射诩,各挟手术以傲中医。针灸为国粹所关,不提倡保存之,将见中医受东西医淘汰,而汤药一方面,亦终难独立于天演之秋。是针灸疗个人之疾苦者,责尚轻,而系全国之光荣者,任弥重也。夫针术之神也,虢太子导玉泉而尸厥起;魏武帝搜风府而项急瘥;唐高宗疏百会而头痛瘳;宋妇人泻太冲而死胎下;仁寿宫攻环跳而脚气退;成君绰泄少商而颔肿消。神针散见史书,较诸王纂驱魔、秋夫疗鬼之荒谈迥别。针王公与针平人异,郭玉设四难之说而理自精,刺胸背与刺他部殊,樊阿深六寸之针而术竟稳。一切烧山火、透天凉、白虎摇头、青龙摆尾、苍龟探穴、赤凤迎源诸手法,何莫非③针博士所宜研求者哉?虽然九针十二刺之法固详,而隔姜、隔蒜、隔附片、隔槐皮灸法正不容忽也。明乎门海俞募、原别交会④、三结四根、四十九禁忌诸部位,将阳燧火、阶石火之区分不为凿,亦雀粪炷、筋头炷之限制不为拘。寒热为诊疗之侵,可灸大椎、关元,以递为解;酸麻为瘫痪之兆,可灸三里、绝骨,以预为防。推之,神阙灸而徐平仲之中风除,气海灸而郑义宗之虚

---

① 微特:不但。
② 究:结果。
③ 何莫非:哪里不……,用于反诘句。《文山集》卷一《题莆阳卓大著顺宁精舍三十韵》:"天之生贤才,初意岂无为? 民胞物同与,何莫非己累?"
④ 门海俞募、原别交会:语见《标幽赋》:"岂不闻脏腑病,而求门、海、俞、募之微;经络滞,而求原、别、交、会之道。"门海:后世注释颇有争议,王国瑞认为:"门、海出入之道。"杨继洲认为:"门海,如章门、气海之类。"吴崑注解中指出:"门谓五门,十二经之井、荥、腧、经、合也。谓之门者,以本经之气由之出入也。海谓四海,髓海、气海、血海、水谷之海也。谓之海者,以其极蓄而大也。"李鼎先生认为:"岂不闻脏腑病,而求门、海、俞、募之微"一句,主要是在强调脏腑病与"俞募"的关系,其中的"门、海"只是陪衬成文,在各类腧穴中是没有具体规定的。

脱定,中脘、章门并灸而张相国之腹疾去,胁髎胕胲递灸而魏氏妇之疝病蠲。历考前代沉疴,往往多以灸愈。彼王节斋畏针之危,而专主灸,持见由是偏焉。然如秦缓不能灸晋侯,贻孙思邈诮①矣。是知明堂针灸图、铜仁针灸图、《通玄》《标幽》之赋、《资生》《神应》之经,以及《针灸聚英》《针灸节要》《针灸杂说》《针灸大全》诸书籍,小而八段锦,大而《千金方》,皆医家不容不傍②搜博览者也。顾铁之本质太粗,而针以炼精金为贵,艾之能力终薄,而灸以参妙药为功。金针之善有三:性纯而入肉无毒,一善也;质软而中窾无苦,二善也;体韧而经年无折,三善也。药灸之益亦有三:培元可助兴奋力,一益也;宣滞可助疏通力,二益也;攻坚可助排泄力,三益也。制金针易,用金针难,贵有精力以运之。用金针难,用药灸亦难,贵有精力以透之。神而明之,存乎人,融会于《灵枢》《素问》之中,变通于长桑③、丹阳④之外,为保存国粹,计我神州医学界尚奋起而共图之。

---

① 诮(qiào):责备。
② 傍:同"旁",广博。
③ 长桑:指长桑君,战国时神医名,相传扁鹊即从其得医术,能看透人的五脏症结,用以指良医。李白《送方士赵叟至东平》:"长桑晓洞视,五藏无全牛。"
④ 丹阳:代指葛洪,东晋名医葛洪为丹阳人。

针灸著述

中　风

中风之为病，乃阳虚不足御外邪，贼风从而袭之。挟热则从热化而为阳证中风，挟寒则不从热化转从寒化而为阴证中风，要之以邪从外至为致病之原因焉。《素问·脉要精微论》曰："来疾去徐，上实下虚为厥巅疾；来徐去疾，上虚下实为恶风也。"是就脉候来去、脉象上下而论，而知病恶风者，邪起阳分，与邪起阴分之厥巅疾殊也。《平人气象论》曰："人一呼脉三动，一吸脉三动而躁，尺热曰病温，尺不热脉滑曰病风，脉涩曰痹。"是就躁脉之尺热尺不热与涩滑而论，而知病风乃邪从外入，与伏邪内发之温病殊，并与积邪内阻之痹亦殊也。《难经·二十二难》曰："邪在气，气为是动，邪在血，血为所生病，气主煦之，血主濡之。气留而不行者，为气先病也；血滞而不濡者，谓血后病也。故先为是动，后所生也。"《灵枢·百病始生论》曰："是故虚邪之中人也，始于皮肤，皮肤缓则腠理开，开则邪从毛发入，入则抵深。"又曰："留而不去，则传舍于络脉。"是知风邪之深入阴分，盘踞而不出者，皆从阳分传递来也。《金匮》"中风历节"章曰："夫风之为病，当半身不遂，或但臂不遂者，此为痹，脉微而数，中风使然。"微为虚像，是知风所从入，由卫虚不能御邪，数为热候，是知风乃阳邪，爰鼓煽而化为热也。又曰："寸口脉浮而紧，紧则为寒，浮则为虚，寒虚相搏，邪在皮肤，浮者血虚，络脉空虚，贼邪不泻，或左或右，邪气反缓，正气即急，正气引邪，喎僻不遂。邪在于络,肌肤不仁;邪在于经,即重不胜;邪入于腑,即不识人;邪入于脏,舌即难言,口吐涎。"此就中风家体气素寒,未从热化者言之,而病有递深也。又曰:"寸口脉迟而缓,迟则为寒,缓则为虚,荣缓则为①亡血,卫缓则为中风。邪气中经,则身痒而隐疹;心气不足,邪气入中,则胸满而短气。"此指触受风邪,寒从热化者言之,而病亦有递深也。陈修园氏《金匮浅注》以首节为论中风既成,次节为论中风初病,且以偏风偏寒为热化不热化之分,立说虽新,殊未确当。夫热化不热化,视病者之体气寒热而殊,而非偏风偏寒之谓也。《灵枢·岁露论》曰:"贼风邪气之中人也,不得以时,然必因其开也,其入深,其内极病,其病人也,卒暴;因其闭也,其入浅以留,其病也,徐以迟。"又曰:"人血气积,肌肉充,皮肤致,毛发竖,腠理郄,烟垢着②。当是之时,虽遇贼风,其入浅不深。"又曰:"人气血虚,其卫气去,形独居,肌肉减,皮肤纵,腠理开,毛发残,膲理薄,烟垢落。当是之时,遇贼风,则其入深,其病人也,卒暴。"是知中风之为病,未有不因体虚者也。《素问·风论》曰:"风气与阳明入胃,循脉而上,至目内眦。其人肥,则风气不得外泄,则为热中而目黄。人瘦,则外泄而寒,则为寒中而泣出。"又曰:"风气藏于皮③肤之间,内不得通,外不得泄。风者善行而数变,腠理开则洒然寒,闭则热而闷,其寒也,则衰食饮④,其热也,则消肌肉,故使人怢慄⑤而不能食,名曰寒热。"是知风之或从热化,或从寒化,或寒热递化,善行而数变,皆病者禀赋不同之故,而非陈氏所谓偏寒偏风者也。但风之变态既殊,医家置源论流立说,遂难一致。刘河间之论中风也,就既从热化言之,遂谓俗云风者,言末而忘其本。李东垣之论中风

---

① 为:底本无此字,据明洪武抄本补。
② 烟垢着:《类经》:"烟垢,腻垢如烟也,血实则体肥,故腻垢着于肌肤,表之固也。"
③ 皮:底本为"脾",据顾本改。
④ 食饮:底本为"饮食",据顾本改。
⑤ 怢慄:突然畏寒发抖。王冰注:"怢栗,卒振寒貌。"

也,就气虚致邪言之,遂谓非外来风邪,乃本气自病。朱丹溪之论中风也,就脉络壅滞言之,遂云半身不遂,大半多痰,且云湿土生痰,痰生热,热生风。张景岳据兹诸说,因而立真风、类风各名目。并以《至真要大论》所云"诸暴强直,皆属于风""诸风掉眩,皆属于肝"等语,指为皆内生之风,非外至之风。且曰:"中于风者,即真风也;属于风①者,即木邪也。真风者,外感之表证也,属风者,内伤之里症也。"信如斯言,是举非由风邪之内伤病,如卒倒暴厥等证,泛牵扯于中风一门,遂致实由风邪之内陷,病因气脱痰壅,诸疑尽汩没于非风一语,岂知诸病之不因风邪得者,莫不各有主名,与中风无涉,奚必以非风称之,至若中风本证,安有风非外至者哉? 据《难经·四十九难》中风为五邪之一,据《五十八难》中风又为五种伤寒之一,再据仲景《伤寒论》"太阳病,发热汗出恶风,脉缓者"亦通名为中风。是知凡言风者,不离乎外至之邪明甚,谓内先伤而风乘之则可,谓风既入而内愈伤则可,谓风为内伤则不可。必因治风有扶元、固脱、泄热、涤痰诸法,疑为专内伤非外感,岂达论哉。且夫中风病证,恒在半身,盖人周身经络,除正中任督外,其手足三阳三阴诸脉,各分左右两偏,风邪中左则左瘫②,风邪中右则右痪,口眼之㖞邪亦然。《灵枢·刺节真邪论》曰:"虚邪偏容于身半,其入深,内居荣卫,荣卫稍衰,则真气去,邪气独留,发为偏枯,其邪气浅者,脉偏痛。"《素问·阴阳别论》曰:"三阳三阴发病,为偏枯……"《九宫八风篇》曰:"故圣人避风如避矢石焉,其有三虚而偏中于邪风,则为击仆偏枯矣。"凡此诸说,皆发病偏半体之理由,足征风邪无不从外至也,采取穴法如下:

中风偏枯阳证:百会、头临泣、曲池、肩髃、肩井、上廉、天井、风市、悬钟、环跳、委中、跗阳、大巨。

---

① 风:底本为"肝",据《景岳全书·杂证谟·诸风》改。
② 瘫:底本为"颧",据张连仁藏本改。

其二：囟会、风池、风门、合谷、上廉、腕骨、足三里、委中、昆仑、解溪。

其三：头维、内关、间使、阳溪、中渚、风市、阳辅、足三里、环跳、阳陵泉。

中风偏枯阴证：大椎、百会、手三里、阳池、天井、肩髃、足三里、冲阳、委中、大巨、阳陵泉。

其二：百会、心俞、承泣、翳风、劳宫、合谷、列缺、天府、申脉、悬钟、行间、委中、照海。

其三：命门、气海、神阙、风府、天窗、听会、承浆、下廉、大横。

中风暴瘖：天突、哑门、合谷、天鼎、扶突、天窗、灵道、支沟、三阳络、阴谷、然谷、腹通谷、复溜、涌泉。

其二：膻中、百会、承浆、曲鬓、风府、风池、鱼际、腹通谷。

中风口噤不语：水沟、颊车、地仓、四白、翳风、大迎、承泣、足三里、腹通谷。

其二：前顶、上髎、通里、少商、孔最、尺泽、中冲、偏历、大敦。

中风口眼㖞邪：水沟、地仓、颊车、承浆、上关、听会、完骨、禾髎、翳风。

其二：地仓、目髎①、天牖、印堂、瞳子髎、太渊、间谷、外关、厉兑、内庭、八邪。

其三：迎香、下关、四白、巨髎、大迎、冲阳、承光、曲鬓、通天、手三里、足三里、二间。

其四：颧髎、承泣、腹通谷、行间、阳池、列缺、足三里。

咳　证

咳之为病，分风咳、寒咳、火咳、湿咳、痰咳、干咳、劳伤咳各种，

---

① 目髎：即丝竹空。

而主脏不离乎肺经。据《素问·至真要大论》，凡少阴、太阴、少阳、阳明司天，阳明之胜，少阴、太阴、少阳、阳明之复，厥阴、太阳司天克胜，少阳司天主胜等年，俱有咳病。据《气交变大论》，凡岁气火金水太过，木不足等年，俱有咳病。据《五常政大论》，凡岁纪值审平①、从革②、坚成③等年，俱有咳病。夫年运之数难尽，泥而气化之理不可磨，从可知咳病发生，每由时气之寒热失平，燥湿偏胜而来，而无不与肺主气者有关系也。《五邪篇》曰："邪在肺，则病皮肤痛，寒热，上气喘，汗出，咳动肩背。"《评热病论》曰："劳风，法在肺下。"固皆以肺为咳证主脏焉。顾咳虽为肺病，纯乎属本脏者究少，兼及他脏腑者居多。《咳论》曰："皮毛者，肺之合也，皮毛先受邪气，邪气以从其合也。其寒饮食入胃，从肺脉上至于肺，则肺寒，肺寒则外内合，邪因而客之，则为肺咳。"咳之专属于肺者，此段论说尽之矣，其或肺先受邪，次及他脏腑而发咳者有之，其或他脏腑先病，上蒸于肺，而致咳者亦有之。《咳论》曰："五脏六腑皆令人咳，不独肺也。"此其说非谓作咳之不由于肺，特谓成咳之不限于肺尔。曷④言乎五脏之咳也？《咳论》曰："肺咳之状，咳而喘息有音，甚则唾血。心咳之状，咳则心痛，喉中介介如梗状，甚则咽肿⑤喉痹。肝咳之状，咳则两胁下痛，甚则不可以转，转则两胠⑥下满。脾咳之状，咳则右胁⑦下痛，阴阴引肩背，甚则不可以动，动则咳剧。肾咳之状，咳则腰背相引而痛，甚则咳涎。"曷言乎六腑之咳也？《咳论》曰："脾咳不已，则胃受之，胃咳之状，咳而呕，呕甚则长虫出。肝咳

---

① 审评：五运主岁中金岁平气。
② 从革：五运主岁之中，金岁不及的名称。
③ 坚成：五运主岁之中，金岁太过的名称。
④ 曷：怎么，为什么。
⑤ 肿：底本为"痛"，据顾本改。
⑥ 胠(qū)：腋下。
⑦ 右胁：底本作"右胠"，据顾本改。

不已,则胆受之,胆咳之状,咳呕胆汁。肺咳不已,则大肠受之,大肠咳状,咳而遗失。心咳不已,则小肠受之,小肠咳状,咳而失气,气与咳俱失。肾咳不已,则膀胱受之,膀胱咳状,咳而遗溺。久咳不已,则三焦受之,三焦咳状,咳而腹满,不欲食饮。"五脏六腑诸咳状辨论可谓明矣。至于治法,《咳论》曰:"治脏者,治其俞,治腑者,治其合,浮肿者,治其经。"试为指出穴名:是肺咳取太渊,心咳取神门,肝咳取太冲,脾咳取太白,肾咳取太溪也;是胃咳取足三里,胆咳取阳陵泉,大肠咳取曲池,小肠咳取小海,膀胱咳取委中,三焦咳取天井也;是咳而浮肿者,则取经渠、灵道、中封、商丘、复溜,与乎解溪、阳辅、阳溪、阳谷、昆仑、支沟也。惟是经文,但举其大凡,而见证每多复杂,即取穴宜识变通,专就俞合经数处取之则拘矣。更有所受表邪未达脏腑之经,但在脏腑之络。《缪刺论》曰:"邪客于足少阳之络,令人胁痛,不得息,咳而汗出。"《五脏生成篇》曰:"咳嗽上气,厥在胸中,过在手阳明、太阴。"观此两说可略见一斑矣。所谓分风咳、寒咳、火咳、湿咳、痰咳、干咳、劳伤咳者何也?太阴湿土司天,及其气之复湿咳也;少阴君火、少阳相火司天,及其气之复皆火咳也;阳明燥金司天,及其气之胜与复皆燥咳,即干咳也;厥阴风木司天而客胜,在初气为燥咳,在二气为寒咳,在三气为风咳,在四气、六气为火咳,在五气为湿咳也;太阳寒水司天而客胜,在初气为风咳,在二气、四气为火咳,在三气为湿咳,在五气为燥咳,在六气为寒咳也;少阳司天而主胜,在初气为风咳,在二气、三气为火咳,在四气为湿咳,在五气为燥咳,在六气为寒咳也。岁火太过火咳也,岁金太过燥咳也,岁水太过寒咳也,岁木不及而湿土胜湿咳也。以《五常政大论》言之,审平、从革、坚成三纪并属燥金为干咳证,而肺气有或平或弱或强之不同也。《生气通天论》曰:"秋伤于湿,上逆而咳。"《阴阴应象大论》曰:"秋伤于湿,冬生咳嗽。"湿咳也。《阴阳别论》曰:"一阳发病,少气,善咳,善泄。"一阳即少阳君火，火咳也。《评热病论》曰："其为病也①，使人强上冥视，唾出若涕，恶风而振寒，此为劳风之病"，"巨阳引精者三日，中年者五日，不精者七日。咳出青黄涕，其状如脓，大如弹丸，从口中出若鼻出，不出则伤肺，伤肺则死也。"风咳也。《示从容论》曰："喘咳者，是水气并阳明也。"痰咳也。《玉机真脏论》曰："秋脉……不及，则令人喘，吸呼少气而咳，上气见血，下闻病音。"《示从容论》曰："咳嗽烦冤者，是肾气之逆也。"此则内伤劳咳一类矣。顾风热寒湿皆足以致痰，则痰咳。非一种酒伤、色伤、思虑伤、操作伤，以及外感失治之类，皆足以成劳，则劳咳更非一种。列取一穴法如下：

通治风寒热三种肺咳：列缺、经渠、尺泽、鱼际、少泽、前谷、足三里、解溪、昆仑、肺俞、膻中。

伤风发咳，脉浮而洪为风咳：中府、列缺、风府、大杼、肺俞、膈俞、玉堂、天突。

受寒发咳，脉沉紧为寒咳：阳溪、水突、气舍、缺盆、气户、库房、屋翳、乳根、不容、风门、腹结、云门、孔最、商阳、疊②中。

过食煎炒厚味作咳，脉洪而数为火咳：聚泉、紫宫、廉泉、列缺、合谷、太渊、天泉、天井、膻中、肝俞、浮白、窍阴、天溪。

受湿作咳，脉缓而濡为湿咳：扶突、厥阴俞、天溪、周荣、少商、缺盆、屋翳、华盖、行间、彧中、太冲。

咳证痰青为寒痰咳：肺俞、前谷、手三里、列缺、鱼际、浮白、绝骨、幽门、彧中、肩中俞。

咳证痰黄为热痰咳：肺俞、膻中、俞府、璇玑、步廊、列缺、尺泽、水突、聚泉。

---

① 也：底本无此字，据顾本补。
② 疊：张连仁藏本作"膻"。

咳证无痰为干咳：聚泉、天突、水突、涌泉、然谷、太溪、大钟、大杼、肺俞。

肾气不升，干咳口渴：聚泉、幽门、步廊、神藏、彧中、俞府、神封、灵墟、玉堂、璇玑、合谷、天泉。

劳咳失血：鱼际、尺泽、间使、神门、太渊、劳宫、曲泉、太溪、然谷、太冲、肺俞、肝俞、脾俞。

思虑过烦，发为劳咳：心俞、肺俞、膻中、少海、神门、大陵。

受煤硫气，发为劳咳：聚泉、肺俞、天突、水突、气海、中脘、支沟、膏肓俞。

饮酒不节之劳咳：聚泉、厥阴俞、周荣、缺盆、上脘。

色欲无度之劳咳：心俞、肺俞、腰俞、肾俞、膏肓俞、然谷、大钟、彧中、步廊、足三里、少泽。

痹　证

《素问·痹论》曰："风、寒、湿三气杂至，合而为痹也，其风气胜者为行痹，寒气胜者为痛痹，湿气胜者为着痹也。"《五脏生成篇》曰："卧出而风吹之，血凝于肤者为痹，凝于脉者为泣，凝于足者为厥。此三者，血行而不得反其空，故为痹厥也。人有大谷十二分，小溪三百五十四名，少①十二俞，此皆卫气之所留止，邪气之所客②也。"《九针论》曰："八风伤人，内舍于骨解腰脊节腠理③之间，为深痹也。故为之治针，必长其身、锋其末，可以取深邪远痹。"《灵枢·寿夭刚柔篇》曰："病在阳者，命曰风病，在阴者，命曰痹病④，阴阳俱病，命曰风痹⑤病。有形而不痛者，阳之类也；无

---

① 少：底本无此字，据顾本补。
② 客：底本为"容"，据顾本改。
③ 理：底本无此字，据赵本补。
④ 病：底本无此字，据赵本补。
⑤ 风痹：底本作"痹风"，据赵本改。

形而痛者,阴之类也;无形而痛者,其阳完而阴伤之也,急治其阴,无攻其阳;有形而不痛者,其阴完而阳伤之也,急治其阳,无攻其阴。阴阳俱动,乍有形乍无形,加以烦心,命曰阴胜其阳,此谓不表不里,其形不久。"又曰:"寒痹之为病也,留而不去,时痛而皮不仁。"盖人之患痹,不外乎风寒湿三大来因,而以朔风致寒、南风致湿之理推之,则风邪散布溪谷间,实为痹家主动力焉,其有汗热表证之形,而筋骨不痛者,病在阳分直可作风证论,而不必统名为痹,若无汗热表证之形,而筋骨疼痛不已,是为病在阴分,乃别于风证而为痹症,其或表证则乍重乍轻,而疼痛则乍起乍止,是为半表半里、阴阳俱病,痹而偏重于风,故以风痹名之,示与时痛不已之寒痹殊焉。《周痹篇》曰:"周痹者,在于血脉之中,随脉以上,随脉以下,不能左右,各当其所。"其刺法:"痛从上下者,先刺其下以过之,后刺其上以脱之,痛从下上者,先刺其上以过之,后刺其下以脱之。"又曰:"风寒湿气客于外分肉之间,迫切而为沫,沫得寒则聚,聚则排分肉而分裂也,分裂则痛,痛则神归之,神归之则热,热则痛解,痛解则厥,厥则他痹发,发则如是……此内不在藏,而外未发于皮,独居分肉之间,真气不能周,故命曰周痹。"周之为言行也,此指风胜为行痹言之也,行痹痛无定处,故亦为历节痛。《脉要精微论》曰:"按之至骨,脉气少者,腰脊痛而身有痹也。"《逆调论》曰:"帝曰:人身非衣寒也,中非有寒气也,寒从中生者何?岐伯曰:是人多痹气也,阳气少阴气多,故身寒如从水中出。"《痹论》曰:"痛者,寒气多也,有寒故痛也。其不痛不仁者,病久入深,营卫之行涩,经络时疏,故不通①,皮肤不营,故为不仁。"夫脉沉为寒象,身寒兆、痛征,不痛不仁,其病更深于痛,此指寒胜为痛痹言之

---

① 通:底本为"痛",据顾本改。

也。《五邪篇》曰："邪在肾,则病骨痛阴痹①,阴痹者,按之而不得,腹胀腰痛大便难,肩背头项痛,时眩,取之涌泉、昆仑,视有血者,尽取之。"夫肾为水脏,其邪属北方寒而中央之湿寄之,所谓按之不得,即留着之义,此指湿胜为着痹言之也。《灵枢·五色篇》曰："冲浊为痹。"浊为霉湿之状。《平人气象论》曰："脉涩曰痹。"涩为留滞之象,亦就着痹言之也。《四时气篇》曰："着痹不去,久寒不已,卒取其三里。"又就着痹夹寒者言之也。《痹论》曰："其寒者,阳气少阴气多,与病相益,故寒也。其热者,阳气多阴气少,病气胜阳遭阴,故为痹热。其多汗而濡者,此其逢湿甚也。阳气少阴气胜,两气相感,故汗出而濡也。"所谓热者由寒而化,与伤寒发热同义,是就寒胜、湿胜二痹而兼言之也,顾痹之轻重不同。《痹论》曰："其入脏者死,其留连筋骨间者痛久,其留皮肤间者易已。"此无他,邪已内舍则重,邪未内摄则轻耳,而就邪未入内言之,亦有数等之分。《长刺节论》曰："病在筋,筋挛节痛,不可以行,名曰筋痹……病在肌肤,肌肤尽痛,名曰肌痹;伤于寒湿……病在骨,骨重不可举,骨髓酸痛,寒气至,名曰骨痹。"《痹论》曰："以冬遇此者为骨痹,以春遇此者为筋痹,以夏遇此者为脉痹,以至阴遇此者为肌痹,以秋遇此者为皮痹。"②又曰："痹在于骨,则重在于脉,则血凝而不流,在于筋则曲不伸,在于肉③则不仁,在于皮则寒,故具此五者,则不痛也,凡痹之类逢寒则急④,逢热则纵。"夫皮肌筋脉骨,浅深固自不同,而逢寒逢热之变态亦不能从同,要之非陷脏腑比也,然而调治失宜,病乃增进。《玉机真藏论》曰："风寒客于人,使人毫毛毕直,

---

① 阴痹:底本无此二字,据赵本补。
② 以冬遇此……为皮痹:顾本句式为"以…遇此者为…痹",底本均缺"者"字,据顾本补。
③ 在于肉:底本作"在于肌肉",据顾本删。
④ 急:顾本作"虫",张介宾注:"虫,《甲乙经》作急,于义为得。盖逢寒则筋挛,故急。逢热则筋弛,故纵也。"

皮肤闭而为热,当是之时,可汗而发也;或痹不仁肿痛,当是之时,可汤熨及火灸刺而去之。弗治,病入舍于肺,名曰肺痹,发咳上气;弗治,肺①即传而行之肝,病名肝痹,一名曰厥,胁痛出食,当是之时,可按若刺耳;弗治,肝传之脾,病名脾风。"《痹论》曰:"五藏皆有合病,久而不去者,内舍②于其合也,故骨痹不已……复感于邪,内舍于心,肌痹不已,复感于邪,内舍于脾,皮痹不已,复感于邪,内舍于肺,所谓痹者,各以其时,重感于风寒湿之气也。"又曰:"凡痹之客于五藏者,肺痹者,烦满喘而呕③;心痹者,脉不通,烦则心下鼓暴,上气而喘,嗌干而善噫,厥气上则恐;肝痹者,夜卧则惊,多饮数小便,上为引如怀;肾痹者,善胀尻以代踵,脊以代头;脾痹者,四肢懈堕,发咳呕汁④,上为大塞;肠痹者,数饮而出不得,中气喘争,时发飧泄;胞痹者,小腹膀胱按之内痛,若沃以汤,涩于小便,上为清涕。"又曰:"阴气者,静则神藏,躁则消亡,饮食自培,肠胃乃伤,淫气喘息,痹聚在肺,淫气忧思,痹聚在心,淫气遗溺,痹聚在肾,淫气乏竭,痹聚在肝,淫气肌绝,痹聚在脾。诸痹不已,亦益内也,其风气胜者,其人易已也。"又曰:"此亦其食饮居处,为其病本也,六府亦各有俞,风寒湿气中其俞,而食饮应之,循俞而入,各舍其府也。"夫至深者脏腑,而风、寒、湿三邪犯之,非复皮肌脉筋骨诸痹此矣,顾助寒湿以犯藏府者风,而藏府诸痹且以风气胜者为易已,此无他,寒湿为阴邪而透出难,风为阳邪而透出易也。其或有积气在中,而为脏痹,就脉象诊之,亦无不可深究其病由焉。《五脏生成篇》曰:"诊病之始,五决为纪,欲知其始,先建其母,所谓五决者,五脉也……赤脉之至也,喘而坚,诊曰有积气在中,时害于食,名曰心

---

① 肺:底本为"病",据顾本改。
② 舍:底本作"合",据顾本改。
③ 呕:底本为"吐",据顾本改。
④ 呕汁:底本为"吐汗",据顾本改。

痹,得之外疾,思虑而心虚,故邪从之;白脉之至也,喘而浮,上虚下实,惊有积气在胸中,喘而虚,名曰肺痹,寒热,得之醉而使内也;青脉之至也,长而左右弹,有积气在心下支胠,名曰肝痹,得之寒湿,与疝同法,腰痛足清头痛;黄脉之至也,大而虚,有积气在腹中,有厥气名曰厥疝,女子同法,得之疾使四肢汗出当风;黑脉之至也,上坚而大,有积气在小腹与阴,名曰肾痹,得之沐浴清水而卧。"甚矣!《内经》之论痹病者详也!是故治痹者,必就经义研之,痹已深而痛及脏体,法在不治。入脏者死,一言尽之矣。至若在肺为满,在心为噫,在肝为惊,在肾为胀,在脾为懈,在肠为飧泄,在胞为溲涩,诸证所痹者,仅及脏腑之用,未碍脏腑之体,法就邪之来路导而去之。治咳者,脏取俞而腑取合,治痹者,脏取合而腑取俞,此对待理也。列取穴法如下:

寒湿随风邪游走,痛无常处,为行痹证:百会、天井、曲池、肩井、侠溪、足临泣、阳辅、三阴交。

行痹证历节疼痛,亦名周痹:肩外俞、膈俞、合谷、天井、曲池、足三里、委中、足临泣。

风湿随寒邪激刺,浑身疼痛为痛痹证:京门、居髎、府舍、天井、大都、太白、商丘、足三里。

其二:大杼、膈关、肘髎、臂臑、天髎、天宗、秉风、委中、环跳、足三里、太冲。

肩臂痹痛:列缺、偏历、肩髃、肩髎。

其二:肩外俞、曲垣、臑会、养老、中府、云门、孔最、曲池、天柱。

肩背痛:肩髃、天井、经渠、阳谷、关中。

臂肘痛:关冲、阳池、少泽、前谷、小海、五里、天泉、通里、少海。

腰脊痛:风池、胞肓、秩边、复溜、大钟。

腰胁痛：噫嘻、章门、气海俞、支沟、地机、青灵、劳宫、行间。

背痛：膈俞、魄户、风池、悬枢、腰俞。

手痛：中渚、劳宫、少府、外关。

颈痛：附分、涌泉。

腿痛：大杼、京骨、委中、条口、阴谷、丘墟、足三里。

脚痛：筑宾、太冲、跗阳。

风寒随湿邪留滞，遍体淫泺，为着痹证：肾俞、下廉、照海、交信、太冲。

其二：至阳、屋翳、天井、肩贞、支正、条口、下巨虚、光明、足临泣。

风痹：百会、消泺、肩贞、肩髃、委中、阳关。

其二：天井、肘髎、尺泽、曲池、手三里、跗阳、阳辅、阳陵泉。

其三：本神、肩贞、环跳、足三里。

皮痹证四肢寒厥：内庭、大都、上巨虚、阴市、申脉、太溪、阳交、液门、尺泽、下廉、肩外俞、极泉。

皮痹背寒：阳白、京门、列缺。

皮痹肘寒：肩外俞、神门、孔最、偏历。

皮痹腰寒：肾俞、阳辅。

皮痹腿寒：阳陵泉、阳交、上髎、膀胱俞、复溜、中都、蠡沟。

皮痹膝寒：阳陵泉、梁丘、髀关、伏兔。

皮痹胻寒：复溜、历兑。

皮痹足寒：涌泉、曲泉、条口、隐白。

皮痹胸寒：列缺、委阳。

肌痹证四肢不仁：白环俞、上廉、手三里、肘髎、委阳、跗阳、髀关、犊鼻、梁丘、阴市、上巨虚。

肌痹证腿脚不仁：腰俞、中封、环跳、阳关、条口、光明、阳辅、屋翳、承筋、附分。

筋痹证四肢挛急：白环俞、膀胱俞、大杼、肘髎、手三里、委阳、中封、膝关、阴交、阳关。

筋痹背急：大椎、陶道、哑门、不容、水道、五处、大肠俞。

筋痹肩背急：风门、肺俞、三焦俞、中膂俞、附分、神堂、昆仑、涌泉。

其二：悬枢、筋缩、大椎、噫嘻、膈关、志室、胞肓、承扶、殷门、蠡沟。

筋痹项急：风府、后顶、龈交、气舍、天柱、魄户、消泺、曲鬓、天髎、本神、天牖、脑空、风池。项强用泻针，项弱用补针。

筋痹手挛：支正、伏兔、少府、中渚、腕骨。

筋痹臂急：间使、内关、居髎、大陵、少海、少府、支正、后溪。

筋痹胫急：肝俞、肾俞、浮郄、京骨、束骨、悬钟、曲泉。

筋痹足挛：承筋、承山。

脉痹证四肢酸麻：列缺、中冲、金门、大都、内庭、历兑、隐白、大敦。

脉痹腰酸：下髎、涌泉。

脉痹背酸：大椎、风门、五庭①、白环俞。

脉痹臂酸：阳池、支沟、液门、手三里、阳溪、劳宫、养老、腕骨、列缺。

脉痹腿酸：环跳、丘墟、复溜、至阴、髀关、丰隆、隐白。

骨痹证四肢不举：臂臑、巨骨、青灵、养老、合阳、承筋、然谷、光明。

骨痹臂重：肩髃、青灵、极泉、曲池、肩贞、云门、支沟、间使。

骨痹腿重：商丘、足三里、委中、承山、复溜、阴谷、阳辅、曲泉、太冲。

风痹手足颤：后溪、阳溪、曲池、腕骨、太冲、绝骨、公孙、阳陵泉。

---

① 五庭：或为"五处"之误，存疑。

风痹手颤：足临泣、曲泽、腕骨、合谷、中渚。

风痹脚颤：足临泣、太冲、昆仑、阳陵泉。

暴痹：天府、下廉、肘髎、伏兔、曲垣、附分、附阳、清冷渊、消泺、阳关。

痹在肺脏者取其合：尺泽。

痹在肝脏者取其合：曲泉。

痹在心脏者取其合：少海。

痹在脾脏者取其合：阴陵泉。

痹在肾脏者取其合：阴谷。

痹在大肠者取其俞：三间。

痹在小肠者取其俞：后溪。

痹在膀胱者取其俞：束骨。

肌痹证肘臂不仁：肩贞、臂臑、巨骨、浮白、臑会、章门。

霍　乱

霍乱一证，其病象自胃发之，其病原自脾启之者也。《素问·灵兰秘典论》曰："脾胃者，仓廪之官，五味出焉。"《六节藏象论》曰："脾胃、大肠、小肠、三焦、膀胱者，仓廪之本，营之居也，名曰器，能化糟粕转味而入出者也。"霍乱吐泻是胃失其藏纳水谷之职，而大肠、小肠、三焦、膀胱，各腑随之，要之运化水谷之机窒，以致胃失其职，且致大小肠、三焦、膀胱兼失其职，总由脾而已矣。盖纳食之用在胃，而所以助胃消食之用则在脾。《太阴阳明论》曰："四肢皆禀气于胃，而不能至经，必因于脾，乃得禀之。"是知足太阴脾与足阳明胃之相为表里，其关系最密切焉，虽然，脾之受病不一。《灵枢·邪气藏府病形篇》曰："有所击仆，若醉入房，汗出当风，则伤脾。"此脾之伤于外感者也。《本病论》曰："饮食劳倦即伤脾。"此脾之伤于内滞者也。足太阴脾既伤，足阳明胃不能独安，于是乎霍乱作焉。

《六元正纪大论》曰:"太阴所至为中满,霍乱吐下。"《经脉篇》曰"足太阴……厥气上逆,则霍乱"是也。且夫霍乱之为病,尤每因湿得之,就伤于外感而言,以在夏秋之交为多,是病由暑湿也,就伤于内滞而言,以犯生冷之物为多,是病由寒湿也。盖土性喜燥而恶湿也。《玉机真脏论》曰:"脾脉者土也。"《阳明脉解篇》曰:"阳明者胃脉也,胃者土也。"湿邪伤土,中焦混浊不清,吐利交作,职是之故。《气交变大论》曰:"岁土不及……民病飧泄霍乱。"《六元正纪大论》曰:"土郁之发"为呕吐霍乱。土之不及而郁,皆湿累之也,虽然霍乱固多寒证,而得诸湿热者,亦间有之。《六元正纪大论》曰:"不远热则热至……热至则身①热,吐下霍乱。"此种名为阳霍乱,与阴霍乱不同,更有内滞逗留、外邪壅塞、气化不通、上不得吐、下不得泻一种,是为干霍乱,且病较吐下倍危,至若转筋一层,阴阳两霍乱皆有之。寒主拘急而筋转,热主燔烁而筋亦转,要之均为霍乱最急之候耳,采取穴法如下:

阴阳霍乱通治,阴补阳泻:中脘、人迎、足三里、天枢、府舍、阳陵泉、仆参、巨阙。

其二:头窍阴、足窍阴、人迎、条口、三阴交、太冲、间使、关冲。

其三:胃俞、督俞、承山、至阴、乳根、水分、内庭。

肚腹急痛,霍乱吐下交作,脉沉而微是为阴证:上脘、手三里、关冲、阴郄、阳辅、太白、公孙、解溪。

其二:阴陵泉、承山、府舍、大都、中封、解溪、丘墟。

霍乱转筋阴证:腕骨、尺泽、曲池、条口、承筋、附阳、京骨、期门。

其二:足三里、承山、阳陵泉、内踝尖、外踝尖。

干霍乱:合谷、中脘、手三里、太冲、委中、间使。

---

① 身:底本为"中",据顾本改。

其二：头窍阴、志室、浮郄、金门、行间、涌泉、照海。

夏秋感受暑湿霍乱吐泻：中脘、支沟、尺泽、关冲、太白、太溪、足三里。

霍乱吐泻阳证，渴饮无止，脉数不沉：胃俞、脾俞、乳根、条口、中封、承山、委中、商丘。

霍乱转筋阳证：巨阙、浮郄、承筋、内踝尖、外踝尖。

其二：条口、仆参、足三里。

霍乱腹痛难忍：悬枢、上脘、关冲、三阴交。

行针补泻论上——手法

《内经》"徐而疾则实,疾而徐则虚"两语,乃言疾徐关系虚实,界①非言虚实凭恃疾徐间也。尝就经文核之,既曰:徐而疾则实者,徐出针而疾按之也;疾而徐则虚者,疾出针而徐按之也②。又曰:徐而疾则实者,言徐内而疾出也;疾而徐则虚者,言疾内而徐出也③。由前一说是以徐出为实,而疾出为虚;由后一说是以疾出为实,而徐出为虚。必执疾徐以分虚实,其说何以通乎?试以后一说为主,而屈前说以就之,当解之曰:疾出原为实,加一徐按而变为虚;徐出原为虚,加一疾按则变为实。注重按字立说,于医理上殊觉难通,则曲解而非正解也明矣。试以前一说为主,而屈后说以就之,当解之曰:徐从内出针,而疾按之于既出是为实;疾从内出针,而徐按之于既出是为虚。"内"字不作"纳"字读,于文理上殊觉不顺,则臆解而非确解也审矣。杨继洲氏谓:疾徐二字一解作缓急之义,一解作久速之义。不过名词变换,而究无所发明,非还而从针法求之,乌足以阐圣经之旨哉。今夫补之使实,泻之使虚,其法皆就行针时为之,而非专恃乎出针之徐疾者也。从转左转右候气法,留针俟阳气至而针下热为补,义取舒而涨,留针俟阴气至而针下寒为泻,义取促而缩。凡物徐舒而疾促,此种补针而出必徐,

---

① 界:疑为衍文,当删。
② 语出《素问·针解篇》。
③ 语出《灵枢·小针解》。

阳主乎舒故也，此种泻针而出必疾，阴主乎促故也。然舒防弛而促防塞，继之疾按徐按，爰为徐出疾出竟其功，是《内经》前一说之旨也。从用圆用方导穴法，随呼旋入随吸径出为补，义取坚而收，随吸径入随呼旋出为泻，义取松而泄。凡物疾紧而徐松，此种补针而出必疾紧，以收之故也。此种泻针而出必徐松，以泄之故也。然紧防骤而松防懈，先之以徐内疾内，俨为疾出徐出蓄其势，是《内经》后一说之旨也。接左右候气一法，重在全脉贯通，较取诸本穴者为巨，即所谓巨刺例而经病宜之。方圆导穴一法，重在本穴辟阖与取诸全脉者相缪，即所谓缪刺例而络病宜之。然手法之疾徐递用，一判诸出与按之际，一判诸内与出之间。术不同而所同者理尔，道妙不以一端囿，神明变化应用无方，夫岂盲于针理者所能窥其奥哉。

行针补泻论下——穴道

疾徐手法也,行针之有补泻,关乎手法者犹后,关乎穴道者最先。穴道昧,斯手法无所施做,针师以辨穴为首务焉。其在十二经,虚则补其母,实则泻其子,如手太阳补后溪而泻小海,手阳明补曲池而泻二间,手少阳补中渚而泻天井,手太阴补太渊而泻尺泽,手厥阴补中冲而泻大陵,手少阴补少冲而泻神门,足太阳补至阴而泻束骨,足阳明补解溪而泻厉兑,足少阳补侠溪而泻阳辅,足太阴补大都而泻商丘,足厥阴补曲泉而泻行间,足少阴补复溜而泻涌泉是也。然有母子不从直取而取所克者之母子,如肺病内损唾血补尺泽而泻鱼际,肾病房劳淋癃补涌泉而泻太溪。正不皆以板法泥。其在十五络,并取傍通之径原为辅,自任络屏翳①、督络长强、脾大络大包可就独穴补泻外,如在手三阳络,支正与神门并取,偏历与太渊并取,外关与大陵并取;如在手三阴络,列缺与合谷并取,内关与阳池并取,通里与腕骨并取;如在足三阳络,飞扬与太溪并取,丰隆与太白并取,光明与太冲并取;如在足三阴络,公孙与冲阳并取,蠡沟与丘墟并取,大钟与京骨并取。经络互为主客,凡主经用平针,必以客经之络辅之,即主络用补针泻针,亦必以客经之原辅之,其理实相通也。有时就一穴而或补或泻,如急惊泻印堂,慢惊补印堂,赤带泻中极,白带补中极,热疟泻后溪,寒疟补后溪,腰痛泻申

---

① 屏翳:为会阴穴别名。任脉络当为鸠尾,别名尾翳。

脉,腰酸补申脉,两额角疼泻头维,眩晕补头维,手足红肿泻阳陵泉,麻木补阳陵泉是也。有时就一穴而补泻兼施,如喉痹之取曲池,阴痒之取横户,头痛之取承浆,鼻渊之取上星,并先泻后补。中风之取百会,腿痛之取梁丘,疝气之取中脘,喘证之取气海,并先补后泻。以及先热后寒之疟,曲池则先补后泻,绝骨则先泻后补是也。有时就两穴而补泻分施,如伛补曲池而泻人中,偻补风池而泻绝骨,目昏补肝俞而泻手三里,耳聋补头临泣而泻金门,脚痛补环跳而泻行间,腿疼补腕骨而泻足三里,以及肝受肾邪泻曲泉而补涌泉,肾受肺邪泻复溜而补尺泽,肺受脾邪泻太渊而补商丘,脾受心邪泻大都而补神门,心受肝邪泻少冲而补行间是也。有时就两穴而补泻互异,如多汗泻虎口而补复溜,少汗补虎口而补复溜,筋缩泻足临泣而补照海,踝肿补足临泣而泻照海,安胎泻合谷而补三阴交,难产补合谷而泻三阴交,霍乱吐泻泻太溪补太仓,干霍乱补太溪泻太仓是也。有时专补而不兼泻,如乳乏补少泽,溲多补关元,腹泻补天枢,精滑补志室,肝虚补客经之丘墟与肝俞,心虚补客经之阳池与心俞,脾虚补客经之冲阳与脾俞,肺虚补客经之合谷与肺俞,肾虚补客经之京骨与肾俞。固不徒足三里之苏针晕,补足以救泻之穷也。有时专泻而不兼补,如十二井以泻风,十三针以泻邪,五十七穴以泻水,五十九俞以泻热,以及脑昏泻攒竹,膊痛泻巨骨,盗汗泻阴郄,劳嗽泻魄户之类,更属不一而足。昔唐甄权针两刺史病,库狄钦患风痹刺肩髃而愈,成君绰患颔肿刺少商而瘥,此纯乎用泻者也。凡此皆非精研穴道不可,而岂徒随而济之,从卫取气,迎而夺之,从荣置气,遂足尽补泻之能事哉。

针灸经穴图考

黄竹斋　纂述
张馥晴　张翠红　校注

中央國醫館審定

鍼灸經穴備考

于左 [印]

校注说明

《针灸经穴图考》由近代针灸学家黄竹斋撰于民国十三年（1924），初版于1935年。作者叹息轩岐针灸之道"历世久远，简编脱阙"，圣哲典著"散佚不全"，故以《内经》《难经》《黄帝针灸甲乙经》为主，缀拾《千金要方》《外台秘要》，摘抄宋元明清诸贤佳著，撷其精华，筛选要目，并参以近世生理、解剖之说，融汇古今，著此珍籍。

书中详列周身诸穴，述明主治，选录医案，并附穴图，实为针灸业者学习之要书。本次校注以1935年西安克兴印书馆铅印本为底本，参校书中所引他书，重新整理刊行。根据具体情况，按以下原则进行处理：

一、采用现代标点方法，对原书进行重新标点。原书为繁体竖排，现改为简体横排。原书中表示文字位置之"右"统一改为"上"，不作注解。

二、原书多有字句注解，或为作者选录各家注，或作者注疏，为体现原书文貌，不作改编，原小字注文，仍以小字体现。对于所引各书内容的处理：① 字词或语句与参校书有差异，但不影响文意影响，语句通顺者，保持原貌，不改动，不出注。② 字词显系刊刻错误，或明显缺漏者，据参校本予以径改，不出校注。如："小便"误为"少便"，"揣"误为"喘"，"蹙"误为"襞"，"颈项拘急"缺漏"急"字等。③ 字词或语句与参校书有差异，语义不明，或医理有误者，不作改动,出注说明。如:"夏取络脉分肉……",据上下文意当作"春取络脉分肉……",并出注。

三、穴名从今。书中涉及穴名的写法按现今规范统一,径改不出校,如:"附阳"用"跗阳"、"复留"用"复溜"、"飞阳"用"飞扬"、"窌"用"髎"、"瘖/喑门"用"哑门"等。部分特殊情况在当句下保留原字:① 原文有作者小注者,如:肘窌,作者小注"《素问》作髎。《甲乙》作窌。《外台》作扄,通音聊。"又:和窌,作者小注"一名禾髎"。又:喑门,作者小注"一名瘂门"。又:足太阳之别,名曰飞阳,作者小注"《甲乙》作飞扬";② 作者罗列的穴位别名,如:丝竹空(一名巨窌),阳交(一名足窌),章门(一名胁窌),喑门(一名瘂门),中脘(一名中管),液门(《千金》作掖门,《外台》作腋门)。

四、非错误性异文整理的基本原则:(1) 通假字,一律保留,并出校说明;(2) 异体字(如欵、澮、龘等)予以径改,不出校;(3) 特殊情况及处理:① 作者在其注疏中有相关注解者,则该异体字在该句中保留,如:"[甲乙]胸胁搘满,却引背痛……"作者小注"搘,《外台》作支"。书中他处"搘"径改为"支",不出校;② 今仍沿用之古字保留不做修改,如:"阳跷""阴跷脉""癥瘕""藏府""五藏"(另,为作区分,作者引用《西法》书中的心脏、肺脏、肝脏等,均从现代医学为"脏");③ 通假字,不论原文或作者引注,一律保留,并出校记说明。但书中作者原注已有涉及之处,不另外出校,如:作者小注"鬲,通膈,下同"。"鬲"字保留不另外出注,但"鬲俞"基于第三条原则径改为"膈俞"。

五、对个别冷僻字词加以注音和释文。特殊情况处理:原文作者在注疏中涉及注音释文的字词,则不另出注解释,如:"在龂基下……"作者小注"龂,通龈,音银,齿根肉也。"

六、部分古今字虽古义或本义现今使用不多,为遵从原书文貌,予以保留,不另作校注。如:"文"本义为花纹,纹理,故不改为"纹"。

《针灸经穴图考》序

中国医学因治疗有特效，辨症有特长，不但中国人重视之，即外国人亦重视之。其中针灸一科尤为泄天地之造化，东西人士莫不惊为神奇，叹为绝技。巴黎、加拿大、墨西哥、秘鲁各地皆有中国针灸研究会之设立，外侨在中国，因患重症痼疾为针灸所治愈者，指不胜屈。法国医学博士密勒文曰："中国针灸颇类电疗而效力过之，其出神入化非近代科学所能解释也。"是针灸之学已形成国际化，而我国朝野上下尚多忽视，不知提倡而发扬之，殊可痛也。黄君竹斋研究国医垂①二十年，前撰《伤寒杂病论集注》，业已风行一时，今复出其所著《针灸经穴图考》一书，文显而义出，言简而意赅。论经穴则了如指掌，论考证则根据《内经》，更能正各家之错误，示后学以津梁②。有此书而中国之绝学以传，有此书而黄君之医术以传，懿欤！盛哉！本馆整理学术，启发来兹③，议从教学入手，黄君是书，实为良好教材。今书将付梓，特志数语，以为之序。时在民国二十三年双十节之后一日。

中央国医馆馆长　焦易堂④

---

① 垂：接近，快要。
② 津梁：渡口和桥梁。
③ 来兹：今后，将来。
④ 焦易堂(1879—1950)：名希孟，字易堂，以字行，陕西武功人。曾任国民政府法制委员会委员长，1937年任中央国医馆馆长。

彭养光题词

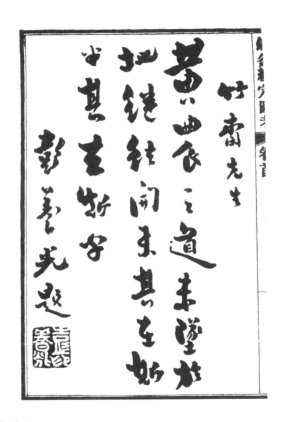

竹斋先生

黄农之道未坠于地,继往开来其在斯乎,其在斯乎。

彭养光[①]题

---

① 彭养光(1873—1946):字临九。与焦易堂开办中成药制药厂,弘扬中医事业。

《针灸图考》序言

吾国针灸治病常著奇效,早为海内外医家所公认,但能举其全说皆极少。虽有《针灸大成》等书,未免仍多挂漏。长安黄吉人先生治学夙重实际,不惮艰深,于集注《伤寒杂病论》之余,复取古本针灸学说,上起炎黄,下迄近世,旁征博引,萃于一编,统系分明,为吾国在前未有之作。询①医家之鸿宝也。顾学问之道无穷,余近读东瀛针灸书,腧穴仅二百有奇②,半本谐生理之实验,与吾国人所习皆微有同异,惟余对此素乏研究,所望后之学以推本③是书,旁搜④新说而实验之,则针灸之进步益宏矣。

建国二十四年元旦中央国医馆常务理事
武进谢利恒⑤书于海上之澄斋

---

① 询:信实,确实。
② 有奇:多一点。
③ 推本:探究。
④ 旁搜:广泛搜求。
⑤ 谢利恒(1880—1950):名观,晚年自号澄斋老人。江苏武进罗墅湾人,孟河名医,著有《澄斋医案》《澄斋杂著》等。

邵力子题词

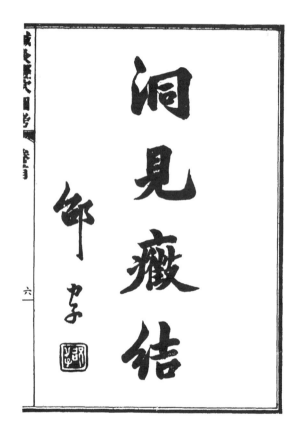

洞见症结

邵力子①

---

① 邵力子(1882—1967)：原名邵景泰，字仲辉，号凤寿。浙江绍兴人。中国近代著名民主人士、社会活动家、政治家、教育家。

王典章题词

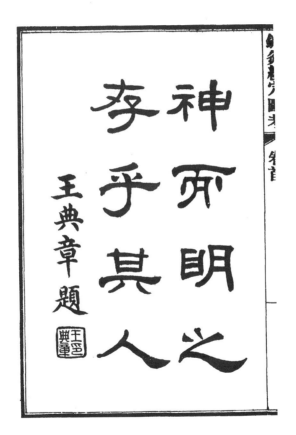

神而明之　存乎其人

王典章① 题

---

① 王典章(1865—1943)：字幼农，以字行，三原县马额镇魏回村人，原民国陕西省政府委员。著有《安隐庐诗存》。

《针灸经穴图考》序

吾友黄君竹斋积二十年博考精思之力，著《伤寒杂病论集注》十八卷，近为海内名医所推重，又为《针灸经穴图考》八卷，将付印矣，而问序于余。夫余固盲于医者，安能序君书？虽然，儒者之道无不息息相通，以此例彼，未始不可资借镜焉。夫病象皆自内发而著见于外者也，犹内之私欲已发而为过恶，欲消除过恶者，于内宜洗心涤虑，于外宜祛伪闲邪，内外本末交相培治，斯可以遏恶而扬善。程子所谓由乎中而应乎外，制乎外所以养其中。医病之道，何以异是，或源也，或委也，当审其急要以图之，不可执一论也。然余窃谓内治服药，人或可以不切要之方药，假借尝试延缓其病，然遇有国乎，尚可补救其失。若以针灸外治，倘误施经穴则须臾可以促死，其贻祸至酷，此吾友所尤殷殷痛念也。君之为《经穴图考》也，殚竭精力，初不减于《集注伤寒杂病论》，其所援据以《灵》《素》《甲乙》《难经》脉气穴针灸治疾诸论为正宗，并搜辑《千金》《外台》《铜人》《明堂》诸图及夫宋元明清诸家针灸名著，详加笺注其间，讹谬者删之，阙略者补之。于以考正俞穴，阐明经旨，使天下后世以针灸行医者不至游移误用以杀害无数人之性命。噫！君可谓用心密而造福宏矣。他日，仁寿著验国史留芳，集百家之大成，树医林之正轨。其惠又岂止吾国也哉!吾友勉旃①!

民国二十三年七月
愚弟茂陵赵玉玺②拜识

---

① 旃:文言助词,相当于"之"或"之焉"。
② 赵玉玺:清末医家,泾阳名儒,为黄竹斋契友。

《针灸经穴图考》题诗

竹斋先生刊行鍼灸經穴圖考谨缀俚詞藉誌景仰

繞著傷寒集　又成經穴圖
列眉明藏府　砭骨得驪珠
鉛槧名垂久　金針道不孤
一篇虔拜讀　絕學信非誣

如皋縣中醫公會常委鄒雲濤未定草

竹斋先生刊行《针灸经穴图考》，谨缀俚词借志景仰。

才著伤寒集，又成经穴图。
到眉明藏府，砭骨得骊珠。
铅椠[①]名垂久，金针道不孤。
一篇虔拜读，绝学信非诬。

如皋县中医公会常委邹云溥未定草

---

① 椠：古代以木削成用作书写的版片。

《针灸经穴图考》题诗

竹斋宗兄先生融会古今医学之精髓,编纂《针灸经穴图考》一书,成以科学方法,不揣浅陋,爰题律诗两章为赠。

九九黄钟笔底推,天人之际羡新裁。
十三科首权衡力,千百年来著作才。
羽翼南阳佳境辟,砭针东亚别门开。
图经八卷精神具,国粹昌明美教材。

长安妙手续长沙,体制心裁翰墨华。
悬布神功原帝范,恢宏道统即名家。
才倾南国贤豪颂,誉满西部珠玉夸。
读罢注经怀绝技,临渊握虎救萌芽。

同宗弟构星楼氏[①]撰于如皋餐菊轩

---

① 构星楼氏:黄星楼(1901—1984),名构,字星楼。原籍江苏镇江,清末随祖辈迁居江苏如皋。青年时跟随镇江名医褚鹏飞学医。毕业后至如皋(如城)行医,以擅长内、妇科而著名。

《针灸经穴图考》序

黄君竹斋精国医,去岁来游都门,与予邂逅于中央国医馆,互论伤寒真谛,相见恨晚,因订交焉。二十三年双十节,黄君二次莅京,携其旧著《针灸经穴图考》见示,予取而读之,知黄君此书确切详明,有条有理。其考证经穴也,根据古经,无附会,无杜撰,此与唐宋以后各有师承,各出花样,积习相沿,莫由知其错误者不同也。其运用针法也,删繁就简,悉中肯綮①,此与诸家针法混乱无次,方法愈多而治疗愈误者不同也。其书可以医病,可以医医,可以令一切针灸书籍望而却步,予于此道,仅知皮毛,未尝深造。今乃率尔操觚②,妄为论列,黄君得毋笑予外行人强说内行话乎。

中央国医馆学术专任委员南京市政府
国医考试委员陈逊斋③

---

① 肯綮:筋骨结合的地方,比喻要害或最重要的关键
② 操觚:执简。觚,木简,古人在木简上写字。操觚指执笔作文。
③ 陈逊斋(1888—1948):福建长乐县人,少习科举,青年从戎从政,中年行医,专宗仲景,善用经方。著有《伤寒论改正并注》。

《针灸经穴图考》序

中华医学未有汤液方剂之前，先有针灸治疗之术，针灸一科，发明于岐黄，渊源最古，精微奥妙，效验卓著。近世东西洋科学发达，诸国如法、如德、如日，佥①以我国针灸疗法治愈凡汤液药饵所不能治及不及治之一切病症，出神入化，莫不惊叹为绝技，特各设专科以研究，殆以科学化之治疗，有相形见绌之势也。尝考《前汉书·艺文志》载有《黄帝内经》十八卷，唐王冰谓《素问》即其经之九卷也，兼《灵枢》九卷，乃其数焉。惜原书经晋永嘉之乱亡其第七一卷，王氏取其先师张公旧藏之卷以补其阙。宋林亿谓为阴阳大论，今释其词意与原文迥殊，所云运气之说，乃阴阳术数家言，无关治疗，徒增学理上之一重障碍，致吾国医学涉于虚玄，为世所诟病，有由然矣。余意《内经》亡佚者即皇甫谧《甲乙经》孔穴针灸主治诸篇及秦越人《难经》奇经八脉各章，为学针灸者不可不查之要素，实全部《内经》结晶之所在，为当时医师所秘以私授其徒者，观先哲孙思邈所言江南诸师，秘仲景要方不传，以此推之，殆非无故。然《内经》失此诸篇，则其理论虽精切而无裨实用矣。昔人谓吾国针灸之学久已失传，良有以也。同年长安黄君竹斋学通天人，著作等身，精研医理经方之余，兼擅针疗，间一施术，应手辄效。余既佩其术之神，因叩其道之所由来，君乃出所著《针灸经穴图考》八卷见示，

---

① 佥：众人，全部。

其书以《内》《难》《甲乙》诸经为宗主,谱出经脉孔穴之统系,撷《千金》《外台》《铜人》《明堂》《资生》《图翼》《大成》《金鉴》及唐宋元明清针灸诸书之菁华,正其错误,补其脱阙,论经穴参以近世生理、解剖新说,以明藏府之部位,述刺法补入消毒手术以防微菌之侵袭,以太乙神针易艾灸,俾[①]患者免灼肤之痛苦。穷原竟委,融会古今,纲举目张,条理井然,得此书而再读《内经》则成有体有用之实学,岐黄之道将由斯而大放光明,有功医林,实非浅尠[②]。余披诵回环,为之喜而不寐者竟夕。夫黄君既撰《伤寒杂病论集注》,树长沙之正轨,后著《针灸经穴图考》,结轩岐之绝学,二书相得益彰,后先媲美,咸为寿世之宝筏,医学之要典,岂仅当时利赖已哉?故乐而为之序。

民国二十三年九月中央国医馆
编审委员周柳亭敬识

---

① 俾:使。
② 尠:稀少的,罕见的。

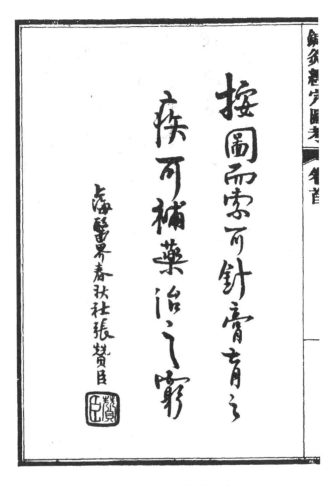

按图而索,可针膏肓之疾,可补药治之穷。

上海医界春秋社张赞臣[①]

---

① 张赞臣(1904—1993):名继勋,以字行,晚号壶叟。江苏武进蓉湖人,世操医业,著有《中国历代医学史略》《中国诊断学纲要》。

奉題岳安黃竹齋先生鍼灸經穴圖攷
關中多名醫和緩興扁鵲思邈稱真人
龍宮探秘鑰閟窔忽千季奇才久不作
篤行修天爵象緯辨星辰寥窔經淪道
簨說黃夫子胸有迿時理通伊洛
更以變理功彈心問醫藥性定医泳交
六經為註腳兩目如電光塵垢為之廓
去季風雪中獸走南陽鄭瞻拜仲聖祠
殘碑自璞索幾經共火餘墓道委叢薄

奉题长安黄竹斋先生《针灸经穴图考》

关中多名医，和缓与扁鹊。
思邈称真人，龙宫探秘钥。
阒①寂忽千季，奇才久不作。
伟哉黄夫子，胸有匡时略。
穷经瀹②道源，笃行修天爵。
象纬辨星辰，性理通伊洛③。
更以燮理功，殚心问医药。
手定长沙文，六经为注脚。
两目如电光，尘垢为之廓。
去季风雪作，独走南阳郭。
瞻拜仲圣祠，残碑自摸索。
几经共火余，墓道委业薄。
慷慨谋重修，天声振木铎。
今年来浙东，观书天一阁。
邂逅得相遇，风怀喜开拓。
世人竞利名，公独安淡泊。
公有一编书，毫芷分经络。

---

① 阒：形容寂静。
② 瀹：疏导。
③ 伊洛：指二程（程颐、程颢）理学，因其曾讲学于伊、洛之间。

金针度世人,绝技不轻襮①。
上溯灵枢经,证引至详博。
旁参重译文,他山资攻错。
脑后能下针,见者皆惊愕。
转笑铜人图,窳②陋成糟粕。
杀青闻有期,投赠得金诺。
索我题一辞,鄙陋心自茫。
翰墨合有缘,风雅非敢讬③。
绝学仅根荄④,风雨今正恶。
谁能融古今,大力鼓炉橐⑤。
良医比良相,天下同忧乐。
立言期于秋,莫谓书生弱。
长安近日迁,三峰天外削。
别后积相思,索居苦寂寞。
高跻不可攀,青天飞一鹤。

甲戌腊八日鄞⑥周利川岐隐⑦拜稿

---

① 襮:本意是绣有花纹的衣领,引申为外表,或者暴露。
② 窳:恶劣,粗劣,质量很差。
③ 讬:同"托"。
④ 根荄:亦作"根垓""根核",植物的根,比喻事物的根本,根源。
⑤ 橐:古代的一种鼓风吹火器。
⑥ 鄞:浙江鄞县。
⑦ 周利川岐隐:周岐隐,字利川。浙江鄞县人,近现代医家,精通伤寒之学。

宋联奎题识

针灸之捷捷,于方剂医家类能言之而不欲轻试者,经穴微妙,未易探寻,失之毫厘,则谬以千里矣。黄君竹斋博览群书,往往穷日夜不休,直造精微,必得当而后已。前所著《伤寒论注》风行海内矣,兹后有《针灸经穴图考》之作。医之所治捷于方剂者,又将于是书证之,拔诸苦恼,登之仁寿有裨于世岂浅鲜哉?

乙亥九秋同里宋联奎[①]识

[①] 宋联奎(1870—1951):字聚五,亦作菊坞,晚号菊叟。平生对文化教育事业多有贡献。

序

  针灸之道由来久矣，岐黄问答以后，代有传人，如周之和缓、扁鹊，汉之仓公、仲景、华佗，晋之皇甫谧，隋之杨上善，唐之王冰、甄权、孙思邈，均能原本《灵》《素》，祖述岐黄，上穷天纪，下极地理，远取诸物，近取诸身，以福万民，以利后世。宋元之间，亦间有后起，然分门别户，歧路遂多，非复九针大法矣。考《内》《难》《甲乙》《太素》《千金》各书，均重注释而略于图解，其《铜人》《明堂》等图于孔穴虽可按索，于分肉殊费寻思，同身尺寸度难比例，致后之学者，每因用之不当疑及古人，是针道之不明不行，其故又当在智愚贤不肖，过与不及之外也。吾友黄君竹斋，陕之隐君子也，凡天文、地理、河图、洛书、经史子集，靡不极深研几。其于医也，则以《内》《难》为体，《甲乙》《太素》《伤寒》《金匮》为用。故其所著《伤寒杂病论集注》《新释》二书，均能脍炙人口。今复著《针灸经穴图考》出而问世，余见其引证之详，考据之精，折衷之当，固足令人钦佩。至其图穴之以人体为标准，诚为针灸家之创作，可谓前无古人。其难能可贵为何如也，其嘉惠医林为何如也，其补《内》《难》《甲乙》各经之阙之功又为何如也。余不敏，敢不扫地焚香以序之。

民国二十四年岁次乙亥秋八月中央国医馆
编审委员桂林罗哲初[①]撰

---

① 罗哲初（1878—1943）：近代医家。字树仁，号克诚子。广西桂林人。

叙 言

中国医学自汤剂发达，针灸一科渐次失传。夫针灸与按摩，皆以窾①穴为鹄②的。人身之有穴窾，犹门篋之有锁钥，机械之有轴枢，闭之则窒，启之则行。藏府、皮肉、经络、骨节辈之为病，皆枢轴失其循环之作用，不克展转周流，按部就班。故《内经》所谓背与心相控而痛，所治在天突与七椎及上纪是也。上古之针，即邃古之砭，大约石器时代用砭，铜器时代用针，周秦之际学术发皇，九针之制，妙极毫芒。泻补虚实，如绳引铃，若桴叩鼓，分寸之间不容累黍，是谓揣度③。其不能专用针者，则用灸焫，灸虽后起，然与针相辅，盖茹毛饮血之后，进以火化，而火化之为用，遂成文明之先驱。既能取火，自能习火。墨子所云：知不由五路，火不由目见，而目自见。渐进自然，以针代砭，以灸辅针，阴阳反作，揣度乃明。于是何者为心之窾，何者为肝之窾，何者为脾之窾，何者为肺与肾之窾。此窾与彼窾相通，此穴与彼穴相距。藏之窾在后，府之窾在前。抑前后左右相对，正负上下相形，皆堪点黶，为揣度之极端，成针灸之殊术。惜乎！后贤不知揣度方法，不明统系理则，驯至支支节节而为之，卒至震駴④于下乘之解剖，而中国医学，遂黯澹而无光。先

---

① 窾：中空。
② 鹄：目标，目的。
③ 揣度：揣度，估量。
④ 駴：八尺高的马。

民技能,乃浅尝而失堕,可胜叹息。同道黄竹斋独能振古返今,著斯图考,引使业针灸者,先明经穴之原,按图索骏,探骊得珠,信黄岐之功臣,后学之导师也。余于针灸固非专门,但知针灸所治,不离穴窬,而浅深虚实,去留补泻,胥范围于揆度,因不辞简陋,欣为之叙。

中华民国第一甲戌十月黄溪陈无咎①写于南京

---

① 陈无咎(1884—1948):义乌黄山人。曾参加辛亥革命,后治哲学,更专力研医,医名甚著。由于无咎世居义乌黄山,村旁有黄山溪踪综流过,故又号"黄溪"。与元代朱震亨、明代的虞抟(虞天民)并称"义乌三溪"。

黄竹斋先生《针灸经穴图考》序

针灸之术始于轩岐,得其术者活人如反掌,误其术者害亦随之。《内经》有歃血而受,不敢妄泄,藏之金匮,不敢复出之戒。夫先圣虑民夭扎,既创针灸之术以活人而又靳秘不肯传者,良以针灸之术非尽人可通,亦非尽人皆能。粗工罔法,其害立见。例如刺面而中溜脉则盲;刺舌而血不止则喑;刺脊中髓则伛;刺膝膑出液则跛;刺背俞中藏,其死不过数日;刺头中脑其死立待。且贪鄙者得之,必挟术以图财;残忍者得之,必藉术以报复;好色者得之,必假此而诱淫;私奔者得之,必恃是而堕胎。种种弊害,不可枚举。故先师之所秘得而泄之,天将厌之,各得其人,方乃可行,其名乃彰。不得其人,其功不成,其师无名。由此观之,《内经》虽为针灸之祖书,必赖真师传授其业,始精如扁鹊、仓公、和缓、元化辈,皆各得师承口诀,乃得称为绝技。即杨继洲《针灸大成》一书,虽援引《内经》刺法为标准,而其补泻各法,每嫌其略,且辨经取穴错误尤多,学者徒兴望洋之叹。长安黄君竹斋祖述轩岐,折衷百氏,前撰《伤寒杂病论集注》十八卷,早已脍炙人口。兹复取《内》《难》《甲乙》等经,谱诸经穴统系,参以《千金》《外台》《铜人》《明堂》《资生》《图翼》《大成》《金鉴》,以及历代专论针灸诸书籍为之,撷其精要,校其疵谬,将缺漏者补之,传讹者正之,复杂者一之,繁冗者节之,旨晦者明之,不安者删之,使五千年未绝如缕之秘笈洋洋蔚成大观,俾臻实用,按图索骥,一瞩了然,诚当代保存国粹、改进国医学术之珍籍也。黄君与余虽未蒙面,顾频年以来于医报杂志中迭睹其学说,心倾神向已非一日,今值是书付梓,不揣固陋,特序之,以志数千里外景仰之意云尔。

　　　　　　时中华民国二十四年仲春月泾南周禹锡

　　　　　　谨序于四川隆昌县国医专修馆拯瘼①轩

---

① 瘼:病,疾苦。

《针灸经穴图考》序

　　人身藏府、经络、阴阳、气血失和，禅机反常而疾病作。盖阳郁则热，阴侵则寒。邪盛则实，精夺则虚。血不流而滞则痹，痹则为疼痛。气不通而逆则厥，厥则为不仁。其通经调气之法，补虚泻实之道，莫妙于与受邪之经俞施以针灸之治疗。夫经络发源于藏府，布流于肢体，其间正支结散，起伏隐显，巅趾相通，左右交缪，阴阳表里，循环始终，井荥俞合之度，留呼深浅之宜，补泻迎随之法，调气通经之诀，非有圣神，孰明理致。昔在黄帝，咨于岐伯而作《内经》，针灸之道，赖以彰明。历世久远，简编脱阙，自唐时王启玄作注，已散佚不全。幸有秦越人之《难经》，皇甫谧之《甲乙》，而奇经俞穴，尚可究详。逮后甄权著《铜人》，孙思邈作《千金》，祖述表章，益臻明备。斯数圣哲，或由解剖以实验，或由返照而神视，故能见垣一方，洞彻幽微。宋元以后，习斯术者，不探根源，渐失本真，然亦有创见独获，阐发精理，可补古籍之阙讹者，散于群书，惜未有汇众说而折衷圣经纂为一帙，为初学之圭臬者，余窃不自揆，爰取《内经》《难经》《甲乙》为主，参考《千金》《外台》，及宋元明清时贤针灸诸书，撷其精华，删其繁芜，正其乖讹，补其阙略，成书八卷。都凡正经十四，气穴三百六十有五，奇穴拾遗若干附焉。每穴之后，列其主治证案，冠以针灸要法，精确穴图，因名曰《针灸经穴图考》，而识其梗概如上云。

中华民国十三年八月长安黄维翰识

《灸法辑要》序

尝读周易，见夫首之以纯阳纯阴之乾坤，中之以坎离，而终之以水火既济、火水未济，既而证诸天地万畴及人身生化之理，窃知阳丽于阴，阴纺于阳，水升火降，天地氤氲，万物化醇，阴阳离决，精气乃绝，不禁憬然悟，瞿然起，掩卷而叹曰：阴阳水火之妙用，神矣哉！《内经》之论曰：阳生阴长，阳杀阴藏，是生杀之权，咸操于阳，其阴顺而成之耳。盖人之所恃以生者阳气，而所以御外邪者，亦莫不藉夫阳气，故曰：阳者卫外而为固也。阳气衰则阴盛寒生而外邪干，疾病作矣。先哲知其然也，故立扶阳消阴之法，内服以附姜之剂，外施以灸焫之术。盖灸焫能直接以助复元真之阳气，且无刀圭之费，而有应急之便。故特立为专科。《内经》谓灸焫者从北方来，原为藏寒生满病而设。仲景于三阳证皆禁灸，而列灸法于少阴、厥阴者，所以戒其亢阳致悔，且见艾火之气纯阳，能直达于血脉，以助其运行激发其神经，以启其壅窒之意，是灸焫之专为助复元真阳气以治夫少阴、厥阴寒盛之病者也。诚能于此会其意，则灸焫之证治功效，思过半矣。其法下部可灸至千壮，而上部多不过百壮者，是又合乎水火既济、火水未济之义焉。

戊午孟夏黄维翰识

《针灸经穴图考》目录

凡例 …………… 173
引用书目 …………… 174

卷之一 …………… 177
  针法辑要 …………… 177
  灸法辑要 …………… 212

卷之二 …………… 223
  手太阴经穴 …………… 223
  手阳明经穴 …………… 236
  手阳明经穴 …………… 237
  足阳明经穴 …………… 251
  足阳明经穴 …………… 252

卷之三 …………… 287
  足太阴经穴 …………… 287
  足太阴经穴 …………… 288
  手少阴经穴 …………… 305
  手少阴经穴 …………… 305
  少太阳经穴 …………… 312

  手太阳经穴 …………… 313

卷之四 …………… 325
  足太阳经穴 …………… 325
  足太阳经穴 …………… 328

卷之五 …………… 377
  足少阴经穴 …………… 377
  足少阴经穴 …………… 377
  手厥阴经穴 …………… 399
  手厥阴经穴 …………… 400
  手少阳经穴 …………… 409
  手少阳经穴 …………… 410

卷之六 …………… 427
  足少阳经穴 …………… 427
  足少阳经穴 …………… 427
  足厥阴经穴 …………… 455
  足厥阴经穴 …………… 455

卷之七 …………… 472	卷之八 …………… 531
任脉经穴 …………… 472	冲脉经穴 …………… 531
任脉经穴 …………… 472	带脉经穴 …………… 534
督脉经穴 …………… 502	跷脉经穴 …………… 535
督脉经穴 …………… 502	维脉经穴 …………… 538
	奇穴拾遗 …………… 540

凡　例

是书节录《灵》《素》《甲乙》《难经》经脉、气穴、针灸、治疾之论为正文，搜集《千金》《外台》《铜人》《明堂》及宋元明清前哲所著针灸各书，详为笺注，校其乖讹，补其阙略，阐明经旨，考正俞穴，以备针灸疗疾之应用。

所引诸书标明出处，概从简称，如：《素问》称[素某篇]；《甲乙经》只称[甲乙]，以省剞劂①，间有注文未标明引用书名者，乃参合数家之说，若有臆注，则以"案"字别之。

针灸诸书所载藏府图形，多属宋元后医家臆绘，讹传失真，证以近世生理解剖图，殊多未合，兹编是以删去。

是书初稿于民国十三年，嗣后几经增订缮写成编，以备随时考究，其中鱼鲁亥豕②纰谬之处，在所不免，尚希高明赐以指教，俾便再板订正，是所切祷。

---

① 剞劂：雕板、刻印。
② 鱼鲁亥豕：即鲁鱼亥豕，"鲁"与"鱼"、"亥"与"豕"的篆文字形相近，容易引起抄写错误，以此指书籍传写刊印中的文字错误。

引用书目

黄帝素问〔唐〕王冰（启玄子） 注
灵枢经〔明〕会稽马莳（仲化元台子） 注
难经〔周〕秦越人 著
黄帝甲乙经〔晋〕皇甫谧（士安） 集
黄帝虾蟆经［日本］〔文政〕中 柳沜（丹波绍翁） 刊
伤寒论〔汉〕张机（仲景） 撰
脉经〔晋〕高平王叔和 撰
肘后备急方〔晋〕句容葛洪（稚川抱朴子） 撰
千金要方 千金翼方〔唐〕华原孙思邈 撰
外台秘要〔唐〕郿人王焘 撰
铜人针灸经〔宋〕仁宗诏王维德 撰
明堂灸经西方子 著
针灸资生经〔宋〕陈承 著
圣济总录〔宋〕政和时 奉敕撰
扁鹊心书〔宋〕真定窦材 著
十四经发挥〔元〕许昌滑寿（伯仁） 著
针灸问对〔明〕新安汪机（省之） 著
神应经〔明〕陈会（字善同，号宏纲） 撰
针灸要旨 针灸聚英〔明〕四明高武（号梅孤子） 著
类经图翼〔明〕会稽张介宾（会卿号景岳） 著

针灸大全〔明〕燕山徐凤(廷瑞)　著

针灸大成〔明〕平阳杨继洲　撰

奇经八脉考〔明〕蕲阳李时珍(濒湖)　撰

医学入门〔明〕南丰李梴　撰

学古诊则〔清〕钱塘卢之颐(子繇)　著

素问灵枢集注〔清〕钱塘张志聪(隐庵)　著

素问灵枢直解〔清〕钱塘高世栻(士宗)　著

医宗金鉴〔清〕高宗诏太医院　纂

医学原始〔清〕王惠源　著

针灸易学〔清〕长葛李守先(善述)　撰

经穴纂要［日本］小阪元祐　撰

经穴图考〔清〕湘潭陈惠畴(寿田)　著

针灸则［日本］〔明和〕中　摄阳菅沼长之(周桂)　著

西法针灸无锡顾鸣盛　著

经脉穴俞新考正嘉定张寿颐(山雷)　著

针灸治疗学澄江承淡安　著

针灸图考牟平杨华亭　著

其余书目随见各条兹不繁列

针灸经穴图考卷之一

针 法 辑 要

原始

［素·异法方宜论］南方者，天地所长养，阳之所盛处也。长，上声。［类经］天之阳在南，故万物长养，而在时则应夏。其地下，水土弱，雾露之所聚也。［类经］南方低下而湿，故水土弱而多雾露。其民嗜酸而食胕。［新校正］全元起云：食鱼也。嗜，音示。胕，音父。［类经］胕，腐也。物之腐者，如豉鲊曲酱之属是也。故其民皆致理而赤色，其病挛痹，致，音致。挛，闾员切。痹，音秘。［类经］嗜酸者收，食胕者湿，故其民致理而挛痹。挛痹者，湿热盛而病在筋骨也。南方属火，故其色赤致密也。其治宜微针。故九针者，亦从南方来。［王注］微，细小也。细小之针，调脉衰盛也。［张注］南方之气，浮长于外，故宜微针以刺其皮，夫针有九式，微针者，其锋微细，浅刺之针也。［类经］病在经络，故宜用九针，凡后世所用针法，亦自南方来也。

九针释义

［灵·九针十二原篇］九针之名，各不同形。［灵·九针论］九针者，天地之大数也，始于一而终于九。故曰：一以法天，二以法地，三以法人，四以法时，五以法音，六以法律，七以法星，八以法风，九以法野。一曰镵针，长一寸六分。镵针者，头大末锐，去泻阳气。镵，音谗。［甲乙］一者天。天者，阳也。五藏之应天者，肺也。肺者，五藏六府之盖也。皮者，肺之合也，人之阳也，故为之治镵针。镵针者，取法于布一作"巾"针，去末半寸，卒锐之，长一寸六分，大其

头而锐其末,令无得深入而阳气出,主热在头身。故曰:病在皮肤无常处者,取之镵针于病所,肤白勿取。此节本《灵·九针论》,"故曰……"以下本《官针篇》,后皆同凡刺热邪,用镵针,越而沧,出游不归,乃无病,为开通,辟门户,使邪得出,病乃已。本《灵·刺真邪篇》文[诊则]镵,锐也。镵针之式,其身虽大,其末约半寸许,以渐而锐之盖,所治在浅,以泻其阳邪而已,不欲其深入也,主病在皮肤无常处者,用之。又曰:主热在头身也。[金鉴]镵针,即今箭头针也,主刺邪热病在头身皮肤之证,毋令深入,深则有伤阳气,故必分许浅浅刺之,使邪去而正不伤,荣卫得和,则病除矣。二曰员针,长一寸六分。员针者,针如卵形,揩摩分间,不得伤肌肉,以泻分气。[甲乙]二者地。地者,土也。人之所以应土者,肉也。故为之治员针。员针者,取法于絮针,筒其身而员其末,其锋如卵,长一寸六分,以泻分肉之气,令不得伤肌肉,则邪气得竭。故曰:病在分肉间,取以员针。凡刺小邪,用员针,曰以大,补益其不足,乃无害,视其所在迎之界,远近尽至不得外,侵而行乃自贵一作费,刺分肉之间。[诊则]员针之式,其身若竹筒,其锋末则圆如卵形,用以治分肉间之气,恐其过伤肌肉有损脾气,故不主乎锐也,有病在分肉间者用之。[金鉴]员针即絮针也,主治邪气在分肉之间,盖筒身卵锋,利导分肉,能使邪气行而不伤于肌肉之正气也。三曰鍉针,长三寸半。鍉针者,锋如黍粟之锐,主按脉勿陷,以致其气。鍉,音低。[甲乙]三者人也。人之所以成生者,血脉也。故为之治鍉针。鍉针者,取法于黍粟,大其身而员其末,如黍粟之锐,长三寸五分,令可以按脉勿陷,以致其气,故邪独出。故曰:病在脉,少气,当补之以鍉针,针于井荥分俞。[诊则]鍉针之式,其身大,其末圆,故法于黍粟之锐,谓其圆而微尖也。主按脉取气,令邪出者,用之。经曰:病在脉,气少当补之者,取之鍉针于井荥分俞。是此针宜用于补也,治脉气主之无取乎过深,陷入于血肉之分。[金鉴]鍉针之锋如黍粟之锐,主治邪在脉中,不欲深入,只按脉以候气至,刺脉中之邪气,使独出也。若深按陷至肌肉,邪气虽出而肌肉之正气必伤矣。四曰锋针,长一寸六分。锋针者,刃三隅,以发痼疾。[甲乙]四者时也。时者,人于四时八正之风客于经络之中,为痼病者也,故为之治锋针。锋针者,取法于絮针,筒其身而锋其末,其刃三隅,长一寸六分,令可以泻热出血,发泄痼病。故曰:病在五藏固居者,取以锋针,泻于井荥分俞,取以四时也。凡刺大邪用锋针,曰以小,泄夺其有余乃益虚,标其道《灵》作剽其通。针其邪于肌肉视之,无有乃自直道《灵》作亲视之,毋有反其真,刺诸阳分肉之间。[诊则]锋针之式，筒其身，锋其末，因其直壮而锐，用治壅热，以之泻热出血，凡病因四时八风客于经络之中，留而为痼病者主之。刃三隅，盖三棱者也。[金鉴]锋针，即今三棱针，主刺时气温热痼邪也，凡发于经络中壅痼不解之病，用三棱针之锋利以泻热出血，使经络开通，荣卫调和，而壅痼之疾愈矣。五曰铍针，长四寸，广二寸半。铍针者，末如剑锋，以取大脓。铍，音披。按：二寸半疑是二分半之误。[甲乙]五者音也。音者，冬夏之分，分于子午，阴与阳别，寒与热争，两气相薄，合为痈肿者，故为之治铍针。铍针者，取法于剑，令末如剑锋，广二寸半，长四寸，可以取大脓出血。故曰：病为大脓血，取以铍针。凡刺痈邪用铍针无迎陇，易俗移性不得脓，越《灵》作脆道更行去其乡，不安处所乃散亡。诸阴阳过痈所者，取之其俞泻也。[诊则]铍针之式，末如剑锋，言阔大也。凡寒与热争，两气相搏而成大痈脓者，用之。[金鉴]铍针之锋末如剑者，主刺寒热相搏，或邪气郁于荣卫，凝滞不通，发为痈疽，其脓已成，用此开之以取大脓，大脓泻则阴阳和，而痈热愈矣。六曰员利针，长一寸六分。员利针者，大如氂，且员且锐，中身微大，以取暴气。氂，音毛。[甲乙]六者律也。律者，调阴阳四时，合十二经脉。虚邪客于经络而为暴痹者也，故为之治员利针。员利针者，取法氂针，且员且锐，身中微大，长一寸六分，以取痈肿暴痹。一曰尖如氂，微大，其末反小，其身令可深内①也。故曰痹气暴发者，取以员利针。[诊则]员利针之式，微大其末反小，其身令可深内也。毛之强者曰氂，尖如氂者，喻其细而健可稍深也。暴气，痹气之暴发者也。凡虚邪客于经而为暴痹者，用之。[金鉴]员利针尖，其形如氂，员而且锐，主治虚邪客于经络而为暴痹与走注、历节疼痛等病，以此刺之，则经络流通而虚邪自去矣。七曰毫针，长三寸六分。毫针者，尖如蚊虻喙，静以徐往，微以久留之而养，以取痛痹。喙，音晦。[甲乙]七者星也。星者，人之七窍。邪之所客于经，舍于络而为痛痹者也，故为之治毫针。毫针者，取法于毫毛，长一寸六分，令尖如蚊虻喙，静以徐往，微以久留，正气因之，真邪俱往，出针而养，主以治痹在络也。故曰：病痹气痛而不去者，取之毫针。凡刺寒邪，用毫针，曰以温徐往疾去《灵》作徐往徐来致其神，门户已闭气不分，虚实得调真气存。[诊则]毫针之式，取法于毫毛，尖如蚊虻之喙。盖用其微细徐缓，渐散其邪，以养真气，治寒热痛痹，浮浅之在络者，宜之。[金鉴]毫针者，取法于

---

① 内：古同"纳"。下同。

毫毛,故名之也。主刺邪客经络而为痛痹,邪气轻浅者也。凡正气不足之人,用此针刺之,静以徐往,渐散其邪,微以久留,缓养正气,则寒邪痛痹浮浅之在络者,皆可平也。八曰长针,长七寸。长针者,锋利身薄,可以取远痹。[甲乙]八者风也。风者,人之股肱八节也。八正之虚风伤人,内舍于骨解腰脊节膝之间,为深痹者也,故为之治长针。长针者,取法于綦针,长七寸,其身薄而锋其末,令可以取深邪远痹。故曰:病在中者,取以长针。[诊则]长针于九针中最为长,故曰长针。[金鉴]长针,即今环跳针也,主虚邪深入,内舍于骨解、腰脊、节膝之间。凡欲取深远疼痛之邪,必得身长末锋之针,如法以刺之,方能使深邪出,远痹而得安康也。九曰大针,长四寸。大针者,尖如挺,其锋微员,以泻机关之水也。挺,题顶、梯顶二切。[甲乙]九者野也。野者,人之骨解。虚风伤人,内舍于骨解皮肤之间也,淫邪流溢于身,如风水之状,不能过于机关大节者也,故为之治大针。大针者,取法于锋针,其锋微员,长四寸,以泻机关内外大气之不能过关节者也。故曰:病水肿不能过关节者,取以大针。[诊则]大针,尖如挺者,言其粗且巨也。[金鉴]大针者,即古人之燔针也。凡周身淫邪,或风或水,溢于肌体,留而不能过于关节,壅滞为病者,以此刺之,使关节利,大气通则淫邪壅于经络,风虚肿毒伤于肌体者,皆可去也。

[类经]以上九针之用,凡所取者皆言有余之实邪,则针不宜于治虚也,从可知矣。

[诊则]九针之制,以金转利于刚,不惟得气之早,应指了无留碍,远胜于铁针。铁针黏着腠理,转运反成绊滞,致损窍穴为害。术家甚有炼以封网,煮以犬首,淬以麝脐者,独不念麝泻元真,犬伤阴络,至射网者,乃猎人所用见血封喉之药,尤不可用。术家只希一时之利。不顾死生之害,不大可畏哉!

制普通针法

[易学]用缝衣大钢针一个,长二寸,或一寸五分,三棱针一个,皆以铜丝缠其首极紧,留下三分,已足用矣。钢针,即古毫针也,医百病,内有手法列后。三棱针,刺而即出,出血,无手法,曰泻针,医

百病。毫针去锋,遇筋筋躲,逢骨骨顶,不伤肌肉。三棱针不去锋,便出血也。以金造针更佳,外一针二穴,用长针五六寸。

时日宜忌

[素·八正神明论]凡刺之法,必候日月星辰、四时八正之气,气定乃刺之。[类经]候,察也。[张注]候日月者,谓日之寒温,月之空满也。星辰者,先知二十八宿之分,以纪日月之行也。四时八正之气者,谓四时之气八方之风也。定,安静也。气定乃刺之者,谨候其气之安静而刺之也。是故天温日明,则人血淖液而卫气浮,故血易泻、气易行。天寒日阴,则人血凝泣而卫气沉。淖,乃豹切。泣,涩同。[类经]淖,濡润也。天温日明,阳盛阴衰也,人之血气亦应之,故血淖液而易泻,卫气浮而易行。天寒日阴,阳衰阴盛也,故人血凝泣而卫气沉。凝则难泻,沉则难行矣。月始生,则血气始精,卫气始行。月郭①满,则血气实,肌肉坚。月郭空,则肌肉减,经络虚,卫气去,形独居。是以因天时而调血气也。[马注]月之四围为郭,犹城郭之郭。[张注]精,纯至也。月乃阴水之精,故潮汐之消长,应月之盈亏。人之形体属阴,精血属水,故其虚实浮沉亦应于月。是以天寒无刺,[类经]荣卫凝泣也。天温无凝,血气易行也。月生无泻,恐伐其生气也。月满无补,[张注]恐重实也。月郭空无治。正气虚而邪气不去也。是谓得时而调之,谓得天时而调其血气也。因天之序,盛虚之时,移光定位,正立而待之。因天气之和,月之盛满,候日迁移,定气所在,南面正立,待气至而刺之。故曰,月生而泻,是谓藏虚。藏,阴也,内也。谓虚其里阴,初生之血气。月满而补,血气扬溢,络有留血,命曰重实。月满则血气充溢于形身之外,若重补之则络有留血,是谓重实也。月郭空而治,是谓乱经,阴阳相错,真邪不别,沉以留止,外虚内乱,淫邪乃起。月郭空则阴阳荣卫皆虚,正不胜邪则邪留不去,而正气反错乱矣。[马注]由此观之,则用针以天温日明为主,而欲行泻法宜于朔望月满之时,欲行补法宜于两弦初生之际。若天寒日阴,月郭正空,皆不可用针

---

① 郭:通"廓",外部、外周。下同。

也。后之妄行针法者,祸人多矣。

[千金翼]凡针刺大法,在午时后,不欲午时前。

行针手法

[素•宝命全形论]凡刺之真,必先治神。[王注]专其精神,寂无动乱,刺之真要,其在斯焉。五藏已定,九候已备,后乃存针。先定五藏之脉,备循九候之诊,而有太过不及者,然后乃存,意于用针之法。众脉不见,众凶弗闻,外内相得,无以形先。众脉,谓七诊之脉。众凶,谓五藏相乘。外内相得,言形气相得也。无以形先,言不以已形之衰盛寒温,料病人之形气使同于已也。可玩往来,乃施于人。玩,谓玩弄,言精熟也。[类经]往言既往,来言将来,原始反终,惟穷理者能之,必能若是,乃可施治于人。人有虚实,五虚勿近,五实勿远。五虚五实,如《调经论》云:神、气、血、形、志,各有有余不足,凡此十者,其气不等也。《玉机真藏论》曰:脉盛,皮热,腹胀,前后不通,闷瞀,此谓五实。脉细,皮寒,气少,泄利前后,饮食不入,此谓五虚也。虚病不利于针,故五虚勿近。实邪最所当用,故五实勿远。盖针道难补而易泻耳。至其当发,间不容瞚。瞚,音寅。《甲乙》作瞚。发,出针也。瞚,瞬同。言针发有期,或迟或速,在气机之顷,不可以瞬息误也。手动若务,针耀而匀。[王注]手动用针,心如专务于一事也。针耀而匀,谓针形光净而上下匀平。静意视义,观适之变。[类经]适,至也。变,虚实之变也。观之以静察变之道也。是谓冥冥,莫知其形。[素•八正神明论]观其冥冥者,言形气荣卫之不形于外,而工独知之。以日之寒温、月之虚盛,四时气之浮沉,参伍相合而调之,工常先见之,然而不形于外,故曰观于冥冥焉。见其乌乌,见其稷稷,从见其飞,不知其谁。[类经]此形容用针之象有如此者。乌乌,言气至如乌之集也。稷稷,言气盛如稷之繁也。从见其飞,言气之或往或来如乌之飞也。然此皆无中之有,莫测其孰为之也。伏如横弩,起如发机。[王注]血气之未应针,则伏如横弩之安静。其应针也,则起如机发之迅疾。刺虚者须其实,刺实者须其虚,经气已至,慎守勿失,深浅在志,远近若一,如临深渊,手如握虎,神无营于众物。[素•针解论]刺实者须其虚者,留针阴气隆至,乃去针也。经气已至慎守勿失者,勿变更

也。深浅在志者。知病之内外也。远近如一者,深浅其候等也。如临深渊者,不敢堕也。手如握虎者,欲其壮也。神无营于众物者,静志观病人无左右视也。

[灵·九针十二原篇]小针之要,易陈而难入。粗守形,上守神,神乎神,客在门。未睹其疾,恶知其原?刺之微,在速迟,粗守关,上守机,机之动,不离其空。空中之机,清静而微。其来不可逢,其往不可追,知机之道者,不可挂以发,不知机道,扣之不发。知其往来,要与之期,粗之闇乎,妙哉,工独有之,往者为逆,来着为顺,明知逆顺,正行无问。逆而夺之,恶得无虚?追而济之,恶得无实?迎之随之,以意和之,针道毕矣。恶,音乌。空,同孔。要,平声。闇①,音暗。[灵·小针解]所谓易陈者,易言也。难入者,难著于人也。粗守形者,守刺法也。上守神者,守人之血气有余不足可补泻也。神客者,正邪共会也。神者,正气也。客者,邪气也。在门者,邪循正气之所出入也。未观其疾者,先知邪正何经之疾也。恶知其原者,先知何经之病所取之处也。刺之微在速迟者,徐疾之意也。粗守关者,守四肢而不知血气正邪之往来也。上守机者,知守气也。机之动不离其空中者,知气之虚实、用针之徐疾也。空中之机清净以微者,针以得气密意守气勿失也。其来不可逢者,气盛不可补也。其往不可追者,气虚不可泻也。不可挂以发者,言气易失也。扣之不发者,言不知补泻之意也,血气已尽而气不下也。知其往来者,知气之逆顺盛虚也。要与之期者,知气之可取之时也。粗之闇者,冥冥不知气之微密也。妙哉工独有之者,尽知针意也。往者为逆者,言气之虚而小,小者,逆也。来者为顺者,言形气之平,平者,顺也。明知逆顺正行无问者,言知所取之处也。迎而夺之者,泻也。追而济之者,补也。**凡用针者,虚则实之,满则泄之,宛陈则除之,邪胜则虚之。《大要》曰:徐而疾则实,疾而徐则虚。言实与虚,若有若无。察后与先,若存若亡。为虚为实,若得若失。**宛,同郁。[灵·小针解]所谓虚则实之者,气口虚而当补之也。满则泄之者,气口盛而当泻之也。宛陈则除之者,去血脉也。邪盛则虚之者,言诸经有盛者皆泻其邪也。徐而疾则实者,言徐内而疾出也。疾而徐则虚者,言疾内而徐出也。言实与虚,若有若无者,言实者有气,虚者无气也。察后与先,若亡若

---

① 闇:同"暗"。晦暗,不亮。

存者,言气之虚实补泻之先后也,察其气之已下与长存也。为虚与实,若得若失者,言补者佖①然若有得也,泻则怳②然若有失也。佖,音弼。怳,吁往切。[针解篇]刺虚则实之者,针下热也,气实乃热也。满而泄之者,针下寒也,气虚乃寒也。宛陈则除之者,出恶血也。邪盛则虚之者,出针勿按。徐而疾则实者,徐出针而疾按之。疾而徐则虚者,疾出针而徐按之。言实与虚者,寒温气多少也。若无若有者,疾不可知也。察后与先者,知病先后也。为虚与实者,工勿失其治。若得若失者,离其法也。**虚实之要,九针最妙,补泻之时,以针为之。**[小针解]虚实之要,九针最妙者,为其各有所宜也。补泻之时者,与气开阖相合也。**泻曰迎之,迎之意,**原文脱,迎之下五字今从《甲乙》补。**必持内之,放而出之,排阳得针,**《甲乙》作排扬出针。**邪气得泄。按而引针,是谓内温,血不得散,气不得出也。**内,同纳。[张注]排阳得针者,排针而得阳气也,得其正气则邪气去矣。内温者,针下热也,谓邪气去而正气不出也。此论泻邪而养其正也。**补曰随之,随之意,若妄**《甲乙》作忘之。**若行若按,如蚊虻止,如留而还,去如弦绝,令左属右,其气故止,外门已闭,中气乃实,必无留血,急取诛之。**[张注]随之者,追而济之。之,往也。若妄之者,虽追之而若无有所往。若行若按,如蚊虻止,如留而还。去如弦绝者,疾出其针也。令左手按痏,右手出针,其正气故得止于内,而外门已闭,中气乃实矣。此补正运邪之法,故必无留血,设有留血,急取而诛之。**持针之道,坚者为宝。正指直刺,无针左右,神在秋毫,嘱意病者,审视血脉,刺之无殆。方刺之时,必**《甲乙》作心**在悬阳,及与两卫。**《甲乙》作衡。注:一作冲。**神属勿去,知病存亡。血脉者在腧横居,视之独澄,切之独坚。**[张注]坚者,手如握虎也。正指直刺者,义无针下欲端以正也。神在秋毫,审视病者,静志观病人无左右视也。悬阳在心也。心藏神,方刺之时,得之于心则神属于病者,而知病之存亡矣。经云:取血于荣,取气于卫,卫气行阳行阴者也。故于两卫间以取阴阳之气。《卫气行篇》曰:是故谨候气之所在而刺之,是谓逢时,病在于三阳,必候其气在阳分而刺之。病在于三阴,必候其气在阴分而刺之。腧,经腧也。《刺节真邪篇》曰:

---

① 佖:满,充满。
② 怳:古同"恍"。

六经调者,谓之不病,一经上实下虚而不通者,此必有横络盛加于大经,令之不通,视而泻之,此所谓解结也。故有血络横在于经腧者,当视之独清,切之独确而去之也。刺之而气不至,无问其数。[类经]无问其数者,必以气至为度也。即如待贵人不知日暮之谓。刺之而气至,乃去之,勿复针。气至勿复针,恐其真气脱也。针各有所宜,各不同形,各任其所为。皮肉筋骨,病各有处,用针各有所宜也。刺之要,气至而有效,效之信,若风之吹云,明乎若见苍天,刺之道毕矣。刺以气为要,以效为信,得其要则效,故如风之吹云。邪气去则正气见,故明乎若见苍天也。观其色,察其目,知其散复。一其形,听其动静,知其邪正。右主推之,左持而御之,气至而去之。[小针解]睹其色,察其目,知其散复,一其形,听其动静者,言上工知相五色于目,有知调尺寸小大缓急滑涩以言其病也。知其邪正者,知论虚邪与正邪之风也。右主推之,左持而御之者,言持针而出入也。气至而去之者,言补泻气调而去之也。凡将用针,必先诊脉,视气之剧易,乃可以治也。

[灵·邪气藏府病形篇] 病之六变,刺之奈何。曰:诸急者多寒,缓者多热,大者多气少血,小者血气皆少,滑者阳气盛微有热,涩者多血少气微有寒。[张注]六变者,五藏之所生,变化之病形,有缓、急、大、小、滑、涩之六脉,此缘阴阳血气寒热之不和,而变见于脉也。寒气收劲,故脉急。热气散弛,故脉缓。宗气、荣气行于脉中,卫气行于脉外,故大主多气。如血气皆少,则脉小也。阳气盛而微有热则脉行滑利,气少则脉行涩滞,血随气行者也。是故刺急者,深内而久留之。内,音讷。俟阳气至而针下热也。刺缓者,浅内而疾发针,以去其热。浅内而疾发针者,去其热也。刺大者,微写其气,无出其血。写,去声。气盛者,微泻其气,无出其血,使阴阳血气之和调也。刺滑者,疾发针而浅内之,以泻其阳气而去其血。泻脉外之阳热也。刺涩者,必中其脉,随其逆顺而久留之,必先按而循之,已发针,疾按其痏,无令其出血,以和其脉。痏,音委。调经脉外内之血气也。诸小者,阴阳形气俱不足,勿取以针,而调以甘药也。夫针者,所以调阴阳血气之不和,若血气皆少者,必须调以甘药,非针之可能资生也。

刺法补泻

[灵·官能篇]是故工之用针也，知气之所在，而守其门户，明于调气，补泻所在，徐疾之意，所取之处。[张注]知气之所在者，知病气之所在，而守其门户门者，邪循正气之所出入也。明于调气者，知气之实虚而为之补泻，以疾徐之意而取之也。泻必用圆，切而转之，其气乃行，疾而徐出，邪气乃出。伸而迎之，遥大其穴，气出乃疾。遥，同摇。[张注]泻必用圆者，圆活而转之，其气乃行也。疾内而徐出者，疾而徐则虚也。邪气乃出则实者，虚矣。摇大其穴以出其针，则邪气乃疾出矣。补必用方，外引其皮，令当其门，左引其枢，右推其肤，微旋而徐推之，必端以正，安以静，坚心无解，欲微以留，气下而疾出之，推其皮，盖其外门，真气乃存。[张注]补必用方者，外引其皮，令当其穴门，左手引其枢，转右手推其肤，微旋转其针而徐推之，其针必端以正。安静以候气至，坚心而无懈惰，微留其针，候气下而疾出之，推其皮以盖其外门，则真气乃存于内矣。用针之要，无忘其神。用针之要，贵在得神，盖存己之神以候彼之神也。[类经]补泻方员，意与《素问·八正神明论》之文似乎相反，然详求其义，各有发明，不可谓其误而忽也。按：《甲乙》作"泻必用方，补必用员"与《素·八正神明论》合。

[素·八正神明论]泻必用方，方者以气方盛也，以月方满也，以日方温也，以身方定也，以息方吸而内针，乃复候其方吸而转针，乃复候其方呼而徐引针。故曰：泻必用方，其气而行焉。内，音纳。[高注]刺欲泻之，则大指退后，食指进前，其孔似方，故泻必用方。就方义而申解之，则方者，以天人之气方盛也。天气盛，以月方满也，以日方温也。人气盛，以身方定也，以息方吸也。息方吸气始入，故方吸而内针。复候其方吸而转针，复候其方呼气出之，始而徐引针。引，犹出也。故泻必用方，候其气盛而行焉尔。补必用员，员者行也，行者移也，刺必中其荣，复以吸排针也。员，同圆。[王注]针入至血，谓之中荣。[高注]刺欲补之，则大指进前，食指退后，其孔似员，故补必用员。就员义而申解之，则员者，员活其气，行于周身，故员者行也。行者移其有余，补其不足，故行者移也。深入为补，故刺必中其荣。排，转也。复以吸排针，候吸入而转针也。吸入而转，所以补之。故员与方，非针也。[类经]非

针之形,针之用也。[素·离合真邪论]从而察之,三部九候,卒然逢之,早遏其路。[王注]逢,谓逢遇。遏,谓遏绝。三部之中,九候之位,卒然逢遇,当按而止之,即而泻之,径路即绝,则大邪之气无能为也。所谓泻者,如下文云。吸则内针,无令气忤,静以久留,无令邪布,吸则转针,以得气为故,候呼引针,呼尽乃去,大气皆出,故命曰泻。内,音纳。[马注]凡泻者,必先使病人口吸其气,而吾方纳针。无令针与气逆,盖泻曰迎之。迎之者,方其气来未盛乃逆,针以夺其气,正谓无令气忤也。针既入矣,当静以久留,无易以出针,而使邪气复布于病经也。又令病人吸气,而吾复转针。必候真气既得,为复其旧,由是复令病人再呼,而吾引出其针,呼尽乃去。其针则大邪之气皆出矣,故命曰泻。《调经论》曰:泻实者,气盛乃内针,针与气俱内,以开其门,如利其户。针与气俱出,精气不伤,邪气乃下,外门不闭,以出其疾,摇大其道,如利其路,是谓大泻,必切而出,大气乃屈。不足者补之,奈何?曰:必先扪而循之,切而散之,推而按之,弹而怒之,抓而下之,通而取之,外引其门,以闭其神。呼尽内针,静以久留,以气至为故,如待所贵,不知日暮。候吸引针,气不得出,各在其处,推阖其门,令神气存,大气留止,故命曰补。扪,音门。推,退,平声。弹,平声。抓,同爪。[马注]此言补虚之法也。言未用针之时必先扪而循之,谓以指扪循其穴,使气之舒缓也。切而散之,谓以指切揿按其穴,使气之步散也。推而按之,谓其指推其穴,即排蹙其皮也。弹而怒之,谓以指屡屡弹之,使病者觉有怒意,使之脉气填满也。抓而下之,谓以左手之爪甲掐其正穴,而右手方下针也,斯时也针始入矣。必通而取之,谓如用下文全法以取其气也。候气已至,外引其针,以至于门,门者,穴门也。即推阖以闭其神气,此乃始终用针之法,而其间尤有节要,不可不知也。方其爪而下之之时,使病人呼以出气,而吾纳其针,必静以久留,候正气已至,为复其旧,无慢心,如待所贵,无躁心,不知日暮。真气已至,又必调适而护守之。又候病人吸入其气,而吾方引针,正气不得与针皆出,正气在内而针在外,各在其处,遂推阖穴门,令神气内存,正气之大者未为留止,故命曰补。《调经论》曰:补虚者,持针勿置,以定其意,候呼内针,气出针入,针空四塞,精无从去,方实而疾出针,气入针出,热不得还,闭塞其门,邪气布散,精气乃得存,动气候时,近气不失,远气乃来,是谓追之。

[素·刺志论]夫实者气入也,虚者气出也。[王注]入为阳,出为

阴,阴生于内故出,阳生于外故入。气实者热也,气虚者寒也。阳盛而阴内拒故热,阴盛而阳外微故寒。入实者,左手开针空也。入虚者,左手闭针空也。言用针之补泻也。右手持针,左手捻穴。故实者左手开针,空以泻之。虚者左手闭针,空以补之也。[明堂]当补之时,候气至病所,更用生成之息数,令病人鼻中吸气,口中呼气,内自觉热矣。当泻之时,候气至病所,更用生成之息数,令病人鼻中出气,口中吸气。按:所病藏府之处,内自觉清凉矣。

[难经]经言:虚者补之,实者泻之,不实不虚,以经取之,何谓也？然虚者补其母,实者泻其子,当先补之,后泻之。不实不虚,以经取之者,是正经自生病不中他邪也,当自取其经,故言以经取之。何谓补泻？当补之时,何所取气？当泻之时,何所置气？然当补之时,从卫取气。当泻之时,从荣置气。其阳气不足,阴气有余,当先补其阳,而后泻其阴。阴气不足,阳气有余,当先补其阴,而后泻其阳。荣卫通行,此其要也。针有补泻,何谓也？然补泻之法,非必呼吸出内针也。知为针者,信其左,不知为针者,信其右。当刺之时,先以左手厌按所针荥俞之处,弹而努之,爪而下之,其气之来如动脉之状,顺针而刺之得气。因推而内之,是谓补。动而伸之,是谓泻。不得气,乃与男外女内。不得气,是谓十死不治也。

[类经]用针之道,以气为主。知虚知实,方可无误。虚则脉虚而为痒为麻,实则脉实而为肿为痛。虚则补之,气至则实。实则泻之,气去则虚。故用补用泻,必于呼吸之际,随气下针,则其要也。下针之法,先以左手扪摸其处,随用大指爪重按,切掏其穴,右手置针于穴上。凡用补者,令病人咳嗽一声,随嗽下针,气出针入。初刺入皮,天之分也。少停,进针,次至肉中,人之分也。又停,进针,至于筋骨之间,地之分也。然深浅随宜,各有所用。针入之后,将针摇动搓弹,谓之催气。觉针下沉紧,倒针朝病向内,搓转用法补之。或针下气热,是气至足矣。令病者吸气一口,退针,至人之分,

候吸出针,急以指按其穴,此补法也。凡用泻者,令其吸气,随吸入针,针与气俱内。初至天分,少停,进针,直至于地,亦深浅随宜而用,却细细摇动,进退搓捻其针如手颤之状以催其气,约行五六次,觉针下气紧即倒针迎气向外搓转以用泻法。停之良久,退至人分,随嗽出针,不闭其穴,此为泻法。故曰:欲补先呼后吸,欲泻先吸后呼,即此法也。所谓转针者,搓转其针如搓线之状,慢慢转之,勿令太紧。泻左则左转,泻右则右转。故曰:捻针向外泻之方,捻针向内补之诀也。所谓候气者,必使患者精神已潮而后可以入针,针既入矣,又必使患者精神宁定而后可行气。若气不潮,针则轻滑不知疼痛如插豆腐,未可刺也,必候神气既至,针下紧涩,便可依法施用。入针后轻浮虚滑迟慢如闲居静室寂然无闻者,乃气之未到。入针后沉重涩滞紧实如鱼吞钓,或沉或浮而动者,乃气之已来。虚则推内进搓以补,其气实则循扪弹努以引其气。气未至则以手循摄,以爪切掐,以针摇动进捻搓弹,其气必至。气既至,必审寒热而施治。刺热须其寒者,必留针候其阴气隆至也。刺寒须其热者,必留针候其阳气隆至也,然后可以出针。然气至速者,效亦速,而病易痊。气至迟者,效亦迟,而病难愈。生者涩而死者虚,候气不至,必死无疑,此因气可知吉凶也。所谓出针者,病势既退,针气必松。病未退者,针气固涩,推之不动,转之不移。此为邪气吸拔其针,真气未至,不可出而出之,其病即复。必须再施补泻以待其气,直候微松,方可出针豆许,摇而少停。补者候吸,徐出针而急按其穴。泻者候呼,疾出针而不闭其穴。故曰:下针贵迟,太急伤血;出针贵缓,太急伤气也。所谓迎随者,如手之三阴从藏走手,手之三阳从手走头,足之三阳从头走足,足之三阴从足走腹。逆其气为迎为泻,顺其气为随为补也。

[大成]针法歌　先说平针法,含针口内温,按揉令气散,掐穴故教深,持针安穴上,令他嗽一声,随嗽归天部,停针再至人,再停

归地部,待气候针沉,气若不来至,指甲切其经,次提针向病,针退天地人。

补必随经刺,令他吹气频,随吹随左转,逐归天地人,待气停针久,三弹更熨温,出针口吸气,急急闭其门。泻欲迎经取,吸则内其针,吸时须右转,依次进天人,转针仍复吸,依法要停针,出针吹口气,摇动大其门。

针穴消毒法

用火酒一小盏燃着,将针端之,假浸入酒内,洗净取出,棉花拭干,并以棉蘸热酒搽洗俞穴部分,使皮肤洁净温和,然后依法刺之。

刺法汇论

[灵·寿夭刚柔篇]刺有三变,有刺荣者,有刺卫者,有刺寒痹之留经者。[类经]刺营者,刺其阴。刺卫者,刺其阳。刺寒痹者,温其经。三刺不同,故曰三变。刺荣者出血,刺卫者出气,刺寒痹者内热。刺布衣者以火焠之,刺大人者以药熨之。焠,音翠。内热,谓温其经也。布衣血气涩浊,故当以火焠之。焠,灼也,即近世所用雷火针及艾蒜蒸灸之类。

[灵·刺节真邪篇]刺有五节,一曰振埃,二曰发矇,三曰去爪,四曰撤衣,五曰解惑。振埃者,刺外经去阳病也。发矇者,刺府输去府病也。去爪者,刺关节肢络也。撤衣者,尽刺诸阳之奇输也。解惑者,尽知调阴阳补泻有余不足相倾移也。输,同腧、俞。[类经]振埃者,犹振落尘埃,故取其外经,可以去阳病也。发矇者,犹开发矇瞆,故刺其府输,可以治府病也。去爪者,犹脱去余爪,故取关节肢络,可以治血道不通之病也。撤衣者,犹撤去衣服,故当尽刺诸阳之奇输也。解惑者,犹解其迷惑,故在尽知阴阳,调其虚实,可以移易其病也。

[灵·官针篇]凡刺有五,以应五藏。一曰半刺。半刺者,浅内

而疾发针,无针伤肉,如拔毛状,以取皮气,此肺之应也。[马注]浅纳其针而又速发之,似非全刺,故曰半刺。无深入以伤其肉,如拔毛之状,所以止取皮间之气,盖肺为皮之合,故为肺之应也。二曰豹文刺。豹文刺者,左右前后针之,中脉为故,以取经络之血者,此心之应也。[马注]因多其针,左右前后刺之,故曰豹文。中其脉以为故,悉取经络中之血,盖心主血脉,故为心之应也。三曰关刺。关刺者,直刺左右尽筋上,以取筋痹,慎无出血,此肝之应也。或曰渊刺。一曰岂刺。"或曰"以下八字,《甲乙》在下文"四曰合谷"下。[马注]直刺左右手足尽筋之上,正关节之所在,所以取筋痹也,慎无出血,盖肝主筋,故为肝之应也。外此又有渊刺、岂刺名。四曰合谷刺。合谷刺者,左右鸡足,针于分肉之间,以取肌痹,此脾之应也。[马注]左右用针,如鸡足。然针于分肉之间,以取肌痹,盖脾主肌肉,故为脾之应也。五曰输刺。输刺者,直入直出,深内之至骨,以取骨痹,此肾之应也。[马注]直入直出,深纳其针,以至于骨,所以取骨痹,盖肾主骨,故为肾之应也。输刺乃十二节中之第八刺法也。凡刺有九,以应九变。一曰输刺。输刺者,刺诸经荥输藏腧也。[马注]一曰输刺,诸经之荥穴、俞穴及背间之心俞、肺俞、脾俞、肾俞、肝俞也。二曰远道刺。远道刺者,病在上取之下,刺府腧也。[类经]府腧,谓足太阳膀胱经、足阳明胃经、足少阳胆经,十二经中惟此三经最远,可以因下取上,故曰远道刺。三曰经刺。经刺者,刺大经之结络经分也。[张注]大经者,五藏六府之大络也。邪客于皮毛,入舍于孙络,留而不去,闭结不通,则流溢于大经之分而生奇病,故刺大经之结络以通之。四曰络刺。络刺者,刺小络之血脉也。《类经》《调经论》曰:病在血调之络。《经脉篇》曰:诸刺络脉者,必刺其结上甚血者,虽无结,急取之,以泻其邪,而出其血留之,发为痹也。五曰分刺。分刺者,刺分肉之间也。[张注]分刺者,分肉之间溪谷之会。亦有三百六十五穴会,邪在肌肉者取之。六曰大写刺。大写刺者,刺大脓以铍针也。[类经]治痈疡也。七曰毛刺。毛刺者,刺浮痹于皮肤也。"于"字从《甲乙》补。[张注]毛刺者,邪闭于皮毛之间,浮浅取之,所谓刺毫毛无伤皮,刺皮无伤肉也。八曰巨刺。巨刺者,左取右,右取左。[马注]左病取右,右病取左。《素问·调经论》曰:病在于左而右脉病者,巨刺之。[缪刺论]以刺经穴为巨刺,刺络穴为缪刺,皆左取右,右取左。九曰焠刺。焠刺者,刺燔针则取痹也。焠,音翠。燔,音凡。[类经]谓烧针而刺也,即后世火针之属,取寒痹者用之。[素·调经论]病在骨,焠刺药熨。凡刺有十二节,以应十二经。一曰偶刺。偶刺者,以手直心若背,直痛所,以刺前以刺后,以治心痹,刺此者,傍针之也。[马注]一曰:偶刺,以一手直其前心,以一手直其后背,皆以直其痛所。直者,当也。遂用一针以刺其胸前,用一针以刺其后背,正以治其心痹耳。然不可以正取,须斜针以旁刺之。恐中心者,一日死也。前后各用一针,有阴阳配合之义,故曰偶。二曰报刺。报刺者,刺痛无常处也,上下行者,直内无拔针,以左手随病所,按之乃出针,复刺之也。[马注]二曰报针,所以刺其痛无常处也。凡痛时上时下者,当直纳其针无拔出之,以左手随其痛处而按之,然后出针,以俟其相应,又复刺之,刺而复刺,故曰报刺。三曰恢刺。恢刺者,直刺傍之,举之前后,恢筋急,以治筋痹也。[类经]恢,恢廓也。筋急者,不刺筋而刺其傍,必数举其针,或前或后,以恢其气,则筋痹可舒也。四曰齐刺。齐痹者,直入一,傍入二,以治寒气小深者。或曰三刺。三刺者,治痹气小深者也。[类经]齐者,三针齐用也。故又曰三刺。以一针直入其中,二针夹入其傍,治寒稍深之法也。五曰扬刺。扬刺者,正内一,傍内四,而浮之,以治寒气之博大者也。[类经]扬散也,中外共五针,而用在浮泛,故能祛散博大之寒气。六曰直针刺。直针刺者,引皮乃刺之,以治寒气之浅者也。[马注]先用针以引起其皮,而后入刺之,所以治寒气之浅者也。七曰输刺。输刺者,直入直出,稀发针而深之,治气盛而热者也。[类经]输,委输也。言能输泻其邪,非上文荥输之谓。直入直出,用其锐也,稀发针,留之久也,久而且深,故可以去盛热之气。八曰短刺。短刺者,刺骨痹,稍摇而深之,致针骨所,以上下摩骨也。[类经]短者,入之渐也。故稍摇而深,致针骨所,以摩骨痹。摩,迫切也。九曰浮刺。浮刺者,傍入而浮之,以治肌急而寒者也。[类经]浮,轻浮也。傍入其针而浮举之,故可治肌肤之寒。十曰阴刺。阴刺者，左右率刺之，以治寒厥。中寒厥，足踝后少阴也。《甲乙》作中寒者，取踝后少阴也。[马注]十曰阴刺，左右俱取穴以刺之，所以治寒厥也。然中寒厥者，必始于阴经，自下而厥上，故取足踝后少阴经之穴以刺之。名阴刺者，以其刺阴经也。[类经]率，统也。十一曰傍针刺。傍针刺者，直刺傍刺各一，以治留痹久居者也。[类经]傍针刺者，一正一傍。正者刺其经，傍者刺其络，故可以刺久居之留痹。十二曰赞刺。赞刺者，直入直出，数发针而浅之出血，是谓治痈肿也。[类经]赞，助也。数发针而浅之，以后助前，故可使之出血，而治痈肿。

[马注]按：后世《金针赋》等书，有烧山火八法，青龙摆尾四法，名色俱出，后人揣摩，并非圣经宗旨。今《灵枢》明有九变，十二节，五刺，振蒙等法，后之学者，果能熟读详味，渐能用针起危，顾乃弃圣经而宗末学，致使针法不行，疲癃无所倚赖，痛哉！

刺王公布衣不同论
[灵·根结篇]膏粱菽藿之味，何可同也。气滑即出疾，其气涩则出迟，气悍则针小而入浅，气涩则针大而入深，深则欲留，浅则欲疾。以此观之，刺布衣者深以留之，刺大人者微以徐之，此皆因气慓悍滑利也。

刺常人黑白肥瘦不同论
[灵·逆顺肥瘦篇]年质壮大，血气充盈，肤革坚固，因加以邪，刺此者深而留之，此肥人也。广肩，腋项肉薄，厚皮而黑色，唇临临然，其血黑以浊，其气涩以迟，其为人也，贪于取与，刺此者深而留之，多益其数也。瘦人者皮薄色少，肉廉廉然，薄唇轻言，其血清气滑，易脱于气，易损于血，刺此者浅而疾之。刺常人视其白黑，各为调之，其端正敦厚者，其血气和调，刺此者无失常数也。

刺壮士婴儿不同论

〔灵·顺逆肥瘦篇〕刺壮士真骨,坚肉缓节监监然,此人重则气涩血浊,刺此者深而留之,多益其数,劲则气滑血清,刺此者浅而疾之。婴儿者,其肉脆,血少气弱,刺此者以毫针,浅刺而疾发针,日再可也。

针刺浅深

〔素·刺要论〕病有浮沉,刺有浅深,各至其理,无过其道。过,平声。〔王注〕道,谓气所行之道也。过之则内伤,不及则生外壅,壅则邪从之。浅深不得,反为大贼,内动五藏,后生大病。〔高注〕贼,害也。故曰病有在毫毛腠理者,有在皮肤者,有在肌肉者,有在脉者,有在筋者,有在骨者,有在髓者。是故刺毫毛腠理无伤皮,刺皮无伤肉,刺肉无伤脉,刺脉无伤筋,刺筋无伤骨,刺骨无伤髓。

〔素·刺齐论〕刺骨者无伤筋,刺筋者无伤肉,刺肉者无伤脉,刺脉者无伤皮,〔高注〕上篇脉居肉后,经脉也,此篇脉居肉先,络脉也。此言刺宜深者勿浅,浅则非分矣。刺皮者无伤肉,刺肉者无伤筋,刺筋者无伤骨。此言刺宜浅勿深,深则非分矣。刺骨无伤筋者,针至筋而去,不及骨也。刺筋无伤肉者,至肉而去,不及筋也。刺肉无伤脉者,至脉而去,不及肉也。刺脉无伤皮者,至皮而去,不及脉也。〔张注〕此深明刺宜深者,勿浅而去也。刺骨无伤筋者,言其病在骨,刺当及骨,若针至筋而去,不及于骨,则反伤筋之气,而骨病不除,是刺骨而反伤其筋矣。盖皮肉筋骨各有所主之气,故必当至其处,而候其主病之气焉。所谓刺皮无伤肉者,病在皮中,针入皮中,无伤肉也。刺肉无伤筋者,过肉中筋也。刺筋无伤骨者,过筋中骨也。此之谓反也。此言无过其道也,病在皮,针入皮中,以俟皮气,不至于肉,则不伤其肉矣。如病在肉,针过肉而中筋,则伤其筋矣。此谓刺之反也。

［灵·官针篇］脉之所居深不见者,刺之微内针而久留之,以致其空脉气也。脉浅者勿刺,按绝其脉乃刺之,毋令精出,独出其邪气耳。［马注］此言脉有浅深而刺之有法也。凡脉之所居深不可见者,必微纳其针而久留之,所以致其空中之脉气上行也。脉之所居浅者,初时勿即刺之,且以左手按绝其穴中之脉,然后以右手刺之,盖欲无使精气之出,将以独出其邪气耳。所谓三刺,则谷气出者,先浅刺绝皮,以出阳邪。［类经］绝,透也。浅刺皮腠,故出阳邪。再刺则阴邪出者,少益深绝皮,致肌肉,未入分肉间也。绝皮及肌,邪气稍深,故曰阴邪大肉深处,各有分理,是谓分肉间也。已入分肉之间,则谷气出。谷气,即正气,亦曰神气。出,至也。《终始篇》曰:所谓谷气至者,已补而实,已泻而虚,故以知谷气至也。故刺法曰,始刺浅之,以逐邪气而来血气,后刺深之,以致阴气之邪,最后刺极深之,以下谷气。此之谓也。凡刺之浅深,其法有三。先刺绝皮,取卫中之阳邪也。再刺稍深,取荣中之阴邪也。三刺最深,及于分肉之间,则谷气始下,下言见也。

［灵·经水篇］足阳明者,五藏六府之海也。其脉大血多,气盛热壮,刺此者不深勿散,不留不泻也。足阳明刺深六分,留十呼。［马注］此言灸刺有多少之数也。足阳明胃经多气多血,其脉大,其热壮,刺之者,必深六分,留十呼。凡泻者,必先吸入针,又吸,转针,候呼出针。凡补者,必先呼入针,又呼,转针,又吸出针。后世令病人咳嗽以代呼,口中收气以代吸气,有出入亦与呼吸相同。今曰,深六分则入之,至深者也。曰,留十呼,是言泻法有十呼之久。盖入针必吸,转针必吸,至十呼出针,但补法不言吸数,以理论之,其吸与呼同数也。后世凡《针灸聚英》等书言吸若干者,皆言补法先呼后吸。呼若干者,皆言泻法先吸后呼。故《针赋》有云,补者先呼后吸,泻者先吸后呼。正此义也。足太阳深五分,留七呼。足少阳深四分,留五呼。足太阴深三分,留四呼。足少阴深二分,留三呼。足厥阴深一分,留二呼。手之阴阳,其气之道近,其气之来疾,其刺深者皆无过二分,其留皆无过一呼。其少长大小肥瘦,以心撩之,命曰法天之常。灸之亦然。撩,同料。灸而过此者,得恶火则骨枯脉涩;刺而过此者则脱气。

［素·血气形志篇］夫人之常数,太阳常多血少气,少阳常少血

多气,阳明常多气多血,少阴常少血多气,厥阴常多血少气,太阴常多气少血,此天之常数。《灵·九针论》《甲乙》作太阴常多血少气。刺阳明出血气,刺太阳出血恶气,刺少阳出气恶血,刺太阴出气恶血,《灵·九针论》作刺太阴出血恶气。刺少阴出气恶血,刺厥阴出血恶气也。[灵·骨度篇]经脉之在于身也,其见浮而坚,其见明而大者多血,细而沉者多气也。

[难经]春夏刺浅,秋冬刺深者,何谓也? 然,春夏者,阳气在上,人气亦在上,故当浅取之。秋冬者,阳气在下,人气亦在下,故当深取之。春夏各致一阴,秋冬各致一阳者,何谓也? 然,春夏温,必致一阴者,初下针,沉之至肾肝之部,得气,引而持之阴也。秋冬寒,必致一阳者,初内针,浅而浮之,至心肺之部,得气,推而内之阳也。经言,刺荣无伤卫,刺卫无伤荣,何谓也? 然,针阳者,卧针而刺之。刺阴者,先以左手摄按所针荣俞之处,气散乃内针,是谓刺荣无伤卫,刺卫无伤荣也。

针灸并用

[千金翼]明堂偃侧,针讫皆无不灸。凡病,皆由血气拥①滞,不得宣通,针以开道之,灸以温暖之。灸已,好须将护,生冷错滑等,若不谨慎之,反增疾矣。

[大成]王节斋曰:近有为温针者,乃楚人之法。其法,针穴上以香白芷作圆饼,套针上,以艾灸之,多以取效。然古者针则不灸,灸则不针。夫针而加灸,灸而且针,此后人俗法。此法行于山野贫贱之人,经络受风寒致病者,或有效,只是温针通气而已,于血宜衍,于疾无与也。古针法最妙,但今无传,恐不得精高之人,误用之则危拙出于顷刻,惟灸得穴,有益无害,尤宜行之。近见衰弱之人,针灸并用,亦无妨。

---

① 拥:通"壅",阻塞。

刺禁

[灵·终始篇]凡刺之禁,新内勿刺,已刺勿内。[张注]内者,入房也。新内则失其精矣。已醉勿刺,已刺勿醉。酒者,熟谷之液,其气慓①悍,已醉则气乱矣。新怒勿刺,已刺勿怒。肝主藏血,怒则气上,新怒则气上逆而血妄行矣。新劳勿刺,已刺勿劳。烦劳则神气外张,精气内绝矣。已饱勿刺,已刺勿饱。《脉要精微论》曰:饮食未进,经脉未盛,络脉调匀,血气未乱,故乃可诊有过之脉,是以已饱勿刺也。已饥勿刺,已刺勿饥。已渴勿刺,已刺勿渴。《平脉篇》曰:谷入于胃,脉道乃行。水入于经,其血乃成。是以已饥勿刺,已渴勿刺也。大惊大恐,必定其气,乃刺之。惊伤神,恐伤精,故必定其气,乃刺之,则存养其精气神矣。乘车来者,卧而休之,如食顷,乃刺之。久坐伤肉,故乘车来者,卧而休之。出行来者,坐而休之,如行十里顷,乃刺之。久行伤筋,故出行来者,坐而休之。凡此十二禁者,其脉乱气散,逆其荣卫,经气不次,因而刺之,则阳病入于阴,阴病出于阳,则邪气复生。粗工勿察,是谓伐身,形体淫泆,乃消脑髓,津液不化,脱其五味,是谓失气。凡此禁者,则津液不化而脑髓消铄,脱其五味所生之神气,是谓失气也。

[素·刺禁论]无刺大醉,令人气乱。无刺大怒,令人气逆。无刺大劳人,无刺新饱人,无刺大饥人,无刺大渴人,无刺大惊人。

[灵·五禁篇]刺有五夺。形肉已夺,是一夺也。大夺血之后,是二夺也。大汗出之后,是三夺也。大泄之后,是四夺也。新产及大血,是五夺也。此皆不可泻。刺有五逆,病与脉相逆,命曰五逆。热病脉静,汗已出,脉盛躁,是一逆也。病泄,脉洪大,是二逆也。着痹不移,䐃肉破,身热,脉偏绝,是三逆也。淫而夺形,身热,色夭然白,及后下血衃②,血衃笃重,是谓四逆也。寒热夺形,脉坚搏,是谓五逆也。

---

① 慓:古同"剽"。
② 衃:淤血。下同。

［灵·逆顺篇］兵法曰：无迎逢逢之气，无击堂堂之陈。《刺法》曰：无刺熇熇之热，无刺漉漉之汗，无刺浑浑之脉，无刺病与脉相逆者。故曰：方其盛也，勿敢毁伤，刺其已衰，事必大昌。

［灵·根结篇］刺不知逆顺，真邪相搏。满而补之，则阴阳四溢，肠胃充郭，肝肺内䐜①，阴阳相错。虚而泻之，则经脉空虚，血气竭枯，肠胃㒦辟，皮肤薄者，毛腠夭焦，予之死期。故曰：用针之要，在于知调阴与阳。调阴与阳，精气乃光，合形与气，使神内藏。故曰：上工平气，中工乱气，下工绝气危生。故曰：下工不可不慎也。

［甲乙］神庭禁不可刺；上关禁不可深刺；颅息刺不可多出血；左角刺不可久留；人迎刺过深杀人；云门刺不可深；脐中禁不可刺；伏兔禁不可刺本穴云刺入五分；三阳络禁不可刺；复溜刺无多见血；承筋禁不可刺；然谷刺无多见血；乳中禁不可刺；鸠尾禁不可刺。

人神天忌

［灵·官能篇］用针之服，必有法则，上视天光，下司八正，以辟奇邪，而观百姓，审于虚实，无犯其邪，是得天之露，遇岁之虚，救而不胜，反受其殃，故曰必知天忌。［张注］闵士先曰：服，事也。言用针之事，当合于天时也。夫针者，所以候气也，故当上视天光，因天之序，盛虚之时，移光定位，正立而待，盖俟天之阳以助人之气也。下司八正，所以候八风之虚邪以时至者也。虚实者，人气之有盛衰也。得天之露者，清邪中上，阳中雾露之气也。遇岁之虚者，逢年之虚，值月之空，失时之和，救而不能胜邪，则反受其殃，故曰必知天忌。

［灵·九针论］身形应九野。左足应立春，其日戊寅己丑。左胁应春分，其日乙卯。左手应立夏，其日戊辰己巳。膺喉首头应夏

---

① 䐜：《广韵》，肉胀起也。下同。

至,其日丙午。右手应立秋,其日戊申己未。右胁应秋分,其日辛酉。右足应立冬,其日戊戌己亥。腰尻下窍应冬至,其日壬子。六府膈下三藏应中州,其大禁,大禁太一所在之日,及诸戊己。凡此九者,善候八正所在之处。所主左右上下身体有痈肿者,欲治之,无以其所直之日溃治之,是谓天忌日也。[张注]地有九野九州,人有九窍九藏,皆上通于天气。是以身形应九野,而合于天之四时八节也。手足之主戊己者,土属四肢也,岁半以上,天气主之,岁半以下,地气主。膺喉头首应夏至者,身半以上为阳也。腰尻以下应冬至者,身半以下为阴也。丙午属火,故主夏。壬子属水,故主冬。胁主外内出入之枢,故主春秋二分,盖春主阳气上而阴气下,秋主阴气上而阳气下也。乙卯属木,主于东方,故其日乙卯。辛酉属金,主于西方,故其日辛酉。六府膈下三藏,居形身之中而在下,故应地之中州,太一所在之日,谓移宫出游之一日,并立中宫之日也。八正者,八方之正位,所以候八风之虚邪以时至者也。所直之日,谓太一所在之日,及诸戊己。凡此九者,是谓大忌日也。王子律曰:《遁甲经》云,六戊为天门,六己为地户,故为天忌。倪仲玉曰:气从下而上,故左足应立春,右足应立冬者,气复归于下也。

[图翼]太一人神避忌歌 立春艮上起天留,戊寅己丑左足求。春分左胁仓门震,乙卯日见定为仇。立夏戊辰己巳巽,阴洛宫中左手愁。夏至上天丙午日,正值膺喉离首头。立秋右手当玄委,戊申己未坤上游。秋分仓果西方兑,辛酉远从右胁求。立冬右足加新洛,戊戌己亥乾位收。冬至坎方临叶蛰,壬子腰尻下窍流。五藏六府并脐腹,招摇诸戊己中州。《灵·九宫八风篇》以八节分宫而称为太一所居者,正合月建之序。盖月建所在之方,即时令所王之位,人身之气,无不应之。故凡针灸家当知避忌者,恐伤其王气耳。

[灵·五禁篇]刺有五禁。甲乙日自乘,无刺头,无发矇于耳内。丙丁日自乘,无振埃于肩喉廉泉。戊己日自乘四季,无刺腹去爪泻水。庚辛日自乘,无刺关节于股膝。壬癸日自乘,无刺足胫。是谓五禁。[张注]余氏曰:天之十干,始于甲乙,终于壬癸。故甲乙以应头,壬癸以应足,丙丁应身半以上,庚辛应身半以下,配天之四时也。戊己属土,故乘于

四季。发矇振埃去爪,论神气之所出,针取神气,谓无犯尻神。

[千金]十干人神忌日　甲日头,乙日项,丙日肩臂,丁日胸胁,戊日腹,己日背,庚日膝,辛日脾,壬日肾,癸日足。《大成》作庚腰,辛膝。

[灵·阴阳系日月篇]寅者,正月之生阳也,主左足之少阳。未者,六月,主右足之少阳。卯者,二月,主左足之太阳。午者,五月,主右足之太阳。辰者,三月,主左足之阳明。巳者,四月,主右足之阳明。此两阳合于前,故曰阳明。申者,七月之生阴也,主右足之少阴。丑者,十二月,主左足之少阴。酉者,八月,主右足之太阴。子者,十一月,主左足之太阴。戌者,九月,主右足之厥阴。亥者,十月,主左足之厥阴。此两阴交尽,故曰厥阴。[马注]此言足之十二经,合十二月之十二支者,以其皆为阴也。自正月以至六月为阴中之阳,自七月以至十二月为阴中之阴。但前六月之正二三月,又为阴中之少阳,故属左足之三阳。四五六月为阴中之太阳,故属右足之三阳。七八九月为阴中之阴,故属右足之三阴。十月十一二月为阴尽阳生,故属左足之三阴。甲主左手之少阳,己主右手之少阳,乙主左手之太阳,戊主右手之太阳,丙主左手之阳明,丁主右手之阳明,此两火并合,故为阳明。庚主右手之少阴,癸主左手之少阴,辛主右手之太阴,壬主左手之太阴。[马注]此言手之十指,合十日之十干者,以其皆为阳也。自甲至己为阳中之阳,而自庚至癸为阳中之阴,自壬至丙皆属左手,自丁至辛皆属右手。正月二月三月,人气在左,无刺左足之阳。四月五月六月,人气在右,无刺右足之阳。七月八月九月,人气在右,无刺右足之阴。十月十一月十二月,人气在左,无刺左足之阴。[类经]人气所在,不可以刺,恐伤其王气也。本篇但言人气在足之刺忌,而不言手者,盖言足之十二支,则手之十干可类推矣。

[黄帝虾蟆经]月生一日,人气在足小阴至足心。月生二日,人气在足内踝后足小阴。月生三日,人气在股里。月生四日,人气在腰中输。月生五日,人气在承浆,又悬痈,又舌本。月生六日,人气

在足大阴大指白完节上太冲脉。月生七日,人气在足内踝上,与足厥阴交,一云人气在口中。月生八日,人气在鱼际,股内廉,一云人气在要目中。月生九日,人气在阳明足跗交脉,一云人气在尻上。月生十日,人气在足阳明跗上五寸,腰目,一云人气在肩中。月生十一日,人气在口齿鼻柱。月生十二日,人气在人迎发际。月生十三日,人气在头遂当两乳间。月生十四日,人气在阳陵泉,又胃管,又手阳明。月生十五日,人气在巨虚上下廉,一云人气在肾。月毁十六日,人气在足太阳目眦,风府,一云人气在胸中。月毁十七日,人气在脊膂,一云人气在大街。月毁十八日,人气在肾募下至髀股,一云人气在右胁里。月毁十九日,人气在委阳,一云人气在四肢,股委阳。月毁二十日,人气在外踝后京骨。月毁二十一日,人气在足少阳目外眦及耳后,一云人气在足小指次指。月毁二十二日,人气在缺盆腋下,一云人气在足外踝上。月毁二十三日,人气在髀厌中,一云人气在足。月毁二十四日,人气在脚外踝陷者中,一云人气在腰胁。月毁二十五日,人气在大阴至绝骨又太陵,一云人气在完骨。月毁二十六日,人气在足厥阴大敦丛毛,一云人气在胸中。月毁二十七日,人气在内踝上交太阴,一云人气在鬲中。月毁二十八日,人气在脚内廉,一云人气在阴中。月毁二十九日,人气在鼠仆环阴,气街,一云人气在内荣。月毁三十日,人气阴阳气促关元至阴孔,一云人气在踝上以上。人气所在,皆不可灸,判伤之。案:"判"字疑是"刺"字之讹。又云:日斗者色赤而无光,阳气大乱。月蚀者毁,赤黄而无光,阴气大乱。皆不可灸,判伤之。

针后审变

[灵·九针十二原篇]刺之害中而不去则精泄,害中而去则致气。精泄则病益甚而恇,致气则生为痈疡。[张注]此言取气之太过不及而皆能为害也。夫气生于精,故刺之害中病而不去其针,则过伤其气而致泄其生

原,故病益甚而恇。刺之害中而即去其针,邪未尽而正气未复,则致气留聚为痈疡。中,音众。

[灵·血络论]刺血络而仆者,何也？血出而射者,何也？血少,黑而浊者,何也？血出清而半为汁者,何也？发针而肿者,何也？血出若多若少而面色苍苍者,何也？发针而面色不变而烦悗①者,何也？多出血而不动摇者,何也？曰：脉气盛而血虚者,刺之则脱气,脱气则仆。血气俱盛而阴气多者,其血滑,刺之则射。阳气蓄积,久留而不泻者,其血黑以浊,故不能射。新饮而液渗于络,而未合和于血也,故血出而汁别焉。其不新饮者,身中有水,久则为肿。阴气积于阳,其气因于络,故刺之血未出而气先行,故肿。阴阳之气,其新相得而未和合,因而泻之,则阴阳俱脱,表里相离,故脱色而苍苍然。刺之血出多,色不变而烦悗者,刺络而虚经,虚经之属于阴者,阴脱,故烦闷。阴阳相得而合为痹者,此为内溢于经,外注于络。如是者,阴阳俱有余,虽多出血而弗能虚也。针入而肉着者,何也？曰：热气因于针则针热,热则肉着于针,故坚焉。

[易学]晕针,神气虚也。古云：色脉不顺而莫针,并忌风、雨、雪、阴天,及醉、劳、房事、惊、饥、居丧之人。余治三千余人,男晕针者十六人,女晕针者一人,初以指甲掐病人十指甲盖上一分肉上,晕者即醒,今以指甲掐病人鼻下正中肉上,醒而方去,较前更捷然,晕针者必获大效,以血气交泰之故。俗云：针不伤人,此之谓也。

[千金]下针一宿,发热恶寒,此为中病,勿怪之。

骨度法

[灵·骨度篇]众人之度,人长七尺五寸者。[张注]众人,谓天下

---

① 悗：烦躁郁闷,下同。原文"俛",同"俯"。据文意及下文同字改。

之大众。长七尺五寸者,上古适中之人也。[类经]大约古之一尺得今之八寸,其言七尺五寸者,得今之六尺,其余仿此。头之大骨,围二尺六寸。围,周围也。自顶及耳并脑后一周也。胸围四尺五寸。此兼胸胁而言也。两乳之间为胸。腰围四尺二寸。平脐周围曰腰。发所覆者,颅至项,尺二寸。从前额颅之发际,上至巅顶,以至后项之发际,计发所覆者,度一尺二寸。发以下至颐,长一尺,君子终折。颔中为颐。颔,腮也,发以下至颐者,谓从前额颅之发际以下至于两颐,计长一尺。君子终折者,谓从发际之始,以至发际之终,可折中而度量,盖君子之人面方广而发际高,发所覆者,从颅至项度一尺一寸,发以下至颐长一尺一寸也。此言天下之众,有君子小人不同,有太过不及不等。结喉以下至缺盆中长四寸。结喉下两旁巨骨陷中为缺盆,盖形如缺盆,因以为名。此以巨骨上陷中而言,即天突穴处。缺盆以下至𩩲骬长九寸,过则肺大,不满则肺小。𩩲,音结。骬,音于。𩩲骬,骨名,一名尾翳,即鸠尾骨也,自两旁缺盆而下至𩩲骬计长九寸,过则肺大,不满则肺小。盖𩩲骬之内,心肺之所居也,是为上焦之度。[马注]𩩲骬,蔽骨之端,在臆前,蔽骨下五分。人无蔽骨者,从歧骨际下行一寸。本经《本藏篇》云:无𩩲骬者心高,𩩲骬小短举者心下,𩩲骬长者心下坚,𩩲骬弱小以薄者心脆,𩩲骬直下不举者心端正,𩩲骬倚一方心偏倾也。𩩲骬以下至天枢长八寸,过则胃大,不及则胃小。天枢在脐旁二寸,乃足阳明之穴,从两旁𩩲骬而下至天枢,计长八寸,过则胃大,不及则胃小。盖自鸠尾以至于脐,胃府之所居也,此指平脐而言,是为中焦之度。天枢以下至横骨长六寸半,过则回肠广大,不满则狭短。横骨在毛际横纹中,自天枢而下至于横骨,计长六寸半,过则回肠广大,不满则狭短。盖自脐以至少腹,大肠之部分也,是为下焦之度。横骨长六寸半。横骨即曲骨下,盖脐下四寸为中极,中极下一寸为曲骨,曲骨之分为毛际,毛际下乃横骨也。横骨之横长当有六寸半。横骨上廉以下至内辅之上廉,长一尺八寸。骨际曰廉。膝旁之骨突出者曰辅骨,内曰内辅,外曰外辅。内辅之上廉长一尺八寸者,在上之腿度也。内辅之上廉以下至下廉长三寸半。内辅之上廉以下至下廉长三寸半者,膝之连骸,一名膝盖骨也。内辅下廉下至内踝长一尺三寸。足跟前两旁起骨为踝,在外为外踝骨,在内为内踝骨,内辅下廉下至内踝长一尺三寸者,在下之腿度也,曰内辅。内踝者,以足八字分立,则内骨偏向于面也。踝者,下廉之腿骨与足骨相连之凸处。**内踝以下至地长三寸。**足跟骨也。**膝腘以下至跗属长一尺六寸。**腓肠上,膝后曲处为腘,膝在前,腘在后。跗者,足面上之跗骨,即足阳明之动脉处,自膝前而下至于跗面,计长一尺六寸。属者,概足面而言也。跗属者,凡两踝前后胫掌所交之处,皆为跗之属也。**跗属以下至地长三寸。**从足面而下至足底之骨也。**故骨围大则太过,小则不及。**上节头之大骨为围,此节腰骨为围,大则以下之骨皆太过,小则以下之数皆不及。自发所覆者至此皆仰人之骨度也。**角以下至柱骨长一尺。**此侧身之骨度亦纵而数之也。耳上之旁为角,肩胛上之颈项根骨为柱骨。**行腋中不见者长四寸。**肋下臑内为腋,自柱骨至腋中隐处,计长四寸。**腋以下至季胁长一尺二寸。**胁骨之下为季胁。**季胁以下至髀枢长六寸。**大腿曰股,股外为髀,捷骨之下,大股之上,两骨合缝之所,为髀枢,一名髀厌,在臀之两旁,即足少阳之环跳穴处。**髀枢以下至膝中长一尺九寸。**髀枢以下至膝盖骨内之中分,计长一尺九寸,即上之腿数也。**膝以下至外踝长一尺六寸。**即下之腿数也。**外踝以下至京骨长三寸。**京骨,足太阳经穴名,在足外侧大骨下赤白肉际陷中。**京骨以下至地长一寸。**以上自角以下至此,皆测人之骨度也。**耳后当完骨者广九寸。**耳后高骨为完骨,入发际四分。广,横阔也。**耳前当耳门者广一尺三寸。**《甲乙》作广一尺二寸。注:一作三寸。耳后当完骨者,从耳以至于脑后也。耳前当耳门者,从耳而至于鼻准也,此头侧之横度也。**两颧之间相去七寸。**《甲乙》作广九寸半。注:《九墟》作七寸。目下高骨为颧,此当面之横度也。**两乳之间广九寸半。**《图翼》当折八寸为当。此形身前面之横度也。**两髀之间广六寸半。**此当两股之中,横骨两头之处,俗名髀缝。**足长一尺二寸,广四寸半。**此两足之纵横数也。**肩至肘长一尺七寸。**臂之中节曰肘。**肘至腕长一尺二寸半。**臂掌之交曰腕。**腕至中指本节长四寸。**本节者,指掌交接之骨节。**本节至其末长四寸半。**末者,指尖也。**项发以下至背骨长二寸半。**《甲乙》作三寸半。注:一作二寸。自项后之发际至背骨之大椎,计长二寸五分。膂骨以下至尾骶二十一节长三尺。膂骨,《甲乙》作脊骨。骶,音氏。膂骨,脊骨也。上节长一寸四分分之一。分之一,《甲乙》作分之七,奇分之一。奇分在下,故上七节至于膂骨九寸八分分之七。上节每节长一寸四分一厘,其奇分之九厘在下节计算,故膂骨以上计有七节,共计九寸八分一厘也。此众人骨之度也,所以立经脉之长短也。

取同身寸法

[千金]凡孔穴在身,其尺寸之法,依古者,八寸为尺,仍取病者,男左女右,中指上第一节为一寸。《外台十九》取病人中指上节为一寸。《大全》以男左女右,大指与中指相屈如环,取中指中节横纹上下相去长短为一寸。《大成》男左女右,手中指第二节内廷,两横纹头相去为一寸,取稻秆心量或用薄篾量,皆易折而不伸缩为准,用绳则伸缩不便,故多不准。亦有长短不定者,即取手大拇指第一节横度为一寸,以意消息,巧拙在人。其言一夫者,以四指为一夫。[千金卷七]凡量一夫之法,覆手并舒四指,对度四指上中节上横过为一夫。又以肌肉、文理、节解、缝会宛陷之中,及以手按之,病者快然,如此仔细安详用心者,乃能得之耳。[类经]凡阳部阳经,多在筋骨之侧,必取之骨旁陷下者为真,凡阴部阴经,必取于腘隙之间,动脉应手者为真。[大成]阳穴以骨侧陷处按之酸麻者为真,阴穴按之有动脉应手者为真也。

[图翼]同身寸者,谓同于人身之尺寸也。人之长短肥瘦各自不同,而穴之横直尺寸亦不能一,如今以中指同身寸法一概混用,则人瘦而指长,人肥而指短,岂不谬误?故必因其形而取之,方得其当,如《标幽赋》曰:取五穴用一穴而必端,取三经用一经而可正。盖谓并邻经而正一经,联邻穴而正一穴,则其经穴之情自无所遁矣,故头必因于手足,总其长短大小而折中之,庶得谓之同身寸法。法附前各条之下。

十四经穴起止数目表按:《素·气穴论》云:气穴三百六十五以应一岁。又云:三百六十五穴,针之所由行也。兹以《甲乙》为主要参考,《千金》《外台》《大成》补其缺佚,以符其实。

	起于	终于	计穴(365左右)	穴六百二十二中	五十三
手太阴	云门	少阴	十一	二十二	
手阳明	商阳	禾髎	二十二	四十四	一
足阳明	迎香	历兑	四十六	九十	一
足太阴	隐白	大包	二十一	四十二	
手少阴	极泉	少冲	九	十八	
手太阳	少泽	听宫	十五	三十	
足太阳	睛明	至阴	六十六	一百三十二	
足少阴	涌泉	廉泉	二十八	五十六	
手厥阴	天池	中冲	九	十八	
手少阳	关冲	瞳子髎	二十七	五十四	
足少阳	丝竹空	窍阴	四十四	八十八	
足厥阴	大敦	期门	十四	二十八	
任脉	曲骨	龈交	二十四		二十四
督脉	玉门	水沟	二十九	二	二十七

经脉逆顺表里

[灵·逆顺肥瘦篇]脉行之逆顺,手之三阴从藏走手,手之三阳从手走头,足之三阳从头走足,足之三阴从足走腹。[类经]凡手之三阴自藏走手为顺,自手而藏则逆。手之三阳,自手走头为顺,自头而手则逆。足之三阴,自足走腹为顺,自腹而足则逆。足之三阳,自头走足为顺,自足而头则逆。此经之所以有逆顺,而刺之所以有迎随也。

[素·血气形志篇]足太阳与少阴为表里,少阳与厥阴为表里,

阳明与太阴为表里,是为足之阴阳也。手太阳与少阴为表里,少阳与心主为表里,阳明与太阴为表里,是为手之阴阳也。

十二井荥俞经合表

经脉	井	荥	输	原	经	合
手太阴肺	少商	鱼际	太渊		经渠	尺泽
手阳明大肠	商阳	二间	三间	合谷	阳溪	曲池
足阳明胃	历兑	内庭	陷谷	冲阳	解溪	三里
足太阴脾	隐白	大都	太白		商丘	阴陵泉
手少阴心	少冲	少府	神门		灵道	少海
手太阳小肠	少泽	前谷	后溪	腕骨	阳谷	小海
足太阳膀胱	至阴	通谷	束骨	京骨	昆仑	委中
足少阴肾	涌泉	然谷	太溪		复溜	阴谷
手厥阴包络	中冲	劳宫	大陵		间使	曲泽
手少阳三焦	关冲	液门	中渚	阳池	支沟	天井
足少阳胆	窍阴	侠溪	临泣	丘墟	阳辅	阳陵泉
足厥阴肝	大敦	行间	太冲		中封	曲泉

[灵·九针十二原篇]经脉十二,络脉十五,凡二十七。气以上下,所出为井,所溜为荥,所注为输,所行为经,所入为合。[诊则]五藏六府之脉气所出为井,所溜为荥,所注为输,所行为经,所入为合。井者,脉气由此而出,如井泉之发,其气正深,故曰井。溜,急流也。荥,小水也。脉出于井而流于此,其气尚微者如之,故曰荥。注,灌注也。俞,输运也。脉注于此而输于彼,其气渐盛者如之,故曰俞。经者,脉气大经营于此,为正盛之处,故曰经。合者,脉气至此渐为收藏,入合于内,故曰合。[马注]不言原穴者,以阴经有俞而无原,而阳经之原以俞井之也。

[灵·邪气藏府病形篇]五藏六府之气,荥输所入为合,此阳脉之别入于内,属于府者也。荥输治外经,合治内府。

[灵·寿夭刚柔篇]病在阴之阴者,刺阴之荥输。病在阳之阳

者,刺阳之合。病在阳之阴者,刺阴之经。病在阴之阳者,刺络脉。
[张注]病在阴之阴者,病内之五藏,故当刺阴之荥输。病在阳之阳者,病在外之皮肤,故当刺阳之合。病在阳之阴者,病在外之筋骨,故当刺阴之经。病在阴之阳者,病在内之六府,故当刺络脉。

[素·咳论]治藏者治其俞,治府者治其合,浮肿者治其经。

[灵·四时气篇]四时之气各有所在,灸刺之道得气穴为定,故春取经、血脉、分肉之间,甚者深刺之,间者浅刺之。夏取盛经孙络,取分间绝皮肤。秋取经腧,邪在府,取之合。冬取井荥,必深以留之。

[灵·本输篇]春取络脉诸荥大经分肉之间,甚者深取之,间者浅取之。夏取诸腧孙络肌肉皮肤之上。秋取诸合,余如春法。冬取井诸腧之分,欲深而留之。此四时之序,气之所处,病之所舍,藏之所宜。转筋者立而取之,可令遂;已痿厥者,张而刺之,可令立快也。

[灵·顺气一日分为四时篇]藏主冬,冬刺井。色主春,春刺荥。时主夏,夏刺输。音主长夏,长夏刺经。味主秋,秋刺合。是谓五变以主五输。病在藏者,取之井。病变于色者,取之荥。病时间时甚者,取之输。病变于音者,取之经。经满而血者,病在胃及以饮食不节得病者,取之于合。故命曰:味主合,是谓五变也。原独不应五时以经合之,以应其数,故六六三十六输。

[素·水热穴论]夏①取络脉分肉,何也? 曰:春者木始治,肝气始生,肝气急,其风疾。经脉常深,其气少,不能深入,故取络脉分肉间。夏取盛经分腠者,何也? 曰:夏者,火始治,心气始长,脉瘦气弱,阳气流溢,热熏分腠,内至于经,故取盛经分腠。绝肤而病去者,邪居浅也。所谓盛经者,阳脉也。秋取经俞,何也? 秋者金始治,肺将收杀,金将胜火,阳气在合,阴气初胜,湿气及体,阴气未盛,未能深入,故取俞以泻阴邪,取合以虚阳邪,阳气始衰,故取于

---

① 夏:据后文文意,当作"春"。

合。冬取井荥,何也?曰:冬者水始治,肾方闭,阳气衰少,阴气坚盛,巨阳伏沉,阳脉乃去,故取井以下阴逆,取荥以实阳气。故曰:冬取井荥,春不鼽衄,此之谓也。

[难经]藏井荥有五,府独有六者,何谓也?然:府者,阳也。三焦行于诸阳,故置一俞,名曰原。所以有六者,亦与三焦共一气也。《十变》言五藏六府荥合,皆以井为始者,何也?然:井者,东方春也,万物之始生,诸蚑行喘息,蜎飞蠕动,当生之物,莫不以春生,故岁数始于春,日数始于甲,故以井为始也。《十变》又言阴井木,阳井金,阴荥火,阳荥水,阴俞土,阳俞木,阴经金,阳经火,阴合水,阳合土,阴阳皆不同,其意何也?然:是刚柔之事也。阴井乙木,阳井庚金。阳井庚,庚者,乙之刚也。阴井乙,乙者,庚之柔也。乙为木,故言阴井木也。庚为金,故言阳井金也。余皆仿此。经言所出为井,所入为合,其法奈何?然:所出为井,井者,东方春也,万物之始生,故言所出为井也。所入为合,合者,北方冬也,阳气入藏,故言所入为合也。井主心下满,荥主身热,俞主体重节痛,经主喘咳寒热,合主逆气而泄,此五藏六府井荥俞经合所主病也。诸井者,肌肉浅薄,气少不足使也,刺之奈何?然:诸井者,木也。荥者,火也。火者,木之子,当刺井者以荥泻之。故经言补者不可以为泻,泻者不可以为补,此之谓也。经言春刺井,夏刺荥,季夏刺俞,秋刺经,冬刺合者何谓也?然:春刺井者,邪在肝,夏刺荥者,邪在心,季夏刺俞者,邪在脾,秋刺经者,邪在肺,冬刺合者,邪在肾。按:此节所论与《灵枢》不同,盖越人别有所本耶。

[千金]灸刺大法:春取荥,夏取俞,季夏取经,秋取合,冬取井。

十二原

[灵·九针十二原篇]五藏有六府,六府有十二原。十二原出于四关,四关主治五藏。五藏有疾,当取之十二原。十二原者,五

藏之所以禀三百六十五节气味也。五藏有疾也,应出十二原,十二原各有所出。明知其原,睹其应而知五藏之害矣。阳中之少阴,肺也,其原出于太渊,太渊二。阳中之太阳,心也,其原出于大陵,大陵二。阴中之少阳,肝也,其原出于太冲,太冲二。阴中之至阴,脾也,其原出于太白,太白二。阴中之太阴,肾也,其原出于太溪,太溪二。膏之原,出于鸠尾,鸠尾一。肓之原,出于脖胦,脖胦一。凡此十二原者,主治五藏六府之有疾者也。脖,蒲没切。肓,音荒。[马注]四关者,即手足肘膝之所,乃关节之所系也,故凡井荥俞经合之穴,皆手不过肘而足不过膝也。脖胦,一名下气海,一名下肓,脐下一寸三分。

[难经]经言,肺之原出于太渊,心之原出于大陵,肝之原出于太冲,脾之原出于太白,肾之原出于太溪,少阴之原出于兑骨,胆之原出于丘墟,胃之原出于冲阳,三焦之原出于阳池,膀胱之原出于京骨,大肠之原出于合谷,小肠之原出于腕骨,五藏六府之有病者,皆取其原也。

[灵·马注]本节止言五藏之原而不言六府,乃以鸠尾、脖胦足之。《难经》则五藏之外,言少阴,六府,则始于十二原为悉耳。

十五别络

[灵·经脉篇]手太阴之别名曰列缺,手少阴之别名曰通里,手心主之别名曰内关,手太阳之别名曰支正,手阳明之别名曰偏历,手少阳之别名曰外关。足太阳之别名曰飞扬,足少阳之别名曰光明,足阳明之别名曰丰隆,足太阴之别名曰公孙,足少阴之别名曰大钟,足厥阴之别名曰蠡沟。任脉之别名曰尾翳,督脉之别名曰长强,脾之大络名曰大包。凡此十五络者,实则必见,虚则必下,视之不见,求之上下,人经不同,络脉异所别也。[马注]此言取络穴之有法也,凡此十五络者,邪气实则其脉必见,正气虚则其脉陷下,若陷下而视之不见,则求之上下诸穴,即其不陷下者,而知其穴之为陷也。盖人之经脉不见,有十二经之

分,故络脉之异而别行者,亦有十五络耳。[入门]络穴俱在两经中间,乃交经过络之处。

五藏六府募募,音幕,气所结聚处也,见《脉经》《千金翼》。

肺募中府,属本经。心募巨阙,属任脉。肝募期门,属本经。胆募日月,属本经。脾募章门,属肝经。肾募京门,属胆经。小肠募关元,属任脉。三焦募石门,属任脉。大肠募天枢,属胃经。膀胱募中极,属任脉。胃募中管。属任脉。

[难经]五藏募皆在阴而俞皆在阳者,何谓也? 然:阴病行阳,阳病行阴,故令募在阴,俞在阳也。

[千金翼]五藏六府募灸,皆得满一百壮。

五藏六府俞

[灵·背腧篇]背中大腧,在杼骨之端,肺腧在三焦之间,心腧在五焦之间,膈腧在七焦之间,肝腧在九焦之间,脾腧在十一焦之间,肾腧在十四焦之间,皆挟脊相去三寸所,则欲得而验之,按其处,应在中而痛解,乃其腧也,灸之则可,刺之则不可。腧,音输,同俞。焦,当作顀,后世作膲,音樵。腧,犹委输之义,言经气由此而输于彼也。焦,椎也,在脊背骨节之交,督脉之所循也。大杼在第一椎端之两旁,肺俞在三椎之间挟脊相去三寸所,左右各间中行一寸五分也。按其俞,应在中而痛解者,太阳与督脉之相通也,是以先言大杼者乃项后大骨之端,督脉循于脊骨之第一椎也。言七焦之膈俞者,五藏之气皆从内膈而出。故曰七节之旁,中有小心。中膈者,皆为伤中,其病虽愈,不过一岁必死。夫五藏之俞皆附于足太阳之经者,膀胱为水府,地之五行本于天一之水也。灸之则可者,能启藏阴之气也。刺之不可者,中心者环死,中脾者五日死,中肾者七日死,中肺者五日死。盖逆刺其五藏之气,皆谓伤中,非谓中于藏形也。

[素·血气形志篇]欲知背俞,先度其两乳间,中折之,更以他草度去半已,即以两隅相拄也,乃举以度其背,令其一隅居上,齐脊大椎,两隅在下,当其下隅者,肺之俞也。复下一度,心之俞也。复

下一度,左角肝之俞也,右角脾之俞也。复下一度,肾之俞也。是谓五藏之俞,灸刺之度也。前三"度",音铎,后四"度",如字。此节左角肝俞,右角脾俞,乃《灵·背俞篇》之膈俞穴也。肾背俞乃《灵·背俞篇》之肝俞穴也。然证以近世生理解剖,此节经文似得。

[千金翼]五藏六府俞灸得满一百壮。

八会

[难经]经言八会者,何也?[徐注]会,聚也,气之所聚,共八穴也。然:**府会太仓**,属任脉,即中脘穴,六府取禀于胃,故为府会。**藏会季胁**,属足厥阴,即章门穴,脾募也。五藏皆禀于脾,故为藏会。**筋会阳陵泉**,属足少阳,肝生筋而胆其合,故为筋会。**髓会绝骨**,属足少阳,即悬钟穴。[灵·经脉篇]足少阳脉云是主骨,盖诸髓皆属于骨,故为髓会。**血会膈俞**,属足太阳,在中焦之分,化精微而为血之地也,故为血会。**骨会大杼**,属足太阳。[灵·海论]冲脉为十二经之海,其输在于大杼。[动输篇]冲脉与肾之大络起于肾下,盖肾主骨,膀胱与肾合,故为骨会。**脉会太渊**,属手太阴,即寸口也。肺朝百脉,故为脉会。**气会三焦外**,一筋直两乳内也。任脉膻中穴也。[灵·海论]膻中者,为气之海,故为气会。热病在内者,取其会之气穴也。

治折针方

[大成]用磁石即吸铁石。引其肉中针,即出。又方:用车脂成膏子,摊纸上如钱大,日换三五次即出。

灸 法 辑 要

原始

[素·异法方宜论]北方者,天地所闭藏之域也。[高注]北方冬令阴寒,故天地所闭藏之域也。**其地高陵居,风寒冰冽**,[张注]地高陵居,西北之势也,风寒冰冽,阴气胜也。**其民乐野处而乳食**,旷野兽多,故乐野处而乳

食,所谓游牧之民也。藏寒生满病。[高注]北方寒,水气胜,内藏阴寒,多生胀满之病。其治宜灸焫。焫,音呐,通爇,烧也。[王注]火艾烧灼,谓之灸焫。[张注]北方阴寒独盛,阳气闭藏,用艾焫灸之,能通接元阳于至阴之下。故灸焫者亦从北方来。经曰:陷下则灸之,即四方之民,阳气陷藏,亦宜灸焫。故曰:灸焫之法亦从北方来。凡虚寒胀满之病,治宜滥补启发元阳,不可误用寒凉克伐之剂。按:姜、附、桂、椒,诸热性药均产南方,古时交通未辟,故北方疗内藏阴寒,真阳不足之证,用艾灸焫以代之。《灵·官能篇》云:针所不为,灸之所宜,阴阳皆虚,火自当之似灸焫,又所以济针法之穷也。

《伤寒论》宜灸脉证

少阴病吐利,手足不逆冷,反发热者不死,脉不至者,灸少阴七壮。

少阴病,得之一二日,口中和,其背恶寒者,当灸之,附子汤主之。

少阴病,下利,脉微涩,呕而汗出,必数更衣反少者,当温其上,灸之。

伤寒六七日,脉微,手足厥冷,烦躁,灸厥阴,厥不还者死。伤寒,脉促,手足厥逆者可灸之。

下利,手足厥冷,无脉者,灸之。不温,若脉不还,反微喘者死。

少阴负跌阳者为顺也。

按:仲景《伤寒论》六经宜灸脉证,虽此六条,其少阴病三条,而上中下三部之法,备厥阴病三条,而扶阳消阴之义彰。是知灸焫专为血脉神经证而设。以此推之,则灸焫之证治功用思过半矣。

[针灸问对]大抵不可刺者宜灸之,一则沉寒痼冷,二则无脉知阳绝也,三则腹皮急而阳陷也,舍此三者,余皆不可灸,盖恐致逆也。

灸为扶阳论

[心书]道家以消尽阴翳,炼就纯阳,方得转凡成圣,霞举飞升。

故云：阳精若壮千年寿，阴气如强必毙伤。又云：阴气未消总是死，阳精若在必长生。故为医者，要知保扶阳气为本。人至晚年，阳气衰，故手足不暖，下元虚惫，动作艰难。盖人有一息气在，则不死。气者，阳所生也，故阳气尽，必死。人于无病时常灸关元、气海、命关、中脘，虽未得长生，亦可保百余年寿矣。

灸可救微论

[心书]医之治病用灸，如做饭需薪。今人不能治大病，良由不知针灸故也。世有百余种大病，不用灸艾，丹药如何救得性命，劫得病回？如伤寒、疽疮、瘰瘵①、中风、肿胀、泄泻、久痢、喉痹、小儿急慢惊风、痘疹、黑陷等证者，若灸迟，真气已脱，虽灸亦无用矣。若能早灸，自然阳气不绝，性命坚牢。又，世俗用灸不过三五十壮，殊不知去小疾则愈，驻命根则难。故《铜人针灸图经》云：凡大病宜灸脐下五百壮，补接真气即此法也。若去风邪四肢小疾，不过三五七壮而已。又云：元气将脱，六脉尚有些小胃气，命若悬丝，生死立待，此际非寻常药饵所能救，须灸气海、丹田、关元各三百壮，固其脾肾。夫脾为五藏之母，肾为一身之根，故伤寒必诊太溪、冲阳二脉者，即脾肾根本之脉也。此脉若存，则人不死，故尚可灸。若已脱，则真气已漓，脉无胃气，虽灸千壮亦无用矣。

采治艾法

[别录]艾叶，气味苦，微温，无毒，主灸百病。

苏颂曰：艾草初春布地生苗，茎类蒿，叶背白，以苗短者为良。三月三日、五月五日采叶，暴干，陈久方可用。

---

① 瘵：多指痨病。

［荆楚岁时记］五月五日鸡未鸣时，采艾似人形者，揽而取之，收以灸病甚验。其茎干之染麻油引火点灸炷，滋润灸疮，至愈不疼，亦可代蓍策①，及作烛心。

［本草纲目］艾叶，本草不著土产，自成化以来，则以蕲州者为胜，用充方物，天下重之，谓之蕲艾。相传他处艾灸酒坛不能透，蕲艾一灸则直透彻，为异也。此草多生山原，二月宿根生苗成丛，其茎直生，白色，高四五尺，其叶四布，状如蒿，分为五尖，桠上复有小尖，面青背白，有茸而柔厚，七八月叶间出穗如车前穗，细花，结实累累盈枝，中有细子，霜后始枯，皆以五月五日连茎刈取，暴干收叶。凡用艾叶，须用陈久者，治令细软，谓之熟艾。若生艾，灸火则伤人肌脉。故孟子云：七年之病求三年之艾。拣取净叶，扬去尘屑，入石臼内，木杵捣熟，罗去渣滓，取白者再捣至柔烂如绵为度，用时焙燥则灸火得力。艾叶生则微苦，太辛，熟则微辛，太苦，生温熟热，纯阳也，可以取太阳真火，可以回垂绝元阳。服之则走三阴而逐一切寒湿，转肃杀之气为融和，灸之则透诸经而治百种病邪，起陈疴之人为康泰，其功亦大矣。艾火条下云：若灸诸风冷疾，入硫磺末少许，尤良。

点穴法

［千金］凡点灸法皆须平直，四体无使倾，则灸时孔穴不正，无益于事，徒破孔肉耳。若坐点则坐灸之，卧点则卧灸之，立点则立灸之，反此亦不得其穴矣。

［明堂］须得身体平直，毋令蜷缩，坐点毋令俯仰，立点毋令倾斜。

---

① 蓍策：用蓍草占卜。蓍草，多年生草本植物，全草可入药，茎、叶可制香料，古代常以其茎用作占卜。

灸时宜忌

[千金]日正午以后乃可下火灸之时,谓阴气未至,灸无不著。午前平旦,谷气虚,令人癫眩,不可针灸也,慎之。其大法如此,卒急者,不可用此例。

[大成]《宝鉴》云：气不至而不效,灸亦不发。盖十二经应十二时,其气各以时而至,故不知经络气血多少,应至之候,而灸之者,则疮不发,世医莫之知也。

艾炷大小

[千金]黄帝曰：灸不三分,是谓徒冤,炷务大也。小弱,炷乃小作之,以意商量。谓小儿及老弱宜小作之。凡新生小儿七日已上,周年以还,不过七壮,炷如雀屎大。

[外台]艾炷根下广三分,长三分,若减,此不覆孔穴,不中经脉,火气不行,亦不能除病也。

[小品]腹背烂烧,四肢但去风邪而已,不宜大炷。

[心书]凡灸大人,艾炷须如莲子,底阔三分,灸二十壮后却减一分,务要紧实。若灸四肢及小儿,艾炷须如苍耳子大。灸头面,艾炷如麦粒大,其灰以鹅毛扫去,不可口吹。穴若倾侧,宜作炷坚实置穴上,用葱涎粘固。

[大成]灸炷欲其大,惟头与四肢欲小耳,如巨阙、鸠尾,灸之不过四五壮,炷依竹筋头大,但令正当脉上灸之,艾炷若大,复灸多,其人永无心力。如头上灸多,令人失精神。背脚灸多,令人血脉枯竭,四肢细而无力,即失精神,又加细节,令人短寿。王节斋曰：面上灸炷须小,手足上犹可粗。

点艾火法

[外台]凡灸,忌用松、柏、桑、枣、竹、柿、枫、榆八木,以用灸人,

害人肌肉筋脉骨髓。可用阳燧火珠即凸形透光镜映日取火。若阴无火，钻槐木以菊茎延火。亦可碬石以艾承之取火，用灸大良。又无此，宜以香油布缠及艾茎，别引取火，则去疾不伤人筋骨。

［虾蟆经］松木之火以灸即根深难愈；柏木之火以灸即多汁；竹木之火以灸即伤筋，多壮筋绝；橘木之火以灸即伤皮肌；榆木之火以灸即伤骨，多壮即骨枯；枳木之火以灸即陷脉，多壮即脉溃；桑木之火以灸即伤肉；枣木之火以灸即伤骨髓，多壮即髓消。

壮数多少

［千金］凡言壮数者，若丁壮遇病，病根深笃者，可倍于方数，其人老小羸弱者，可复减半。［埤雅］壮者，言以壮人为法也。［字典］医用艾灸一灼，谓之壮。依扁鹊灸法，有至五百壮、千壮，皆临时消息之。《明堂本经》云：针入六分，灸三壮，更无余论。曹氏灸法有百壮者，有五十壮者，《小品》诸方亦皆有。此仍须准病轻重以行之，不可胶柱守株。

［千金］灸之生熟法，腰已上为上部，腰已下为下部，外为阳部荣，内为阴部卫，故藏府周流名曰经络。是故丈夫四十已上，气在腰，老妪四十已上，气在乳。是以丈夫先衰于下，妇人先衰于上，灸之生熟亦宜搏而节之。当随病迁变大法，外气务生，内气务熟，其余随宜耳。头者，诸阳之会也，灸过多伤神。脊背者，是体之横梁，五藏之所系著，太阳之会合，阴阳动发，冷热成疾，灸太过熟，大害人也。臂脚手足者，人之枝干，其神系于五藏六府，随血脉出，其地狭浅，故灸少，灸过多即内神不得入，精神闭塞，否滞不仁，即臂不举，故四肢之灸不宜太熟也。腹藏之内为性，贪于五味无厌成疾，风寒结痼，水谷不消，宜当熟之。头面目咽，灸之最欲生少。手臂四肢，灸之欲须小熟，亦不欲多。胸背腹灸之，尤宜大熟，其腰脊欲须少生。

［外台］凡灸有生熟，候人盛衰及老少也，衰老者少灸，盛壮肥实者多灸。

[心书]《铜人针灸图经》云：凡大病，宜灸脐下五百壮，补接真气，若去风邪四肢小疾，不过三五七壮而已。或曰：人之皮肉最嫩，五百之壮岂不焦枯皮肉乎？曰：否。已死之人，灸二三十壮，其肉便焦，无血荣养故也。若真气未脱之人，自然气血流行，荣卫环绕，虽灸千壮，何焦烂之有哉？故治病必先别其死生，若真气已脱离，灸亦无用矣。惟是膏粱之人不能忍耐痛楚，当服睡圣散，即昏不知痛。如癫狂人不可灸，及膏粱人怕痛者，先服睡圣散，然后灸之，一服止，可灸五十壮，醒后再服再灸。

睡圣散方：人难忍艾火灸痛，服此即昏睡不知痛，亦不伤人。山茄花，即曼陀罗花，八月收。火麻花，即黄麻，七月收。收此二花时必须端庄闭口，齐手足采之，若二人去或笑或言语，服后亦即笑即言语矣。采后共为末，每服三钱，小儿只一钱，茶酒任下。一服即昏睡，可灸五十壮，醒后再服再灸。此即外科割疮所用麻药，服之并无伤害也。

炷火先后

[千金]凡灸先阳后阴，言从头向左而渐下，次后从头向右而渐下，先上后下。[明堂]先灸上后灸下，先灸少后灸多，宜慎之。

[千金翼]凡灸法，先发于上，后发于下，先发于阳，后发于阴。

灸法补泻

[灵·背腧篇]盛则泻之，虚则补之。以火补者，毋吹其火，须自灭也。以火泻者，疾吹其火，传其艾，须其火灭也。传，《外台》作拊。[大成]以火补者，毋吹其火，须待自灭，即按其穴。以火泻者，速吹其火，开其穴也。

[易学]气盛泻之，气虚补之，针之所不能为者，则以艾灸之。针虽捷，不如艾稳。艾虽稳，不如针捷。如血气两虚，年高少小之人，并人腹背咽喉胸上，针不如灸稳也。

[针灸问对]虞氏曰：灸法不问虚实寒热，悉令灸之。虚者灸

之，使火气以助元气也。实者灸之，使实邪随火气而发散也。寒者灸之，使其气复温也。热者灸之，引郁热之气外发，火就燥之义也。

灸疮令发法

[甲乙]欲令灸发者，灸履䪓熨之，三日即发。䪓，音偏。

[大成]《资生》云：凡著艾得疮发，所患即瘥，若不发，其病不愈。今人用赤皮葱三五茎去青，于溏灰中煨热，拍破，热熨疮上十余遍，其疮三日遂发。又以生麻油渍之而发。亦有用皂角煎汤，候冷频点之。而亦有恐血气衰不发，服四物汤滋养血气。不可一概论也。有复灸一二壮遂发。有食热灸之物，如烧鱼、煎豆腐、羊肉之类而发。在人以意取助，不可顺其自然，终不发矣。[易学]灸疮必发，去病如把抓。

灸后调摄

[大成]灸后不可就饮茶，恐解火气，及食，恐滞经气。须少停一二时，即宜入室静卧，远人事，忌色欲，平心定气，凡百俱要宽解。尤忌大怒、大劳、大肌、大饱、受热、冒寒。至于生冷瓜果，亦宜忌之。惟食清淡养胃之物，使气血通流，艾火逐出病气，若过厚毒味酗醉，致生痰涎，阻滞病气矣。鲜鱼鸡羊，虽能发火，止可施于初灸十数日之内，不可加于半月之后。今人多不知恬养，虽灸何益？故因灸而反致害者，此也。徒责灸艾不效，何耶！

灸禁

[外台]黄帝问曰：凡灸，大风大雨、大阴大寒，灸否？既不得灸，有何损益？岐伯问曰：大风灸者，阴阳交错。大雨灸者，诸经络脉不行。大阴灸者，令人气逆。大寒灸者，血脉蓄滞。此等日灸，乃更动其病，令人短寿。

［大成］《下经》曰：灸时若遇阴雾、大风雪、猛雨、炎暑、雷电虹霓停，候晴明再灸。急难亦不拘此。

《甲乙经》禁灸之穴：

头维、承光、脑户、风府、哑门，灸之令人喑。下关耳中有干糙，禁不可灸。耳门耳中有脓，禁不可灸。人迎、丝竹空，灸之不幸令人目小或昏。承泣、脊中，灸之使人偻。白环俞、乳中、石门，女子禁不可灸。气街，灸之不幸不得息。渊腋，灸之不幸生肿蚀。经渠，灸伤人神。鸠尾、阴市、阳关、天府，灸使人逆息。伏兔、地五会，灸使人瘦。瘈脉。

《伤寒论》禁灸脉证：

太阳病发热而渴，不恶寒者为温病，不可火灸，犯之微则发黄色，剧则如惊痫，时瘛疭，若火熏之。

太阳病中风，以火劫发汗。邪风被火热，血气流溢，失其常度，两阳相熏灼，其身发黄。阳盛则欲衄，阴虚则小便难。

伤寒脉浮，医以火迫劫之，亡阳，必惊狂，起卧不安。

形作伤寒，其脉不弦紧而弱，弱者必渴，被火者必谵①语。

太阳病，以火熏之，不得汗，其人必躁，到经不解，必圊血②，名为火邪。

脉浮热甚，反灸之，此为实实，实以虚治，因火而动，必咽燥唾血。

微数之脉，慎不可灸。因火为邪，则为烦逆，追虚逐实，血散脉中，火气虽微，内攻有力，焦骨伤筋，血难复也。

脉浮，当以汗解。而反灸之，邪无从出，因火而盛，病从腰以下必重而痹，名火逆也。

---

① 谵(zhān)：说梦话，病人呓语。下同。
② 圊血：病之正名，大便下血。

阳明病，被火，额头上微汗出，小便不利者，必发黄。

少阳病，口苦、咽干、目眩、两耳无所闻、目赤、胸中满而烦者，不可温。

少阴病，咳而下利谵语者，被火气劫故也，小便必难，以强责少阴汗也。

痓病有灸疮难治。

湿家身烦疼，发其汗为宜，慎不可以火攻之。

太阳中暍①，不可温。

[此事难知]凡欲灸者，先诊其脉，若浮者，不可灸，灸之必变。

按：无论伤寒杂病，凡证涉三阳者，皆禁用灸也。

治灸疮方

[千金]取车釭脂涂上。

[千金]灸及汤火所损，昼夜啼呼，止痛减瘢方：

羊脂、松脂各二两　猪膏、蜡各二钱五分

上四味，取松脂破铫②中，切脂蜡着上，令渾皆消传之。

又，治灸疮、中风、冷肿痛方，但向火灸之疮，得热则疮快，至痛止，日六七灸愈。

太乙神针方

制针方

艾绒三两　硫磺二钱　麝香　乳香　没药　松香　桂枝　杜仲　枳壳　皂角　细辛　川芎　独活　穿山甲　雄黄　白芷　全蝎各一钱

---

① 暍：中暑。
② 铫(diào)：煎药或烧水用的器具。

上为细末,称准分两和匀,预将大纸裁定,将药铺纸上,厚分许,层纸层药,凡三层,卷如大指粗细,杵令极坚,以桑皮纸厚糊六七层,再以鸡蛋清通刷外层,务须阴干,勿令泄气。

用针法

用针先审是何病证,取何穴道,用笔涂记其穴,以红布七层安于穴上,候针。

将针向灯烛上烧透,对正穴道放于红布上,候药气温热渐透肌腠,直入病奥,便觉氤氲清爽,应效之速,难以言传。若太热,略提起俟热定再针,以七记数,少则一七,多则七七。

烧针务令着透,轻重浮沉,按须得法,针火若灭再烧之。

用过药针以极干竹筒封藏,勿令受潮泄气,便可复用。

宜天气晴和,明窗净几,密室无风之处,敬谨焚香,如法用针,登时奏效。更须择吉,若遇人神所在之日,不宜针灸,切须忌之。

针后卧片时,使药气周流畅达于藏府脉络之间,然后起,饮醇酒数杯,借酒力以行药气,微醺为度,切忌冒风。

针后务宜谨摄起居,保养元气,禁止房事,撙节饮食。

按:太乙神针,清雍正间,粤东潮州镇军范培兰得之道人某,制同雷火针,而药皆纯正。每治风寒暑湿、痼疾沉疴,应手而愈,原书陈修园收之《南雅堂医集》中。余尝依法制用,以代艾火,功效同灸而无灼肤之痛苦,因录附灸法后,以广其传。

手太阴经穴

起于云门,[灵·马注]《大成》本经之穴始于中府,今依《甲乙》《千金》《外台》《标幽赋》《蠡海集》更正。终于少商,计十一穴。左右二十二穴。

(1) 云门　(2) 中府　(3) 天府　(4) 侠白　(5) 尺泽
(6) 孔最　(7) 列缺　(8) 经渠　(9) 太渊　(10) 鱼际
(11) 少商

针灸经穴图考卷之二

手太阴经穴

[灵·经脉篇]肺手太阴之脉,起于中焦,[马注]起,发也。滑氏曰:手太阴起于中焦,受足厥阴之交也。中焦,当胃之中脘,在脐上四寸之分。手之三阴从藏走手,故手太阴脉发于此。凡后手三阴经皆自内而出也。下络大肠,[类经]络,联络也。当任脉水分穴之分。肺脉络于大肠,以肺与大肠为表里也。十二经相通,各有表里。凡在本经者皆曰属,以此通彼者皆曰络。按:大肠,回肠也,横行胃下。据此可证古人由解剖而知大肠回还小肠之上,胃之下也。还循胃口。[类经]还,复也。循,巡绕也。自大肠而上,复循胃口。胃口,贲门也。上膈属肺。膈,《太素》作鬲。膈,膈膜也。人有膈膜居心肺之下,前齐鸠尾,后齐十一椎,周围相着,所以遮隔浊气不使上熏心肺也。属者,所部之谓。从肺系,横出腋下,腋,《素问·王注》作掖。系,音係。腋,音亦。肺系,喉咙也。喉以通气,下连于肺,膊之下,肋之上,曰腋,俗名肱肢窝,腋下即中府之旁。下循臑内,臑,儒软二音,又奴刀切,音猱。肱之内侧上至腋,下至肘肉之隆起嫩突白肉,曰臑,天府、侠白之次也。行少阴心主之前。少阴,心经也。心主,手厥阴心包络经也。手之三阴,太阴在

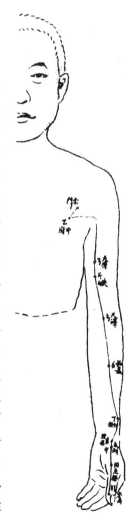

前,厥阴在中,少阴在后也。**下肘中**,[说文]肘,臂节也。臑与臂之交处曰肘中,穴名尺泽。**循臂内**[正字通]自肩至肘,曰臑。自肘至腕,曰臂。[正韵]肱,臂干也。肱,古文作厷,盖上肢自肩至腕之统名,俗名曰肐膊。手腕面曰臂内,手肘面背为臂外,循行孔最、列缺、经渠之次。**上骨下廉** 臂有两骨,接大指者为上骨,接小指者为下骨廉侧也。**入寸口**,[马注]手掌后高骨旁动脉为关,关前动脉为寸口。[脉经]从鱼际却行一寸,其中名曰寸口,即太渊穴处。**上鱼**,手腕之前大指本节之间,其白肉隆起,形如鱼腹者,统谓之鱼。**循鱼际**,手掌手背分际之边上。鱼际穴在大指本节后内侧。**出大指之端**。端,指尖也。大指之端即少商穴,手太阴经正脉止于此。**其支者从腕后直出次指内廉,出其端**。《脉经》《千金》无上"出"字。支者,是正经之外复有旁通之络,如树木旁出之支,故曰支也。腕者,臂与掌之交处,脉之大隧为经,交经者为络,其旁而支行者,此本经之别络。从列缺分行于腕后,循合谷上,循食指阴面之侧而出其端,以交于手阳明大肠经之商阳穴。**是动**,变也。言变常而为病也。肺主气,张飞畴曰:邪在气,气为是动。**则病肺胀满,膨膨而喘咳**,膨,音彭。其脉布胸中,故喘咳。肺宜温润,燥则病,寒亦病。[灵·胀论]肺胀者,虚满而喘咳。**缺盆中痛**,缺盆乃手足阳明脉气所发,肺病则胃气不升,大肠之气不降,故气不行而痛。**甚则交两手而瞀,此为臂厥**。瞀,茂莫务三音。臂,《甲乙》作擘。瞀,麻木不仁也。手太阴脉由中府出腋下,行肘臂间,故为臂厥。[张注]瞀,目垂貌。甚则交两手而瞀,此为腋气厥逆之所致,气逆于外而病见于内也。**是主肺所生病者**,[类经]手之太阴肺所生病也。**咳上气,喘渴烦心,胸满,臑臂内前廉痛厥,掌中热**。渴,《甲乙》《圣济》作喝。[类经]喝,声粗,急也。臑,音如。是主肺藏所生之病而外见于经证也,故咳而上气,渴而烦心,肺主气而为水之生原,肺乃心之盖也,胸满、臑臂痛、掌中热,此经脉所循之部而为病也。[类经]太阴之别,直入掌中,故为痛厥掌热。**气盛有余则肩背痛,风寒汗出,中风,小便数而欠**。数,音朔。有因于外感风寒以致气之盛者,手太阴筋结于肩,藏附于背,故邪气盛则肩背痛。肺主皮毛,而风寒在表,故汗出。肺为肾母,中风邪伤其气,故小便数而欠。欠,少也。**气虚则肩背痛寒,少气不足以息,溺色变**。肩背者,上焦之阳分也,气虚则阳病,故为痛为寒而怯然少气,金衰则水涸,故膀胱气化不行而溺色黄赤,母病及子也。"溺色变"下，《甲乙》《脉经》《千金》有"卒遗失无度"五字。**为此诸病，盛则泻之，虚则补之，热则疾之，寒则留之，陷下则灸之，不盛不虚，以经取之。**为此是动所生诸病，盛则泻之，虚则补之，虽以针言，药亦然也。热则疾之，气至速也，疾出其针，以泻其热。寒则留之，气至迟留以俟针下热也。陷下则灸之，谓阳气内衰，脉不起，以艾灸之，则能起生阳之气于阴中也。如阴阳之气无有盛虚，而所主之经脉不调者，则当取之于经矣。经者，肺手太阴之脉也。**盛者寸口大三倍于人迎，虚者则寸口反小于人迎也。**寸口，肺脉也，在腕后。人迎，胃脉也，在结喉旁。天食人以五气，从鼻而吸入肺藏。地食人以五味，由口而纳入胃府。二者为人身生命养育之源，故候人身藏府阴阳气之盛虚于此二者而诊验焉。〔周礼天官疾医贾疏〕医者诊脉，诸脉皆可据，若脉之大候，取其要者在于阳明、寸口二处而已。阳明者，在大拇指本骨之高处与第二指间。寸口者，大拇指本高骨后一寸是也。案：贾氏所言，阳明即合谷穴处。诊此与寸口表里阴阳相参，似较人迎为便，录附备考。

〔灵·邪客篇〕**手太阴之脉出于大指之端，内屈。**《甲乙》作内侧。**循白肉际至本节之后太渊溜以澹，外屈，上于本节之下。**《甲乙》作外屈本指以下。**内屈与诸阴络会于鱼际，数脉并注，其气滑利，伏行壅骨之下，外屈，出于寸口而行，上至于肘内廉，入于大筋之下，内屈，上行臑阴，入腋下，内屈走肺，此顺行逆数之屈折也。**〔马注〕手太阴肺经之脉，出于大指之端少商穴，内屈之以循白肉之际。盖白肉属于阴经，赤肉属于阳经，阴阳之经以赤白肉际为界也。至本指节后有太渊穴，大凡脉会太渊而留止于此。澹渗诸经从外而曲上于本节之下，又从内而曲与阴经诸络会于鱼际，但数经之脉并注于此，其气滑利伏行壅骨之下，即掌后高骨也。又外注少曲出于寸口之太渊穴而行，故曰脉会太渊也。上从经渠、列缺、孔最，又至肘内之侠白穴，入于大筋之上，从内少曲上行臑之阴廉，入腋下之云门、天府，又内曲而走于肺，此则从外而走内者为逆。若自云门、中府以出少商，则自内而出外者为顺，此乃顺行逆数之屈折也。

〔灵·本输篇〕**肺出于少商。少商者，手大指端内侧也，为井木，溜于鱼际。鱼际者，手鱼也，为荥，注于太渊。太渊，鱼后一寸陷者中也，为腧。**〔千金〕过于列缺为源。行于经渠。经渠，寸口中也，动而不居，为经。入于尺泽。尺泽，肘中之动脉也，为合。手太阴经也。居，止也。以上肺之五腧，皆手太阴经也。

［灵·卫气篇］手太阴之本，在寸口之中，标在腋内动也。《甲乙》作标在腋下内动脉是也。［张注］十二经脉之本，出于手足之腕踝，其标在于胸腹头气之街。标者，犹树之梢杪，杪绝而出于络外之径路也。本者，犹木之根干，经脉之血气从此而出也。［类经］寸口之中，太渊穴也。腋内动脉，天府穴也。

［灵·经别篇］手太阴之正，别入渊腋少阴之前，入走肺，散之大肠。《甲乙》作散之太阳。上出缺盆，循喉咙，复合阳明。大肠，一作太阳。［张注］正者谓经脉之外别有正经，非支络也。［类经］手太阴之正，其内行者自天府别入渊腋，由手少阴心经之前入内走肺，散之大肠，其上行者出缺盆，循喉咙，复合于手阳明经。渊腋属足少阳。

［灵·经脉篇］手太阴之别，名曰列缺，起于腕上分间，并太阴之经直入掌中，散入于鱼际。［张注］经别者，五藏六府之大络也。别者，谓十二经脉之外别有经络。阳络之走于阴，阴经之走于阳，与经缪处而各走其道，即《缪刺篇》之所谓大络者，左注右，右注左，与经相干而布于四末，不入于经俞与经脉缪处者是也。［类经］不曰络而曰别者，以本经由此穴而别走邻经也。手太阴之络名列缺，在腕后一寸五分上侧分肉间，太阴自此别走阳明者，其太阴本经之脉，由此直入掌中，散于鱼际也。人或有寸关尺三部脉不见，自列缺至阳溪见者，俗谓之反关脉。此经脉虚而络脉满。《千金翼》谓阳脉逆反大于气口三倍者是也。其病实则手锐掌热，《甲乙》作手兑骨掌热。虚则欠㰦小便遗数，取之去腕半寸。《脉经》作一寸半。《甲乙》作一寸。别走阳明也。㰦，音去。［类经］掌后高骨为锐骨，实为邪热有余，故手锐掌热、欠㰦、张口伸腰也，虚因肺气不足，故为欠㰦及小便遗而且数。《通俗文》曰：体倦则伸，志倦则㰦也。治此者，取列缺，谓实可泻之，虚可补之。此太阴之络别走阳明，而阳明之络曰偏历，亦入太阴，以其相为表里，故互为注络以相通也。他经皆然。

云门

［甲乙］在巨骨下，巨骨，手阳明穴，在肩尖端上行两叉骨罅间陷者中。气户两旁各二寸陷者中。［新考正］在中府直上隔一肋骨。［西法］中府上一

寸,当锁骨下窝部之后上端,离任脉璇玑旁六寸。动脉应手。[素·气府论王注]在巨骨下,侠任脉傍,横去任脉各同身寸之六寸。[灵·经脉篇马注]云门,璇玑旁六寸。又云挨穴之法,由天突起至璇玑,由璇玑至云门,其法甚简。《铜人》《山眺经》云:在人迎下第二骨间,相去二寸三分。气户,足阳明穴,在璇玑旁四寸,璇玑在天突下一寸。手太阴脉气所发,[素·刺热穴论]手太阳脉气所发。举臂取之,刺入七分,[铜人]针三分。灸五壮,刺太深令人逆息。[素·刺禁论]刺膺中陷,中肺,为喘逆仰息。

[篡要]诸书以为本经之穴始于中府,而《标幽赋》曰:穴出云门抵期门。又《蠡海集》曰:人身经络始于云门终入于期门。又《锦囊秘录》曰:人之气血周行无间,始于手太阴出云门穴,终于足厥阴肝经,入于期门穴。今考其经行之循序则以云门为始者是近。

[脉经]肺部在右手关前,寸口是也,手太阴经也,与手阳明为表里,以大肠合为府,合于上焦,名呼吸之府,在云门。

[甲乙]暴心、腹痛、疝横发上冲心,云门主之。咳喘不得坐、不得卧,呼吸气咽不得,胸中热,云门主之。肩痛不可举,引缺盆痛,云门主之。脉代不至寸口,四逆脉鼓不通,云门主之。

[千金]上气,胸满,咳逆,短气,灸云门五十壮。瘿上气短气《外台》作瘿上气胸满,灸肺云门五十壮。

[图翼]主治伤寒四肢热不已,咳逆,短气,上冲心,胸胁肋烦满彻痛,喉痹,瘿气,臂不得举,此穴主泻四肢之热,其治与肩髃、委中、腰俞大同。

中府—名膺中俞,肺募

[甲乙]肺之募也。[聚英]募,犹结募也,言经气聚此。在云门下一寸。[外台]一云一寸六分。[金鉴]在任脉中行,华盖穴旁直开去六寸。乳上三肋间陷者中,动脉应手,仰而取之。[千金]腹满短气转鸣,灸肺募,在两乳上第二肋间宛宛中,悬绳取之,当瞳子是。《图考》按:人乳在第四肋之下。云:乳

上三肋间系由乳上数至三肋,即由上往下数之第一肋下际外端内软肉之间,是穴。手太阴之会。[素·刺热篇王注]在胸中行两傍相去同身寸之六寸,手足太阴脉之会。《圣济》同。刺入三分,留五呼,灸五壮。

[甲乙]肺系急,胸中痛,恶寒,胸满恶恶然,善呕胆,胸中热,喘,逆气,气相追逐,多浊唾,不得息,肩背风,汗出,面腹肿,鬲中食噎,不下食,喉痹,肩息肺胀,皮肤骨痛,寒热烦闷,中府主之。

[脉经]寸口脉细,发热呕吐,宜服黄芩龙胆汤。吐不止宜服橘皮桔梗汤。灸中府。

[千金]奔豚上下,腹中与腰相引痛,灸中府百壮。上气咳嗽,短气,气满食不下,灸肺募五十壮。身体烦热,刺中府。

[百证赋]同意舍,能治胸满哽噎。

[图翼]主治肺急胸满,喘逆善噎,食不下,肺胆寒热,咳呕脓血,肺风面肿,汗出肩息背痛,涕浊喉痹,少气不得卧,飞尸遁注,瘿瘤。此穴主泻胸中之热,其治当与大杼、缺盆、风府同。

天府

[甲乙]在腋下三寸,臂臑内廉,动脉中。[大成]肘腕上五寸。[针方六集]一法:以手伸直,用鼻尖点到处是穴。又法:垂手与乳相平是穴。[医学原始]取法:用鼻尖点臂上到处是穴。[圣济]举臂取之。[治疗]在腋三寸,动脉中,直对尺泽穴,相距七寸。手太阴脉气所发,禁不可灸,灸之令人逆气。刺入四分,留三呼。

[灵·寒热病篇]腋下动脉,臂太阴也,名曰天府。暴痹内逆,肝肺相搏,血溢口鼻,取天府。[张注]痹,消渴也。暴痹,暴渴也。

[素·至真要大论]少阳司天,火淫所胜,病本于肺,天府绝,死不治。

[甲乙]咳上气,喘不得息,暴痹内逆,肝肺相搏,鼻口出血,身胀,逆息不得卧,天府主之。风汗出,身肿,喘喝,多睡,恍惚善忘,

嗜卧不觉,天府主之。

[千金]悲哭鬼语,灸天府五十壮。瘿恶气,法:灸天府五十壮。天府主卒中恶风邪气,飞尸恶注,鬼语遁尸,主疟病。

[外台]《深师》疗脉浮大,鼻中燥,如此必去血鼻衄方。灸两臂中脉取止。取臂脉法:以鼻嗅臂,点其鼻尖所着处是穴,两臂皆尔。

[百证赋]兼合谷,可追鼻中衄血。

侠白

[甲乙]在天府下,去肘五寸,动脉中。[新考正]在肘中,约纹之上五寸,臑内前廉动脉。[西法]在天府下二寸动脉中,尺泽上五寸。[寿世保元]先于乳头上涂墨,令两手直伸,夹之,染墨处是穴。手太阴之别,刺入四分。[铜人]针三分。留三呼,灸五壮。

[甲乙]心痛,侠白主之。咳,干呕,满,侠白主之。

[千金]侠白主咳逆、干呕、烦满。

[寿世保元]治赤白汗斑神法。或以针刺之出血亦已,宜灸侠白穴。

尺泽—名鬼受,鬼堂

[甲乙]尺泽者,水也,在肘中约上动脉。约是肉上之横纹也。[外台]在肘中约纹上动脉。甄权云:在臂屈横纹中,两筋骨罅陷者宛宛中。[入门]横纹中,大筋外。手太阴之所入也,为合,刺入三分。[素·气穴论王注]留五呼。[金鉴]或三棱针出血,禁灸。灸五壮。甄权云:不宜灸。[外台]灸三壮。

[素·刺禁论]刺肘中内陷,气归之,为不屈伸。

[王注]肘中,谓肘屈折之中,尺泽穴中也,刺过陷脉恶气归之,气固关节,故不屈伸也。

[素·至真要大论]少阴司天,热淫所胜,病本于肺,尺泽绝,死

不治。

[难经]从关至尺,是尺内阴之所治也。

[甲乙]振寒,瘛①疭,手不伸,咳嗽,唾浊,气鬲善呕,鼓颔,不得汗,烦满,因为疭衄,尺泽主之。左窒刺右,右窒刺左。烦满,《千金》作身痛烦心。胞中有大疝瘕积聚,与阴相引而痛,苦涌泄上下出,补尺泽、太溪。心膨膨痛,少气不足以息,尺泽主之。心痛卒,咳逆,尺泽主之,出血则已。咳逆上气,舌干,胁痛,心烦,肩寒,少气不足以息,腹胀,喘,尺泽主之。手臂不得上头,尺泽主之。肘痛,尺泽主之。

[千金]治喉肿,胸胁支满方:灸尺泽百壮。五藏一切诸疟,灸尺泽七壮。邪病,四肢重痛,诸杂候,尺泽主之。注:尺中动脉一名鬼堂。病人干呕,灸心主尺泽佳。呕吐上气,灸尺泽,不三则七壮。短气不得语,灸尺泽百壮。

[玉龙赋]理筋急。兼曲池,疗手擘②挛痛。

[灵光赋]吐血定喘,须补此穴。

[席弘赋]治五般肘痛,又须针清冷渊以收功。

[图翼]小儿慢惊风,可灸一壮。

孔最

[甲乙]手太阴之郄。郄,即隙字,骨肉之交也。去腕上七寸。[治疗]尺泽下三寸,腕侧横纹上七寸。刺入三分,留三呼,灸五壮。

[甲乙]厥头痛,孔最主之。

[千金]孔最主臂厥热痛,汗不出,皆灸,刺之此穴,可以出汗。

[外台]孔最主热病,汗不出,此穴可灸五壮,汗即出。

---

① 瘛:通"瘈",痉挛的症状。下同。
② 擘:大拇指。

［图翼］主治咳逆,肘臂痛,屈伸难,吐血,失音,头疼,咽痛。

列缺

［甲乙］手太阴之络。直行者谓之经,旁行者谓之络。去腕上一寸五分。［外台］甄权云:腕后臂侧三寸交叉头,两筋骨罅宛宛中是也。［医学原始］在腕骨上侧一寸五分。取法:以手交叉,食指点处是穴,两骨罅中。［图考］从手腕内横纹外端上侧,即大肠经阳溪穴。此穴在拇指背后陷窝,从此穴上量一寸半即列缺穴,用手摸之其处微有陷凹。别走阳明者。刺入三分,留三呼,灸五壮。［铜人］针二分。留三呼泻五吸,灸七壮。

［灵·经脉篇］手太阴之别,名曰列缺,起于腕上,分间并太阴之经,直入掌中,散入于鱼际。其病实则手锐掌热,虚则欠㰦、小便遗数。取之去腕半寸,别走阳明也。［吴昆方考脉语］反关者,不行于寸口,由列缺落入臂后手阳明大肠经也。以其不顺行于关上,故名曰反关。有一手反关者,有两手反关者,此得于有生之初已然,非为病也。

［素·刺禁论］刺臂太阴脉,出血多,立死。

［甲乙］热病,先手臂瘈疭,唇口聚,鼻张目下,汗出如转珠,两乳下二寸坚,胁满悸,列缺主之。疟,热盛,列缺主之。寒热,胸背急,喉痹,咳上气,喘,掌中热,数欠伸,汗出,善忘,四逆厥,善笑,溺白,列缺主之。寒热,咳呕沫,掌中热。虚则肩臂寒栗,少气不足以息,寒厥,交两手而瞀,口沫出。实则肩背热痛,汗出,四肢暴肿,身湿摇,时寒热,饥则烦,饱则善,面色变,口噤不开,恶风泣出,列缺主之。小儿惊痫,如有见者,列缺主之,并取阳明络。心胀者,烦心短气,卧不得安,心俞主之,亦取列缺。

［千金］男子阴中疼痛,溺血精出,灸列缺,三十壮。

［外台］列缺主偏风口㖞,半身不随,腕劳,灸三壮。

［玉龙赋］兼太渊,治咳嗽风痰。

［拦江赋］头部痛,须循之,痰涎壅塞,咽干,宜此。

［席弘赋］气刺两乳求太渊,未应,须泻此穴。偏正头疼,求此,又须重泻太渊,无不应。

［通玄赋］堪治咳嗽寒痰。

［四总穴］头项须尊列缺。

［千金十一穴］后溪并列缺,治胸项有痛。

［马丹阳天星十二穴］列缺腕侧上,次指手交叉。善疗偏头患,遍身风痹麻,痰涎频壅上,口噤不开牙,若能明补泻,应手疾如拿。

经渠

［甲乙］经渠者,金也,在寸口陷者中,［大成］寸口动脉陷中。［医学原始］一法,用食指交叉,列缺为准,刺取食指爪甲角下是穴。［治疗］在腕后五分寸口脉上。手太阴之所行也,为经。刺入三分,［铜人］针两分。留三呼,不可灸,灸之伤人神明。

［素·三部九候论］中部天,手太阴也,以候肺。［王注］谓肺脉也,在掌后寸口中,是谓经渠,动应于手。

［甲乙］胸中彭彭然,甚则交两手而瞀,暴痹,喘逆,刺经渠及天府,此谓之大俞。

［千金］经渠主咳逆,上气喘,掌中热。主臂内廉痛。

［外台］主疟,寒热,胸背痛,热病汗不出,心痛欲呕。

［百证赋］兼大都,治热病汗不出。

［验方新编］各种牙痛方：老蒜二瓣,轻粉一钱,同捣融,敷经渠穴,用蚬壳盖上扎住,男左女右,少顷觉其辣即便揭去,随起一泡,立时痛止。泡须挑破,揩尽毒水。［外治寿世方］治单双喉蛾、喉痹,即本方。

太渊 一名太泉《千金》避唐高祖讳,鬼心

［甲乙］太渊者,水也。在掌后陷者中,［神应经］在掌后内侧横纹头,

动脉中。[治疗]在寸口前,横纹上,紧接经渠。手太阴脉之所注也,为俞。刺入二分,留二呼,灸三壮。

[灵·九针十二原篇]阳中之少阴,肺也,其原出于太渊。

[素·气交变大论]岁火大过,炎暑流行,肺金受邪,太渊绝者,死,不治。

[难经]脉会太渊。[图翼]每日平旦寅时,脉从此始,故曰寸口者,脉之大会。徐灵胎曰:太渊属手太阴,在掌后陷中,即寸口也。肺朝百脉,故为脉会。陈修园曰:平人一息脉四至,可灸此穴。

[脉经]右手关前寸口阳绝者,无大肠脉也。苦少气,心下有水气,立秋节即咳,刺手太阴经,治阴在鱼际间。[林注]即太渊穴也。

[甲乙]病温,身热五日已上,汗不出,刺太渊,留针一时取之。若未满五日,禁不可刺也。臂厥,肩膺胸满痛,目中白翳,眼青转筋,掌中热,乍寒乍热,缺盆中相引痛,数咳,喘不得息,臂内廉痛,上鬲饮已烦满,太渊主之。咳逆烦闷不得卧,胸中满,喘不得息,背痛,太渊主之。狂言,太渊主之。唾血,振寒,咽干,太渊主之。口僻,刺太渊,引而下之。妒乳,太渊主之。肺胀者,虚满而喘咳,肺俞主之,亦取太渊。

[千金]太泉主胸满,噭呼,胸膺痛。主心痛,肺胀,胃气上逆。百邪所病,第四针掌后横纹,名鬼心,入半寸。注:即太渊穴也。

[神农经]治牙疼,手腕无力疼痛,可灸七壮。

[玉龙赋]兼列缺,治咳嗽风痰。

[席弘赋]治,气刺两乳求太渊,未应之时针列缺。偏正头痛寻列缺,重泻太渊无不应。五般肘痛寻尺泽,太渊针后却收功。

鱼际

[甲乙]鱼际者,火也。在手大指本节后内侧以手言之,则为外侧。散脉中,[神应经]鱼际在大指本节后白肉际。[类经]手腕之前,大指本节之间,

其起肉隆起,形如鱼者,统谓之鱼。寸口之前,鱼之后,曰鱼际穴。[图考]此穴在拇指本节之后,居于掌骨上端内侧,适当鱼际之处,非本节后端,因后端不能达鱼际之地。手太阴脉之所溜也,为荥。刺入二分,留三呼,灸三壮。

[灵·邪气藏府病形篇]鱼络血者,手阳明病。

[灵·热病篇]热病七日八日,脉口动,喘而短者,急刺之,汗且自出,浅刺手大指间。短,《脉经》作眩。热病而汗且出,及脉顺可汗者,取之鱼际、太渊、大都、大白,泻之则热去,补之则汗出。汗出大甚,取内踝上横脉以止之。

[灵·厥病篇]厥心痛,卧若徒居,心痛间动作痛益甚,色不变,肺心痛也,取之鱼际、太渊。

[素·刺禁篇]刺手鱼腹内陷为肿。

[难经]从关至鱼际是寸口,内阳之所治也。

[甲乙]寒厥及热烦心,少气不足以息,阴湿痒,腹痛不可以食饮,肘挛支满,喉中焦干渴,鱼际主之。热病振栗,鼓颔腹满,阴萎,咳引尻,《外台》作凡。尚德云当作丸。溺出虚也,鬲中虚,食饮呕,身热汗不出,数唾血下,肩背寒热,脱色,目泣出,皆虚也,刺鱼际补之。痉,上气,鱼际主之。唾血,时寒时热,泻鱼际,补尺泽。短气,心痹,悲怒,逆气,怒狂易,鱼际主之。胃逆,霍乱,鱼际主之。凡唾血,泻鱼际,补尺泽。

[千金]产后宜动,挤乳,不宜令汁蓄积,蓄积不去,便结成妒乳,非痈也,急灸两手鱼际各二十七壮,断痈脉也。鱼际主舌上黄,身热,痹走胸背,不得息,痉,上气失喑不能言,头痛不甚,汗出。

[席弘赋]此穴兼承山、昆仑,治转筋目眩。

[百证赋]兼液门,能治喉痛。

[图翼]主治酒病,身热恶风寒,疟方欲寒,刺手足太阴阳明出血。一传此穴兼经渠、通里,可治汗不出者,便得淋漓。更兼三间、三里,便得汗出至遍身。一传齿痛不能食饮,左患灸左,右患灸右,

男三女四。

［大成］东垣曰：胃气下溜，五藏气乱，皆在于肺者，取之手太阴鱼际，足少阳俞。

少商—名鬼信

［甲乙］肺出少商。少商者，木也。在手大指端内侧以手言之则为外侧，去爪甲如韭叶。《素·气穴论王注》作去爪甲角。［灵·张注］上古如韭叶，今时如大米许。［外台］甄权云：在手大指中外畔当角一韭叶，白肉际宛宛中是也。［经穴汇解］去爪甲如韭叶者，其肉形如韭叶耳，非谓离去爪甲尚有韭叶许也。手太阴脉之所出也，为井。刺入一分，留一呼，灸一壮。［素·气府论王注］灸三壮。［外台］甄权云：此脉脾肺之候，不宜灸，忌生冷热食。［图翼］宜用三棱针刺，微出血，泄诸藏之热，不宜灸。

［甲乙］热病象疟，振栗鼓颔，腹胀睥睨，喉中鸣，少商主之。疟寒厥及热厥，烦心善哕，心满而汗出，刺少商，出血立已。寒濯濯，舌烦，手臂不仁，唾沫，唇干引饮，手腕挛，指肢痛，肺胀，上气，耳中生风，咳喘逆，痹，臂痛，呕吐，饮食不下膨膨然，少商主之。

［圣济总录］唐刺史成君绰，忽腮颔肿大，喉中闭塞，三日水粒不下。甄权以三棱针刺少商穴，微出血，立愈，泻藏热也。

［医说］针急喉闭，于大指外边指甲下根齐针之，不问男女左右，只用人家常使针针之，令出血即效。如大假危急，两手大指都针之，其功甚妙。

［乾坤生意］此为十井穴。凡初中风暴卒，昏沉，痰涎壅盛，不省人事，牙关紧闭，药水不下，急以三棱针刺此穴及少冲、中冲、关冲、少泽、商阳，使血气流行，乃起死回生急救之妙穴。

［太乙歌］男子痃[①]癖，取少商。

---

① 痃：古病名，亦称"痃气"，脐旁气块。泛指生于腹腔内弦索状的痞块。下同。

[百证赋]兼曲泽,治血虚口干。

[天星秘诀]专治指痛挛急。

[图翼]专治项肿喉痹,小儿乳蛾。

[松心堂笔记]治大头瘟方,此证肿过咽喉者不治。针刺巨指小指两少商穴,黑豆甘草煮水饮之,肿立消。

[验方新编]中风,忽然昏倒,不省人事,用锋利碎瓷片刺少商穴,使出血即解。先从手臂上抹至指间,使血行下,方刺,须破。竹箸头夹住瓷片,只露瓷锋一分在外,用线扎紧,以两指捏着箸梢,直按穴上,再用竹箸一双横敲扎线处,使瓷锋刺入,则轻重有准,此为不善刺者说法。亦治霍乱上吐下泻。两腮赤肿,俗名撑耳风,又名痄腮。用灯火灯心一根,点油烧少商穴,左肿烧右,右肿烧左,半日即消。鼻血不止,烧一下立止,左流烧左手,右流烧右手,双流双烧。此方又治心胃气痛。

手阳明经穴

起于商阳,终于禾髎,计二十二穴。左右四十二穴,中一穴。

(1) 商阳　(2) 二间　(3) 三间
(4) 合谷　(5) 阳溪　(6) 偏历
(7) 温溜　(8) 下廉　(9) 上廉
(10) 三里　(11) 曲池　(12) 肘髎
(13) 五里　(14) 臂臑　(15) 臑会

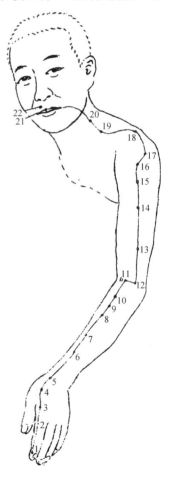

(16) 肩髎　(17) 肩髃　(18) 巨骨　(19) 天鼎　(20) 扶突
(21) 兑端　(22) 禾髎

手阳明经穴

[灵·经脉篇]大肠手阳明脉,起于大指次指之端,端下《甲乙》《脉经》有外侧二字。大指次指,谓大指旁之次指,所谓食指也,恐人误以无名指当之,故云。肺脉出次指,大肠即受肺交次指之端,有商阳穴。手阳明之脉,起于此手之三阳,从手走头,故手阳明脉发于此,凡后手三阳经皆然。循指《千金》作循指外侧。[新考正]是经起于次指端之商阳穴,在内侧,不在外侧。上廉,出合谷两骨之间,合谷,《甲乙》作合骨。[类经]上廉,上侧也,凡经脉阳行于外,阴行于内,后诸经皆同循指上廉,二间三间也。合谷,穴名。两骨,即大指次指后歧骨间也,俗名虎口。上入两筋之中,腕中上侧两筋陷中,阳溪穴也。循臂上廉,[马注]又,循臂之上廉、偏历、温溜、下廉、上廉、三里,入肘外廉之曲池穴。按:曲池在肘外侧横纹头陷中。上臑外前廉,《甲乙》作上循臑外廉。《脉经》《千金》作循臑外前廉。上肩,出髃骨之前廉,髃,通隅,音鱼。上臑外前廉,行肘髎、五里、臂臑也。肩端骨罅为髃骨,以上肩髃、巨骨也。上出于柱骨之会上,肩背之上,颈项之根,为天柱骨,六阳经皆会于督脉之大椎,是为会上。下入缺盆,自大椎而前入足阳明之缺盆。[张注]缺盆在结喉两旁之高骨,形圆而踝如缺盆然。络肺,下膈,属大肠。膈,《甲乙》《太素》作鬲。张飞畴曰:大肠上接小肠,下接回肠,传送不洁之物,必待肺气下行,故与肺为表里。其支者,从缺盆上颈,《甲乙》《千金》作直上至颈。[脉经]作直入上头。颈,音景。[广韵]颈在前,项在后。贯颊,循天鼎、扶突上贯于颊。颊,面旁耳下曲处也。入下齿中,《脉经》《千金》《素·上古天真论王注》作入下齿缝中。下齿中无穴名,与上齿中龈交穴相对。还出挟口,交人中,挟,《甲乙》《脉经》《太素》作侠,下同。[甲乙]兑端,在唇上端,手阳明脉气所发。水沟,在鼻柱下,人中。督脉、手阳明脉之会。左之右,右之左,上挟鼻孔。由人中而左右交互入,挟鼻孔,为禾髎穴。手阳明经止于此。上行一寸交迎香穴,而接于足阳明经也。是动则病齿

痛，[类经]手阳明之支者从缺盆上颈，贯颊，入下齿中也。[甲乙]齿动痛，不恶清饮，取足阳明；恶清饮，取手阳明。张飞畴曰：必恶热饮。**颈肿**，《脉经》作顄①肿。《甲乙》作颊肿。[张注]盖气伤痛，形伤肿，因气以及形也。**是主津液所生病者**。大肠与肺为表里，肺主气而津液由于气化，故凡大肠之或泻或秘，皆津液所生之病，而主在大肠也。**目黄、口干、鼽衄、喉痹**，鼽，音求。病则津液竭而火热盛，故为目黄、口干、鼽衄、喉痹诸证。[甲乙]喉痹不能言，取足阳明；能言，取手阳明。**肩前臑痛，大指次指痛不用**。皆大肠经脉所循之部分。**气盛有余，则当脉所过者热肿**，原文脱"盛"字，今从《甲乙》《脉经》《外台》补。**虚则寒栗不复**，不易温也。**为此诸病，盛则泻之，虚则补之，热则疾之，寒则留之，陷下则灸之，不盛不虚，以经取之。盛者，人迎大三倍于寸口。虚者，人迎反小于寸口也**。人迎主阳，大肠为肺之府，手阳明经也。故盛则人迎大于寸口，虚则人迎小于寸口也。

[灵·本输篇]大肠上合手阳明，出于商阳，商阳，大指次指之端，为井金。溜于本节之前二间，为荥。注于本节之后三间，为俞。过于合谷，合谷，在大指歧骨之间，为原。行于阳溪，阳溪，在两筋间陷者中也，为经。入于曲池，在肘外辅骨陷者中，屈臂而得之，为合。手阳明也。

[灵·根结篇]手阳明根于商阳，溜于合谷，注于阳溪，入于扶突、偏历也。溜，《甲乙》作流。商阳，井也。合谷，原也。阳溪，经也。扶突在颈，偏历在手。

[灵·卫气篇]手阳明之本在肘骨中，上至别阳，标在颜下，合钳上也。[类经]肘骨中当是，曲池穴也，别阳，义未详。手阳明上挟鼻孔，故标在颜下。颜，额庭也。钳上，即《根结篇》钳耳之义，谓脉由足阳明大迎之次，夹耳之两旁也。

[灵·经别篇]手阳明之正，从手循膺乳，别于肩髃，入柱骨，下走大肠属于肺，上循喉咙出缺盆，合于阳明也。此大肠与肺为表里，经

---

① 顄：颔骨。下同。

脉相为一合也。手阳明之正循胸前膺乳之间,其内行者别于肩髃,入柱骨,由缺盆下走大肠,属于肺。其上者循喉咙,复出缺盆,而合于阳明本经也。

[灵·经脉篇]手阳明之别,名曰偏历,去腕三寸,别入太阴。《甲乙》作别走太阴。其别者,上循臂,乘肩髃,上曲颊偏齿。其别者,入耳合于宗脉。[甲乙]作会于宗脉。[类经]手阳明之络,名偏历,在腕后三寸上,侧间别走手太阴者也。按:本经筋脉皆无入耳上目之文,惟此别络有之宗脉者,脉聚于耳目之间者也。实则龋聋,《甲乙》作龋齿耳聋。虚则齿寒痹隔,取之所别也。龋,丘雨切。齿龋,蠹病也。此经上曲颊,偏齿,入耳,络肺,下膈。故实则为齿龋耳聋,虚则为齿寒内痹而隔。治此者,当取所别之偏历。[张注]实则气滞而为齿痛耳聋,虚则血气不行于外,故为齿寒而痹闭阻隔也。

商阳—名绝阳

[甲乙]大肠合手阳明,出于商阳。商阳者,金也,在手大指次指内侧。[神应经]在食指内侧。去爪甲角如韭叶,原文脱"角"字,今从《素·缪刺论新校正》补。食指背面大指方之指甲缝际。手阳明脉之所出也,为井。刺入一分,留一呼,灸三壮。

[素·缪刺论]邪客于手阳明之络,令人气满胸中,喘息而支胠,胸中热。息,《甲乙》作急。[王注]以其经自肩端入缺盆络脉,其支别者从缺盆中直而上颈,故病如是。刺手大指次指,爪甲上去端如韭叶,各一痏,左取右,右取左,如食顷,已。谓商阳穴手阳明之井也。邪客于手阳明之络,令人耳聋,时不闻音。以其经支者从缺盆上颈,贯颊,又其络支别者入耳,会于宗脉,故病令人耳聋,时不闻声。刺手大指次指,爪甲上去端如韭叶,各一痏,立闻。亦同前商阳穴。不已,刺中指爪甲上与肉交者,立闻。谓中冲穴,手心主之井也。其不时闻者,不可刺也。不时闻者,络气已绝,故不可刺。耳中生风者,亦刺之如此数,左刺右,右刺左。凡痹,往来行无常处者,在分肉间痛而刺之,以月死生为数,用针者随气

盛衰以为痏数,针过其日数则脱气,不及日数则气不泻。左刺右,右刺左,病已,止。不已,复刺之如法。月生一日一痏,二日二痏,渐多之。十五日十五痏,十六日十四痏,渐少之。

[甲乙]热疟口干,商阳主之。臂瘘引口,中寒颔肿,肩肿引缺盆,商阳主之。青盲,商阳主之。耳中生风,耳鸣耳聋,时不闻,商阳主之。口中下齿痛,恶寒,颔肿,商阳主之。喉痹,不能言,取足阳明;能言,取手阳明,商阳主之。

[千金翼]深州刺史成君绰忽患颈肿,如数升,喉中闭塞,水粒不下,已三日矣。以状告余,余屈权救之,针其右手次指之端如食顷,气息即通,明日饮啖如故。

[总病论]热病先手臂痛,刺手阳明、太阴,汗出,止。太阴络列缺穴,在腕上二寸半,刺七分。阳明商阳穴在手大指次指端,去甲如韭叶,刺三分。

[百证赋]兼太溪,治寒疟,有验。

[乾坤生意]此为十井穴。详手太阴经少商穴。

二间—名间谷

[甲乙]二间者,水也。在手大指次指本节前,内侧陷者中。[医学原始]在次指本节前内侧横纹尖尽陷中。[图翼]在手食指本节前内侧陷中。手阳明之脉所溜也,为荥。刺入三分,留六呼,灸三壮。

[甲乙]多卧,善唾鼻,髃痛寒,鼻鼽赤多血,浸淫起,面身热,喉痹如哽,目眦伤,忽振寒,肩疼,二间主之。齿痛,颔髎及二间主之。

[玉龙赋]治牙疼妙。

[席弘赋]兼阳溪,治牙疼,腰痛,咽痹。

[百证赋]兼阴郄,能疏通寒栗,恶寒。

[通玄赋]治目昏不见。

[天星秘诀]兼三里,治牙疼,头痛,喉痹。

三间—名少谷

[甲乙]三间者,木也。在手大指次指本节后,内侧陷者中。[图翼]在食指本节后内侧陷中。[医学原始]在次指本节后,内侧横纹尽处陷中。[治疗]在第二掌骨端之凹陷处,即食指本节后陷中,去二间约一寸。手阳明脉之所注也,为俞。刺入三分,留三呼,灸三壮。

[甲乙]寒热,唇口干,喘息,目急痛,善惊,三间主之。多卧,善唾,胸满,肠鸣,三间主之。齿龋痛,恶清饮,三间主之。喉痹,咽如梗,三间主之。

[千金]凡疟从手臂发者,于未发前,预灸三间。

[席弘赋]兼肾俞,善除背痛风劳。

[百证赋]兼攒竹,治目中之漠漠。

合谷—名虎口

[甲乙]在手大指次指间,[千金]在手大指次指歧骨间。[西法]在食指与拇指基底部中间之陷凹处。[治疗]第一掌骨与第二掌骨中间之陷凹处。手阳明脉之所过也,为原。[难经]大肠之原,出于合谷。刺入三分,留六呼,[神应经]孕妇不宜灸。灸三壮。

[素·三部九候论]中部地,手阳明也,以候胸中之气。[王注]谓大肠脉也,在手大指次指歧骨间,合谷之分,动应于手也。

[甲乙]痱①痿,臂腕不用,唇吻不收,合谷主之。聋,耳中不通,合谷主之。齿龋痛,合谷主之。

[千金]治紧唇方,灸虎口,男左女右。心痛,灸臂腕横文三七壮,又灸两虎口白肉际七壮。合谷主风头热。

[外台]合谷主寒热,痎疟②,狂易,鼻衄,热病汗不出,瞋目,目痛瞑,头痛,喑不能言,口禁不开。瞋,音迷。

---

① 痱:古代称偏瘫症。
② 痎疟:隔日发作的疟疾。痎,二日一次。下同。

[总病论]热病七八日,脉口动,喘而眩者,急刺之,汗且出,浅刺手大指间合谷穴是也。

[卫生宝鉴]小儿疳眼,灸合谷二穴各一壮,炷如小麦大。

[医学入门]伤寒汗法,针合谷,入二分,行九九数,搓数十次,男左搓,女右搓,得汗行泻法,汗止身温出针。如汗不止,针阴市,补合谷。

[玉龙歌]偏正头风,若无痰饮者,合谷针至劳宫,灸二七壮。

[刘氏杂病]治大寒犯脑,连及目痛,风淫相搏,有翳,灸二间、合谷。

[神农经]治鼻衄,目痛不明,牙疼,喉痹,疥疮,可灸三壮至七壮。

[拦江赋]伤寒无汗,泻合谷,补复溜,若汗多不止,便补合谷,泻复溜,神效。

[席弘赋]兼太冲,治手连肩脊痛难忍。兼曲池,治两手不如意。睛明治眼若未效,合谷光明不可缺。冷嗽先宜补合谷,又须针泻三阴交。

[百证赋]兼天府,治鼻衄。

[天星秘诀]兼三阴交,治脾病血气。兼内庭,治寒疟,面肿,及肠鸣。

[四总穴]面口合谷收。

[千金十一穴]曲池兼合谷,可彻头疼。

[马丹阳天星十二穴]合谷在虎口两指歧骨间。头疼并面肿,疟病热还寒,体热身汗出,目暗视茫然,齿龋鼻衄血,口禁不开言,针入五分深,能令病自安。

[图翼]主治伤寒大渴,脉浮在表,发热恶寒,头痛,脊强,风疹,小儿见乳蛾。一云:能下死胎,妇人妊娠,补合谷即堕胎。《千金》云:产后脉绝不还,刺合谷,入三分,急补之。

[大成]疔疮生面上与口角,灸合谷。合谷,妊娠可泻不可补,补即堕胎,详足太阴经三阴交。

[眼科锦囊]小儿雀目难瘥者,灸合谷五壮。疳眼亦妙也。

阳溪—名中魁

[甲乙]阳溪者,火也。在腕上,中上侧两筋间陷者中,[针方六集]在手腕上侧横纹前,两筋间陷者中。[金鉴]张大指次指取之。[治疗]与合谷直。手阳明脉之所行也,为经。刺入三分,留七呼,灸三壮。

[甲乙]鼻鼽衄,热病汗不出,䁾①目,目痛瞑,头痛,龋齿痛,泣出厥逆,头痛,胸满不得息,阳溪主之。疟,寒甚,[千金]欲呕沫。阳溪主之。狂言笑,见鬼,取之阳溪及手足阳明、太阴。痂疥,阳溪主之。

[脉经]右手关前寸口阳实者,大肠实也,苦肠中切痛如锥刀所刺,无休息时,刺手阳明经,治阳在手腕中。注:即阳溪穴也。

[千金]阳溪主目痛赤。主臂腕外侧痛不举。主惊瘛。主吐舌,戾颈,妄言。主疟甚,苦寒,咳,呕沫。

[席弘赋]兼二间,治牙疼、腰痛、喉痹。

[百证赋]兼解溪,治惊悸怔忡。兼肩髃,能消瘾风之热极。

偏历

[甲乙]手阳明在络,在腕后三寸,[十四经合参]两手交叉,以中指尽处是穴。别走太阴者。刺入三分,留七呼,灸三壮。

[灵·经脉篇]手阳明之别名曰偏历,去腕三寸,别入太阴,其别者,上循臂,乘肩髃,上曲颊,偏齿。其别者入耳,合于宗脉。实则龋聋,虚则齿寒痹隔,取之所别也。

[甲乙]风疟,汗不出,偏历主之。癫疾,多言,耳鸣,口㖞,颊

---

① 䁾(wéi):目病。

肿,实则聋龋,喉痹不能言,齿痛,鼻衄衊;虚则痹鬲,偏历主之。
[大成]实则泻之,虚则补之,瞚目䀮䀮,偏历主之。《外台》作目䀮䀮。口僻,偏历主之。

[标幽赋]刺偏历,利小便,治大人水蛊。

温溜—名逆注、蛇头

[甲乙]手阳明郄,在腕后,少士五寸,大士六寸。原注:大士少士谓大人小儿也。虞氏曰:大士身长者,小士身短者。[明堂]在腕后五寸六寸间。[经穴纂要]不可拘大士小士之说,但以腕后五寸为是,亦握手视之,有分肉如蛇头之形,此地肌肉隆起像似蛇头。[经穴全集]温溜在腕后五寸,曲池与阳溪之中央。刺入三分,灸三壮。

[甲乙]热病肠澼,臑肘臂痛,虚则气鬲满,手不举,温溜主之。疟,面赤肿,温溜主之。肠鸣而痛,温溜主之。癫疾,吐舌鼓颔,狂言见鬼,温溜主之,在腕后五寸。狂仆,温溜主之。口齿痛,温溜主之。喉痹不能言,温溜及曲池主之。

[千金]温溜主伤寒,寒热,头痛,哕衄,肩不举。

[百证赋]兼期门,治伤寒项强。

下廉

[甲乙]在辅骨下,去上廉一寸,辅齐兑肉,其分外邪。《外台》作辅兑肉其分外斜。兑,《大成》作锐。[入门]曲池前五寸,兑肉分外斜。[图翼]曲池下四寸。[金鉴]从温溜上行二寸五分。刺入五分,留五呼,灸三壮。

[甲乙]溺黄,下廉主之。眼痛,下廉主之。

[千金]下廉主狂言非常。

[图翼]主治痨瘵,狂言,头风痹痛,飧泄,小腹满,小便血,小肠气,面无颜色,痃癖,腹痛不可忍,食不化,气喘,涎出,乳痈。此穴主泻胃中之热,与气冲、三里、巨虚、上廉治同。

上廉

[甲乙]在三里下一寸，[入门]曲池前四寸。[图翼]曲池下三寸。[金鉴]从下廉穴上行一寸。其分抵阳之会外邪。[图考]在三里穴下一寸，适当臂肉高起之处。刺入五分，灸五壮。[外台]灸三壮。

[甲乙]小便黄，肠鸣相逐，上廉主之。

[千金]上廉主风水膝肿。

[图翼]主治脑风，头痛，胸痛，喘息，半身不遂，肠鸣，小便涩，大肠气滞，手足不仁。此穴主泻胃中之热，与气冲、三里、巨虚、下廉治同。

三里一名手三里

[甲乙]在曲池下二寸，按之肉起兑肉之端。[入门]曲池前三寸兑肉端。[金鉴]从上廉穴上行一寸。刺入三分，[千金翼]三里刺入四分，令人气上。灸三壮。

[甲乙]肠腹时寒，腰痛不得卧，手三里主之。

[外台]三里主齿痛，龋，颊肿。

[席弘赋]此穴治腰背痛连脐不休。下针麻重即须泻，得气之时不用留。手足上下针三里，食癖气块凭此取。

[百证赋]兼少海，治手痹麻顽。

[通玄赋]专治肩背痛。

[图翼]主治中风，口癖，手足不随，五劳，虚乏，赢瘦，霍乱，遗失，失音，齿痛，颊肿，瘰疬，手痹不仁。

曲池一名阳泽，鬼臣

[甲乙]曲池者，土也，在肘外辅骨肘骨之中，[素·气穴论王注]在肘外辅屈肘两骨之中，以手按胸取之。[太平圣惠方]在肘外辅曲肘横交头宛宛中，陷者是其穴。[金鉴]从手三里穴上二寸。手阳明脉之所入也，为合，以

手按胸取之。刺入五分,留七呼,灸三壮。[铜人]针七分,得气先泻后补,灸三壮。[明堂]日灸七壮,至二百壮,且停十余日,更灸至二百壮。

[甲乙]伤寒余热不尽,曲池主之。胸中满,耳前痛,齿痛,目赤痛,颈肿,寒热,渴饮辄汗出,不饮则皮干热,曲池主之。肩肘中痛难屈伸,手不可举重,腕急,曲池主之。目不明,腕急,身热,惊狂,躄痿痹,瘈疭,曲池主之。癫疾吐舌,曲池主之。

[千金]治瘿恶气,诸瘾疹,灸随年壮。主身湿淫,时时寒。十三鬼穴,此名鬼臣。若遇百邪癫狂,当于第十二次下火针。

[总病论]伤寒余热不尽,皮肤干燥,针曲池,在曲肘横纹头,针可透下泻之。

[神农经]治手肘臂膊疼细无力,半身不遂,发热,胸前烦闷,可灸十四壮。

[玉龙赋]兼人中,可治痿仆。兼尺泽,治肘痛。

[标幽赋]兼肩井,甄权刺臂痛而复射。

[百证赋]远达阳陵,治半身不遂。兼少冲治发热,验。

[席弘赋]兼合谷,治两手不如意。

[千金十一穴]此与合谷,可彻头痛。

[秦承祖明堂]主大人小儿遍身风疹、痂疥。

[马丹阳天星十二穴]曲池拱手取,屈肘骨边求,善治肘中痛,偏风手不收,挽弓开不得,臂瘕莫梳头,喉痹促欲死,发热更无休,遍身风癣癞,针着即时瘳。

[刘氏杂病]治头肿,针曲池。

[图翼]肩髃、曲池,此二穴乃治疠秘法也。

[大成]疔疮生手上,灸曲池。

肘髎《素问》作髎。《甲乙》作窌。《外台》作𩪠,通音聊。一名肘尖

[甲乙]在肘大骨外廉陷者中。[图翼]与天井相并,相去一寸四分。

〔新考正〕在曲池外旁,肘尖骨前廉陷中。〔图考〕从曲池穴向肘外折量一寸三分,适当辅骨上端与臑骨下端相接缝间,即肘髎穴也,近肘外尖约寸许。刺入四分,〔铜人〕针三分。灸三壮。

〔甲乙〕肩肘节酸重,臂痛不可屈伸,肘髎主之。

〔图翼〕主治肘节风痹,臂痛不举,麻木不仁,嗜卧。

五里—名尺之五里

〔甲乙〕在肘上三寸行向里,大脉中央。〔素·气穴论〕在天府下五寸。〔医学原始〕一法在曲池横纹尖尽上二寸是穴。〔新考正〕在肘上三寸前廉大筋中。〔图考〕从肘髎穴上行三寸即五里穴也。禁不可刺,灸三壮。〔外台〕灸十壮。

〔灵·本输篇〕尺动脉在五里,五腧之禁也。

〔灵·小针解篇〕夺阴者死,言取尺之五里五往者也。

〔素·气穴论〕大禁二十五,在天府下五寸。〔王注〕谓五里穴也,所以谓之大禁者,谓其禁不可刺也。《针经》曰:迎之五里,中道而止,五至而已。五注而藏之,气尽矣,故五五二十五而竭其俞矣,盖谓此也。又曰:五里者,尺泽之后。五里与此文同。

〔甲乙〕痎疟,心下胀满痛,上气,灸手五里,左取右,右取左。寒热,颈疬适,咳,呼吸难,灸五里,左取右,右取左。瞤目,目䀮䀮,少气,灸手五里,左取右,右取左。

〔千金〕灸瘰疬方,灸五里、人迎各三十壮。

〔百证赋〕兼臂臑,能愈瘰疬。

臂臑

〔甲乙〕在肘上七寸䐃肉端,䐃,音国。《千金》《外台》作腘,渠殒切。〔图翼〕肩髃下一寸,两筋两骨罅宛宛陷中,平手取之。〔新考正〕在五里上四寸䐃肉端,肩髃下三寸,两骨罅陷中。〔图考〕从肘髎穴上量七寸,略向内侧,即臂臑穴也。《图翼》云：两骨罅陷中乃肩髃穴。**手阳明络之会**。[图翼]手阳明络也。络手少阳之臑会。一曰手足太阴阳维之会。**刺入三分，灸三壮**。[明堂]宜灸不宜针，日灸七壮至二百壮，若针，不得过三五分。

[千金]灸诸瘿法：灸头冲。头冲在伸两手直向前，令臂着头，对鼻所注处灸之，各随年壮。

[千金翼]一名臂臑。头冲，《外台》作颈冲。

[外台]主寒热，颈项拘急，肩臂痛不可举。

[百证赋]兼五里，能愈瘰疬。

臑会—名臑髎

[甲乙]在臂前廉，去肩头三寸。[图考]在肩髎穴下三寸。手阳明之络。[千金]属手太阴。[铜人]属手少阳。[外台]属手阳明。[素·气穴论王注]手阳明、少阳二络气之会。**刺入五分，灸五壮**。

[甲]腠理气，臑会主之。瘿，天窗及臑会主之。

[外台]臑会主项瘿，气瘤，臂痛，气肿。

[图翼]主治肘臂气肿，酸痛无力不能举，项瘿，气瘤，寒热，瘰疬。

肩髎

[甲乙]在肩端臑上，《外台》有陷中二字。斜举臂取之。[经穴纂要]在大肠经肩髃与小肠经臑腧之中间。[图考]在肱骨上端与肩胛骨相接肩胛之正面，将臂举起，以手摸其陷凹处。[甲乙][千金][外台]属手阳明。[素·气府论王注]手少阳脉所发。**刺入七分，灸三壮**。[明堂]灸五壮。

[甲乙]肩重不举，臂痛，肩髎主之。

肩髃—名中肩井，偏肩，肩骨，肩尖

[甲乙]在肩端两骨间，[素·骨空论]举臂肩上陷者，灸之。[王注]谓肩

髃。[千金·诸风卷]在两肩头正中,两骨间陷者中。[外台]在肩端两骨间陷者中宛宛中,举臂取之。[新考正]在肩端上两骨罅陷处,举臂有空。**手阳明跷脉之会**。[新考正]手阳明、少阳、阳跷之会。刺入六分,留六呼,灸三壮。[铜人]灸七壮至二十七壮,以瘥为度。

[甲乙]肩中热,指臂痛,肩髃主之。

[千金]颜色焦枯,劳气失精,肩臂痛不得上头,灸肩髃百壮,穴在肩外头近后,以手按之有解宛宛中。诸瘿,灸肩髃,左右相当宛宛处,男左十八壮右十七壮,女右十八壮左十七壮,或再三取,瘥止。

[医说]唐鲁州刺史狄钦若患风,手不得引,《千金》作患偏风不得挽弓。诸医莫能疗,甄权谓曰:但将弓箭向垛,一针,可以射矣。针其肩髃一穴,应时愈。灸牙疼,法:随左右所患,肩尖微近后骨缝中,小举臂取之,当骨解陷中,灸五壮,予目睹灸数人,皆愈矣。灸举项大痛,良久乃定,永不发。予亲病齿痛,百方治之皆不验,用此法,遂瘥。

[玉龙赋]可疗风淫搏于两肩。

[天星秘诀]手臂挛痛取肩髃。

[百证赋]兼阳溪,能消瘾风之热极。

[图翼]此穴若灸偏风不遂,自七壮至七七壮止,不可过多,恐致臂细。若风病筋骨无力,久不瘥,当多灸,不畏细也。然,灸不如刺。忌酒肉、五辛、浆水。此穴主泻四肢之热,与云门、委中、腰俞治同,肩髃、曲池二穴乃治痨秘法也。

巨骨

[甲乙]在肩端上行两叉骨间陷者中,[经穴考正]在肩髃上,肩胛关节前下陷中。**手阳明跷脉之会**。刺入一寸五分,《大成》《素》注:禁针,针则倒悬,一食顷乃得下针,针四分,泻之勿补,针出始得正卧。灸五壮。[素·气府论王注]灸三壮。

[甲乙]肩背髃不举,血瘀肩中,痛不能动摇,巨骨主之。"痛"

字从《千金》补。

［图翼］主治惊痫吐血，胸中有瘀血，臂痛不得屈。

天鼎

［甲乙］在缺盆上，直扶突，气舍后一寸五分。［千金］在颈缺盆直扶突曲颊下一寸，人迎后。《素气府论王注》作气舍后同身之半寸。［分寸歌］天鼎喉旁四寸真。［图翼］在颈中缺盆上直扶突后一寸。［金鉴］扶突下一寸。［新考正］在颈缺盆中与胃经之气舍穴中，行任脉之天突穴，相并去气舍两旁各寸半，去天突三寸。手阳明脉气所发，刺入四分，［铜人］针三分。灸三壮。［明堂］灸七壮。

［甲乙］暴喑，气哽，喉痹，咽痛，不得息，食饮不下，天鼎主之。咽痛，《外台》作咽肿。

［百证赋］兼间使，治失音。

扶突 一名水穴

［甲乙］在人迎后一寸五分，原注：《针经》云：在气舍后一寸五分。［素·气穴论王注］在颈，当曲颊下一寸，人迎后，仰而取之。［分寸歌］扶突，天突旁三寸。［图翼］由此上贯颊，入下齿中。［新考正］在天鼎直上，当曲颊下一寸，颈中大筋之后，人迎两旁，中与结喉并行，去结喉三寸。［图考］在天鼎穴上一寸，结喉顶旁三寸，去缺盆上四寸，即扶突穴。手阳明脉气所发，刺入三分，［大成］《素》注：针四分。灸三壮。

［灵·寒热病篇］人迎，足阳明也，在婴筋之前。婴筋之后，手阳明也，名曰扶突。暴喑气鞕，取扶突与舌本出血。

［甲乙］咳逆上气，咽喉鸣喝，喘息，扶突主之。

兑端 兑，通锐

［甲乙］在唇上端，［入门］在上唇中央尖上。手阳明脉气所发。刺入三分，留六呼，［铜人］针二分。灸三壮。［图翼］炷如大麦。

［甲乙］痓,互引,唇吻强,兑端主之。癫疾,呕沫,兑端主之。

［外台］兑端主寒热,鼓颔,口噤,上齿龋涩,渴嗜饮,目瞑,身汗出,衄血不止。

［百证赋］小便赤涩,兑端独泻太阳经。

［图翼］主治口疮,臭秽不可近。

禾髎—名颇,长频,长颛①

［甲乙］在直鼻孔下,侠水沟旁五分,侠,下原文有溪字,今从《千金》《外台》删。手阳明脉气所发。刺入三分。［铜人］针入二分,禁灸。［图翼］灸三壮。

［甲乙］鼻窒,口僻,清洟②出不可止,鼽衄有痈,禾髎主之。

［灵光赋］刺鼻鼽衄。

［图翼］主治尸厥,口不可开,鼻疮,息肉,鼻塞,鼽衄。

足阳明经穴

起于迎香,终于厉兑,计四十六穴。左右九十穴,中央一穴。

(1) 迎香　(2) 承泣　(3) 四白　(4) 巨髎　(5) 地仓
(6) 承浆　(7) 大迎　(8) 颊车　(9) 下关　(10) 人迎　(11) 水突　(12) 气舍　(13) 缺盆　(14) 气户　(15) 库房　(16) 屋翳
(17) 膺窗　(18) 乳中　(19) 乳根　(20) 不容　(21) 承满
(22) 梁门　(23) 关门　(24) 太乙　(25) 滑肉门　(26) 天枢
(27) 外陵　(28) 大巨　(29) 水道　(30) 归来　(31) 气冲
(32) 髀关　(33) 伏兔　(34) 阴市　(35) 梁丘　(36) 犊鼻
(37) 三里　(38) 巨虚上廉　(39) 条口　(40) 巨虚下廉　(41) 丰隆
(42) 解溪　(43) 冲阳　(44) 陷谷　(45) 内庭　(46) 厉兑

---

① 颛:下巴上的胡须。
② 洟:鼻涕。

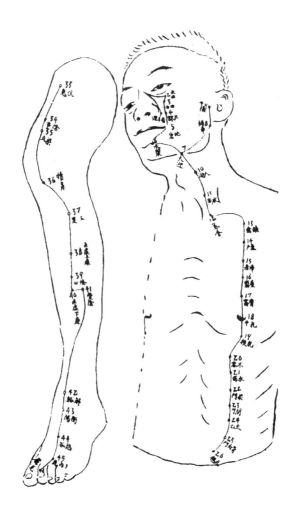

足阳明经穴

[灵·经脉篇]胃足阳明之脉,起于鼻之交頞①中,《甲乙》《脉经》《太素》鼻下无之字。頞,音遏。足阳明受手阳明之交,起于鼻之两旁之迎香穴,上行而左右交于頞中。頞,《玉篇》云:鼻茎,今人所谓山根也。其脉左右互交于此,

---

① 頞:鼻梁。下同。

故曰交頞中。足之三阳从头走足,故足阳明脉发于此,凡后足三阳经皆然。**旁约太阳之脉**,《甲乙》作旁约大肠之脉。足太阳脉起于目内眦睛明穴,与頞相近,阳明由此下行,故曰旁约。[素·热论]阳明主肉,其脉侠鼻络,于目是也。**下循鼻外**,[类经]鼻外即承泣、四白、巨髎之分。[金匮]从秋至冬衄者,阳明。[伤寒论]阳明病,口燥但欲漱水,不欲咽者,此必衄。**上入齿中**,《脉经》作入上齿中。上齿中龈交穴,任、督、足阳明脉之会。**还出挟口,环唇,下交承浆**,挟,《甲乙》《脉经》作侠,环绕也。环绕唇下,左右相交于承浆穴。承浆在下唇中央棱下。**欲循颐后下廉**,《素·五藏生成篇王注》作下络颐颔。**出大迎**,颐,音移。腮下为颔,颔中为颐,即口旁也。由地仓以下大迎,大迎在面部颐之前。**循颊车**,颊,音筴。[说文]颊,面旁也。颊车穴在耳下曲颊端。**上耳前**,耳前下关穴也。**过客主人**,客主人,上关穴也,在耳前骨,上耳目相去中间,手足少阳、阳明脉之会。**循发际,至额颅**。颅,音卢。腮上为发际,发际前为额颅,头维穴在神庭旁四寸五分,足阳明、少阳二脉之会。**其支者,从大迎前,下人迎**,人迎穴在颈结喉旁一寸五分大动脉。**循喉咙,入缺盆**,循喉咙,历水突、气舍,入缺盆。**下膈,属胃,络脾**。膈,《甲乙》《太素》作鬲。行足少阴俞府之外,下膈当上脘、中脘之分。属胃络脾,脾与胃相表里也。**其直者,从缺盆下乳内廉**,直者,直下而外行之脉也,从缺盆下行,历气户、库房、屋翳、膺窗,以至乳中、乳根也。**下挟脐**,脐,《太素》作齐。天枢等穴也。**入气街中**。自外陵等穴下入气街,即气冲也。在毛际两旁,鼠蹊上一寸。**其支者,起于胃口下**,《脉经》作起胃下口。胃之下口当下脘之分,《难经》所谓幽门也。**循腹里,下至气街中而合**。气街,《千金》作气冲。循腹里,过足少阴肓俞穴之外,此即上文支脉之属胃络脾者。由胃下行而与直行之脉复合于气街之中也。**以下髀关**,《太素》《素·刺热篇王注》无关字。髀,音婢。股内为髀,髀关穴在伏兔上有交纹处。**抵伏兔**,抵,至也。伏兔,髀前膝上起肉处,伏兔穴在膝上六寸。**下膝膑中**,《甲乙》《脉经》作下入膝膑中。《太素》作下膝入膑中。膑,音牝,[说文][增韵]膝盖骨也。**下循胫外廉**,胫,《甲乙》《脉经》《千金》作骭。胫,音经。[说文]胫,骭也。[前汉书赵充国传注]胫,膝以下骨也。胫外廉谓三里、上廉等穴也。**下足跗**,跗,音肤。[礼仪疏]跗,谓足背也。

足跗上高骨间动脉,冲阳穴。**入中指内间,**[类经]乃寻内庭,入中指内间,而出厉兑,足阳明经止于此。张飞畴曰:足阳明厉兑、内庭、陷谷者皆在次指。《灵枢》《甲乙》《脉经》俱作中指,误矣。[金鉴]足阳明是足大指之次指,不是中指,必传写之误。**其支者,下廉三寸而别,**廉,《甲乙》《脉经》《千金》《太素》《素注》作膝。廉,上廉也,下廉三寸即丰隆穴,是为足阳明别络。**下入中指外间,**《甲乙》《脉经》《太素》下字上有以字。足之中指近第四指处。[灵·本输篇]厉兑者,足大指内次指之端也。《经脉》《筋经》等篇俱云中指,《缪刺篇》曰:邪客于足阳明之络,刺足中指次指,爪甲上各一痏。据此诸说是中指次指之间,皆阳明脉气之所发也。**其支者,别跗上,入大指间,出其端。**又,其支者,自跗上冲阳穴,别行入大指间,斜出足厥阴行间穴之外,循大指下出其端,以交于足太阴也。**是动则病,洒洒振寒,善呻数欠,颜黑。**洒洒,《甲乙》《脉经》《千金》作淒淒然。呻,作伸。[张注]阳明之气,是动则病,洒洒振寒。阳明者,午也,阳盛而阴气加之,故洒洒振寒也。善呻者,阳气郁而欲伸出之欠者,阳欲引而上也。颜黑者,阴气加于上。此病在阳明之气也。**病至则恶人与火,闻木音则惕然而惊,心欲动,独闭户塞牖而处,甚则欲上高而歌,弃衣而走,**牖,音有。[素·阳明脉解篇]足阳明之脉病,恶人与火,闻木音则惕然而惊。阳明者,胃脉也。胃者,土也,故闻木音而惊者,土恶木也。阳明主肉,其脉血气盛,邪客之则热,热盛则恶火。阳明厥则喘而惋,惋则恶人四支者,诸阳之本也。阳盛则四支实,实则能登高也。热盛于身,故弃衣欲走也。阳盛则使人妄言骂詈,不避亲疏而不欲食,不欲食,故妄走也。**贲响腹胀,是为骭厥。**贲,同奔。骭,音翰。[类经]贲响,肠胃雷鸣也。骭,足胫也。阳明之脉,自膝膑下胫外廉,故为胫骭厥逆。**是主血所生病者,**中焦受谷变化而赤为血,故阳明为多气多血之经,而主血所生病者。**狂疟,温淫,汗出,鼽衄,口喎,唇胗,**狂疟,《甲乙》作狂瘈。注:一作疟。唇胗,《甲乙》《脉经》《千金》作唇紧。**颈肿喉痹,**喎,音瓜。胗,音疹。喎,歪也。胗,疮也。阳明热胜则狂,风盛则疟,温气淫泆则汗出、鼽衄、口喎等证,皆阳明经脉之所及也。**大腹水肿,**胃在中焦,土病则不能制水也。**膝膑肿痛,循膺乳,气街,股,伏兔,骭外廉,**《甲乙》作骺外廉。《脉经》作胫外廉。**足跗上皆痛,中指不用,**阳明脉从缺盆下乳内廉,挟脐腹前阴,由股下足以入中指,故为病如此。气盛则身以前皆热，其有余于胃则消谷善饥，溺色黄，此阳明实热在经在府之辨也。气不足则身以前皆寒慄，胃中寒则胀满。[素·疟论]阳明虚则寒栗，鼓颔，此阳明虚寒在经在府之辨也。经云：三阳为经，二阳为维，一阳为游部。盖阳明经气维于身之前，太阳经气维于身之后，少阳之气为游行出入之枢也。夫气生于阳明而主于手太阴，故在手太阴、手足阳明论气之有余不足，在诸经止论是动所生也。为此诸病，盛则泻之，虚则补之，热则疾之，寒则留之，陷下则灸之，不盛不虚以经取之。盛者人迎大三倍于寸口，虚者人迎反小于寸口也。足阳明为太阴之表，三阳也，故盛衰见于人迎。

[灵·本输篇]胃出于厉兑，厉兑者，足大指内次指之端也，为井金。溜于内庭。内庭，次指外间也，为荥。注于陷谷，陷谷者，上中指内间上行二寸陷者中也，为腧。过于冲阳，冲阳，足跗上五寸陷者中也，为原，摇足而得之。行于解溪，解溪上冲阳一寸半陷者中也，为经。入于下陵，下陵膝下三寸骱骨外三里也，为合。复下三里三寸为巨虚上廉，复下上廉三寸，为巨虚下廉也。大肠属上，小肠属下，足阳明胃脉也，大肠小肠皆属于胃，是足阳明也。胃为六府之长，而大肠小肠皆与胃连，居胃之下，气本一贯，故皆属于胃，而其下腧亦合于足阳明经也。

[灵·根结篇]足阳明根于厉兑，溜于冲阳，注于下陵，入于人迎、丰隆也。

[灵·卫气篇]足阳明之本，在厉兑，标在人迎，颊挟颃颡也。颊下《甲乙》有上字。颃，音杭。颡，思当切。

[灵·经别篇]足阳明之正，上至髀，入于腹里，属胃，散之脾，上通于心，上循咽出于口，上頞颇，还系目系，合于阳明也。足阳明上至髀关，其内行者，由气街入腹里，属于胃，散于脾，上通于心，循咽出于口，上頞颇，入承泣之次，系目系，为目下纲，以合于阳明本经也。

[灵·经脉篇]足阳明之别，名曰丰隆，去踝八寸，别走太阴。其别者，循胫骨外廉，上络头项，合诸经之气，下络喉嗌。其病气逆则喉痹、瘁喑，实则狂巅。《甲乙》作颠狂。虚则足不收，胫枯，取之所

别也。嗌,音益。瘁,同悴。喑,音音,巅,同癫。足阳明之络,名丰隆,在外踝上八寸,别走足太阴者也,此经循喉咙入缺盆。胃为五藏六府之海,而喉嗌、缺盆为诸经之孔道,故合诸经之气下络喉嗌而为病如此,治之者当取所别之丰隆也。

[灵·动腧篇]足之阳明,何因而动?曰:胃气上注于肺,其悍气上冲头者,循咽,《甲乙》作循喉。上走空窍,循眼系,入络脑,出䪼。《甲乙》作出颔。下客主人,循牙车,合阳明,并下人迎,此胃气别走于阳明者也。[马注]䪼,当读为颔。[张注]此言阳明之气盛而独动不休者也。《阴阳系日月论》曰:两阳合于前,故曰阳明。又曰:两火合并,故为阳明。是阳明主燥金之气,而又有悍热之火气也。胃气上注于肺者,胃府所生之荣气、宗气上注于肺,而行于经络之外,内以应呼吸漏下。其悍热之气上冲头者,循咽上走空窍,循眼系,入络脑,出䪼,下客主人,循牙车,此阳明之悍气上走空窍,行于皮肤之气分而下,合于阳明之脉中,并下人迎,此胃府所生之悍气别走阳明者也。故阴阳上下,其动也若一。故阳病而阳脉小者,为逆。阴病而阴脉大者,为逆。故阴阳俱静俱动,《甲乙》作阴阳俱盛,与其俱动。若引绳相倾者病。身半以上为阳,身半以下为阴,谓在上之人迎,在下之冲阳,其动之相应也。故阳病而阳脉小阴脉大者为逆,阴病而阴脉大阳脉小者为逆,故阴阳上下静则俱静,动则俱动。若引绳墨如相倾而不相应者,则为病矣。

迎香—名冲阳

[甲乙]在禾髎上,鼻下孔傍,[素·气府论]鼻孔外廉。[铜人]禾髎上一寸,鼻孔旁五分。[医学原始]在鼻两旁直纹是穴。[治疗]眼下一寸五分。手足阳明之会,刺入三分。[大成]留三呼。[外台]不宜灸。

[甲乙]鼻鼽不利,窒洞气塞,喎僻,多洟,鼽衄有痈,迎香主之。
[玉龙赋]能消眼热之红,又攻鼻窒为最。
[席弘赋]耳聋,气痞,针听会,更泻此穴。

承泣—名面髎,䪼穴

[甲乙]在目下七分,直目瞳子,[金鉴]目下七分,目下胞陷中,上直瞳

子,正视取之。[图考]在目眶骨下内际,正目直瞳子即承泣穴也,非由眶骨下量七分。阳跷、任脉、足阳明之会,刺入三分,不可灸。[铜人]灸三壮,禁针,针之令人目乌色。[外台]甄权云:在眼下八分,禁不可灸。无问多少,三日以后,眼下大如拳,息肉长桃许大,至三十日即定,百日都不见物,或如升大。

[甲乙]目不明,泪出,目眩瞀,瞳子痒,远视晾晾,昏夜无见,目瞤①动,与项口参相引,㖞僻,口不能言,刺承泣。诊目痛,赤脉从下上者,阳明病。

李东垣曰:魏邦彦夫人目翳绿色,从下侵上者,从阳明来也。

四白

[甲乙]在目下一寸,向頄骨,原注:即颧骨。颧空,[大成]直瞳子令病人正视取之。[金鉴]承泣直下三分,颧空骨内。足阳明脉气所发,刺入三分,[铜人]凡用针稳审,方可下针,刺太深令人目乌色。灸七壮。

[素·气府论]面鼽骨空各一。[王注]谓四白穴也,刺四分,不可灸。

[甲乙]目痛,口僻,戾原注:一作泪出。目不明,四白主之。

[图翼]主治头痛,目眩,目赤,生翳,瞤动,流泪,眼弦痒,口眼㖞僻,不能言。

巨髎

[甲乙]在侠鼻孔傍八分,直瞳子。[大成]平水沟。[治疗]适在颧骨之下。[图翼]由此入上齿中,复出,循地仓。跷脉足阳明之会。刺入三分。[铜人]针三分得气即泻,灸七壮。[明堂]灸七七壮。

[素·三部九候论]上部地两颊之动脉,以候口齿之气。[王注]在鼻孔下两旁,近于巨髎之分,动应于手足阳明脉气之所行。

---

① 瞤:(眼皮)跳动。

[甲乙]面目恶风寒,颊肿臃痛,招摇视瞻,瘈疭口僻,巨髎主之。
[千金]青盲无所见,远视䀮䀮,目中淫肤白膜覆瞳子,巨髎主之。
[百证赋]兼肾俞,治胸膈停留瘀血。

地仓—名会维,胃维

[甲乙]侠口傍四分,如近下是。[铜人]侠口吻旁四分外,如近下有脉微动,若久患风,其脉亦有不动者。跷脉、手足阳明之会,[图翼]手足阳明、任脉、阳跷之会。刺入三分。[外台]灸三壮。[图翼]刺三分,留五呼,灸七壮或二七壮,过重者七七壮。

[甲乙]足缓不收,痿不能行,不能言语,手足痿躄不能行,地仓主之。

[千金]狂风骂詈挝①斫人,名为热阳风。灸两吻边燕口处赤白际各一壮。狂走刺人,或欲自死,骂詈不息,称神鬼语,灸口吻头赤白际一壮。地仓主口缓不收,不能言。

[外台]必效疗小儿大便不通方:灸口两吻各一壮。

[心书]贼风入耳,口眼歪斜,随左右灸地仓穴五十壮或二七壮。

[灵光赋]地仓能止口流涎。

[玉龙赋]兼颊车,疗口㖞。

[玉龙歌]口眼㖞斜最可嗟,地仓妙穴连颊车,㖞左泻右依师正,㖞右泻左莫令斜。注:灸地仓之艾如绿豆,针向颊车,颊车之针向,透地仓。

[图翼]主治偏风,口眼歪斜,病左治右,病右治左,艾炷宜小如粗钗脚,若过大,口反㖞,却灸承浆即愈。[大成]宜频针灸,以取尽风气,口眼㖞斜者,以正为度。

---

① 挝:击打。《集韵》:"挝,击也。"

承浆—名天池,悬浆,鬼市

[甲乙]在颐前唇之下,[神应经]唇棱下宛宛中。足阳明、任脉之会,开口取之。刺入三分,留六呼,灸三壮。[素·气府论王注]刺二分,留五呼,灸三壮。

[甲乙]寒热凄厥鼓颔,承浆主之。痉,口噤,互引,口干,小便赤黄,或时不禁,承浆主之。消渴嗜饮,承浆主之。目瞑,身汗出,承浆主之。衄血不止,承浆及委中主之。

[肘后]卒死中恶及尸厥者方:灸唇下宛宛中承浆穴十壮,大效。

[千金]治唇紧方:灸承浆三壮。治哕,灸承浆七壮,炷如麦大。十三鬼穴,此名鬼市,治百邪癫狂,当在第八次下针,从左出右。

[玉龙歌]头项强痛难回顾,牙疼,并先泻承浆,后针风府。

[百证赋]泻牙疼而即移。

[通玄赋]治头项强。

[图翼]主治偏风、半身不遂、口眼㖞斜、口噤不开、暴喑不能言,刺三分,徐徐引气而出。及治任之为病,其苦内结,男子为七疝,女子为瘕聚。一云,疗偏风口㖞面肿,消渴饮水不休,口齿疳蚀生疮,灸之亦佳,日可七壮,至七七壮止,即血脉宣通,其风应时立愈,艾炷不必大,但令当脉,即能愈疾。

[寿世保元]小儿初生三四日至七日内,口噤,不吃乳,多啼者,是客风中于脐,循流至心脾二经,遂使舌张唇撮,灸承浆一穴七壮,次灸颊车,二穴各七壮。

大迎—名髓孔

[甲乙]在曲颔前一寸三分,《千金》《外台》《铜人》作一寸二分。《素·王注》作一寸三寸,凡四见文同。颔,腮下也。骨陷者中动脉,[素·骨空论]或

骨空在口下当两肩。[王注]谓大迎穴也。足阳明脉气所发，原本误，足太阳脉气所发。《外台》及《素·气府论》《气穴论》《骨空论王注》同作足阳明脉气所发，今从之。[图翼]《热寒病篇》曰：臂阳明有入頄①偏齿者，名曰大迎。则此为手足阳明之会。刺三分，留七呼，灸三壮。

[灵·卫气失常篇]卫气之留于腹中，蓄积不行，苑蕴不得常所，使人支胁，胃中满，喘呼逆息，其气积于胸中者，上取之，泻大迎[甲乙]作人迎，天突，喉中。

[灵·寒热病篇]臂阳明有入頄偏齿者，名曰大迎。下齿龋取之，恶寒补之，不恶寒泻之。

[甲乙]痓，口噤，大迎主之。寒热，颈瘰疬，大迎主之。癫疾互引，口喎，喘悸者，大迎主之，及取阳明、太阴，候手足变血而止。厥，口僻失欠，下牙痛，颊肿，恶寒，口不收，食不能言，不得嚼，大迎主之。

[百证赋]兼颧髎，治目眩。

[图考]灸三壮七壮，炷如小麦，主中风牙关不闭，失音不语，口眼㖞斜，颊肿，牙痛，失欠，牙关脱臼。

颊车—名曲牙，机关

[甲乙]在耳下曲颊端，陷者中，开口有孔。[卫生宝鉴]在耳下二韭叶陷者宛宛中。[大成]耳下八分，曲颊端近前陷中，侧卧开口有空取之。足阳明脉气所发，刺入三分，灸三壮。[铜人]针四分，得气即泻，日灸七壮，至七七壮，炷如麦大。

[甲乙]颊肿，口急，颊车痛，不可以嚼，颊车主之。

[灵光赋]针齿痛。

[玉龙赋]兼地仓，疗口喎。

---

① 頄：颧骨。

[图翼]主治中风,牙关不开,失音不语,口眼㖞斜,颊肿牙痛,不可嚼物,颈强不得回顾。凡口眼㖞斜者,㖞则左泻右补,斜则左补右泻。

下关

[甲乙]在客主人下,客主人,一名上关,在耳前骨上,开口有空。手足少阳、阳明之会见手少阳。耳前动脉下空下廉,合口有孔,张口即闭。[图考]在颧骨弓下际,即下牙床,半月歧上之陷窝中,即下关穴也。"关"字,指颧骨弓而言。[灵·本输篇]刺下关者,欠不能呿①。[张注]欠,撮口出气也。呿,大张口貌。下关,足阳明经穴,必合口乃得之。故刺下关者,欠不能呿。[图翼]侧卧闭口取之。足阳明、少阳之会。刺入三分,留七呼,灸三壮,耳中有干糨抵,不可灸。糨,音适。糨抵,《素·气穴论》作擿之。[外台]耳中有干底聤,耳有脓,不可灸之。

[甲乙]口僻,颧髎及龈交、下关主之。耳鸣,取耳前动脉。耳痛不可刺者,耳中有脓,若有干擿抵,耳无闻也。耳聋鸣,下关及阳溪、关冲、掖门、阳谷主之。失欠,下齿龋,下牙痛,颔肿,下关主之。

[千金]治久风,卒风,缓急诸风,次灸下关。

[图翼]主治伤风,口眼㖞斜,耳鸣耳聋,痛痒出脓,失欠,牙关脱臼。

人迎—名天五会

[甲乙]在颈大动脉应手,侠结喉旁。原文脱"旁"字,今从《千金》《外台》补。原注:《素问·阴阳类论》注云:人迎在结喉旁一寸五分,动脉应手。[分寸歌]人迎喉旁寸五真。[大成]侠结喉两旁一寸五分,仰面取之。以候五藏气,滑氏曰:古以侠喉两旁为气口,人迎以候五藏气。至晋王叔和,直以左右寸口为人迎气口。足阳明脉气所发,禁不可灸,[外台]灸之,不幸杀人。刺入四

---

① 呿:(口)张开。

分,过深不幸杀人。

[灵·本输篇]任脉侧之动脉,足阳明也,名曰人迎。

[灵·寒热病篇]阳迎《甲乙》作阳逆头痛,胸满不得息,取之人迎。

[甲乙]大热遍身,故狂言而妄见妄闻,视足阳明及大络取之,虚者补之,血如实者泻之。因令偃卧,居其头前,以两手四指按其颈动脉久持之,卷而切推之,下至缺盆中,复上如前,热去乃已,此所谓推而散之者也。头痛刺足阳明曲周动脉,见血立已,不已,按经刺人迎,立已。胸满,呼吸喘喝,穷诎窘不得息,刺入人迎四分,不幸杀人。阳逆霍乱,刺人迎,入四分,不幸杀人。

[千金]灸瘰疬方:灸五里、人迎各三十壮。

[天星秘诀]耳鸣腰痛,先此后耳门及三里。

水突—名水门

[甲乙]在颈大筋前,直人迎下,气舍上,[入门]直人迎下,气舍上,二穴之中。[图翼]内贴气喉。[千金注]一本水突,在曲颊下一寸近后。足阳明脉气所发。刺入一寸,灸三壮。

[甲乙]咳逆上气,咽喉痈肿,呼吸短气,喘息不通,水突主之。
原注:一本作天突。

气舍

[甲乙]在颈,直人迎下,侠天突陷者中,[图翼]在颈大筋前,直人迎下,夹天突边陷中,贴骨尖上有缺。[金鉴]结喉下一寸许。[新考正]侠任脉天突穴外,与手阳明天鼎穴,三穴如平行线。足阳明脉气所发,刺入三分,灸五壮。[外台]灸三壮。

[甲乙]咳逆上气,魄户及气舍主之。肩肿不得顾,气舍主之。喉痹,气舍主之。瘿瘤,气舍主之。

缺盆—名天盖

[甲乙]在肩上横骨陷者中。[针方六集]挟天突两旁各四寸。[方寸歌]气舍下,横骨内,各去中行寸半明。[新考正]缺盆,象其骨间皮肉凹下如盆也,今俗谓之油盏骨,亦谓之锁子骨,皆以形得名也。[素·气府论王注]足阳明脉气所发。[骨空论注]手阳明脉气所发。[新校正]详二经俱发于此,故王注两言之。[图翼]为五藏穴府之道。刺三分,[素·气府论][骨空王注]刺入二分。留七呼,灸三壮。刺太深,令人逆息。[素·刺禁论]刺缺盆中,内陷气泄,令人喘咳逆。[图翼]孕妇禁针。

[甲乙]肩痛引项寒热,缺盆主之。寒热疬适,胸中满,有大气,缺盆中满痛者死。外溃不死,肩痛引项,臂不举,缺盆中痛,汗不出,喉痹,咳嗽血,缺盆主之。腰痛不可俯仰,先取缺盆,后取尾骶。

[千金]缺盆主胸中热,息贲,胁下气上。

[图翼]一曰:主泻胸中之热,治与大杼、中府、风府同。

气户

[甲乙]在巨骨下,输府两旁各二寸陷者中。[素·气府论王注]下直膺窗,去膺窗上四寸八分。[分寸歌]气户,璇玑旁四寸,至乳六寸又四分。[金鉴]巨骨下一寸,旁开中行四寸陷中。[西法]第一肋间。[图考]从锁骨上际之缺盆穴下量约一寸,即至锁骨下际之陷窝,适当第一肋之上,去任脉正中线四寸,直乳头之上,即气户穴也。足阳明脉气所发,仰而取之,刺入四分,[铜人]针三分。灸五壮。[素·气府论注]灸三壮。

[甲乙]胸胁支满,喘逆上气,呼吸肩息,不知食味,气户主之。搘,[外台]作支。

[席弘赋]此穴攻噎,若不愈,兼灸气海。

[百证赋]兼华盖穴,除胁肋痛,有验。

库房

[甲乙]在气户下一寸六分,[纂要]《明堂灸经》谓:输府下一寸,即华

盖旁二寸也。华盖穴为璇玑下一寸陷中，据于任脉观之，六分二字宜削去。陷者中。［图翼］去中行四寸。［西法］第二肋间。［图考］在第一肋与第二肋间并软肉之间。足阳明脉气所发，仰而取之，刺入四分，［铜人］针三分。灸五壮。［素·气府论王注］灸三壮。

［甲乙］胸胁支满，咳逆上气，呼吸多唾浊沫脓血，库房主之。

屋翳

［甲乙］在库房下一寸六分。［素·气府论王注］在气户下三寸二分。［外台］在库房下一寸六分陷者中，足阳明脉气所发，仰而取之。［医学纲目］库房下一寸。［图翼］去中行四寸。［西法］第三肋间部。［图考］在第二肋下，与第三肋上之软肉间。刺入四分，［铜人］针三分。灸五壮。［素·气府论王注］灸三壮。

［外台］屋翳主胸胁支满，咳逆上气，呼吸多唾浊沫脓血，身体重，皮肤不可近衣。《千金》作身肿皮痛不可近衣。淫泺，瘈疭，不仁。

［百证赋］兼至阴穴，治遍身风痒之疼多。

膺窗

［甲乙］在屋翳下一寸六分，［素·气府论王注］在胸两傍侠中行各四寸，巨骨下四寸八分陷者中，足阳明脉气所发，仰而取之。［西法］是处为心脏部，即第四肋间。［图考］在第三肋下第四肋上之软肉间，妇人则在乳盘之上。刺入四分，灸五壮。

［灵·本输篇］足阳明侠喉之动脉也，其腧在膺中。

［甲乙］气逆刺膺中陷者，与肋下动脉。寒热短气，卧不安，膺窗主之。

［千金］治乳妒方：以蒲横度口以度，从乳上行，灸度头二七壮。

［图翼］主治胸满短气不得卧，肠鸣注泄，乳痈寒热。

乳中

[甲乙]乳中[圣济总录]当乳中是。[入门]即乳头上。[西法]在第五肋间心脏部。[新考正]直膺窗下,当乳头之中。禁不可刺灸。[铜人]微刺二分,禁灸。灸刺之,不幸生蚀疮,[素·刺禁论]刺乳上,中乳房,为肿根蚀。[王注]乳之上下皆足阳明之脉也。疮中有脓血清汁者,可治。疮中有息肉《素·气府论》注作癔肉。若蚀疮者,死。

[肘后]治卒癫疾方:灸两乳头三壮,又灸足大指本丛毛中七壮。

[千金]小儿暴痫,灸两乳头,女儿灸乳下二分。

[外台][肘后]夏月中热暍死,凡中暍死,不可使得冷,得冷便死,疗之方,灸两乳头,各七壮。

[儒门事亲]戴人在西华食肆中,见一夫病一瘤,正当目之上纲内眦,色如灰李,下垂覆目之睛,不能视物。戴人乃引入一小室中,令俯卧一床,以绳束其胕,刺乳中大出血,先令人以手揉其目瘤上,亦刺出雀粪,立平出户。

[图翼]一传胎衣不下,以乳头向下尽处,俱灸之即下。

乳根

[甲乙]在乳下一寸六分,陷者中,[图翼]去中行四寸。[寿世保元]在正直乳下,容一指许,骨间陷中,但妇人则屈乳头度之,乳头齐处是穴。[医学正传]妇人在乳房下,起肉处陷中。[西法]第六肋间心脏部。[新考正]乳下第一肋间。[图考]在第五肋下第六肋上软肉间。足阳明脉气所发,仰而取之,刺入四分,[铜人]针三分。灸五壮。[素·气府论王注]灸三壮。

[素·平人气象论]胃之大络,名曰虚里,贯鬲络肺,出于左乳下,其动应衣,脉宗气也。盛喘数绝者,则病在中;结而横,有积矣;绝不至曰死。乳之下其动应衣,宗气泄也。[经络全书]虚里,乳根穴分也。

[甲乙]胸下满痛,膺肿,乳根主之。乳痈,凄索寒热,不可按,乳根主之。

[肘后]治卒吐逆方:灸乳下一寸七壮。《小品方》起死,吐且下利者,灸两乳连黑外近腹白肉际各七壮,亦可至二七壮。治卒得咳嗽方:灸两乳下黑白肉际各百壮,即愈。亦治上气,灸胸前对乳一处,须随年壮也。

[千金]小儿暴痫,若腹满短气转鸣,次灸薜息。薜息在两乳下第一肋间宛宛中是也。治小儿温疟方:灸两乳下一指,三壮。治小儿癖,灸两乳下一寸,各三壮。治胃反食即吐出,上气方:灸两乳下各一寸,以瘥为度。病人干呕,灸乳下一寸三十壮。凡五尸者,飞尸、遁尸、风尸、沉尸、尸疰也,其状腹痛胀急不得气息,上冲心胸,旁攻两胁,或块垒踊起,或挛引腰背,灸乳下一寸,随病左右,多壮数。霍乱转筋,四厥,灸两乳根黑白际各一壮。

[外台]必效疗上气唾脓血方:灸两乳下黑白际各一百壮,良。

[医说]灸咳逆法,病霍乱吐利垂困,忽发咳逆,半日之间,遂至危殆。凡伤寒及久病得咳逆,皆为恶候。投药不效者,灸之必愈。其法:乳下一指许,正与乳相直骨间陷中,妇人即屈乳头度之,乳头齐处是穴。又,炷如小豆许,灸三壮,男灸左,女灸右,只一处,火到肌即瘥,若不瘥,则多不救矣。《苏沈良方》同。

[景岳全书]治呃逆立止法:呃逆一证,古无是名,其在《内经》本谓之哕,因其呃呃连声,故今以呃逆名之,于义亦妥。自孙真人云,遍寻方论无此名,遂以咳逆为哕,因致后世讹传,乃以咳逆、干呕、噫气之类互相肴乱,自唐迄今矣。

[神农经]治胸下满痛,上气喘急,可灸七壮。

[玉龙赋]兼俞府,治气嗽痰哮。

[捷径]治忧噎。

[华佗明堂]主膈气不下,食噎病。

不容

[甲乙]在幽门旁各一寸五分,幽门,足少阴经穴,在巨阙旁一寸五分,足阳明脉、任脉之中,巨阙在脐上六寸五分。去任脉三寸,[入门]平巨阙旁三寸,挺身取之。[图翼]按:《甲乙经》曰:腹自不容以下至气冲二十四穴,夹幽门两旁各一寸五分。诸书皆同。及考幽门则上去中行五分,是不容以下诸穴当去中行二寸,而诸云三寸者非。[金鉴]旁开中行二寸。至四肋端相去四寸,[素·气府论王注]在第四肋端下至太乙,各上下相去一寸。足阳明脉气所发。[西法]中藏胃府。刺入五分。[素·气府论王注]刺入八分。灸五壮。

[素·气府论]侠鸠尾之外,当乳下三寸,侠胃脘各五。[王注]谓不容、承满、梁门、关门、太乙五穴也。侠腹中行两旁,相去各同身寸之四寸。

[甲乙]呕血,肩息,胁下痛,口干,心痛与背相引,不可咳,咳则引肾痛,不容主之。

[千金]脉不出针,不容穴在幽门两旁,各一寸五分。

[图翼]主治腹满,痃癖,胸背胁引痛,心痛唾血,喘嗽,呕吐,痰癖,腹虚鸣不嗜食,疝瘕。

[眼科锦囊]小儿疳眼及雀目者,不容、天枢、七、八、九、十一之椎,灸之皆有效。

承满

[甲乙]在不容下一寸,[素·气府论王注]侠腹中行两旁,相去各四寸。[分寸歌]去中行三寸。[图翼]去中行二寸,对上脘。[西法]中藏胃府。足阳明脉气所发。刺入八分,[铜人]针三分。灸五壮。[明堂]灸三壮。

[甲乙]肠鸣相逐,不可倾倒,承满主之。

[千金]治肠中雷鸣相逐,痢下方:灸承满五十壮。穴在巨阙相去五寸。巨阙在心下一寸。注:灸之者,侠巨阙两边各二寸半。

承满主胁下坚满痛。

[外台]承满主肩息唾血。

梁门

[甲乙]在承满下一寸,[素·气府论王注]侠腹中行两旁相去各四寸。[分寸歌]去中行三寸。[图翼]去中行二寸,对中脘。[西法]中藏胃府。足阳明脉气所发,刺入八分,[铜人]针三分。灸五壮。[图翼]孕妇禁灸。

[甲乙]腹中《千金》作胸下。《外台》作胁下。积气结痛,梁门主之。

[图翼]胸肋积气,饮食不思,气块疼痛,大肠滑泄,完谷不化,可灸七壮至二十一壮。

[诊则]食仓在中脘两旁各三寸,主妇人血块血凝。

关门

[甲乙]在梁门下,太乙上。[外台]在梁门下五分。一云:一寸,太乙上。[铜人]在梁门下一寸。足阳明脉中间穴外延,[素·气府论王注]侠腹中行两旁相去各四寸。[方寸歌]去中行三寸。[图翼]去中行二寸,对建里。[西法]横行结肠部。足阳明脉气所发。刺入八分,灸五壮。[图翼]一云,五分三壮。

[甲乙]腹胀善满,积气,关门主之。遗溺,关门及神门、委中主之。身肿,关门主之。

[图翼]主治积气胀满,肠鸣切痛,泄痢不食,走气挟脐急痛,痎疟振寒,遗溺。

太乙

[甲乙]在关门下一寸,[素·气府论王注]侠腹两旁相去各四寸。[分寸歌]去中行三寸。[图翼]去中行二寸,对下脘。[西法]小肠部。足阳明脉气所发,刺入八分,灸五壮。[图翼]一云,五分三壮。

［甲乙］狂,癫疾,吐舌,太乙及滑肉门主之。

滑肉门—名滑幽门

［甲乙］在太乙下一寸,［素·气府论王注］去脐横广三寸。［方寸歌］去中行三寸。［图翼］去中行二寸,对水分。［西法］小肠部。足阳明脉气所发。刺入八分,灸五壮。［图翼］一云,五分三壮。

［图翼］主治癫狂,呕逆,吐血,重舌,舌强。

天枢—名长溪,谷门,长谷,循际

［甲乙］大肠募也,去肓俞一寸五分,肓俞在脐旁五分,足少阴、冲脉之会。侠脐两旁各二寸陷者中,［脉经］大肠募在天枢。注:侠脐旁各一寸半。［千金］《霍乱卷》云:在脐旁三寸。《脾藏卷》云:侠脐相去五寸。［素·气府论王注］在滑肉门下一寸,正当于脐。［西法］小肠部。足阳明脉气所发,刺入五分,留七呼,灸五壮。［图翼］《千金》云:魂魄之舍不可针,孕妇不可灸。

［难经］中焦者,在胃中脘,不上不下,主腐熟水谷。其治在脐旁。［徐注］脐旁,天枢穴也,属胃脉。

［甲乙］疟,振寒,热甚狂言,天枢主之。脐疝,绕脐而痛,时上冲心,天枢主之。气疝哕呕,面肿,奔豚,天枢主之。大肠胀者肠鸣而痛濯濯,冬日重感于寒,则泄食不化,天枢主之。腹胀肠鸣,气上冲胸,不能久立,腹中痛濯濯,冬日重感于寒则泄,当脐而痛,肠胃游气切痛,食不化,不嗜食,身肿—本作重,侠脐急,天枢主之。阴疝、气疝,天枢主之。女子胞中痛,月水不以时休止,天枢主之。

［千金］久冷,及妇人癥瘕,肠鸣泄利,绕脐绞痛,灸天枢百壮,三报。穴在挟脐两边各方寸,勿针。吐血,腹痛雷鸣,灸天枢百壮。狂言恍惚,灸天枢百壮。霍乱若先下利者,灸谷门二七壮,在脐旁三寸,男左女右,一名大肠募,不瘥,更灸如前数。泄痢不嗜食,虽

食不消,灸长谷五十壮,三报,穴在挟脐相去五寸。小便不利,大便数,灸天枢百壮,穴在侠脐相去三寸,魂魄之舍,不可针,大法在脐傍一寸,合脐相去可三寸也。

[外台]《肘后》疗霍乱先洞下者,法:灸脐边二寸,男左女右十四壮,甚者至三十、四十壮,名大肠募也。

[标幽赋]治虚损。

[百证赋]兼水泉,治月潮违限。

[图翼]治夹膝疼痛,腹中气块,久泻不止,虚损劳弱,可灸二十一壮。

外陵

[甲乙]在天枢下,大巨上,[千金]在天枢下半寸,大巨上。[素·气府论王注]在天枢下一寸。[水穴论注]在脐下一寸,两旁去冲脉各一寸五分。[图翼]去中行二寸,对阴交。[西法]小肠部。足阳明脉气所发,刺入八分,[铜人]针三分。灸五壮。

[甲乙]腹中尽痛,外陵主之。

[图翼]主治腹痛,心下如悬,下引脐痛。

[景岳全书]外陵穴在脐左右,各开一寸半,灸疝,立效,永不再发,屡用屡验。

大巨—名腋门

[甲乙]在长溪下二寸,长溪即天枢穴。[千金]在脐下一寸两旁各二寸。[素·气府论王注]在外陵下一寸。[图翼]天枢下二寸,去中行二寸,对石门。[西法]小肠部。足阳明脉气所发,刺入八分,[铜人]针五分。灸五壮。

[甲乙]癥①疝,大巨及地机、中郄主之。偏枯,四肢不用,善

---

① 癥:阴病。癥疝:丈夫阴器连少腹急痛。下同。

惊,大巨主之。

[图翼]主治小腹胀满,烦渴,小便难,㿗疝,偏枯,四支不收,惊悸不眠卧。

水道

[甲乙]在大巨下三寸,[入门]天枢下五寸。[分寸歌]天枢下四寸,去中行二寸。[图考]在大巨穴下一寸,诸书云三寸,实误。《西法针灸》云:在大巨下一寸为是。[西法]小阳部。足阳明脉气所发,刺入二寸五分,[图翼]刺一寸五分,一曰:刺八分半。灸五壮。

[甲乙]三焦约,大小便不通,水道主之。小腹胀满,痛引阴中,月水至则腰脊痛,胞中瘕,子门有寒,引髋髀,水道主之。"子门"以下,《千金》作子门塞,小便不通,刺水道入二寸半,灸五壮。

[千金]三焦膀胱肾中热气,灸水道,随年壮,穴在挟屈骨,相去五寸。注:屈骨在脐下五寸,屈骨端水道,侠两边各二寸半。

[百证赋]兼筋缩,专治脊强。

归来一名溪穴

[甲乙]在水道下二寸,[入门]天枢下七寸。[分寸歌]天枢下六寸,去中行二寸。《图考》按:少腹直行之寸,由脐中任脉下,量至横骨上际,折作五寸,从神阙至曲骨共七穴,所行五寸之度。肾经肓俞至横骨共六穴,亦行五寸之度,而本经天枢至归来五穴,诸书云"行七寸之度",其误在大巨去水道三寸。既以少腹折作五寸,岂能行七寸之度?因归来穴在水道下二寸,去任脉曲骨二寸,去肾经横骨穴一寸五分,盖曲骨、横骨、归来三穴皆在横骨上际。《西法》云:在水道下一寸为是。[西法]小肠部。[素·水穴论王注]足阳明经脉气所发。刺入八分,[铜人]针五分。[图翼]一曰刺二分半。灸五壮。

[甲乙]奔肫,卵上入,痛引茎,归来主之。《千金》作卵上入引茎痛。女子阴中寒,归来主之。

［千金］妇人阴冷，肿痛，灸归来三十壮，三报。侠玉泉五寸，是其穴。

气冲—名气街

［甲乙］在归来下，鼠鼷上一寸。鼷，音奚，［说文］小鼠也。横骨尽处，去中行五寸有肉核，名鼠鼷。动脉应手，［千金］［外台］在归来下一寸，鼠鼷上一寸。［素·气府论王注］在腹脐下，横骨两端鼠鼷上一寸。［刺禁论注］在腹下侠脐两旁，相去四寸，鼠鼷上一寸，动脉应手。［骨空论］冲脉起于气街。注：在毛际两旁鼠鼷上一寸。［痿论注］气街，则阴毛两旁脉动处也。［医学纲目］脐下两旁阴毛际横骨端宛宛中，有动脉是也。［入门］天枢下八寸，动脉。［金鉴］旁开中行二寸。［图考］从归来穴往下稍斜外侧一寸，适当股部内侧之纹，用手摸之，在横骨外端之下陷凹之处，有股动脉，由此顺腿纹下量一寸即至腹股沟淋巴腺，即鼠鼷。足阳明脉气所发。［图翼］冲脉所起。刺入三分，留七呼，［铜人］禁针。［素·刺禁论］刺气街中脉，血不出，为肿鼠仆。［王注］气街之中，胆胃脉也。胆之脉循胁里，出气街，绕毛际。胃之脉侠脐，入气街中。其支别者，起Excel下口，循腹里，下至气街中而合。今刺之而血不出，则血脉气并聚于中，故内结为如伏鼠之形也。灸三壮。［铜人］灸七壮，炷如大麦。灸之不幸，使人不得息。

［灵·海论］胃者，水谷之海，其输上在气街，下至三里。

［灵·卫气篇］胸气有街，腹气有街，头气有街，胫气有街。气在腹者，止之背腧与冲脉于脐左右之动脉者。气在胫者，止之于气街。

［素·痿论］阳明者，五藏六府之海，主润宗筋。宗筋主束骨而利机关也。冲脉者，经脉之海也，主渗灌溪谷，与阳明合于宗筋。阴阳总宗筋之会，会于气街，而阳明为之长，皆属于带脉，而络于督脉，故阳明虚则宗筋纵，带脉不引，故足痿不用也。

［甲乙］石水，刺气街。卫气留于脉中，蓄积不行，苑蕴不得常所，支胁中满，喘呼逆息者，其气积于下者，泻三里与气街。腹痛，刺脐左右动脉，已刺按之，立已。不已，刺气街，已刺按之，立已。腹中

有大热,不安,腹有大气如相侠,暴腹胀满,癃,淫泺,气冲主之。腹满,痛不得息,正卧《千金》作正仰卧,屈一膝,伸一股,并刺气冲,针上入三寸,气至泻之。腰痛控睾、少腹及股,卒俯不得仰,刺气街。阴疝,痿《千金》作癫阴肿痛,阴痿,茎中痛。两丸骞,痛不可仰卧,刺气冲主之。脱肛下,刺气街主之。女子月水不利,或暴闭塞,腹胀满,癃,淫泺身热,腹中绞痛,癫疝阴肿及乳难,子上抢心,若胞衣不出,众气尽乱,腹满不得反复《千金》《外台》作不得反息,正偃卧,屈一膝,伸一膝,并气冲针上入三寸,气至泻之。妇人无子及少腹痛,刺气冲主之。

[千金]气冲主腹中满热,淋闭,不得尿。治石水,灸然谷、气冲、四满、章门。李东垣曰:脾胃虚弱,感湿成痿,汗大泄,妨食,三里、气街以三棱针出血。又曰:吐血多,不愈,以三棱针于气街出血,立愈。

[百证赋]兼冲门,治带下、产崩。

[图翼]此穴主泻胃中之热,与三里、巨虚上下廉同。

髀关

[甲乙]在膝上伏兔后交分中,[入门]膝上伏兔后髌骨横纹中。[分寸歌]髀关膝上有尺二。[金鉴]膝上一尺二寸许,中行左右各三指。按:捺上有肉起,如伏兔之状,故名伏兔。在此肉起后交纹中,髀关穴也。刺入六分,灸三壮。[图翼]一云:刺三分,禁灸。

[甲乙]膝寒痹不仁,不可屈伸,髀关主之。

[图翼]腰痛膝寒,足麻木不仁,黄疸,痿痹,股内筋络急,小腹引喉痛。

伏兔

[甲乙]在膝上六寸起肉间,[神应经]在阴市上三寸起肉上,正跪坐取之。[入门]膝髌䯊上六寸向里。[图翼]一云:在膝盖上七寸左右各三指。按:捺上有肉起,如兔状,因以此名。[千金]伏兔穴:令病人累夫端坐,以病人手扶掩横

膝上,下旁与曲膝头齐上旁侧,夫际当中央是。足阳明脉气所发。刺入五分,禁不可灸。

[甲乙]寒疝,下至腹腠膝腰痛如清水,大腹一作小腹诸疝,按之至膝上,伏兔主之。

[千金]凡脚气,初灸风市,次灸伏兔,百壮,亦可五十壮。狂邪鬼语,灸伏兔百壮。伏兔主膝中寒。

[此事难知]定痫疽死地分有九,伏兔居一。刘宗厚曰:脉络所会也。

[图翼]脚气,膝冷不得温,风痹,妇人八部诸疾。

阴市一名阴鼎

[甲乙]在膝上三寸,[神应经]在膝盖上三寸。伏兔下,[素·刺腰痛论王注]伏兔下陷者中。[图翼]在膝内辅骨后,大筋下,小筋上,屈膝得之。[金鉴]从伏兔下行三寸陷中。[图考]从膝盖骨上际正中线上量三寸,于此处往外折量二寸,即阴市穴。若拜而取之,足阳明脉气所发,刺入三分,留七呼,禁不可灸。[素注]灸三壮。

[甲乙]寒疝痛,腹胀满,痿厥少气,阴市主之。

[千金]阴市主膝中寒。水肿大腹,灸随年壮。

[玉龙赋]兼风市,能驱腿足之乏力。

[通玄赋]膝胻痛,阴市能医。

[灵光赋]专治两足拘挛。

[席弘赋]心痛手颤少海间,若要除根觅阴市。

[图翼]主治腰膝寒如注水,痿痹不仁,不得屈伸,寒疝,小腹痛满,少气。

梁丘

[甲乙]足阳明郄,在膝上二寸。[千金][外台]在膝上二寸两筋间。

[金鉴]阴市下行一寸,两筋间。[图考]从膝盖上际正中线往上量二寸,于此处往外侧一寸,以手按之,微有陷窝,即梁邱穴也,在阴市下一寸。刺入三分,灸三壮。

[甲乙]大惊,乳痛,梁丘主之。胫苕苕《外台》作胫苦痹膝不能屈伸,不可以行,梁丘主之。

[神农经]治膝痛屈伸不得,可灸三壮、七壮。

犊鼻

[甲乙]在膝下胻上,[千金]在膝膑下骭上侠解大筋中,[千金]脚气卷:犊鼻,穴在膝头盖骨上际外,骨边平处,以手按之得节解则是。一云在膝头下近外三骨箕踵中动脉,以手按之得窟解是。[外台]脚气门:在膝盖上外角宛宛中是也。[素·骨空论]胻骨空在辅骨之上端。[王注]谓犊鼻穴也。[入门]在膝头眼外侧大筋陷中。[金鉴]从梁丘下行遇膝盖骨,胻骨上陷中,俗名膝眼,此处陷中两旁有空状如牛鼻,在外侧者,犊鼻穴也。足阳明脉气所发。刺入六分,[铜人]针三分。[灵·本输篇]刺犊鼻者屈不能伸。[张注]犊鼻穴必屈足以取之,故屈不能伸。[素·刺禁论]刺膝膑出液为跛。灸三壮。

[甲乙]犊鼻肿,可刺,其上坚勿攻,攻之者死。[铜人]先以洗熨,即微刺之,愈。

[千金]凡犊鼻肿,可灸不可刺,若其上坚,若攻,攻之者即死。凡脚气,初灸风市,次灸伏兔,次灸犊鼻,五十壮,可至百壮。

[外台]犊鼻,主膝中痛不仁,难跪起,诸肿节溃者死,不溃可疗也。

[灵光赋]善治风邪淫。

三里—名下陵,鬼邪

[甲乙]三里,土也。在膝下三寸胻外廉,《千金》作䯒骨外。[素·针解篇]所谓三里者,下膝三寸也。所谓跗之者,举膝分易见也。[王注]三里,穴名,正在膝下三寸,胻外两筋肉分间,极重按之,则足跗上动脉止矣,故曰举膝分易

见。〔肘后〕以病人手横掩下并四指,名曰一夫,指至头膝骨下,指中指是其穴,附胻骨外边,捻之凹凹然也。〔入门〕犊鼻下三寸,胻骨外廉分肉间。〔诊则〕在膝下三寸,以手掌心按膝上,中指尽处,胻骨之外廉,大筋内宛宛中,两筋分间,坐而竖膝低跗取之。〔灸法医学研究〕三里若目解剖上言之,则在胫骨之骨头的外端突出部与腓骨小头之内端突隆部之中间,适与筋沟相当处,其深奥处为腓骨神经所经过,轻押即见。若以指头没入,则有一种柔软之感觉,此处约有米粒横断面大之,基底部如金字塔型。〔图考〕从膝盖骨下际正中线下量二寸,有隆起之骨,于此处向外侧横量一寸五分,以手按之,上有隆起之骨,下有陷凹处,即三里穴也。足阳明脉气所入也,为合。刺入一寸五分,留七呼,〔素·气穴论王注〕刺入一寸。〔铜人〕针五分。〔明堂〕针八分,留十呼,泻七吸。灸三壮。〔千金〕灸二百壮至五百壮。〔明堂〕日灸七壮止百壮。〔外台〕凡人年三十以上,若不灸三里,令人气上眼暗,所以三里下气也。〔图翼〕小儿忌灸三里,三十外方可灸,不尔反生疾。

〔灵·九针十二原篇〕如人不欲行,阴有阳疾者,取之下陵三里,正往无殆,气下乃止,不下复始也。

〔灵·邪气藏府病形篇〕胃合于三里,取之三里者,低跗取之。胃病者,腹䐜胀,胃脘当心而痛,上肢两胸《甲乙》作上支两胁,膈咽不通,食欲不下,取之三里也。

〔灵·五邪篇〕邪在肝,则两胁中痛,寒中,恶血在内,行善掣节,时脚肿,取之行间以引胁下,补三里以温胃中。在脾胃,则病肌肉痛,阳气有余,阴气不足,则热中善饥。阳气不足,阴气有余,则寒中肠鸣腹痛。阴阳俱有余,若俱不足,则有寒有热,皆调于三里。

〔灵·卫气失常篇〕卫气之留于腹中,搐积不行,苑蕴不得常所,使人肢胁胃中满,喘呼逆息者,积于下者泻三里与气街。

〔灵·五乱篇〕气乱于肠胃,则为霍乱,取之足太阴、阳明不下者,取之三里。

〔素·刺腰痛篇〕阳明令人腰痛,不可以顾,顾如有见者,善悲。刺阳明于骱前三痏,上下和之,出血。秋无见血。〔王注〕正三里穴也,阳明合脾,脾王长夏,土衰于秋,故秋无见血。

[素·骨空论]膝痛不可屈伸,连若衃折,治阳明,中俞髎。[王注]是则正取三里穴也。

[素·水热穴论]气街、三里、巨虚上下廉,此八者以泻胃中之热也。

[甲乙]气在于肠胃者,取之足太阴、阳明。不下者,取之三里。热病先头重颔痛,烦闷身热,热争则腰痛不可以俯仰,胸满,两颔痛甚,善泄,饥不欲食,善噫,热中,足清,腹胀,食不化,善呕,泄有脓血,若呕无所出,先取三里,后取太白、章门主之。阳厥悽悽①而寒,少腹坚,头痛,胫股腹痛,消中,小便不利,善呕,三里主之。狂歌妄言,怒,恶人与火,骂詈,三里主之。痓,中有寒,取三里。痓,身反折,口噤喉痹不能言,三里主之。五藏六府之胀,皆取三里,三里者,股之要穴也。水腹胀皮肿,三里主之。邪在胆,逆在胃,胆液泄则口苦,胃气逆则呕苦汁,故曰呕胆,取三里以下胃逆。《脉经》作刺三里以下胃气逆。则刺足少阳血络,以闭胆逆,调其虚实,以去其邪。肠中寒,胀满善噫,闻食臭,胃气不足,肠鸣腹痛泄,食不化,心下胀,三里主之。少腹肿痛不得小便,邪在三焦约,取之足太阳大络,视其结络脉与厥阴小结络而血者,肿上及胃脘取三里。霍乱遗失气遗下《千金》有尿字,三里主之。阴气不足,热中,消谷善积,腹热,身烦狂言,三里主之。胸中瘀血,胸胁支满,鬲痛不能久立,膝痿寒,三里主之。乳痈有热,三里主之。

[脉经]寸口脉涩,是胃气不足,宜服干地黄汤,自养调和饮食,针三里补之。

[千金]凡脚气初得,如觉脚恶,便灸三里及绝骨各一处。三里穴在膝头骨节,一夫附胫骨外是。一云在膝头骨节下三寸。人长

---

① 悽:同"凄"。下同。

短大小当以病人手夫度取,灸之百壮。[外台]苏恭云:常须灸三里绝骨,勿令疮差,佳。邪病大唤骂走远,三里主之。注:一名鬼邪。胃中热病,灸三里三十壮,穴在膝下三寸。三里凡此等疾,《千金》所主数证已见上,不赘。皆灸刺之,多至五百壮,少至二三百壮。

[医说]若要安,三里莫要干。患风疾人,宜灸三里者,五藏六府之沟渠也。常欲宣通即无风疾。

[心书]三里治两目眽眽,不能远视,及腰膝沉重,行步乏力,此证须灸中脘脐下,待灸疮发过,方灸此穴,以出热气,自愈。

[大成]华佗云:三里主五劳羸瘦,七伤虚乏,胸中瘀血,乳痈。

李东垣曰:六淫客邪及上热下寒,筋骨皮肉血脉之病,错取穴于胃之合,三里穴大危。又曰:有人年少气弱,常于三里气海灸之,节次约五七十壮,至年老热厥头痛,虽大寒犹喜风寒,痛愈恶暖处及烟火,皆灸之过也

[卫生宝鉴]治乳痈肿痛,诸药不能止痛者,三里穴针入五分,其痛立止如神,穴在膝下𬹼外廉两筋间,举足取之。

[图翼]秦承祖曰:诸病皆治,食气水气,蛊毒痃癖,四肢肿满,膝酸痛,目不明。

一传,心疼者灸此穴及承山,立愈,以其中有瘀血,故泻此则愈。

[千金]三里、内庭治肚腹病妙。身重肿,坐不欲起,风劳脚疼,灸三里五十壮,针五分补之。

[神农经]治心腹胀满,胃气不足,饮食不化,痃癖气块,吐血,腹内诸疾,五劳七伤,灸七壮。

[太乙歌]兼束骨刺,治项强肿痛,身重,腰瘫。

[玉龙赋]兼绝骨、三阴交,能治连延脚气。又治心悸虚烦。兼水分、阴交,蛊胀宜刺。合太冲、中封治行步艰楚。

[百证赋]兼阴交,治中邪,霍乱。

[灵光赋]治气上壅。兼阳陵、阴陵、申脉、照海,治脚气及在腰之疾。

[席弘赋]治手足上下疾,亦治食癖气块。虚喘宜寻三里中。胃中有积刺璇玑,此穴功亦多。气海专治五淋,又须针三里。治耳内蝉鸣,腰欲折,须兼五会补泻之始妙。若针肩井须三里,不刺之时气未调。治腰连胯痛。治脚肿脚痛,须兼悬钟、阳陵、阴陵、三阴交、太冲,行气,并治指头麻木。腕骨腿疼泻此穴。兼风府,针度浅深,更寻三里,治膀胱气未散。

[通玄赋]能除五劳之羸瘦。又治冷痹。

[捷法]治食不充饥。

[天星秘诀]耳鸣腰痛先五会,后耳门、三里。胃停宿食,后寻三里起璇玑。兼二间治牙疼头痛并喉痹。兼期门治伤寒过经不出汗。

[四总穴]肚腹三里留。

[马丹阳天星十二穴]三里膝眼下,三寸两筋间,能除心胁痛,腹胀胃中寒,肠鸣并泄泻,腿肿膝胫酸,伤寒羸瘦损,气蛊及诸般,年过三旬后,针灸眼光全。

巨虚上廉—名上巨虚

[甲乙]足阳明与大肠合,在三里下三寸。[素·气穴论王注]在犊鼻下,胻外廉六寸,足阳明脉气所发。[分寸歌]膝下六寸上廉穴。[神应经]三里下三寸,两筋骨罅宛宛中,蹲坐取之。[图考]在三里穴下三寸,胫骨腓骨之间。刺入八分,[铜人]针三分。灸三壮。[千金]灸以年为壮数。

[灵·邪气藏府病形篇]大肠合入于巨虚上廉,取之巨虚者举足,大肠病者,肠中切痛而鸣濯濯。冬日重感于寒即泄,当脐而痛,不能久立,与胃同候,取巨虚上廉。

[甲乙]风水膝肿,巨虚上廉主之。胸胁支满,恶闻人声与木

音,巨虚上廉主之。腹中雷鸣,气常冲胸,喘,不能久立,邪在大肠也,刺肓之原、巨虚上廉、三里。大肠有热,肠鸣腹满,挟脐痛,食不化,喘,不能久立,巨虚上廉主之。狂妄走,善欠,巨虚上廉主之。飧泄,大肠痛,巨虚上廉主之。

[千金]脚气灸法第六,上廉穴,在上廉下一夫,亦附胫骨外是,灸之百壮。治虚劳冷,骨节疼痛无力,方:灸上廉七十壮,三里下三寸是。《外台》作疗骨髓冷疼痛灸法。

李东垣曰:脾胃虚弱,湿痿,汗泄,妨食,三里、气街出血。不愈,于上廉出血。

条口

[甲乙]在下廉上一寸,[分寸歌]膝下七寸条口位。[图翼]在三里下五寸,下廉上一寸。[金鉴]上巨虚下行二寸。足阳明脉气所发,刺入八分,[铜人]针五分。灸三壮。[外台]灸五壮。

[甲乙]胫痛,足缓失履,湿痹,足下热,不能久立,条口主之。

[千金]条口主膝股肿,胻酸转筋。

[外台]条口主胫寒,不得卧。

[天星秘诀]兼冲阳、绝骨,治足缓难行。

[图翼]主治足膝麻木,寒酸肿痛,跌肿转筋,湿痹足下热,足缓不收,不能久立。

巨虚下廉—名下巨虚

[甲乙]足阳明与小肠合,在上廉下三寸。[素·针解篇]巨虚者,跷足胻独陷也。下廉者,陷下者也。[王注]巨虚,穴名也。跷,谓举也。取巨虚下廉穴,当举足取之,则胻外两筋之间陷下也,欲知下廉穴者,胻外两筋之间独陷下者,则其处也。[分寸歌]膝下八寸下廉看。[图翼]在上廉下三寸,两筋骨罅中,蹲地举足取之。[金鉴]条口下行一寸。原注:《气穴论》注云:足阳明脉气所发。刺

入三分,[铜人]针八分。[明堂]针六分,得气即泻。灸三壮。[灵·邪气藏府病形篇]小肠合入于巨虚下廉,取之巨虚者,举足。小肠病者,小腹痛,腰脊控睾而痛,时窘之后,当耳前热,若寒甚,若独肩上热甚,及手小指次指之间热,若脉陷者,此其候也。手太阳病也,取之巨虚下廉。

[甲乙]少腹痛,泄出糜,次指间热,若脉陷寒热身痛,唇渴不干,汗出,毛发焦,脱肉,少气,内有热,不欲动摇,泄脓血,腰引少腹痛,暴惊,狂言非常,巨虚下廉主之。乳痈惊痹,胫重,足跗不收,跟痛,巨虚下廉主之。

[千金]脚气灸法第七,下廉穴在上廉下一夫。一云附胫骨外是,灸治百壮。劳冷,气逆转筋,胫骨痛不可忍,灸屈膝下廉,横筋上三壮。

丰隆

[甲乙]足阳明络也。在外踝上八寸,下廉胻外廉,陷者中,[分寸歌]膝下九寸,踝上八寸。[图考]由足外踝上际,往上直量八寸即下巨虚穴,从此穴向外侧横量一寸,当腓骨外际,即丰隆穴也。别走太阴者。刺入三分,灸三壮。[明堂]灸七壮。

[灵·经脉篇]足阳明之别,名曰丰隆,去踝八寸,别走太阴。其别者,循胫骨外廉,上络头项,合诸经之气,下络喉嗌,其病气逆,则喉痹瘁暗。实则狂癫,虚则足不收,胫枯,取之所别也。

[甲乙]厥头痛,面浮肿,烦心,狂见鬼,善笑不休,发于外有所大喜,喉痹不能言,丰隆主之。

[千金]丰隆主胸痛如刺,腹若刃切痛。主四肢肿、身重。主风逆四肢肿。主身湿。主狂妄行,登高而歌,弃衣而走。主厥逆足卒青,痛如刺,腹若刀切之状,大便难,烦心,狂见鬼,好笑,面、四肢卒肿。

[太乙歌]兼上脘,刺心疼,呕吐,伤寒吐蛔。

［玉龙赋］兼肺俞,治痰嗽。合涌泉、关元可治尸劳。

［席弘赋］专治妇人心痛。

［百证赋］兼强间,治头痛难禁。

解溪

［甲乙］解溪者,火也。在冲阳后一寸五分,腕上陷者中。《素·气穴论王注》作二寸半。《刺虐篇注》作三寸半。《新校正》云：《素问》二注不同,当从《甲乙经》之说。［入门］足腕上系鞋带处之陷中,去内庭上六寸半。［图翼］一曰,在足大指次指直上,跗上陷者宛宛中。［图考］在冲阳直上一寸五分,足背腕中,当胫骨与距骨相接之陷凹中,以手按之,内外有韧带,其中即解溪穴也。足阳明脉之所行也,为经。刺入五分,留五呼,灸三壮。

［甲乙］热病汗不出,善噫,腹胀满,胃热,谵语,解溪主之。疟,瘛疭,惊,股膝重,胻转筋,头眩痛,解溪主之。风水,面浮肿,颜黑,解溪主之。足大指搏伤,下车挃地通背,指端伤为筋痹,解溪主之。风从头至足,面目赤,口痛啮舌,解溪主之。癫疾,发寒热,欠,烦满,悲泣出,解溪主之。霍乱,解溪主之。白膜覆珠,瞳子无所见,解溪主之。

［神农经］治腹胀,脚腕痛,目眩,头痛,可灸七壮。

［玉龙赋］兼商丘、丘墟,堪追脚痛。

［百证赋］兼阳谷,治惊悸怔忡。

［图翼］疗痃疟,寒热,须兼刺厉兑、三里、解溪、商丘出血。一传腹肿及足胫虚肿,灸之效。一传气逆发噎将死,灸之效。寒湿脚疮,取足跗上二寸许,足腕正中陷处是穴,灸七壮,神效,此穴当是解溪。

冲阳—名会原,趺阳

［甲乙］在足跗上五寸骨间动脉上,去陷谷三寸。［图翼］去陷谷二寸,即仲景所谓趺阳也。徐灵胎曰：在足跗上,去内庭五寸,高骨间动脉。足阳

明脉之所过也,为原。[难经]胃之原出于冲阳。刺入三分,留十呼,[素·刺禁论]刺跗上,中大脉血出不止,死。灸三壮。

[灵·邪气藏府病形篇]两跗之上脉竖陷者,足阳明病,此胃脉也。

[素·三部九候论王注]候胃气者,当取足跗之上,冲阳之分,穴中脉动乃应手也。

[素·气交变大论]岁木太过,风气流行,脾土受邪,冲阳绝者,死不治。

[素·至真要大论]厥阴司天,风淫所圣,病本于脾,冲阳绝,死不治。[王注]冲阳在足跗上,动脉应手,胃之气也。冲阳脉微,则食饮减少,绝则药食不入,亦下嗌还出也。攻之不入,养之不生,邪气日强,真气内绝,故其必死,不可复也。

[素·刺疟篇]足阳明之疟,令人先寒,洒淅洒淅,寒甚久乃热,热去汗出,喜见日月光火气,乃快然。刺足阳明跗上。[王注]冲阳穴也。疟发身方热,刺趾上动脉,开其空,出其血,立寒。

[素·缪刺论]人有所堕坠,恶血留内,腹中满胀,不得前后,先饮利药。此上伤厥阴之脉,下伤少阴之络。刺足内踝之下,然骨之前,血脉出血,刺足跗上动脉。[王注]谓冲阳穴,胃之原也,主腹大不嗜食,以腹胀满,故尔取之。

[甲乙]善啮颊齿唇,热病汗不出,口中热痛,冲阳主之。胃脘痛,时寒热,皆主之。风水面胕肿,冲阳主之。腹大不嗜食,冲阳主之。足下缓,失履,冲阳主之。痿厥风头重,颔痛,枢股䯒外廉骨痛,瘈疭,痹不仁,振寒,时有热,四肢不举,跗阳主之。

[脉经]右手关上阳实者,胃实也,苦肠中伏伏一作偪偪,不思食物,得食不能消,刺足阳明经治阳,在足上动脉。注:即冲阳穴也。右手关上阴绝者,无脾脉也,苦少气下利,腹满身重,四肢不欲动,善呕,刺足阳明治阳。

［千金］瘦劳气，灸冲阳，随年壮。冲阳主齿龋。主振寒而欠。主疟从脚胻起。

［活人书］伤寒何以须诊冲阳脉耶？答曰：冲阳穴是足阳明胃之经，人受气于谷，谷入于胃，乃传与五藏六府，藏府皆受气于胃，其清者为荣，浊者为卫，荣行脉中，卫行脉外，阴阳相贯，如环之无端，胃为水谷之海，主禀四时，皆以胃气为本，是谓四时之变，病死之要会，故伤寒必诊冲阳，以察其胃之有无也。

［天星秘诀］兼条口、绝骨，治足缓难行。

陷谷

［甲乙］陷谷者，木也。在足大指次指间，本节后陷者中，去内庭二寸。［灵·本输篇］陷谷者，上中指内间，上行二寸，陷者中也。［金鉴］冲阳下行二寸。［新考正］在足大指之次指本节后，歧骨外见陷者中。足阳明脉之所注也，为俞。刺入五分，［铜人］针三分，留七呼，灸三壮。

［甲乙］水中留饮，胸胁支满，刺陷谷出血，立已。面肿目痒，刺陷谷出血，立已。

［千金］治水通身肿方：灸足第二趾上一寸，随年壮。陷谷主腹大满，喜噫。主面浮肿。主咳逆不止。主咳疟少气。凡热病刺陷谷，足先寒，寒上至膝乃出针，身痹洗淅振寒，季胁支满痛。

［总病论］热病，始足胫痛者，先取足阳明而汗出，陷谷穴针入五分，泻之。

［保命集］热无度不可止，刺陷谷出血。

［百证赋］兼下脘，能平腹内肠鸣。

内庭

［甲乙］内庭者，水也。在足大指次指外间陷者中，［灵·本输篇］内庭，次指外间也。［入门］足次指，三指歧骨陷中。［新考正］在足大指之次指本

节前外侧陷者中。[经穴考正]在次趾中趾之间,脚叉缝尽处之陷凹中。足阳明脉之所溜也,为荥。刺入三分,留二十呼,[素·气穴论王注]留十呼。灸三壮。

[甲乙]四厥手足闷者,使人久持之,厥热—本作逆冷,胫痛,腹胀,皮痛,善伸数欠,恶人与木音,振寒,溢中引外痛,热病汗不出,下齿痛,恶寒目急,喘满寒栗,断口噤僻不嗜食,内庭主之。

[千金]内庭主食不化,不嗜食,侠脐急。主胫痛不可屈伸。主疟不嗜食,恶寒。

[外台]文仲疗小便出血方,灸足第二指本第一纹,七壮立愈。

[玉龙赋]兼临泣,能理小腹之腹。

[通玄赋]治腹膨休迟。

[千金十一穴]三里内庭治肚腹病妙。

[捷径]治石蛊。大便不通宜泻此。

[天星秘诀]兼合谷,治寒疟面肿及肠鸣。

[马丹阳天星十二穴]内庭次指外,本属足阳明,能治四支厥,喜静恶闻声,瘾疹咽喉痛,数欠及牙疼,疟疾不能思食,耳鸣针便清。

[图翼]一传主疗久疟不愈,并腹胀。

厉兑

[甲乙]胃出厉兑,厉兑者,金也。在足大指次指之端即次指端,去爪甲角如韭叶,足阳明脉之所出,为井。刺入一分,留一呼,灸三壮。[外台]灸一壮。

[素·缪刺论]邪客于足阳明之经,令人鼽衄,上齿寒,刺足大指次指爪甲上,与肉交者各一痏,左刺右,右刺左。[王注]以其脉左右交于面部,故举经脉之病,以明缪处之类。中当为大传写之误也。据《灵枢经》《孔穴图经》,中指次指爪甲上无穴,当言刺大指次指爪甲上,乃厉兑穴,阳明之井。

［甲乙］热病汗不出，鼽衄，眩时仆，面浮肿，足胫寒，不得卧，振寒，恶人与木音，喉痹，龋齿，恶风，鼻不利，多卧善惊，厉兑主之。疟，不嗜食《千金》有恶寒二字，厉兑主之。寒腹胀满，厉兑主之。

［外台］厉兑主尸厥口噤，气绝脉动如故，其形无知，如中恶状。

［百证赋］与隐白相谐，治梦魇不宁。

针灸经穴图考卷之三

足太阴经穴起于隐白,终于大包,计二十一穴,左右四十二穴。

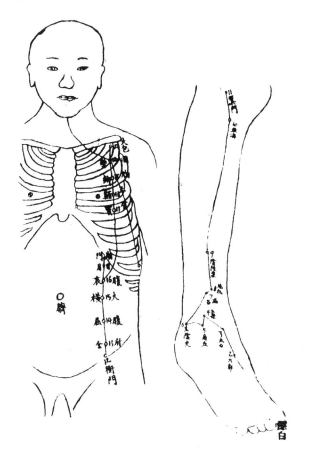

(1) 隐白　(2) 大都　(3) 太白　(4) 公孙　(5) 商丘　(6) 三阴交　(7) 漏谷　(8) 地机　(9) 阴陵泉　(10) 血海　(11) 箕门　(12) 冲门　(13) 府舍　(14) 腹屈　(15) 大横　(16) 腹哀　(17) 食窦　(18) 天溪　(19) 胸乡　(20) 周荣　(21) 大包

足太阴经穴

[灵·经脉篇]脾足太阴之脉,起于大指之端,足太阴脾脉,起于大指内端之隐白穴,受足阳明之交也。足之三阴从足走腹,故太阴起于此,凡后足三阴经皆然。循指内侧白肉际,大指白肉内边之近足掌处。过核骨后,上内踝前廉核骨,《太素》作覈骨,即大指本节后内侧圆骨也。滑氏言:为孤拐者非,盖孤拐骨即是踝骨。核骨,惟一踝骨,则有内外之分。核骨前有大都,核骨后历太白、公孙、商丘。上踹后,踹,《甲乙》《脉经》《太素》作腨。后,作内。踝,首跨。踹,音䏄。足跟后两旁起骨为踝骨。腓腹为腨,即腿肚,亦名胼肠。上内踝前廉之三阴交,又上踹内。循胫骨后交出厥阴之前。胫,《甲乙》《脉经》作骺。本经自漏谷上行二寸,交出厥阴之前,即地机、阴陵泉也。足厥阴经云:上踝八寸交出太阴之后。上膝股内前廉,膝上,《甲乙》《脉经》《太素》《素·脉要精微论王注》有循字。股,大腿也。一曰,髀内为股前廉上侧也。当血海、箕门之次。入腹属脾络胃。脐上为腹,自冲门穴入腹内行,脾与胃为表里,故于中脘、下脘之分,属脾络胃也。上膈,侠咽连舌本,散舌下。膈,《甲乙》《太素》作鬲,下同。咽以嚥物,居喉之后,所谓食管也,至胃长一尺六寸,为胃之系。舌本,舌根也。足太阴经至舌下而止,其侠舌本之脉,足少阴也。[素·太阴阳明论]足太阴者,三阴也,其脉贯胃属脾络嗌,为之行气于三阴。[刺禁篇]刺舌下中脉太过,血出不止,为喑。[王注]舌下脉,脾之脉也。脾脉者,侠咽连舌本,散舌下,血出不止,则脾气不能营,连于舌,故喑,不能言语。其支者,复从胃别上膈,注心下。《甲乙》作注心中。足太阴外行者,由腹之四行,上府舍、腹结等穴,散于胸中,而止于大包,其内行而支者,由腹哀别行,再从胃部中脘之外上膈,注于膻中之里,心下之分,以交于手少阴心经也。是动则病,舌本强,食则呕,胃脘痛,腹胀,是动则

病,气而及于经,从经而及于藏府,故为舌本强,食则呕,胃脘痛,腹胀诸证。脾气暖则健,故食易消,寒则衰,故食不化而呕逆,脾脉入腹,属脾络胃,故为痛为胀。**善噫,得后与气则快然如衰**,如衰,《甲乙》作而衰。《脉经》作得酸与热则快然而食。噫,伊嗌二音,嗳叹声。阴邪盛则上走阳明,阳明之正上通于心,故上走心为噫,气滞故也,得大便后与失气,阳气出则阴邪散,故快然如病衰,但倦怠耳。**身体皆重**。脾主肌肉,身体皆重,太阴之气逆也。**是主脾所生病者,舌本痛,体不能动摇,食不下**。气病则强,血病则痛,病太阴之气则为舌本强,食则呕,气逆之为病也。在脾藏所生之经脉病者,则为舌本痛,食不下,经脉之为病也。气主呴之。病在气,故身体皆重。经脉者,所以濡筋骨而利关节。病在血脉,故体不能动摇,此太阴之是动,脾藏之所生,外内出入而见证之少有别也。**烦心,心下急痛**,《甲乙》《脉经》有寒疟二字。**溏瘕泄**①**水闭,黄疸,不能卧**。《甲乙》作不能食,唇青。《脉经》作好卧不能食肉,唇青。瘕,加驾二音。疸,音旦。太阴脉支者,上膈注心中,故为烦心,心痛,脾寒则为溏泻,脾滞则为癥瘕,脾病不能制水则为泄,为水闭,黄疸不能卧,此藏病之在内也。**强立股膝内肿**,[甲乙]肿下有痛字。《脉经》作肉痛。**厥,足大指不用**。脾主四支,脉起于足拇以上,膝股内廉,故为肿为厥,为大指不用,此经病之在外也。**为此诸病,盛则泻之,虚则补之,热则疾之,寒则留之,陷下则灸之,不盛不虚以经取之。盛者,寸口大三倍于人迎。虚者,寸口反小于人迎也**。足太阴为阳明之里三阴也,故脉之盛衰,候于气口。

[灵·本输篇]脾出于隐白,隐白者,足大指之端内侧也,为井木。溜于大都。大都,本节之后下陷者之中也,为荥。注于太白。太白,腕骨之下也,为输。行于商丘。商丘,内踝之下陷者之中也,为经。入于阴之陵泉,阴之陵泉,辅骨之上陷者之中也,伸而得之,为合,足太阴也。以上脾之五腧,皆足太阴经也。一,[千金]过于公孙为原。

[灵·根结篇]太阴根于隐白,结于太仓。[类经]足太阴下者,根于隐白,上者,结于太仓,太仓即中脘,任脉穴也。

---

① 瘕:据此句后文作者小注,应为"瘕"字。

［灵·卫气篇］足太阴之本，在中封前上四寸之中，标在背腧，与舌本也。中封，足厥阴经穴，前上四寸之中当是三阴交也。背腧即脾腧也。舌本，舌根也。

［灵·经别篇］足太阴之正，上至髀，合于阳明，与别俱行，上结于咽，贯舌中。《甲乙》作上终于咽，贯舌本。此为三合也。此脾胃二经表里相为一合也，足阳明上脾至关，其内行者由气街入腹里，属于胃，散于脾，上通于心，循咽出于口，上頞頔，入承泣之次，系目系，为目下纲，以合于阳明之本经也。足太阴之正，上股内，合于足阳明，与别者俱行，上咽贯舌，是为六合之三也。

［灵·经脉篇］足太阴之别，名曰公孙。去本节之后一寸，别走阳明，其别者，入络肠胃，厥气上逆则霍乱，实则肠中切痛，虚则鼓胀，取之所别也。厥气者，脾气失调而或寒或热，皆为厥气。逆而上行，则为霍乱，本经入腹属脾络胃，故其所病如此。治此者，当取所别之公孙也。

隐白一名鬼垒

［甲乙］脾出隐白，隐白者，木也。在足大指端内侧，以足大指言之则为外侧。去爪甲，《外台》《素·气穴论王注》有角字。如韭叶，足太阴脉之所出也，为井。刺入一分，留三呼，灸三壮。［铜人］针三分。

［灵·热病篇］气满，胸中喘息，取足太阴大指之端，去爪甲如韭叶。寒则留之，热则疾之，气下乃止。

［素·缪刺论］邪客于手足少阴、太阴、足阳明之络，此五络，皆会于耳中，上络左角，五络俱竭，令人身脉皆动，而形无知也，其状若尸，或曰尸厥。刺其足大指内侧爪甲上去端如韭叶［王注］谓隐白穴，足太阴之井也，后刺足心谓涌泉穴，后刺足中指爪甲上各一痏谓第二指足阳明之井也，后刺手大指内侧。去端如韭叶谓少商穴，后刺手心主谓中冲穴。《甲乙》无心主二字，少阴锐骨之端谓神门穴，各一痏，立已。不已，以竹管吹其两耳，鬄①其左角之发，方一寸，燔治，饮以美酒

---

① 鬄：古同"剃"。

一杯，不能饮者灌之，立已。

〔甲乙〕气喘热病衄不止，烦心善悲，腹胀，逆息热气，足胫中寒，不得卧，气满胸中热，暴泄，仰息，足下寒，中闷，呕吐，不欲食饮，隐白主之。腹中有寒气，隐白主之。饮渴身伏，多睡，隐白主之。尸厥，死不知人，脉动如故，隐白及大敦主之。

〔外台〕《千金》男隐卵，大癩病，法：灸大拇指内侧去端一寸白肉际，随年壮，甚验，双灸之。

〔保命集〕血不止，鼻衄，大小便皆血，血崩，当刺足太阴井，隐白。

〔神农经〕隐白，妇人月事过时不止，刺之立愈。

〔百证赋〕兼厉兑，治梦魇不宁。

〔大成〕隐白主小儿客忤，慢惊风。

大都

〔甲乙〕大都者，火也。在足大指本节后陷者中，〔千金·肝藏卷〕在足大趾本节内侧白肉际。〔治疗〕在大趾内侧本节前第二节后。〔大成〕骨缝赤白肉际。〔图考〕在足大趾第一节与第二节相接内侧骨缝之间，即大都穴也。足太阴脉之所溜也，为荥。刺入三分，留七呼，灸一壮。〔铜人〕灸三壮。〔图翼〕凡妇人孕，不论月数及生产后，未满百日，俱不宜灸。

〔灵·厥病篇〕厥心痛，腹胀胸满《甲乙》作暴泄腹胀满，心尤痛甚，胃心痛也，取之大都、太白。

〔甲乙〕热病，汗不出且厥，手足清，暴泄心腹胀痛，心尤痛甚，此胃心痛也，大都主之，并取隐白，腹满善呕，烦闷，此皆主之。疟，不知所苦，大都主之。风逆，暴四肢肿，湿则唏然寒，饥则烦心，饱则眩，大都主之。

〔脉经〕诸下利皆可灸足大都五壮注：一云七壮，商丘、阴陵泉皆三壮。

［肘后］霍乱下利不止者，灸足大指本节内侧寸白肉际左右，各七壮，名大都。

［千金］大便难，灸足大都随年壮。

［外台］《备急》疗卒得中风，急闷乱欲死方：灸足大指下横纹，随年壮。

［席弘赋］兼横骨，治气滞腰痛不能立。

［百证赋］兼经渠，治热病汗不出。

太白

［甲乙］太白者，土也。在足内侧《千金》作足大趾内侧，核骨下陷者中。［神应经］在足大指内侧大都后一寸下一寸。［金鉴］足大指后内侧，内踝前，核骨下赤白肉际陷中。［治疗］在大趾本节后。［图考］在足拇趾第二节末端与掌骨相接之间，即太白穴也。足太阴脉之所注也，为俞。刺入三分，留七呼，灸三壮。

［灵·九针十二原篇］阴中之至阴，脾也。其原出于太白。

［甲乙］热病，满闷不得卧，太白主之。胸胁胀，肠鸣切痛，［原注］一云：胸胁支满，腹中切痛，太白主之。身重骨酸不相知，太白主之。大便难，中渚及太白主之。痿不相知，太白主之。一云身重骨痿不相知。

［千金］太白，主暴泄、心痛、腹胀，心痛尤甚；主腹中胀，食不化，鼓胀，腹中气大满；主腹胀食不化，喜呕，泄有脓血；主热病，先头痛、颜痛、心烦闷、身热，热争则腰痛，不可以俯仰；主霍乱逆冷。

［玉龙赋］治痔漏。

［通玄赋］能宣导于气冲。

公孙

［甲乙］在足大指本节后一寸，［入门］太白后一寸陷中。［治疗］即孤

拐后赤白肉际。[图考]在太白穴后一寸二分,适当掌骨上端略后弯弓之下,即公孙穴也。[图翼]内踝前陷中,正坐合足掌相对取之。别走阳明太阴络也。刺入四分,留二十呼,灸三壮。

[灵·经脉篇]足太阴之别,名曰公孙,去本节之后一寸,别走阳明,其别者,入络肠胃,厥气上逆则霍乱,实则肠中切痛,虚则鼓胀,取之所别也。

[甲乙]凡好太息,不嗜食《外台》作疟不嗜食,多寒热汗出,病至则善呕,呕已乃衰,即取公孙及井俞。实则肠中切痛,厥,头面肿起,烦心,狂,多饮《千金》《外台》有不嗜食三字。虚则鼓胀,腹中气大满热痛,不嗜卧《千金》作不嗜食,《外台》作不嗜饮,霍乱,公孙主之。

[脉经]右手关上阳绝者,无胃脉也。苦吞酸、头痛、胃中有冷,刺足太阴经,治阴,在足大指本节后一寸。注:即公孙穴也。

[千金]公孙主腹中胀,食不化,主肠鸣。

[神农经]治腹胀心痛,可灸七壮。

[席弘赋]治肚疼,须兼内关相应。

[标幽赋]脾冷胃疼,泻公孙而立愈。

[拦江赋]兼照海,治伤寒四日,太阴经再行内关施截法。截法云:治九种心疼,一切冷气,痰涎隔闷,胸中隐痛,脐腹胀满,气不消化,胁肋下痛,起坐艰难,泄泻不止,里急后重,胸中刺痛,两胁胀满,气攻疼痛,中满不快,翻胃吐食,气隔五噎,饮食不下,胃脘停痰,口吐清水,中脘停食,疼刺不已,呕吐痰涎,眩晕不正。心疟,令人心内怔忡;肝疟,令人气色苍苍,恶寒发热;脾疟,令人怕寒,腹中痛;肺疟,令人心寒惊怕;肾疟,令人洒淅寒热,腰脊强痛。疟疾,大热不退或先寒后热,及先热后寒。疟疾,心胸疼痛。疟疾,头痛眩晕,吐痰不已。疟疾,骨节酸。疟疾,口渴不已。胃疟,令人善饥而不能食。胆疟,令人恶寒惊怕,睡卧不安,黄汗。疸,四支俱肿,汗出染衣。黄疸,遍身皮肤黄及面目、小便俱黄。谷疸,食毕则头晕,

心中拂郁。酒疸,身目俱黄,心中俱痛,面发赤斑,小便赤黄。女劳疸,身目俱黄,发热恶寒,小便不利。以上凡三十证,先以公孙为主治,然后随证取各穴应之。

商丘

[甲乙]商丘者,金也。在足内踝下,微前者陷者中。[图翼]前有中封,后有照海,此穴居中,内踝下有横文,如偃口形。[诊则]在内踝骨下,微前三分陷中,对丘墟。[图考]在内踝骨下际微前陷中,取穴时将足大趾跷起,其陷凹处即现。又法,从足腕中解溪穴往内侧横量八分,即肝经中封穴,从中封往内踝下际横量八分即商丘穴,从商丘往内踝后量一寸,则肾经照海穴也。足太阴脉之所行也,为经。刺入三分,[素·气穴论王注]刺入四分。留七呼,灸三壮。

[甲乙]寒热善呕,商丘主之。厥头痛,面肿起,商丘主之。脾虚令人病寒,不乐,好太息,商丘主之。大惊乳痛,商丘主之。腹满响响然不便,心下有寒痛,商丘主之。阴股内痛气《外台》作气逆,狐疝走上下引少腹痛,不可俯仰上下,商丘主之。痔骨蚀《外台》作痔疾,骨疽蚀,商丘主之。骨痹烦满,商丘主之。癫疾,狂,多食,善笑不休,发于外,烦心中渴,商丘主之。善厌梦者,商丘主之。管疽,商丘主之。小儿咳而泄,不欲食者,商丘主之。小儿痫瘛,手足扰,目昏,口噤,溺黄,商丘主之。

[肘后]治卒肿满,身面皆洪大,方:灸足内踝下白肉三壮,瘥。

[千金]治胃反,食即吐出,上气,方:灸内踝下三指稍邪向前有穴,三壮《外台》作内踝下一指。

商丘主僻噤;主心下有寒痛;主小腹坚痛,下引阴中;主烦中渴;主筋挛膝不得屈伸,不可以行。

[神农经]治脾虚腹胀,胃脘痛,可灸七壮。

[玉龙赋]兼解溪、丘墟,堪追脚痛。

[百证赋]专治痔漏,最良。

[大成]主妇人绝子,小儿慢风。

三阴交

[甲乙]在内踝上三寸,骨下陷者中。[神应经]在内踝上除踝三寸。[入门]骨后筋前。[诊则]对绝骨。足太阴、厥阴、少阴之会。汪省之曰:足之三阴,从足走腹,太阴脾经循内踝上直行,厥阴循内踝前交入太阴之后,少阴肾经循内踝后交出太阴之前,故谓之三阴交。脾主中,肾肝主下,中下焦气一穴可以尽之,故非危疾急证,与三阴俱有干者,不可轻刺,脱人元气。刺入三分,留七呼,[图翼]妊娠不可刺。灸三壮。

[甲乙]足下热痛不能久坐。《外台》作胫痛不能久立。湿痹不能行,三阴交主之。飧泄补三阴交,上补阴陵泉,皆久留之,热行乃止。惊不得眠,善断水气上下五藏游气也,三阴交主之。

[脉经]尺中脉坚实竟关,寸口无脉,应阴干阳也。动苦两胫腰重,少腹痛,癞疾,刺足太阴踝上三寸,针入五分,又灸太阳、阳蹻,在足外踝上三寸,直绝骨是也。

[肘后]治霍乱,先手足逆冷者,灸足内踝上一尖骨是也。两足各七壮,不愈加数,名三阴交,在足内踝尖上三寸是也。

[千金]治白崩方,灸小腹横文,当脐孔直下百壮。又灸内踝上三寸,左右各百壮。女人漏下赤白及血,灸足太阴五十壮。穴在内踝上三寸,足太阴经名三阴交。治失欠颊车蹉方,灸足内踝上三寸宛宛中或三寸五分百壮三报,此三阴交也。胆虚寒,灸三阴交各二十壮,穴在内踝上一夫。梦泄精,灸三阴交三七壮,梦断神良。注:内踝上大脉并四指是。劳淋,灸足太阴百壮,穴在内踝上三寸,三报之。水痊口中涌水,经云:肺来乘肾,食后吐水,灸三阴交,随年壮。三阴交主髀中痛不得行,足外皮寒。主胫寒不得卧,主两丸骞。

［外台］《集验》灸丈夫梦泄法：灸足内踝上一寸，名三阴交，二七壮。两脚皆灸内踝，踝大脉并四指是。苏恭灸脚气穴。三阴交主足下热，胫疼，不能久立，湿痹不能行，腹中热，若寒，膝内痛，心悲气逆，腹满，小便不利，厥气上及巅。脾病者，身重苦饥。足痿不欲行，善瘈，脚下痛，虚则腹胀肠鸣，溏泄，食饮不化，脾胃肌肉痛，此出《素问》。

［通玄指要赋］文伯泻死胎于阴交，应针而殒。注：昔文伯见一妇人临产证危，视之乃子死在腹中，刺三阴交二穴，又泻足太冲二穴，其子随手而下。

［入门］伤寒下法：针三阴交，入三分。男左女右，以针盘旋，右转六阴数毕，用口鼻闭气，吞鼓腹中，将泻插一下，其人即泄，鼻吸手泻三十六遍，方开口鼻之气，插针即泄；如泄不止，针合谷，升九阳数。

［图翼］《千金》云：内踝上三寸，绝骨宛宛中，灸五十壮，主咳逆、虚劳寒损、忧恚、筋骨挛痛，又心中咳逆、溲注、腹满、喉痹、项颈满、肠痔、逆气、痔血、阴急、鼻衄、骨疽、大小便涩、鼻中干燥、烦满、狂、易走气，凡二十二种病，皆当灸之也。又痔疾，刺入三分，亦主大便不利。又治气癖、水癖、卵偏大，上入腹，灸随年壮。

［玉龙赋］兼三里、绝骨，治连延脚气。

［百证赋］兼针气海，专司白浊久遗精。

［席弘赋］冷嗽宜补合谷，却须泻此穴。脚痛膝肿，针三里，又须兼悬钟、二陵、三阴交、太冲，引气并治指头麻木。

［天星秘诀］兼合谷，治脾病血气；兼承山，治胸膈痞满，饮食自喜。

［乾坤生意］兼大敦，治小肠疝气。

［大成］三阴交主脾胃虚弱，心腹胀满，不思饮食，脾病身重，四肢不举，腹胀肠鸣，食不化，疝癖腹寒，膝内廉痛，小便不利，阴茎

痛,足痿不能行,疝气,小便遗。胆虚,食后吐水,梦遗失精,霍乱,手足逆冷,呵欠,颊车蹉开,张口不合,男子阴茎痛,元藏发痛,脐下痛不可忍,小儿客忤,妇人临经行房,羸瘦癥瘕,漏血不止,月水不止,妊娠胎动,横生,产后恶露不行,去血过多,血崩,晕,不省人事,如经脉闭塞不通,泻之立通,经脉虚耗不行者补之,经脉益盛则通。案:宋太子出苑逢妊妇,诊曰:女。徐文伯曰:一男一女。太子性急,欲视。文伯泻三阴交,补合谷,胎应针而下,果如文伯之诊。后世遂以三阴交、合谷为妊妇禁针,然文伯泻三阴交,补合谷而堕胎,今独不可补三阴交泻合谷而安胎乎?盖三阴交,肾肝脾三脉之交会,主阴血,血当补不当泻。合谷为大肠之原,大肠为肺之府,主气,当补。文伯泻三阴交以补合谷,是血衰气旺也。今补三阴交泻合谷,是血旺气衰矣。故刘元宾亦曰:血衰气旺定无妊,血旺气衰应有体。

[针灸则]臁疮不愈,灸三阴交七壮至三十壮,则再不发。

[眼科锦囊]上睑低垂轻证者,灸三阴交。

漏谷—名太阴络,胳通络

[甲乙]在内踝上六寸,骨下陷者中。[大成]衔骨下陷中。[金鉴]三阴交上三寸夹骨陷中。足太阴络,刺入三分,留七呼,灸三壮。

[甲乙]腹中热,若寒腹善鸣,强欠,时内痛,心悲气逆,腹满,漏谷主之。已刺外踝,上气不止,腹胀而气快然引肘胁下,皆主之。少腹胀急,小便不利,厥气上头巅,漏谷主之。[千金]漏谷主久湿痹不能行,主小便不利,失精。

地机—名脾舍

[甲乙]足太阴郄,别走上一寸,空在膝下五寸。[图翼]在膝下五寸内侧骨下陷中,伸足取之。[大成]别走上一寸有空。[图考]从膝盖骨下际往下

直量五寸,于此处再往内侧横量二寸四分,适当胫骨内廉,即地机穴也。刺入三分,灸三壮。

[甲乙]溏,瘕,腹中痛,藏痹,地机主之。

[千金]太阴郄主疝、痔、阴疝。

[百证赋]兼血海,治妇人经事之改常。

[大成]主腰痛不可俯仰,溏泄,腹胁胀,水肿腹坚,不嗜食,小便不利,精不足,女子癥瘕,按之如汤沃股内至膝。

阴陵泉

[甲乙]阴陵泉者,水也,在膝下内侧辅骨下陷者中,伸足乃得之。[神应经]在膝内侧辅骨下陷中,屈膝取之,膝横纹头下是穴,与阳陵泉相对,稍高一寸。[新考正]《大成》误以为在曲膝横纹头,而《金鉴》承之,非也。屈膝横纹头乃足厥阴经之曲泉穴,彼此互参自知。[图考]从膝盖骨前下际之正中线向内侧横量四寸,适当膝内侧大筋之上,将膝屈之,在横纹端上之陷凹中,即阴陵泉穴也。与胆经阳陵泉穴内外相对,以二指于该处,内外按之自明。足太阴之脉所入也,为合。刺入五分,留七呼,灸三壮。

[灵・九针十二原篇]如人不欲行,疾高而内者,取之阴之陵泉。

[甲乙]腹中气盛,腹逆不得卧,阴陵泉主之。腹中气胀,嗑嗑不嗜食,胁下满,阴陵泉主之。肾腰痛不可俯仰,阴陵泉主之。溏不化食,寒热不节,阴陵泉主之。妇人阴中痛,少腹坚急痛,阴陵泉主之。

[千金]虚劳尿精,灸阳陵泉、阴陵泉各随年壮。阴陵泉主心下满,寒中,小便不利。主洞泄不化。主胸中热暴泄,疝瘕,按之如以汤沃股内至膝,飧泄,阴中痛,小腹痛坚,急重下湿,不嗜食,刺阴陵泉,入二分,灸三壮。

[外台]阴陵泉主霍乱、足痹痛。

[神农经]治小便不通,疝瘕,可灸七壮。

[千金]小便失禁不觉,刺五分,灸随年壮。水肿不得卧,灸百壮。

[玉龙赋]兼阳陵,治膝肿之难消。

[太乙歌]肠中切痛阴陵调。

[灵光赋]治脚气。

[席弘赋]治心胸,兼承山,饮食自思。脚痛膝肿针三里,又须兼悬钟、二陵、三阴交、太冲行气,并治指头麻木。

[百证赋]兼水分,能去水肿脐盈。

[通玄赋]能开通水道。

[天星秘诀]若是小肠连脐痛,先刺阴陵后涌泉。

血海—名百虫窠

[甲乙]在膝膑上内廉白肉际二寸半,[医学原始]在膝膑上内廉赤白际二寸,用手按于膝上,大指向内廉中,中指向外廉,指头尽处是穴。[图翼]在膝膑上一寸,内廉白肉际陷中。一云在膝内辅骨上,横入五分。[图考]从阴陵泉穴上量二寸,以手切之,在股骨内廉之下,大筋之上,即血海穴也。足太阴脉气所发,刺入五分,灸五壮。[铜人]灸三壮。

[甲乙]妇人漏下,若血闭不通,逆气,胀,血海主之。[千金]刺血海,入五分,灸五壮。

[百证赋]兼地机,治妇人经事之改常。兼冲门,治痃癖有验。

[灵光赋]兼气海,疗五淋。

李东垣曰:女子漏下恶血,月事不调,暴崩不止,多下水浆之物,皆由饮食不节,或劳伤形体,或素有气不足,灸太阴脾经中血海二穴,七壮。

[图翼]主肾藏风,两腿疮疡湿不可当。

[大成]百虫窠二穴即血海也,治下部生疮。

箕门

［甲乙］在鱼腹上越两筋间，动脉应手。［聚英］血海上六寸，阴股内动脉应手筋间。［图翼］一云：股上起筋间。太阴内市，《千金》《外台》作阴市内。足太阴脉气所发，刺入三分，留六呼，灸三壮。［图翼］一云禁刺。

［素·三部九候论］下部人，足太阴也，以候脾胃之气。［王注］谓脾脉也，在鱼腹上趋筋间（正统道藏本作越筋间），直五里下，箕门之分，宽巩足单衣，沉取乃得之，而动脉应于手也。脾藏与胃以膜相连，故以候脾兼候胃也。

［素·刺禁论］刺阴股，中大脉血出不止，死。［王注］阴股之中脾之脉也。脾者，中央土，孤藏以灌四傍，今血出不止，脾脉将竭，故死。

［外台］箕门主淋，遗溺，鼠鼷痛，小便难。

冲门—名慈宫

［甲乙］上去大横五寸。［分寸歌］冲门期下尺五分。期门，肝经穴，在巨阙旁四寸五分。巨阙，任脉穴，在脐上六寸五分。在府舍下横骨两端，约文中动脉。［大成］府舍下一寸，去腹中行各四寸半。［图翼］去腹中行三寸半。［西法］在曲骨旁四寸半，中包直肠动脉。［新考正］在少腹横骨两端，约文中动脉，去腹中行三寸半。［图考］从脐中神阙穴往旁横量三寸半，即大横穴，从大横穴往下直量五寸，适当大腿缝中，约文之端。以手切之，动脉应手，即冲门穴也。足太阴、厥阴之会。［外台］足太阴、阴维之会。刺入七分，灸五壮。

［甲乙］寒气腹满，癃，淫泺身热，腹中积聚，疼痛，冲门主之。阴疝，冲门主之。

［千金］霍乱，若泄利所伤，烦欲死者，灸慈宫二七壮。在横骨两边各二寸半，横骨在脐下横门骨是。冲门主疝，痔、阴疝。

乳难,子上冲心,阴疝,冲门入七分,灸五壮,在府舍下上去大横五寸。

[百证赋]兼气冲,治带下产崩。兼血海,治疬癖。

[大成]主妇人难乳,妊娠子冲心,不得息。

府舍

[甲乙]在腹结下三寸。[分寸歌]期门下九寸。[入门]大横下三寸。[大成]腹结下二寸,去腹中行各四寸半。[金鉴]冲门上七分,去腹中行,亦旁开三寸半。足太阴、阴维、厥阴之会,此脉上下入腹络胸,结心肺,从胁上至肩,此太阴郄,三阴阳明支别,刺入七分,灸五壮。

[甲乙]疝瘕,髀中急痛,循胁上下抢心,腹痛积聚,府舍主之。厥逆,霍乱,府舍主之。

腹屈—名腹结,肠窟

[甲乙]在大横下一寸三分,[分寸歌]期门下六寸八。[图翼]去腹中行三寸半。[大成]去腹中行各四寸半。[新考正]在府舍上三寸。刺入七分,灸五壮。

[千金]腹结主绕脐痛抢心。

[外台]腹结主膝寒泄痢。

[图翼]主治咳逆,绕脐腹痛,中寒泄痢,心痛。

大横

[甲乙]在腹哀下三寸。[千金]腹哀下二寸。[圣济总录][铜人]腹哀下三寸半。[金鉴]腹结上一寸三分。[分寸歌]期门下五寸半。直脐傍。[外台]侠脐旁行,相去两边各四寸五分。[图翼]平脐去中行三寸半。[西法]中藏小肠。足太阴、阴维之会,刺入七分,灸五壮。

[甲乙]大风逆气,多寒善悲,大横主之。

[千金]惊怖心忪,少力,灸大横五十壮。大横主小腹热,欲走,

太息。

［外台］《删繁》疗中焦虚寒，四肢不可举动，多汗洞泄方，灸大横随年壮。

［百证赋］兼天冲穴，治反张悲哭。

腹哀

［甲乙］在日月下一寸五分，［外台］在日月下二寸半。［分寸歌］期门下二寸。［大成］去腹中行各四寸半。［图翼］去腹中行三寸半。［金鉴］大横上三寸半。［纂要］日月穴，期门下五分，期门，巨阙旁四寸半。巨阙，脐上六寸也。［西法］中脘旁四寸五分，即腹部，中藏小肠。足太阴，阴维之会，刺入七分［铜人］针三分，灸五壮。

［甲乙］便脓血，寒中，食不化，腹中痛，腹哀主之。绕脐痛抢心，膝寒，注利，腹哀主之。

食窦一名命关

［甲乙］在天溪下一寸六分，陷者中，［心书］在中府下六寸。［大成］去胸中行各六寸。［诊则］在巨骨下七寸四分。［金鉴］腹哀上三寸，或从乳上三肋间，动脉应手处往下六寸四分，去胸中行旁开六寸，举臂取之。［新考正］在腹哀向外斜上三寸，两乳外二寸，又直下一寸六分，与足阳明经之乳根穴、任脉之中庭穴相并。［治疗］去中庭五寸，在第五肋间部。［图考］从中府穴下量六寸四分，在第五肋下第六肋上，即食窦穴也。足太阴脉气所发，［素•气穴论王注］手太阴脉气所发。仰而取之，［千金］举臂取之。［西法］在第五肋间当胃之上。刺入四分，灸五壮。

［千金］食窦主膈中雷鸣，察察隐隐，常有水声。

［外台］食窦主胸胁支满，膈间雷鸣，漉漉常有水声。

［心书］命关二穴在胁下宛中，举臂取之，对中脘，向乳三角取之。此穴属脾，又名食窦，穴能接脾藏真气，治三十六种脾病。凡

诸病困重,尚有一毫真气,灸此穴二三百壮,能保固不死。一切大病属脾者并皆治之。盖脾为五藏之母,后天之本,属土,生长万物者也。若脾气在,虽病甚不至死,此法试之极验。黄帝灸法:久患脾疟,灸命关五百壮。黄黑疸,灸命关二百壮。妇人产后腹胀,水肿,灸命关百壮。窦材灸法:伤寒太阴证,身凉足冷过节,六脉弦紧,发黄紫斑,多吐涎沫,发燥热,噫气,急灸关元、命关各三百壮。水肿膨胀,小便不通,气喘不卧,此乃脾气大损也,急灸命关二百壮,以救脾气,再灸关元三百壮,以扶肾水,自运消矣。脾泄注下乃脾肾气损,二三日能损人性命,亦灸命关、关元各二百壮。休息痢下五色脓者,乃脾气损也。半月间则损人性命,亦灸命关、关元各三百壮。疟疾乃冷物积滞而成,不过十日半月自愈,若延绵不绝,乃成脾疟,气虚也。久则元气脱尽而死,灸中脘及左命关各百壮。黄疸眼目及遍身皆黄,小便赤色,乃冷物伤脾所致,灸左命关一百壮,忌服凉药。若兼黑疸,乃房劳伤肾,再灸命关三百壮,命关当作命门。翻胃食已即吐,乃饮食失节,脾气损也,灸命关三百壮。胁痛不止,乃饮食伤脾,灸左命关一百壮。两胁连心痛,乃恚怒伤肝脾肾三经,灸左命关二百壮,关元三百壮。暑月发燥热,乃冷物伤脾胃肾气所致,灸命关二百壮,或心膈胀闷作疼,灸左命关五十壮。若作中暑服凉药即死矣。脾病致黑色痿黄,饮食少进,灸左命关五十壮,或兼黧色,乃损肾也。再灸关元二百壮。老人大便不禁,乃脾肾气衰,灸左命关、关元各二百壮。

天溪

[甲乙]在胸乡下一寸六分,陷者中。[金鉴]食窦上一寸六分,去胸中行旁开六寸。[纂要]对膻中。[西法]第四肋间部,即乳房之左旁。[新考正]与足阳明经之乳中穴、任脉之膻中穴相并。[图考]从中府穴下四寸八分,适当第四肋之下,在乳中穴外二寸,平横一线,即天溪穴也。足太阴脉气所发,仰而取

之,刺入四分,灸五壮。

[外台]天溪主胸中满痛,乳肿贲膺,咳逆上气,喉鸣有声。

[大成]主妇人乳肿癥痛。

胸乡

[甲乙]在周荣下一寸六分,陷者中。[金鉴]天溪上一寸六分,去胸中行旁开六寸。[西法]第三肋间部。[新考正]与任脉之玉堂穴相并。足太阴脉气所发,仰而取之,刺入四分,灸五壮。

[甲乙]胸胁揩满,却引背痛,卧不得转侧,胸乡主之。揩,《外台》作支。

周营—名周荣

[甲乙]在中府下一寸六分,陷者中。[诊则]在巨骨下二寸六分,侠气户两傍二寸,下之二寸六分也。[金鉴]胸乡上一寸六分,去胸中行旁开六寸。[西法]第二肋间部,中藏肺叶。[新考正]与任脉之紫宫穴相并。足太阴脉气所发,仰而取之,刺入四分,灸五壮。

[千金]周荣主食不下,喜饮。

[外台]周荣主胸胁支满,不得俯仰,饮食不下,咳唾陈脓。

大包

[甲乙]在渊腋下三寸。渊腋,足少阳经穴,在腋下三寸宛宛中。[分寸歌]腋下六寸,渊液下三寸。[入门]侧胁部。[新考正]从周荣穴向外斜下行。[图考]将肱臂顺下并于身侧,从腋缝纹端往下直量三寸,即胆经渊腋穴,由渊腋下量六寸,即大包穴,以手按之,在第九肋下之软肉间。脾之大络,布胸胁中出九肋间,及季胁端,别络诸阴者。[图翼]总统阴阳诸络,由脾灌溉五藏。刺入三分,灸三壮。

[灵·枢脉篇]脾之大络,名曰大包,出渊液下三寸,布胸胁。

实则身尽痛,虚则百节尽皆纵《甲乙》作百脉皆纵,此脉若罗络之血者,皆取之脾之大络脉也。[大成]实则泻之,虚则补之。

[甲乙]大气《外台》作腹有大气不得息,息即胸胁中痛。实则身尽寒,虚则百节尽纵,大包主之。

手少阴经穴

起于极泉,终于少冲,计九穴左右一十八穴。

(1)极泉 (2)青灵 (3)少海 (4)灵道 (5)通里 (6)阴郄 (7)神门 (8)少府 (9)少冲

手少阴经穴

[灵·经脉篇]心手少阴之脉,起于心中,出属心系,下膈络小肠。膈,《甲乙》作鬲。系,音係。心通五藏之气而为之主,其脉起于心中,不与他藏同也。位当五椎之下,其系有五,一则上与肺相通而入肺大叶间;一则由肺叶而下,曲折向后并脊里细络相连,贯脊髓与肾相通,正当七节之间;三系连脾肝肾,盖五藏系皆通于心,而心通五藏系也。手少阴经起于心中,循任脉之外,属心系,下膈,当脐上二寸之分,络小肠,心与小肠相表里也。其支者,从心系,上挟咽,系目系。挟,《甲乙》作侠。注:一本作循胸出肠。其支者,从心系出任脉之外,上行挟咽,系目系,以合于内眦。其直者,复从心系却上肺,下出腋下。《甲乙》《太素》作上出腋下。直者,经之正脉,复从心系直上至肺藏之分,出循腋下抵极泉穴,在臂内腋下筋间,动脉入胸,手少阴经行于外者始此。下循臑内后廉,行手太阴心主之后,《甲乙》《太素》无手字。臑内后廉,青灵穴也,手之三阴,少阴居太阴、厥阴之后。下肘内,《甲乙》作下肘中内廉,《千金》作下肘内廉,循臂内后廉,少海、灵道等穴,抵掌后锐骨之端,锐,《甲乙》《太素》作兑。手腕下外踝为锐骨,即神门穴也。入掌内后廉,循小指之内,出其端。小指之内端近无名指少冲穴也,手少阴经止于此,乃交小指外侧而接于手太阳经之少泽穴。滑伯仁曰:心为君主之官,尊于他藏,故其交经授受不假支别云。是动则

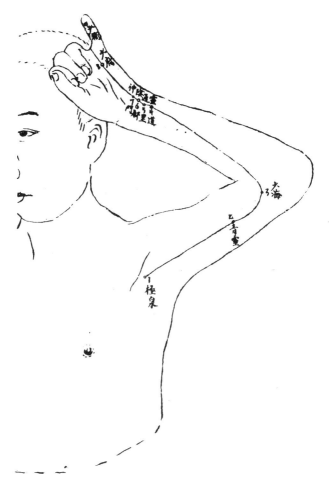

病,噫干心痛,渴而欲饮,噫,音益。本经支脉从心系上挟咽,少阴之上君火主之,故是动则病噫干心痛,心火炎则心液耗,故渴而欲饮,少阴之气盛也。是为臂厥,手少阴循臂内后廉,出小指之端,故为臂厥。是主心所生病者,手少阴经心所生病也。目黄胁痛,《甲乙》作胁满痛。臑臂内后廉痛,厥,掌中热痛,心系上系于目,心火盛,故黄也。臑臂掌中心脉所循之部分,盖心所生之病而外及于经脉也。为此诸病,盛则泻之,虚则补之,热则疾之,寒则留之,下则灸之,不盛不虚,以经取之。盛者,寸口大再倍于人迎,虚者,寸口反小于人迎也。手少阴为太阳之里,三阴也,故脉之盛衰见于寸口。

[灵·邪客篇]手少阴之脉独无腧,何也?《甲乙》作俞,下同。曰:少阴心脉也。心者,五藏六府之大主也,精神之所舍也。《甲乙》《脉经》作为帝王,精神之所舍也。其藏坚固,邪弗能容也。容,《脉经》作客,《外台》作害,下同。容之则心伤,心伤则神去,神去则死矣,故诸邪之在于心者,皆在心之包络,包络者,心主之脉也,故独无腧焉。少阴脉独无腧者,不病乎?《甲乙》作心不病乎? 曰:其外经病而藏不病,故独取其经于掌后锐骨之端,其余脉出入屈折,其行之徐疾,皆如手少阴心主之脉行也。故本输者,皆因其气之虚实疾徐以取之,是谓因冲而泻,因衰而补,如是者,邪气得去,真气坚固,是谓因天之序。[甲乙]少阴八穴,其七有治,一无治者,邪弗能容也,故曰无俞焉。

[千金]又:心出于少冲,为井,手少阴脉也。流于少府,为荥,注于神门,为腧,过于通里,为原,行于灵道,为经,入于少海,为合。

[外台]引《甲乙》同。

[灵·卫气篇]手少阴之本,在锐骨之端,标在背腧也。锐,《甲乙》作兑。锐骨之端,神门穴也,背腧心腧也。

[灵·经别篇]手少阴之正,别入于渊腋两筋之间,属于心。《甲乙》作属心主。上走喉咙,出于面,合目内眦,此为四合也。手少阴之正,自腋下三寸,足少阳渊腋之次行两筋之间,内属于心,与手太阳入腋走心者合,乃上行挟于咽,出于面,合于目内眦,是当与足太阳睛明相会矣,此六合之四也。

[灵·经脉篇]手少阴之别,名曰通里,去腕一寸半,别而上行,循经入于心中,系舌本,属目系,其实则支膈,《甲乙》无其字。虚则不能言,取之掌后一寸,《甲乙》作腕后一寸。别走太阳也。手少阴之络,名通里,在腕后一寸陷中,别走手太阳者也。此经入心下膈,故邪实则支膈,谓膈间若有所支而不畅也,其支者,上系舌本,故虚则不能言,当取通里,或补或泻,以治之也。

极泉

[甲乙]在腋下筋间,动脉入胸中。[西法]即腋下毛中两筋之间也。[新考正]在腋下臑内筋间,动脉引胸中。[治疗]横直天府三寸,微高于天府八分。[图考]取此穴将肩臂举起,在腋窝毛中两筋间,以手按之,居肋缝间,即极泉穴也。手少阴脉气所发,刺入三分,灸五壮。[铜人]灸七壮。

[外台]极泉主心腹痛,干呕哕。是动则病,嗌干,心痛,渴而欲饮,为臂厥。是主心所生病者,目黄胁痛,臑臂内后廉、掌中热痛。

青灵

[医学原始]在肘上三寸,伸肘举臂取之。滑伯仁曰:自极泉下循臑内后廉,行太阴、心主两脉之后,历青灵穴。[图考]取穴:将肱臂举起,从肘内尖上量三寸,以手切之,内有大筋一条,在大筋之外,即青灵穴也。[铜人]灸七壮。[明堂]灸三壮。[西法]禁刺。

[大成]主目黄、头痛、振寒、胁痛,肩臂不举,不能带衣。案:《甲乙》《千金》《外台》阙此穴。

少海—名曲节

[甲乙]少海者,水也,在肘内廉节后陷者中,动脉应手。[外台]甄权云:穴在臂侧曲肘内横文头,屈手向头而取之,陷者中。[神应经]肘内廉节后大骨外去肘端五分,屈肘向头取之。[西法]离曲池旁二寸。[新考正]与手阳明经之曲池穴在肘外上廉之横纹头者,一内一外,一上一下,彼此相对。[图考]取穴法:屈肘时将臂扭转向外,则小指朝上,拇指朝下,在肘内横纹端外约一寸,以手切而动之,其麻刺达于手部,在尺骨内端之上,即少海穴也。手少阴脉之所入也,为合。刺入五分,[铜人]针三分。灸三壮。[外台]不宜灸。

[甲乙]疟,背膂振寒,项痛引肘掖,腰痛引少腹,四肢不举,少海主之。齿龋痛,少海主之。风眩头痛,少海主之。

[千金]少海主气逆呼吸,噫,哕,呕,主手臂挛,主腋下瘰疬,漏

臂疼痛,风痹瘑漏,屈伸不得,刺三分,留七呼,泻五呼。

[席弘赋]心疼手颤少海间,若要除根觅阴市。

[百证赋]兼三里穴,治两臂顽木。

灵道

[甲乙]灵道者,金也,在掌后一寸五分或曰一寸,[新考正]在腕后一寸五分,臂内下廉。[图考]从小指后腕中横纹上量一寸五分,以手切之,内侧有大筋一条,在大筋之上,即灵道穴也。手少阴脉之所行也,为经,刺入三分,灸三壮。

[千金]灵道主心痛悲恐,相引瘛疭。

[外台]灵道主臂肘挛,暴喑不能言。

通里

[甲乙]手少阴络,在腕后一寸。[灵·经脉篇]取之掌后一寸。[诊则]在腕侧后一寸半陷中,对列缺。[西法]在灵道下五分。别走太阳,刺入三分,灸三壮。

[灵·经脉篇]手少阴之别,名曰通里,去腕一寸半,别而上行,循经入于心中,系舌本,属目系,其实则支膈,虚则不能言,取之掌后一寸,别走太阳也。[诊则]别走太阳之虚里。

[脉经]伤寒喉痹,刺手少阴。少阴在腕当小指后动脉是也,针入三分补之。

[总病论]通里二穴去腕后一寸,是手少阴之经,主热病喉痹,针入三分,可灸三壮。

[外台]通里主热病先不乐数日,口热,热则卒心中懊恼,数欠频伸,悲恐,头眩痛,面赤而热,无汗,及癫,心中悸,臂臑肘痛,实则支满,虚则不能言,苦呕喉痹,少气遗溺。

[神农经]治目眩头痛,可灸七壮。

〔玉龙赋〕疗心惊。

〔百证赋〕兼大钟,治倦言嗜卧。

〔马丹阳十二神针〕通里,腕侧后去腕一寸中。欲言声不出,懊恼及怔忡,实则四肢重,头腮面颊红,声平仍数欠,喉痹气难通,虚则不能食,暴喑面无容,毫针微微刺,方信有神功。

〔图翼〕主治妇人经血过多、崩漏。

阴郄—名手少阴郄

〔甲乙〕手少阴郄在掌后脉中,去腕五分。〔素·阴阳论王注〕当小指之后。〔千金〕在掌后动脉中,去腕半寸。〔医学原始〕在神门后半分。刺入三分,灸三壮。〔铜人〕灸七壮。

〔甲乙〕凄凄寒嗽,吐血逆气,惊,心痛,手阴郄主之。

〔外台〕少阴郄主十二痛,失喑不能言。

〔标幽赋〕泻阴郄,止盗汗,治小儿骨蒸。

〔百证赋〕兼二间,能疏通寒栗,恶寒。兼后溪,治盗汗之多出。

神门—名兑冲,中都,锐中

〔甲乙〕神门者土也,在掌后兑骨之端,陷者中。〔原注〕《素问·阴阳论注》云:神门在掌后五分,当小指间。〔图翼〕当小指后。〔图考〕在掌骨后根即腕骨与尺骨相接处,内侧陷凹中,即神门穴也。〔诊则〕转手向阳则骨开。手少阴脉之所注也,为俞。刺入三分,留七呼,灸三壮。〔铜人〕灸七壮,炷如小麦。

〔灵·论疾诊尺篇〕女子少阴脉动甚者妊子。

〔素·三部九候论〕中部人,手少阴也,以候心。〔王注〕谓心脉也,在掌后锐骨之端,神门之分,动应于手,〔灵枢经·持针纵舍论〕问曰:少阴无输,心不病乎?对曰:其外经病而藏不病,故独取其经于掌后锐骨之端,正谓此也。

［素·气交变大论］岁水太过,寒气流行,邪害心火,神门绝者,死不治。

［素·至真要大论］太阳司天,寒淫所胜,病本于心,神门绝,死不治。

［素·疟篇］心疟,令人烦心甚,欲得清水,反寒多不甚热,刺少阴。［甲乙］是谓神门。

［灵·五乱篇］气乱于心,则烦心密嘿,俯首静伏。气在于心者,取之手少阴心主之输。［类经］手少阴之输神门也,心主之输大陵也。

［难经］少阴之原出于兑骨。［徐注］少阴,手少阴也,兑骨即神门。

［甲乙］手及臂挛,神门主之。呕血上气,神门主之。

［千金］神门主唾血振寒;主喘逆上气,呼吸肩息,不知食味;主笑若狂;主数噫恐悸不足。

［外台］神门主遗溺,手及臂寒。

李东垣曰:［胃气下溜,五藏气皆乱,其为病,互相出见］气在于心者,取之手少阴之俞神门,同精导气以复其本位。

［通玄指要赋］神门去心性之呆痴。

［玉龙赋］治癫痫失意。

［百证赋］同上腕,治发狂奔走。

［图翼］主治疟疾,心烦欲得冷饮,恶寒则饮就温,咽干不嗜食,惊悸心痛,少气,身热,面赤,发狂喜笑,上气,呕血吐血,遗溺失音,健忘,心积,伏梁,大人、小儿五痫证,手臂挛掣。

少府

［甲乙］少府者,火也,在小指本节后陷者中。［大全］掌内手小指本节后。［医统］手小指节后骨缝陷中。直劳宫。劳宫,手心主穴,在掌中央动脉。［图考］在手小指本节后与掌骨上端相接之间,将小指蜷起,则手外侧有横纹,在横纹外端处与劳宫穴横平一直,即少府穴也。手少阴脉之所溜也,为荥,

刺入三分。[铜人]针二分,灸七壮。[外台]灸三壮。

[千金]少府主嗌中有气如息肉伏;主小便不利,癃;主数噫恐悸,气不足;主阴痛,实时挺长,寒热,阴暴痛,遗尿,偏虚则暴痒、气逆、卒疝、小便不利。

[外台]少府主烦满少气,悲恐畏人,臂酸掌中热,手蜷不伸。

[图翼]主治疼疟久不愈,振寒烦满。

少冲—名经始

[甲乙]心出少冲。少冲者,木也。在手小指内廉之端,去爪甲,《针方六集》作去爪甲角。如韭叶。[图考]在手小指甲角内侧,即与无名指相近之侧,去甲角外分许,即少冲穴也。与甲角外侧属小肠经之少泽穴相对。手少阴脉之所出也,为井。刺入一分,留一呼,灸一壮。[铜人]灸三壮。

[千金]治喉痹方:刺手小指爪文中,出三大豆许血,遂左右刺,皆须慎酒曲毒物。一切病食疰,灸手小指头,随年壮,男左女右。少冲主酸咽。主太息烦满,少气悲惊。

[外台]少冲主热病,烦心上气,咽喉中酸,乍寒乍热,手蜷不伸,掌痛引肘腋。

[玉龙赋]可治心虚热壅。

[百证赋]兼曲池,治发热。

[乾坤生意]此为十井穴,治同手太阴经少商穴。

[大成]张洁古治前阴臊臭,泻肝行间后于此穴,以治其标。

少太阳经穴

起于少泽,终于听宫,计一十五穴左右共三十穴。

(1)少泽 (2)前谷 (3)后溪 (4)腕骨 (5)阳谷
(6)养老 (7)支正 (8)小海 (9)肩贞 (10)臑腧 (11)天

宗 （12）秉风 （13）天窗 （14）颧髎 （15）听宫

手太阳经穴

[灵·经脉篇]小肠手太阳之脉，起于小指之端。手太阳起于小指之外端少泽穴，受手少阴心经之交也。循手外侧，上腕出踝中。臂骨尽处为腕，腕下兑骨为踝。踝，手腕两旁小圆骨也。直上循臂骨下廉，《太素》作直上循臂下骨下廉，出肘内侧两筋之间，筋，《甲乙》《脉经》《千金》作骨。本经循臂骨下廉阳谷等穴出肘内侧两骨尖陷中，小海穴也。此处椓之，应于小指之上。上循臑外后廉，行手阳明、少阳之外，出肩解，绕肩胛，交肩上，胛《太素》作甲。肩后骨缝曰肩解，即肩贞穴也。滑氏曰：脊两旁为膂，膂两角为肩解，肩解下成片骨为肩胛，即

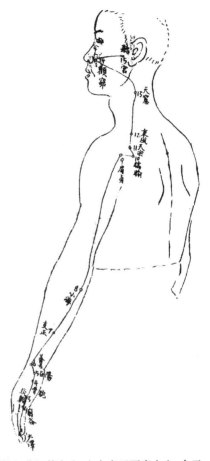

肩髃也。肩胛臑腧、天宗等处也，肩上秉风、曲垣等穴也，左右交于两肩之上，会于督脉之大椎。入缺盆，《脉经》《千金》有向腋二字，《甲乙》有向腋下三字。络心，自缺盆由胸下行入膻中络心，心与小肠为表里也。循咽下膈，抵胃，属小肠。膈，《甲乙》《太素》作鬲。上会大椎，左右相交于两肩之上，自交肩上，入缺盆，循肩向腋下行，当膻中之分，络心，循胃系下膈，过上脘抵胃，行任脉之外，当脐上二寸之分属小肠，自入缺盆而下，是本经之行于内者。其支者，《素·五藏生成篇王注》作其支别者。从缺盆循颈上颊，至目锐眦，却入耳中。锐，《甲乙》《脉经》《太素》作兑。眦，音资。目外眦为锐眦，其支行于外者，又从缺盆循颈

中之天窗,上颊后之天容,上颊抵颧髎,上至目锐眦,过瞳子髎,却入耳中,循听宫而终手太阳经,止于此。其支者,别颊上䪼抵鼻,至目内眦,斜络于颧。《太素》无斜络于颧四字。䪼,音拙。颧,音权。目下为䪼,颧骨近鼻处也。目内角为内眦,即颧骨下颧髎穴,其支别者,别循颊车之次,斜上䪼抵鼻以斜络于颧,手太阳经自此交目内眦睛明穴,而接于足太阳经。是动则病,嗌痛,颔肿,不可以顾,肩似拔,臑似折。颔,何敢切。折,音舌。本经之脉,循咽下膈,其支者,循颈上颊,嗌痛,颔肿,不可以顾,病在颈侧也。手太阳脉循臑外后廉,绕肩胛,交肩上,故肩臑之痛如拔如折,皆形容气逆之所致也。是主液所生病者,小肠为受盛之官,化水谷之精微。主泌别清浊,病则清浊不分而流衍无别,是主液所生病也。耳聋目黄,颊肿,颈颔肩臑肘臂外后廉痛。皆手太阳经脉所循之部分而为病也。为此诸病,盛则泻之,虚则补之,热则疾之,寒则留之,陷下则灸之,不盛不虚以经取之。盛者人迎大再倍于寸口,虚者人迎反小于寸口也。手太阳为少阴之表,故候在人迎。

[灵·本输篇]手太阳小肠者,上合于太阳,出于少泽;少泽,小指之端也,为井金;溜于前谷,前谷在手外廉本节前陷者中也,为荥;注于后溪,后溪者,在手外侧本节之后也,为输;过于腕骨,腕骨在手外侧腕骨之前,为原;行于阳谷,阳谷在锐骨之下陷中也,为经;入于小海,小海在肘内大骨之外去端半寸陷者中也,伸臂而得之,为合,手太阳经也。

[灵·根结篇]手太阳根于少泽,溜于阳谷,注于小海,入于天窗,支正也。手太阳之少泽,井也。阳谷,经也。小海,合也。天窗在头,支正在手。

[灵·卫气篇]手太阳之本在外踝之后,标在命门之上二寸也。手外踝之后,当是养老穴也。命门之上一寸,当是睛明穴上一寸,盖睛明为手足太阳之会也。

[灵·经别篇]手太阳之正指地,别于肩解,入腋走心,系小肠也。[图考]此小肠与心为表里经脉,相为一合也。指地者,地属阴,居天之内。手太阳内行之脉,别于肩解,入腋走心,系于小肠,皆自上而下、自外而内,故曰指地。《经脉篇》言交肩上,入缺盆络心,此言别于肩解,入腋走心,盖前后皆有

入心之脉也。

[灵·经脉篇]手太阳之别,名曰支正,上腕五寸,内注少阴。其别者,上走肘、络肩髃,实则节弛肘废,虚则生肬,小者如指痂疥,取之所别也。肬,音尤。手太阳之络名支正,在腕后五寸,走臂内侧,注手少阴者也。此经走肘络肩,故邪实则脉络壅滞而节弛肘废,正虚则血气不行,大则为肬,即赘瘤也。小则为指间痂疥之类,治此者当取所别之支正也。

少泽—名小吉

[甲乙]小肠上合手太阳,出于少泽。少泽者,金也,在手小指之端,[千金]在手小指端外侧。去爪甲一分,[铜人]去爪甲角下一分,[入门]去爪甲角如韭叶。陷者中。手太阳脉之所出也,为井。刺入一分,留二呼,灸一壮。

[甲乙]振寒《千金》作指寒,小指不用,寒热汗不出,头痛,喉痹舌卷,小指之间热,口中热,烦心心痛,臂内廉及胁痛,聋,咳,瘈疭,口干,头痛不可顾头,《外台》作项,少泽主之。

[千金]耳聋不得眠,刺小指外侧端近甲,入一分半补之。手太阳穴手小指端,灸随年壮,治黄疸。少泽主咽中干,口中热,唾如胶;主短气,胁痛,心烦;主瘈疭,癫疾。

[外台]少泽主痎疟寒热。

[玉龙赋]治妇人乳肿。

[百证赋]兼肝俞,可治攀睛。

[灵光赋]除心下寒。

[乾坤生意]此为十井穴,治同手太阴经少商穴。

[图翼]主治目生翳及疗妇人无乳,先泻后补。

前谷

[甲乙]前谷者,水也。在手小指外侧本节前陷者中。[西法]即

第二指骨。［图考］在手小指第二节末端，与第三节即本节前端相接外侧横文端，握拳取之，即前谷穴也。手太阳脉之所溜也，为荥。刺入一分，留三呼，灸三壮。［铜人］针一分。

［甲乙］咳而胸满，前谷主之。疟痎，小便赤难，前谷主之。肘臂腕中痛，颈肿不可以顾，头项急痛，眩淫泺，肩胛小指痛，前谷主之。臂不可举，头项痛，咽肿不可咽，前谷主之。热病汗不出，狂互引癫疾，前谷主之。目中白翳，目痛泣出，甚者如脱，前谷主之。鼻不利，前谷主之。

［千金］前谷主目急痛，主耳鸣，主臂重痛肘挛，主鼻中不利涕黄。

［图翼］主治妇人产后无乳。

后溪

［甲乙］后溪者，木也。在手小指外侧本节后陷者中，［儒门事亲］屈小指握纹尽处是穴。［大全］节后横文尖上。［图翼］在手小指本节后外侧横文尖上陷中，仰手握拳取之。一云：在手腕前外侧拳尖起骨下陷中。［西法］即第五掌骨之前外端部。手太阳脉之所注也，为俞。刺入二分［素·气穴论王注］刺入一分，留二呼，灸一壮。

［甲乙］振寒寒热，肩臑肘臂痛，头不可顾，烦满身热，恶寒目赤痛，眦烂，生翳膜暴痛，衄衊发聋，臂重痛，肘挛痂疥，胸中引臑，泣出而惊，颈项强身寒，头不可以顾，后溪主之。寒热颈颔肿，后溪主之。厥，心痛如锥刺其心，心痛甚者，脾心痛也，取后谷太溪。狂互癫疾数发，后溪主之。

［脉经］左手关前寸口阳实者，小肠实也。苦心下急痹一作急痛小肠有热，小便赤黄，刺手太阳治阳，太阳在手小指外侧本节陷中。注：即后溪穴也。

［千金］后溪主耳鸣，主鼻衄窒，喘息不通。

[神农经]治项强不得回顾,脾寒肘疼,灸七壮。

[玉龙赋]专治时疫疟疾。

[拦江赋]专治督脉病癫狂。

[百证赋]兼环跳治腿痛;偕劳宫可治消疸;同阴郄治盗汗之多出。

[通玄赋]治头顶痛,立安。

[千金十一穴]兼列缺,治胸项有痛。

[图翼]一传治蚤①食午吐,午食晚吐,灸此左右二穴九壮,立愈。

[捷法]疗手足挛急,屈伸艰难,手足俱颤不能行步、握物,颈项强痛不能回顾,腮颊红肿,咽喉闭塞,水饮不下,心肺二经热病,双蛾喉痛,肺与三焦热病,单蛾喉肿,上下牙两颊疼痛,牙关紧急不开,颈项红肿,耳聋气痞疼痛,耳内或鸣或痒或痛,雷头风,眩晕呕吐痰涎,肾虚头痛,头重不举,肝厥头晕,及头目昏沉,偏正头风疼痛,两额颅眉角疼痛,太阳痛,头项拘急,痛引肩背,醉后头风,呕吐不止,恶闻人言,眼赤痛,冲风泪下不已,破伤风因他事触发,浑身发热癫狂。以上凡三十余证,先以后溪主治,后随证加各穴分治之。

腕骨—名挽骨

[甲乙]在手外侧腕前,起骨下陷者中。[入门]掌后外侧高骨下陷中,握掌向内取之。[金鉴]手掌外侧腕前起骨下罅缝陷中。手太阳脉之所过也,为原。[难经]小肠之原出于腕骨。刺入二分,留三呼,灸三壮。

[甲乙]痉互引,腕骨主之。热病汗不出,善呕苦,痉,身反折,

---

① 蚤:古同"早"。

口噤,善鼓颔,腰痛不可以顾,顾而有似拔者,善悲,上下取之出血,见血立已。偏枯,臂腕发痛,肘屈不得伸手,又风头痛涕出,肩臂颈痛,项急烦满,五指掣不可屈伸,战忄,腕骨主之。狂易,腕骨主之。消渴,腕骨主之。项肿不可俯仰,颊肿引耳,腕骨主之。大衄、衃血,取手太阳,不已,刺腕骨下,不已,刺膕中出血。衄,腕骨主之。喉痹,腕骨主之。

[千金]腕骨主胁痛不得息,主狂言惊恐。

[外台]腕骨主战栗瘈疭。

[玉龙赋]兼中脘,治脾虚黄疸。

[通玄赋]腕骨祛黄。

[图翼]凡心与小肠火盛者,当泻此。浑身热盛,先补后泻。肩背冷痛,先泻后补。

阳谷

[甲乙]阳谷者,火也。在手外侧腕中兑骨下陷者中,[外台]一云:在腕上侧两筋间陷者中。[原始]一取法:大筋上大骨下纹尖当中是穴。[治疗]去腕骨穴一寸二分。[图考]兑骨,即小指背后高起之骨,名曰腕骨,又名踝骨。此骨乃臂部尺骨下端高起之处,此骨分前、后、下三穴,腕骨之前即腕骨穴。腕骨之后即养老穴,腕骨之下即阳谷穴也。手太阳脉之所行也,为经。刺入二分,留二呼[素·气穴论王注]留三呼,灸三壮。

[甲乙]热病汗不出,胸痛不可息《千金》《外台》作骨痛不可息,颔肿,寒热,耳鸣,聋,无所闻,阳谷主之。泄风汗出,腰项急不可以左右顾及俯仰,肩弛肘废,目眩,痂疥,生疣,瘈疭,头眩目痛,阳谷主之。胸满不得息,头颔肿,阳谷主之。风眩惊手腕痛《千金》作手卷,泄风汗出至腰至腰,《千金》作腰项急,阳谷主之。肩痛不可自带衣,臂腕外侧痛不举,阳谷主之。

[千金]阳谷主自啮唇,主下齿痛《外台》作上齿龋痛,主喉痹咽如

哽,主面目痈肿,主笑若狂,主疟,胁痛不得息。

［百证赋］兼侠溪,治颔肿、口禁。

［大成］主小儿瘈疭、舌强、不嗍①乳。

养老

［甲乙］手太阳郄,在手踝骨上一空,［纂要］仰手探之则有,腕后一寸陷者中,［分寸歌］腕上一寸名养老,［西法］即弯手之时腕之两颗后部所起之陷凹处是。刺入三分,灸三壮。

［甲乙］肩痛欲折,臑如拔,手不能自上下,养老主之。

［百证赋］兼天柱,治目视䀮䀮。

［图翼］张仲文传灸治仙法:疗腰痛,不可转侧,起坐艰难,及筋挛脚痹不可屈伸。

支正

［甲乙］手太阳络在肘后原注:一本作腕后五寸,《千金》《外台》作腕后五寸,［图翼］在腕后外廉五寸,［金鉴］养老上行外廉四寸,［西法］下少海穴三寸,去阳谷五寸。别走少阴者,刺入三分,留七呼,灸三壮［明堂］灸五壮。

［灵·经脉篇］手太阳之别名曰支正,上腕五寸,内注少阴。其别者,上走肘,络肩髃。实则节弛肘废,虚则生肬,小者如指痂疥,取之所别也。

［甲乙］振寒寒热,颈肿项肿,实则肘挛、头项痛《千金》《外台》作头眩痛、狂易,虚则生疣,小者痂疥,支正主之。狂易,支正主之。风疟,支正主之。

［千金］支正主热病,先腰胫酸,喜渴,数饮食,身热,项痛而强,振寒寒热。

---

① 嗍:用唇舌裹食,吮吸。

［百证赋］兼飞扬，可治目眩。

［图翼］主治五劳癫狂，惊风寒热，颔肿项强，头痛目眩，风虚惊恐悲忧，腰背酸，四肢乏弱，肘臂不能屈伸，手指痛不能握。

小海

［甲乙］小海者，土也。在肘内《大成》作肘外大骨外，去肘端五分陷者中［西法］去肘尖尺骨外端五分，屈肘乃得之，［外台］甄权云：屈手向头而取之。［灵·经筋篇］弹之应小指之上。［类经］但肘尖下两骨罅中，以指捺其筋则酸麻应于小指之上，是其验也。手太阳脉之所入也，为合。刺入二分，留七呼，灸七壮。［外台］甄权云：不宜灸，《素·气府论王注》作少海灸五壮，［铜人］灸三壮。

［千金］小海主癫疾，羊痫吐舌，羊鸣戾颈。

［外台］小海主寒热，齿龋痛，风眩头痛，狂易，痫，肘疭，背膂振寒，项痛，引肘腋，腰痛少腹中，四肢不举。

肩贞

［甲乙］在肩曲胛下两骨解间，肩髃后陷者中，［金鉴］肩曲胛骨下大骨傍两骨解间，肩端后陷中。［西法］在肩峰突起尖端上一寸。［治疗］去脊横开八寸直腋缝。［图考］在背后肩胛骨与肱骨相接之下，从背后腋缝纹端上量约二寸，以手按之，当二骨相接之下，即肩贞穴也。手太阳脉气所发，［外台］在三焦经。刺入八分［铜人］针五分，灸三壮。

［甲乙］寒热项疬，适耳无闻，引缺盆肩中热痛，麻痹不举一本作手臂不举，肩贞主之。耳鸣无闻，肩贞及完骨主之。

［千金］肩贞主手麞①，小不举。

［图翼］主治伤寒寒热，颔肿，耳鸣，耳聋，缺盆肩中热，痛风痹，手足不举。

---

① 麞：偏瘫。

[寿世保元]治牙疼痛,随左右所患肩尖,微近后骨缝中,小举臂取之,当骨解陷中,灸五壮,灸毕项大痛,良久乃定,永不发。

臑俞

[甲乙]在肩臑后,《千金》《外台》《铜人》作侠肩髎后。肩髎,手阳明穴。大骨下胛上廉陷者中,[素·气府论]曲掖上骨穴各一。[金鉴]肩端臑上肩骨下胛骨上廉陷中,举臂取之。[西法]在天宗上端外侧五分处,适当肩胛骨肩峰突起之下。[治疗]肩贞上一寸横外开八分。[图考]在背后肩胛骨与肱骨相接之上端,即臑俞穴也。肩胛分前、后、外三穴,前身肩胛即肩髃穴,外肩胛乃肩髎穴,后身之肩胛即臑俞穴也。手太阳、阳维、跷脉之会,《外台》作手足太阳、阳维、跷脉之会,[明堂]属手少阳经。举臂取之,刺入八分,灸三壮。

[甲乙]寒热肩肿引胛中痛,肩臂酸,臑俞主之。寒热,颈疬适,肩痛不可举臂,臑俞主之。

天宗

[甲乙]在秉风后大骨下陷者中,[素·气府论]肩解下三寸各一。[王注]谓天宗二穴也。[金鉴]从臑俞上行,肩骨下陷中。[治疗]肩贞斜上一寸七分,横内开一寸。[图]按:大骨即肩胛骨,若取天宗穴,须循秉风穴往后直量寸许,适当肩胛骨下际陷凹中,即天容穴也。手太阳脉气所发,[明堂]属手少阳经。刺入五分,留六呼,灸三壮。

[甲乙]肩重,肘臂痛不可举,天宗主之。

[外台]天宗主胸胁支满,抢心咳逆。

[大成]主肩臂酸疼,肘外后廉痛,颊颔肿。

秉风

[甲乙]侠天髎,在外《新考正》作在侠天髎外肩上小髃骨后,举臂有空,[素·气府论]肩解各一。[王注]谓秉风二穴也。[入门]天宗前小髃后,举臂有

空。[纂要]此穴诸书未言寸法,先胆经肩井后一寸,三焦经取天髎穴,天髎后一寸隔骨间取之。[西法]在曲垣侧五分。[图考]在背后肩胛骨上际近外肩胛之上,与曲垣、肩外俞、肩中俞三穴皆并行于肩胛骨上际,以内外分之,此穴自脊中线往外横量约七寸,以指按之,在肩胛骨上际即秉风穴也。手阳明、太阳、手足少阳之会,[千金]在手阳明。举臂取之,刺入五分,灸五壮。[素·气府论王注]灸三壮。

[甲乙]肩痛不可举,天容及秉风主之。

天窗—名窗笼,窗聋

[甲乙]在曲颊下,扶突后,动脉应手陷者中,[素·气府论]挟扶突各一。[王注]谓天窗二穴也。[灵·马注]在颈大筋间前。[入门]完骨下发际上颈上大筋处,动脉陷中。[治疗]在耳下二寸大筋间。[图考]从结喉顶正中往旁横量三寸,乃大肠经之扶突穴,从扶突穴往旁横量五分即天窗穴也。手太阳脉气所发。刺入六分[铜人]针三分,灸三壮。

[甲乙]颊肿痛,天窗主之。瘿,天窗一本作天容,《千金》作天府及臑会主之。

[千金]中风失音,不能言语,缓纵不随,先灸天窗五十壮,息火,仍移灸百会五十壮毕,还灸天窗五十壮。若始发,先灸百会,则风气不得泄,内攻五藏,喜闭伏,仍失音也,所以先灸天窗次百会佳。一灸五十壮,悉泻火势后灸之,视病轻重,重者一处三百壮,大效。狂邪鬼语,灸天窗九壮。天窗主喉噎间痛,主瘘头痛,瘾疹,灸七壮。

[外台]天窗主耳聋无闻,颊痛肿喉痛,喑不能言,肩痛引项,汗出及偏耳鸣。

[图翼]主治颈瘿肿痛,肩胛引项不得回顾,颊肿齿噤,耳聋喉痛暴喑。

颧髎—名兑骨

[甲乙]在面頄骨《千金》作面䪼骨下廉陷者中。《外台》作下廉兑骨端

陷者中。[素·气府论]䪼骨下各一。[王注]谓颧髎二穴也。䪼，頄也。面頄，颧也。[图考]在颧骨之下，与外眼角一直从鼻孔横量约二寸，即颧髎穴也。手少阳、太阳之会，刺入三分。[铜人]针二分。[图翼]禁灸。

[素·骨空论]数髓空在面侠鼻。[王注]谓颧髎等穴。

[刺禁论]刺面中溜脉不幸为盲。[王注]面中溜脉者，手太阳、任脉之交会，手太阳脉自颧而斜行至目内眦，任脉自鼻䪼两傍上行至瞳子下，故刺面中溜脉不幸为盲。

[甲乙]頄肿唇痛，颧髎主之。目赤黄《千金》作目赤目黄，颧髎主之。

[外台]颧髎主口僻痛，面赤，口不能嚼。

[百证赋]兼大迎，治目眩，妙。

[大成]主口㖞，面赤目黄，眼睏动不止，頄肿齿痛。

听宫—名多所闻

[甲乙]在耳中，珠子①大明如赤小豆，[入门]耳前珠子傍。[西法]在外耳门之前部。[图考]在耳门之前，口闭时以手切之，适当下牙床后，支杵②端之外侧，即听宫穴也，其下即耳门穴。手足少阳、手太阳之会。刺入三分[素·气穴论王注]刺入一分，灸三壮。

[灵·刺节真邪篇]夫发矇者，耳无所闻，目无所见，刺此者，必于日中刺其听宫，中其眸子，声闻于耳，此其输也。刺邪，以手坚按其两鼻窍而疾偃其声，必应于针也。此所谓弗见为之而无目视见，而取之神明相得者也。[张注]矇者，耳无所闻，目无所见，上窍之不通也。听宫，手太阳之经，心之府，输也。眸子，耳中之珠，刺耳之听宫，尚疾于发目之矇，是耳窍与目窍之相通也。以手坚按其两鼻窍而疾偃其声，疾偃其声闭其口窍也，必应其耳中之针，是耳窍与鼻窍、口窍之相通也。在上之七窍不通，独取手太阳以通心神之

---

① 珠子：指耳屏。
② 支杵：下颌头。

气,而七窍皆利,是神明之通于七窍也。心为阳中之太阳,故必于日中取之。

[甲乙]癫疾狂[外台]作惊狂,瘛疭,眩仆,癫疾,喑不能言,羊鸣沫出,听宫主之。耳聋填填如无闻,恫恫嘈嘈若蝉鸣,頞颊鸣《外台》作䳚䳚①,听宫主之。下颊取之,譬如破声刺此。注:即《九卷》所谓发蒙者。

[百证赋]兼脾俞能祛心下之悲悽。

[验方新编]牙疼腿痛名青腿牙疳,一人患此痛苦八年不愈,一乞食道人用艾火在耳门边肉尖上,切蒜片隔佳,连烧五下,立时全愈,神效非常。左痛烧右,右痛烧左,或两耳全烧,无不奇效。或不用蒜,以灯火烧之更妙。

---

① 䳚䳚:䳚,䳚雀,鹑的一种。䳚,杜鹃鸟。

针灸经穴图考卷之四

足太阳经穴

起于睛明,终于至阴,计六十六穴。左右一百三十二穴。

(1)睛明 (2)攒竹 (3)眉冲 (4)曲差 (5)五处 (6)承光 (7)通天 (8)络却 (9)玉枕 (10)天柱 (11)大杼 (12)风门 (13)肺俞 (14)厥阴俞 (15)心俞 (16)督俞 (17)膈俞 (18)肝俞 (19)胆俞 (20)脾俞 (21)胃俞 (22)三焦俞 (23)肾俞 (24)气海俞 (25)大肠俞 (26)关元俞 (27)小肠俞 (28)膀胱俞 (29)中膂俞 (30)白环俞 (31)上髎 (32)次髎 (33)中髎 (34)下髎 (35)附分 (36)魄户 (37)膏肓 (38)神堂 (39)譩譆 (40)膈关 (41)魂门 (42)阳纲 (43)意舍 (44)胃仓 (45)肓门 (46)志室 (47)胞肓 (48)秩边 (49)承扶 (50)殷门 (51)浮郄 (52)委阳 (53)委中 (54)合阳 (55)承筋 (56)承山 (57)飞扬 (58)跗阳 (59)昆仑 (60)仆参 (61)申脉 (62)金门 (63)京骨 (64)束骨 (65)通谷 (66)至阴

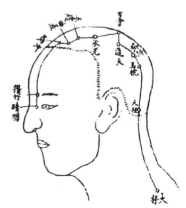

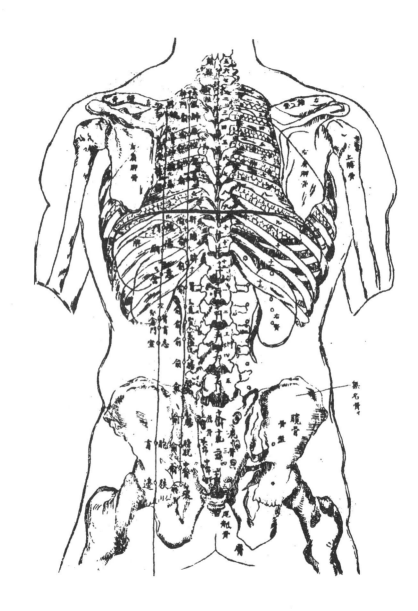

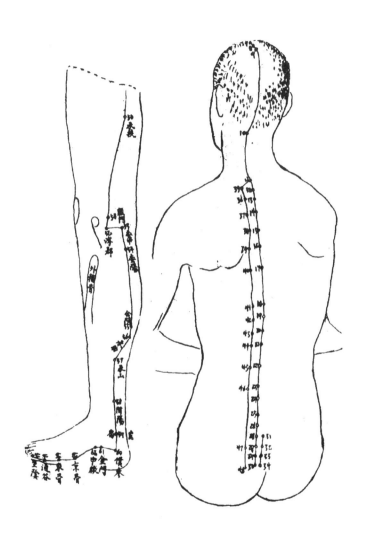

足太阳经穴

[灵·经脉篇]**膀胱足太阳之脉,起于目内眦,**目大角为内眦,足太阳膀胱之脉,起于目内眦睛明穴,受手太阳之交也。**上额交巅,**《脉经》《素·五藏生成篇王注》作上额交巅上。《太素》巅作颠,下同。发际前为额头,顶上为巅,由攒竹上额,历曲差、五处等穴,自络却穴左右斜行而交于顶巅之百会。**其支者,从巅至耳上角。**《素·五藏生成篇王注》支下有别字。其支者,由百会旁行至耳上角,过足少阳之曲鬓、率谷、天冲、浮白、窍阴、完骨,故此六穴皆为足太阳、少阳之会。**其直者,从巅入络脑,**《素·五藏生成篇王注》直下有行字。直行者,自百会行通天、络却、玉枕,入络于脑中。**还出别下项,**颈后曰项,自脑复出,别下项,由天柱而下,会于督脉之大椎、陶道。**循肩膊内挟脊抵腰中,入循膂,络肾属膀胱。**膊,音博。膂,音旅。肩后之下为肩膊,俗谓臂。曰膊非也。背中之椎骨为脊,尻上横骨为腰,挟脊两旁之肉为膂,直行之脉自肩膊而下,分作四行,其内之两行夹脊两旁,各相去一寸五分,下抵腰中,入循夹脊两旁之膂肉,络肾,下属膀胱,肾与膀胱相表里也。**其支者,从腰中下挟脊,贯臀入腘中,**《素·厥论王注》支下有别字。下挟脊贯臀,《甲乙》《脉经》《千金》作下会于后阴下贯臀。臀,音屯。腘,音国。尻旁大肉曰臀,腓肠上膝后曲处为腘,从腰中循髋骨下夹脊,历四髎穴,贯臀之会阳,下行承扶、殷门、浮郄、委阳,入腘之委中也。**其支者,从膊内左右别下贯胛,挟脊内,过髀枢,循髀外,从后廉下合腘中。**胛,《太素》作胂,《脉经》作髋,无挟脊内三字,《甲乙》《脉经》《千金》无从字。胛,音甲,背上两膊间,所谓背胛是也。髀枢在髀骨之上,捷骨之下,当环跳穴处,为髀之枢机,此支言肩髆内大杼下外两行也。左右贯胛去脊各三寸,别行历附分、魄户、膏肓等穴,挟脊下行由秩边而过髀枢,会于足少阳之环跳,循髀外后廉去承扶一寸五分之间,下行复与前之入腘中者相合。**以下贯踹内,出外踝之后,循京骨至小指外侧。**踹,《脉经》《太素》作腨。《太素》无内字。《素·厥论王注》小指下有之端二字。贯踹内者,由合阳以下承筋、承山等穴也。出外踝之后昆仑、仆参等穴也。小指本节后大骨曰京骨,小指外侧端曰至阴,足太阳经穴止此,乃交于小指之下,而接乎足少阴经也。**是动则病冲头痛,**太阳之脉上额交巅,从巅入络脑,邪循经而上冲,故头痛也。**目似脱,项如拔,**目似脱者,经脉起

端于目内眦也。项如拔者,还出别下项,痛在项后不可俯仰也。**脊痛,腰似折,髀不可以曲。**《甲乙》作脊腰似折,不可以曲。**腘如结,踹如裂,是为踝厥。**本经挟脊抵腰中,过髀枢,循髀外下合腘中,贯踹内,故病如是。踝厥者,足太阳脉出外踝之后,筋结于外踝也。**是主筋所生病者,**周身筋脉惟足太阳为多为巨,其下者结于踵,结于腨,结于腘,结于臀。其上者,挟腰脊,络肩项,上头,为目上纲,下结于頄。故凡为挛、为弛、为反张戴眼之类,皆足太阳之水亏而主筋所生病者。**痔、疟、狂、癫疾,头囟项痛,**《脉经》《千金》作狂癫疾,头脑顶痛。《甲乙》作狂颠疾,头囟项间痛。**目黄泪出,鼽衄,项背、腰尻、腘、踹、脚皆痛,小指不用。**囟,音信,尻,开高切。太阳之气生于膀胱水中,而为诸阳主气。阳气者,柔则养筋,故是主筋所生之病。脉入肛,故为痔。经云:筋脉横解肠澼为痔,盖太阳所主之筋,膀胱所生之脉,横逆而为痔也。经络沉以内薄则为疟厥,逆于下则为癫为狂,囟、项、鼽、目、腰背、腘、踹诸证,皆经脉所循之部分而为病也。**为此诸病,盛则泻之,虚则补之,热则疾之,寒则留之,陷下则灸之,不盛不虚以经取之。盛者,人迎大再倍于寸口,虚者,人迎反小于寸口也。**足太阳为少阴之表,故候在人迎。

[灵·本输篇]膀胱出于至阴,至阴者,足小指之端也,为井金;溜于通谷,通谷本节之前外侧也,为荥;注于束骨,束骨本节之后陷者中也,为输;过于京骨,京骨足外侧大骨之下,为原;行于昆仑,昆仑在外踝之后跟骨之上,为经;入于委中,委中腘中央为合,委而取之,足太阳也。溜,良救切。

[灵·结根篇]太阳根于至阴,结于命门。命门者,目也。足太阳下者根于至阴穴,上者结于睛明穴,故曰命门目也。王氏曰:命门者,藏精光照之所,则两目也。太阳为开,故开折则肉节渎《甲乙》作肉节渎缓而暴病起矣。故暴病者,取之太阳,视有余不足。渎者,皮肉宛膲而弱也。《甲乙》作渎缓者皮肉缓膲而弱也。折损,伤也,皮肉宛膲而弱即消瘦干枯之谓。足太阳根于至阴,溜于京骨,注于昆仑,入于天柱、飞扬也。天柱在头,飞扬在足。

[灵·卫气篇]足太阳之本在跟以上五寸中,标在两络命门。

命门者,目也。跟以上五寸,即外踝上三寸,附阳穴也。标在两络命门即睛明穴,左右各一,故云两络。

［灵·经别篇］足太阳之正别入于腘中,其一道下尻五寸,别入于肛,属于膀胱,散之肾,循膂当心入散。直者,从膂上出于项,复属于太阳,此为一经也。此膀胱与肾为表里,故其经脉相为一合也。足太阳之正入腘中,与少阴合而上行;其别一道下尻五寸,当承扶之次,上入肛门,内行腹中,属于膀胱,散于肾,循膂当心入散;上出于项,而复属于本经太阳,此内外同为一经也。

［灵·经脉篇］足太阳之别,名曰飞阳《甲乙》作飞扬,去踝七寸,别走少阴,实则鼽窒《甲乙》作窒鼻,头背痛。虚则鼽衄,取之所别也。足太阳之络名飞扬,在足外踝上七寸,别走少阴者也。此经起于目内眦,络脑行头背,故其病如此。治此者,当取所别之飞扬。

睛明—名泪孔,泪孔

［甲乙］在目内眦外,［明堂］内眦头外一分宛宛中。［入门］目内眦红肉陷中。［诊则］在目内眦外眉头陷中。手足太阳、足阳明之会。［素·气府论王注］手足太阳、足阳明、阴跷、阳跷五脉之会。［铜人］手足太阳、少阳、阳明五脉之会。刺入六分,留六呼,灸三壮。［素·气府论王注］刺入一分。［外台］甄权云:不宜灸。［明堂］针一分半,留三呼。雀目者,可久留针,然后速出针,禁灸。［铜人］针入一寸五分,禁灸。［入门］禁用针灸。

［甲乙］目不明《千金》作目远视不明,恶风,目泪出,憎寒,目痛,目眩《千金》《外台》作目眩瞥①,内眦赤痛,目䀮䀮无所见,眦痒痛,淫肤,白翳,睛明主之。

［席弘赋］治眼若未效,并合谷、光明不可缺。

［百证赋］兼行间,可治雀目汗气。

［灵光赋］治努肉。

---

① 瞥:瞎眼。下同。

［大成］东垣曰：刺太阳、阳明出血则目愈明。盖此经多血少气，故目翳与赤痛，从内眦起者，刺睛明、攒竹以宣泄太阳之热，然睛明刺一分半，攒竹刺一分三分，为适浅深之宜。今医家刺攒竹，卧针直抵睛明，不补不泻，而又久留针，非古人意也。

攒竹—名员柱，始光，夜光，明光

［甲乙］在眉头陷者中，［素·气穴论］眉本二穴。［王注］攒竹穴也。［神应］两眉头小陷宛宛中。足太阳脉气所发。刺入三分，留六呼，灸三壮。［素注］针二分，留六呼，灸三壮。［铜人］禁灸，针一分，留三呼，泻三吸，徐徐出针，宜以细三棱针刺之，宣泄热气三度，刺目大明。［明堂］宜细三棱针三分出血，灸一壮。

［灵·口问篇］人之噫者，寒气客于胃，厥逆从下上散后出于胃，故为噫，补足太阴、阳明，一曰补眉本也。人之嚏者，阳气和利，满于心，出于鼻，故为嚏，补足太阳荣眉本，一曰眉上也。

［素·骨空论］从风憎风，刺眉头。［王注］谓攒竹穴也。

［甲乙］头风痛，鼻鼽衄，眉头痛，善嚏，目如欲脱，汗出寒热，面赤，颊中痛《外台》作颔中痛，项椎不可左右顾，目系急，瘛疭，攒竹主之。痔痛，攒竹主之。小儿痫发，目上插①，攒竹主之。

［外台］攒竹主癫疾互引，反折戴眼及眩狂不得卧，意中烦，目眅眅不明，恶风寒。

［玉龙赋］兼头维治目疼头痛。

［百证赋］兼三间可治目中漠漠。

［通玄赋］脑昏目赤，泻此。

眉冲

［大成］直眉头上，神庭、曲差之间。［治疗］在攒竹直上入发际五分，

---

① 目上插：即目上视，眼睛上翻、白多黑少的表现，多与抽搐并发。下同。

去神庭旁五分。[新考正]在眉头上曲骨间,《甲乙》《外台》无此穴,兹从《明堂图》补。针三分,禁灸。

[入门]眉冲主五痫,头痛,鼻塞。

[纂要]《大成》《入门》《金鉴》《原始》共此穴,属于膀胱经部,今据而补焉。

曲差—名鼻冲

[甲乙]侠神庭神庭在发际直鼻两傍各一寸五分,在发际。[分寸歌]发际上五分,[图翼]入发际。足太阳脉气所发,正头取之。刺入三分,灸五壮。[铜人]针二分,灸三壮。

[甲乙]头痛,身热,鼻窒,喘息不利,烦满,汗不出,曲差主之。

[千金]治久风,卒风,缓急诸风,即灸神庭一处七壮,穴在印堂直上发际是。次灸曲差二处各七壮,穴在神庭两傍各一寸半是。

[大成]曲差主目不明,衄衊,鼻塞,鼻疮。

五处

[甲乙]在督脉傍[千金]作在头上去上星一寸五分。[明堂]在头上去上星傍一寸。[分寸歌]发上一寸。[针方六集]上星穴两旁各开一寸五分,上曲差一寸。[图翼]在曲差后五分。足太阳脉气所发,刺入三分,不可灸。[素·水热穴论王注]刺入三分。留七呼,灸三壮。[明堂]灸五壮。

[甲乙]痓,脊强反折,瘛疭,癫疾,头重,五处主之。五藏传病发寒热,取五处。

[千金]五处主风头热,主时时嚏不已。

[大成]主风热,目眩,目不明,目上戴,不识人。

承光

[甲乙]在五处后二寸,[千金]在五处后一寸,一本言一寸半。[素·水

热穴论王注]五处后一寸。[铜人]在五处后一寸五分。[分寸歌]发上二寸半。足太阳脉气所发。刺入三分,禁不可灸。

[甲乙]热病汗不出,而苦呕烦心,承光主之。青盲,远视不明,承光主之。

[外台]承光主目生白翳,远视不明。

[大成]主风眩头痛,呕吐心烦,鼻塞不闻香臭,口㖞,鼻多清涕,目生白翳。

通天—名天白

[甲乙]在承光后一寸五分,[铜人]在承光后一寸三分。[图翼]一曰横直百会旁一寸五分。[金鉴]侠督脉之百会穴傍开一寸五分。足太阳脉气所发,刺入三分,留七呼,灸三壮。

[甲乙]头项痛重,暂起僵仆,鼻室鼽衄,喘急不得通,通天主之。

[千金]灸瘿气面肿法,灸通天五十壮,在耳上二寸。

[入门]通天主鼻痔,左臭灸右,右臭灸左,左右臭左右灸,鼻中去一块如朽骨,鼻气自愈。

[百证赋]能去鼻内无闻之苦。

络却—名强阳、脑盖、络郄

[甲乙]在通天后一寸三分,《千金》《外台》《铜人》《分寸歌》作一寸五分。[神应]在脑后发际上两旁起肉上各一寸三分,脑后枕骨侠脑户,自发际上四寸半。[图考]在百会穴后五分,横离一寸五分,去前发际后五寸五分,在通天穴直后一寸五分,即络却穴也。《甲乙》云:一寸三分之三字当是五字之误。足太阳脉气所发。刺入三分,留五呼,灸三壮。

[甲乙]癫疾僵仆,目妄见,恍惚不乐,狂走瘈疭,络却主之。

[外台]络却主青盲无所见。

［图翼］主治头旋，口喝，鼻塞，项肿瘿瘤，内障耳鸣。

玉枕

［甲乙］在络却后七分，《千金》《外台》作七分半。《铜人》《圣济》《图翼》《分寸歌》《大成》作一寸五分。侠脑户旁一寸三分，［纂要］自神庭至百会五寸，自百会至脑户四寸五分，即为自前发际至脑户穴通计九寸五分。起肉枕骨入发际三寸。［图翼］按《甲乙经》之数与督脉之数不合。《大成》作起肉枕骨上入发际二寸。［新考正］在通天后三寸，正与督脉百会后三寸之强间穴相等，亦与足少阳之脑空穴相并，《外台》《千金翼》以为侠脑户旁，非是。足太阳脉气所发，刺入三分，留三呼，灸三壮。［图翼］一曰禁刺。

［甲乙］头项痛，恶风，汗不出，凄厥恶寒，呕吐，目系急，痛引頞，头重项痛，玉枕主之。寒热骨痛，玉枕主之。头眩目痛，头半寒痛，玉枕主之。

［千金］玉枕主卒起僵仆，恶见风寒，多汗寒热，灸五十壮，刺三分。

［外台］玉枕主目痛不能视，项似拔，不可左右顾，癫疾不呕沫互引。

［百证赋］连囟会疗头风。

［图翼］主治目痛如脱，不能远视，脑风头项痛，鼻塞无闻。

天柱

［甲乙］在侠项后发际，大筋外廉陷者中。［治疗］去中行风府七分。［图考］在后发际去督脉经旁一寸五分，在项后大筋外即天柱穴也。足太阳脉气所发。刺入二分，留六呼，［铜人］针五分得气即泻。［明堂］针二分，留三呼，泻五吸，灸不及针。灸三壮。［图翼］一曰禁灸。

［灵·寒热病篇］暴挛痫眩，足不任身，取天柱。

［灵·五乱篇］气乱于头，则为厥逆。头重眩仆，取之天柱、大

杼,不知,取足太阳荥输。

［灵·厥病篇］厥头痛,项先痛,腰脊为应,先取天柱,后取足太阳。

［灵·口问篇］上液之道开则泣,泣不止则液竭,液竭则精不灌,精不灌则目无所见矣,故命曰夺精,补天柱经侠颈。

［甲乙·热病］汗不出,天柱及风池主之。眩,头痛重,目如脱,项似拔,狂见鬼,目上反,项直不可以顾,暴挛,足不任身,痛欲折,天柱主之。癫疾互引,天柱主之。咽肿难言,天柱主之。目瞑瞑赤痛,天柱主之。

［千金］治久风,卒风,缓急诸风,灸天柱二处各七壮。天柱主目泣出;主不知香臭;主肩痛欲折;主风眩;主狂易多言不休,目上反。

［外台］天柱主小儿惊痫。

［总病论］热病始于头首者,刺项太阳而汗出止。天柱穴可刺五分泻之。

［百证赋］连养老,治目中瞑瞑。连束骨,治项强,多恶风。

大杼

［甲乙］在项第一椎下,［纂要］椎,音槌,脊之骨节也,古谓之膲,亦谓之顀。［西法］在第一胸椎之下。两傍各一寸五分陷者中,［聚英］正坐取之。足太阳、手太阳之会。［素·气穴论］背俞二穴。［王注］大杼穴也。督脉别络,手足太阳三脉之会。［西法］肩胛背侧之动脉,与脑之第十二对神经皆分布其间。刺入三分,留七呼,灸七壮。［铜人］针五分,灸七壮。［明堂］禁灸。［资生］非大急不灸。

［灵·背腧篇］胸中大俞在杼骨之端,挟脊相去三寸。［纂要］甲乙。［千金］《外台》《圣济》《发挥》《铜人》《大全》《大成》:背部第二行,相去脊中一寸五分,第三行相去脊中三寸。《医统》《资生》

《聚英》《类经》《金鉴》《入门》：背二行除脊一寸半，相去脊中二寸，背三行相去脊中三寸半。滑氏曰：自大杼至白环，诸穴并第二行，相去脊各一寸五分。歌曰：自大杼至白环，相去脊中三寸间。夫既曰脊中，则自脊骨中间量取而非骨外量取明矣。《聚英》之说不可从。[图考]按：生理学脊髓神经有三十一对，分前后两根，由脊柱左右分出，通过各椎间孔，成为脊髓神经。盖背部孔穴主治之功用，皆在乎刺戟①脊髓神经之传达也。

[灵·癫狂篇]筋癫疾者，身倦挛急，大刺项大经之大杼脉，呕多沃沫②，气下泄，不治。

[灵·海论]冲脉者为十二经之海，其输上在于大杼，下出于巨虚之上下廉。

[灵·刺节真邪篇]阳气有余而阴气不足，阴气不足则内热，阳气有余则外热，内热相搏，热于怀炭，外畏绵帛近，不可近身，又不可近席。腠理闭塞则汗不出，舌焦唇槁，腊干嗌燥，饮食不让善恶，取之于其天府、大杼三痏。又刺中膂以去其热，补足、手太阴以去其汗，热去汗晞③，疾于彻衣④。

[素·骨空论]膝痛不可屈伸，治其背内。[王注]谓大杼穴也。

[难经]骨会大杼。疏曰：骨病治此。滑伯仁曰：骨者，髓所养，髓自脑下注于大杼，大杼渗入脊心，下贯尾骶，渗诸骨节，故骨之气皆会于此，故曰骨会。袁古益曰：肩能任重以骨会大杼也。陈修园曰：诸骨自此往下支生，故骨会于大杼也。

[甲乙]颈项痛不可以俯仰，头痛振寒，瘈疭，气实则胁满，侠脊有并气，热汗不出，腰背痛，大杼主之。

---

① 戟：刺激。
② 沃沫：黏沫。
③ 汗晞：汗干，汗尽。
④ 疾于彻衣：起效迅速如脱掉衣服那样快捷。

［千金］大杼主僵仆，不能久立，烦满里急，身不安席。

［外台］大杼主痎疟，伤寒汗不出，腰背痛，痓，脊强，喉痹，大气满喘，胸中郁郁，身热，眩目眈眈，项强急，寒热。

［总病论］太阳与少阳并病，或眩，时如结胸，心下必坚，当刺泻肺俞、大杼，慎不可发汗。伤寒汗不出，脊强，喉闭，烦满，针大杼，针入一寸，泻之。

李东垣曰：五藏气乱在于头，取之天柱、大杼，不补不泻以导气而已。

［席弘赋］大杼若连长强寻，小肠气痛即行针。

［图翼］凡刺疟疾脉满大者，刺此并譩譆穴出血，随人肥瘦刺之。不已，刺委中、风门，立已。

陈修园曰：前板齿干燥，可灸此穴。《明堂》云：大杼禁灸。若非板齿干燥之证，毋得灸也。

风门—名热府

［甲乙］在第二椎下［西法］第二胸椎下，两傍各一寸五分，［聚英］正坐取之。督脉、足太阳之会。刺入五分，留五呼，灸三壮。［素注］针三分，留七呼。［明堂］灸五壮。

［素·缪刺论］邪客于足太阳之络，令人拘挛，背急引胁而痛，刺之从项始数脊椎挟脊，疾按之应手如痛，刺之傍三痏，立已。［王注］从项始数脊椎者，谓从大椎数之至第二椎两傍各一寸五分，内循脊两傍，按之有痛应手，则邪客之处也，随痛应手深浅即而刺之。邪客在脊骨两傍，故言刺之傍也。

［甲乙］风眩头痛鼻不利时，嚏清涕自出，风门主之。

［千金］治诸风，灸风门二处各七壮。热府穴，在第二节下，两旁相去各一寸五分，针灸无在，治马黄疸等病。上气短气，咳逆，胸背痛，灸风门、热府百壮。

[神农经]伤风咳嗽,头痛,鼻流清涕,可灸十四壮,及治头疼风眩,鼻衄不止。

[图翼]此穴能泻一身热气,常灸之,永无痈疽、疮疥等患。

[大成]风门若频刺泄诸阳热气,背永不发痈疽,灸五壮。主发背痈疽,身热上气,喘气咳逆,胸背痛,风劳呕吐,多嚏,鼻衄出清涕,伤寒头项强,目瞑,胸中热,卧不安。

肺俞

[甲乙]在第三椎下[西法]在第三胸椎下,两傍各一寸五分,[千金]对乳引绳度之。[大成]甄权法:以手搭背,左取右,右取左,当中指末处是穴,正坐取之。[素·气穴论王注]五藏腧并足太阳脉之会。刺入三分,留七呼,灸三壮。[大成]甄权灸百壮。

[灵·背腧篇]肺俞在三焦之间,挟脊相去三寸所,则欲得而验之,按其处,应在中而痛解,乃其腧也。灸之则可,刺之则不可。气盛则泻之,虚则补之。以火补者毋吹其火,须自灭也。以火泻者,疾吹其火,传其艾,须其火灭也。[针灸要旨]按:《血气形志论》及《遗篇刺法论》并载五藏俞刺,而此云可灸不可刺,故沧州翁谓《素问》非出于一时之言,非成于一人之手。焦当作椎。又按:《华陀传》彭城樊阿皆从陀学,凡医咸言背及胸脏之间不可妄针,针之不过四分,而阿针背入一二寸,巨阙胸脏乃五六寸而病皆瘳,是知《素问》立言致谨之道,而明医纵横变化,不拘于常法,而卒与法会也。

[五邪篇]邪在肺,则病皮肤痛,寒热《甲乙》《脉经》作发寒热,上气喘,汗出,咳动肩背,取之膺中外腧,背三节五藏一本作五颔又五节之傍,《甲乙》《脉经》作背第二椎。之傍,以手疾按之,快然,乃刺之,取之缺盆中以越之。

[素·血气形志篇]欲知背俞,先度其两乳间,中折之,更以他草度去半已,即以两隅相拄也,乃举以度其背,令其一隅居上,齐脊

大椎,两隅在下,当其下隅者,肺之俞也。[王注]度谓度量也,言以草量其两乳间四分去一,使斜与横等折为三隅,以上隅齐脊大椎,则两隅下当肺俞也。案:三隅即等边三角形也。

[刺禁论]刺中肺,三日死,其动为咳。

[伤寒论]太阳与少阳并病,头项强痛,或眩冒,时如结胸,心下痞硬者,当刺大椎第一间、肺俞、肝俞,慎不可发汗。太阳、少阳并病,心下硬,颈项强而眩者,当刺大椎、肺俞、肝俞,慎勿下之。

[甲乙]痓反折互引,腹胀腋挛,背中怏怏引胁痛,内引心,中膂内肺俞主之。又刺阳明,从项而数背椎,侠脊膂而痛,按之应手者,刺之尺泽,三痏立已。肺气热《外台》作肺寒热,呼吸不得卧,上气《外台》作咳上气,呕沫,喘,气相追逐,胸满胁膺急,息难,振栗,脉鼓,气膈,胸中有热,支满不嗜食,汗不出,腰脊痛,肺俞主之。肺胀者虚满而喘咳,肺俞主之,亦取太渊。癫疾憎风,时振寒,不得言,则寒益甚,身热狂走,欲自杀,目反妄见,瘛疭泣出,死不知人,肺俞主之。

[千金]小儿方,肺痫之为病,面目白,口沫出,灸肺俞三壮,又灸手阳明、太阴各二壮。治肺寒方,灸肺俞百壮。吐血唾血,上气咳逆,灸肺俞,随年壮。治喉痹气逆,咳嗽,口中唾涎方,灸肺俞七壮,亦可随年至百壮。下气,灸肺俞百壮。短气不得语,灸肺俞百壮。水疰口中涌水,经云:肺来乘肾,食后吐水,灸肺俞,又灸三阴交,又灸期门,穴在乳下二肋间,泻肺补肾也,各随年壮。肺俞主喘咳少气百病,盗汗,寒热恶寒,灸随年壮,刺五分。

[外台]《千金》灸瘿上气并短气方,灸肺俞一百壮。

[扁鹊心书]疠风因卧风湿地处,受其毒气,中于五藏,令人面目庞起如黑云,或遍身如锥刺,或两手顽麻,灸五藏俞穴。先灸肺俞,次心俞、脾俞,再肝俞、肾俞各五十壮,周而复始,病愈为度。

[玉龙赋]兼丰隆,治痰嗽。

[百证赋]兼天突,治咳嗽连声。

[乾坤生意]同陶道、身柱、膏肓,治虚损五劳七伤紧要法。

[神农经]治咳嗽吐血唾红,骨蒸虚劳,可灸十四壮。

[针灸问对]风门、肺俞二穴,《明堂》《铜人》皆云治嗽。今人见有痰而嗽,无痰而咳,一概于三伏中灸之,不计壮数。二穴切近华盖,而咳与嗽本因火乘其金,兹复加以艾火燔灼,金欲不伤得乎?夫治嗽当看痰与火孰急,无痰者,火旺金衰,十死七八。泻火补金,间或可生。多痰者湿盛也。降火下痰,其嗽自愈。继灸肺俞、风门,不过三壮、五壮,泻其热气而已,固不宜多灸,三伏之中更不宜灸也。

[图翼]此穴主泻五藏之热,与五藏俞治同。肺虚者,见赤尸鬼,肺俞刺入一分半,得气则补,留三呼,次进一分,留一呼,徐徐出针。

[卫生鸿宝]冷哮涂法:白芥子净末,延胡各一两,甘遂、细辛各五钱,共为末,入麝香五分,杵匀调涂肺俞、膏肓、百劳等穴。涂后麻瞀疼痛,切勿便去,候三炷香足方去之。十日后涂一次,二次病根去。

厥阴俞—名阙俞、厥俞

[千金]扁鹊云:第四椎下[西法]第四胸椎下两傍各一寸半,[图翼]此穴出《山眺经》,《甲乙经》无。[大成]聚英,正坐取之。[铜人]针三分,灸七壮。

[千金]治胸中膈气聚痛好吐方,灸厥阴俞穴,在第四椎两边,各相去一寸五分,随年壮。胸膈中气,灸阙俞百壮。

[大成]厥阴俞主咳逆,牙痛,心痛,胸满,呕吐,留结,烦闷,或曰藏府皆有俞在背,独心包络无俞,何也?曰厥阴俞即心包络俞也。

心俞

[甲乙]在第五椎下两傍各一寸五分,[素·气穴论王注]足太阳脉之会,[聚英]正坐取之。针入三分,留七呼,禁灸。[外台]灸三壮。

[灵·背腧篇]心俞在五焦之间,挟脊相去三寸,所则欲得而验之。按其处,应在中而痛解,乃其俞也。灸之则可,刺之则不可。气盛则泻之,虚则补之。法详肺俞。

[五邪篇]邪在心则病心痛,喜悲《甲乙》《千金》作善悲时眩仆,视有余不足而调之其输也。输,《甲乙》作俞。

[素·血气形志篇]肺俞复下一度,心之俞也。[王注]谓以上隔齐脊三椎也,《灵枢》及《中诰》咸云:肺俞在三椎之傍,心俞在五椎之傍。

[刺禁论]刺中心一日死,其动为噫。

[诊要经终论]中心者环死。[王注]气如环之一周则死也。

[甲乙]寒热心痛,循循然与背相引而痛,胸中怏怏不得息,咳唾血,多涎,烦中,善噫,食不下,咳逆《外台》作饮食不下呕逆,汗不出如疟状,目晄晄,泪出悲伤,心俞主之。心胀者,烦心,短气,卧不得安,心俞主之,亦取列缺。

[千金]治诸风,灸心俞二处各七壮,在第五椎下两旁各一寸半是。心俞穴在第五椎。一云:第七节对心横三间寸。主心风,腹胀满,食不消化,吐血酸削,四肢羸露,不欲饮食,鼻衄,目晄晄不明,肩头胁下痛,小腹急,灸二三百壮。治心风寒方,灸心俞各五十壮,第五节两边各一寸半是。治不能食,胸中满,膈上逆气,闷热方,灸心俞二七壮,小儿减半。心懊憹微痛,烦逆,灸心俞百壮。吐逆,呕不得食,灸心俞百壮。心俞主筋急手相引。

[外台]心俞主痎疟。

[神农经]小儿气不足者,数岁不能语,可灸五壮,艾炷如麦粒。

〔玉龙赋〕兼肾俞,治腰肾虚乏之梦遗。

〔百证赋〕兼神道,治风痫常发,自宁。

〔捷径〕治忧噎。

〔图翼〕此穴主泻五藏之热,与五藏俞同。一传主疗心虚、遗精、盗汗,补之。心虚者,见黑尸鬼,心俞以毫针刺之,得气留补即苏。

〔大成〕灸劳穴法,《资生经》云:久劳其状,手脚心热,盗汗,精神困顿,骨节痛寒,初发咳嗽,渐吐脓血,肌瘦面黄,减食少力。令身正直,用草于男左女右,自脚中指尖量过脚心下,向上至腘腘①大纹处截断;却将此草自鼻尖量,从头正中分开发量至脊,以草尽处用墨点记,别用草一条,令病人自然合口,量阔狭截断,却将此草于墨点上平褶,两头尽处量穴,灸时随年壮多灸一壮,如人三十岁,灸三十一壮,累效。案:此穴合五椎两旁各一寸五分,心俞二穴也。心主血,故灸之。

督俞—名高益,高盖

〔大成〕六椎下,两傍相去脊各一寸五分,正坐取之,灸三壮。〔图翼〕禁针。

〔大成〕督俞主寒热心痛,腹痛雷鸣,气逆。

〔纂要〕《大成》《入门》《金鉴》《原始》共此穴,属于膀胱经部,今据而补焉。

膈俞

〔甲乙〕在第七椎下〔西法〕第七胸椎下,两傍各一寸五分。〔聚英〕正坐取之。针入三分,留七呼,灸三壮。〔金鉴〕禁针。

---

① 腘腘:膝关节处。腘,膝关节。腘,股胫间。

[灵·背腧篇]膈俞在七焦之间,挟脊相去三寸所,则欲得而验之,按其处,应在中而痛解,乃其腧也。灸之则可,刺之则不可。气盛则泻之,虚则补之。法详肺俞。

[素·血气形志篇]心俞复下一度,左角肝之俞也,右角脾之俞也。[王注]《灵枢经》及《中诰》咸云:肝俞在九椎之傍,脾俞在十一椎之傍,寻此经草量之法,三度两隅之下,约当七椎,七椎之傍,乃膈俞之位。此经云:左角肝之俞,右角脾之俞,殊与《中诰》等经不同。

[诊要经终论]刺中膈者为伤中,其病虽愈,不过一岁必死。

[难经]血会膈俞。滑伯仁曰:膈俞,足太阳脉气所发也。太阳多血,又血乃水之象,故曰血会。又曰:血者,心所统,肝所藏。膈俞在七椎下,上则心俞,下则肝俞,故为血会。陈修园曰:诸经之血皆从膈膜而上下,又心主血,肝存血,心位膈上,肝位膈下,交通于膈膜,故血会于膈俞也。

[甲乙]悽悽振寒,数欠伸,膈俞主之。背痛恶寒,脊强,俯仰难,食不下,呕吐多涎,膈俞主之。《原注》《千金》作阳渊。腰脊强不得俯仰,刺脊中。大风汗出,膈俞主之。

[脉经]关脉芤,大便去血数斗者,以膈俞伤故也。宜服生地黄并生竹皮汤,灸膈俞。若重下去血者,针关元。甚者,宜服龙骨丸,必愈。

[千金]心痛如锥刀刺,气结,灸膈俞七壮。大便难,灸第七椎两傍各一寸七壮。吐,呕逆,不得下食,今日食明日吐者,灸膈俞百壮。膈俞主腹胀,胃脘暴痛及腹积聚、肌肉痛;主吐食,又灸章门、胃脘;主汗不出,凄厥恶寒;主寒热,皮肉骨痛,少气不得卧,支满;主嗜卧怠惰,不欲动摇,身常湿,不能食,胪胀①,胁腹满,灸百壮,

---

① 胪胀:腹胀。《广韵·九鱼》:"腹前曰胪。"下同。

三报之。

[外台]膈俞主胸痹,身皆痛,痓,大风汗出,癫狂。

[图翼]此血会也。诸血病者,皆宜灸之,如吐血、衄血不已,虚损昏晕,血热妄行,心肺二经呕血,脏毒,便血不止。

陈修园曰:身斑斑如锦纹,血热,可灸此穴。

肝俞

[甲乙]在第九椎下,两傍各一寸五分。《千金》云在椎节中。[素·气穴论王注]足太阳脉之会。[聚英]正坐取之。针入三分,留六呼,灸三壮。[西法]右侧之深部为肝脏,禁针。

[灵·背腧篇]肝俞在九焦之间,挟背相去三寸所,则欲得而验之,按其处,应在中而痛解,乃其腧也。灸之则可,刺之则不可。气盛则泻之,虚则补之。法详肺俞。

[素·血气形志篇]心俞复下一度,左角肝之俞也,右角脾之俞也,复下一度,肾之俞也。[王注]三度两隅之下约当七椎,七椎之傍乃膈俞之位。此经云:左角肝之俞,右角脾之俞,殊与《中诰》等经不同。又四度则两隅之下,约当九椎,九椎之傍乃肝俞也。经云:肾俞未究其源。

[刺禁论]刺中肝,五日死,其动为语。[甲乙]作欠。

[甲乙]痓,筋痛急互引,肝俞主之。咳而胁满,急不得息,不得反侧,腋胁下与脐相引,筋急而痛,反折,目上视,眩,目中循循然,肩项痛《外台》作眉头痛,惊狂,衄,少腹满,目䀮䀮生白翳,咳引胸痛,筋寒热,唾血短气,鼻酸,肝俞主之。肝胀者,胁下满而痛引少腹,肝俞主之,亦取太冲。心下一本作痛不可刺者,中有盛聚,不可取肝俞,肠中有虫瘕、有蛟蛕,不可取以小针。癫疾,膈俞及肝俞主之。

[千金]肝风占候,其口不能言,当灸鼻下人中,次灸大椎,次灸

肝俞,第九椎下是,五十壮,余处随年壮。眼暗,灸之得明,二三百壮,良。扁鹊曰:灸肝肺二俞,主治丹毒牵病,当依源处治,调其阳,理其阴,藏府之疾不生矣。吐血酸削,灸肝俞百壮。短气不得语,灸肝俞百壮。肝俞主目泪出,多眵䁾,内眦赤痛痒,生白肤翳。主热病瘥后食五辛,多患眼暗如雀目。主鼻中酸,主小腹满,主筋寒热痉急手相引。

[外台]《千金》目病肝中有风热,令人眼暗者,当灸肝俞五百壮。

[玉龙赋]目昏血溢,肝俞辨其虚实。

[标幽赋]兼命门,能使瞽老见秋毫。

[百证赋]兼少泽,可治攀睛。

[图翼]此穴主泻五藏之热,与五藏俞治同。一传治气痛项疬吐酸。肝虚者,见白尸鬼,肝俞以毫针刺三分,得气留补。

[大成]《医学入门》骑竹马灸法,二穴专治痈疽、恶疮发背、疔毒、瘰疬诸风,一切病证,先从男左女右臂腕中横纹起,用薄篾一条量至中指齐肉尽处,不量爪甲,截断;次用篾取前同身寸一寸,却令病人脱去衣服,以大竹杠一条跨定两人,随徐扛起,足离地三寸,两旁两人扶定,将前量长篾贴定竹扛竖起,从尾骶骨贴脊量至篾尽处,以笔点记,后取身寸篾各开一寸是穴,灸七壮,此杨氏灸法。案:《神应经》两人抬扛不稳,当用两木凳阁竹扛头,令患人足微点地,两人两旁扶之尤妙。又案:《聚英》言各开一寸,疑为一寸五分,当合膈俞、肝俞穴道。

胆俞

[甲乙]在第十椎下两傍各一寸五分,足太阳脉所发,正坐取之。刺入五分,灸三壮。[素·气府论王注]留七呼。

[素·刺禁论]刺中胆,一日半死,其动为呕。

［奇病论］有病口苦者，名曰胆瘅。夫肝者，中之将也，取决于胆，咽为之使，此人者，数谋虑不决，故胆虚气上溢而口为之苦，治之以胆募俞。［脉经］胆俞在背第十椎，募在日月穴。

［甲乙］胸满呕无所出，口苦，舌干，饮食不下，胆俞主之。

［千金］虚劳尿精，灸第七椎两傍各三十壮，又灸第十椎两傍各三壮，又灸第十九椎两傍各二十壮。胆俞主胁痛不得卧，胸满，呕无所出。

［外台］崔氏灸骨蒸及邪，但梦与鬼神交通无不差之法。详见《外台》卷十三文繁不及备，载兹录《大成》说于下。

［大成］按：《资生经》所载崔知悌平取四花穴，上二穴是膈俞，下二穴是胆俞，四穴主血，故取此以治劳瘵。后世误以四花为斜取，非也。

［百证赋］兼阳纲，可治目黄。

［捷径］兼膈俞，治劳噎。

［图翼］主治头痛，振寒汗不出，腋下肿，心腹胀满，口干苦，咽痛，呕吐翻胃，食不下，骨蒸劳热，目黄，胸胁痛不能转侧。

脾俞

［甲乙］在第十一椎下［西法］第十一胸椎之下，两傍各一寸五分。［素·气穴论王注］足太阳之会，［气府论注］正坐取之。刺入三分，留七呼，灸三壮。

［灵·背腧篇］脾俞在十一焦之间，挟背脊相去三寸所，则欲得而验之。按其处，应在中而痛解，乃其腧也。灸之则可，刺之则不可。气盛则泻之，虚则补之。

［素·刺禁论］刺中脾，十日死，其动为吞。

［甲乙］咳而呕，膈寒，食不下，寒热，皮肉肤痛，少气不得卧，胸满支两胁，膈上兢兢，胁痛腹膜，胸脘暴痛，上气，肩背寒痛，汗不

出,喉痹,腹中痛,积聚,默然嗜卧,怠惰不欲动,身常湿湿,心痛无可摇者,脾俞①主之。脾胀者,苦哕,四肢闷,体重不能衣,脾俞主之,亦取太白。腹中气胀引脊痛,食饮多而身羸瘦,名曰食㑊《千金》《外台》作食晦。先取脾俞②,后取季胁。大肠转气,按之如覆杯,热引胃痛,脾气寒,四肢《外台》作四肢急烦不嗜食,脾俞主之。黄瘅③善欠,胁下满欲吐,脾俞主之注:《千金》云:身重不动作。

[千金]治脾风方,灸脾俞,夹脊两边各五十壮。凡人脾俞无定所,随四季月应病,即灸藏俞是脾穴,此法甚妙。泄痢食不消不作肌肤,灸脾俞,随年壮。治胞转小便不得方:灸脾俞百壮。虚劳,尿血,白浊,灸百壮。

[卫生宝鉴]脾俞二穴,治小儿胁下满,泄痢体重,四肢不收,痃癖积聚,腹痛,不嗜食,痃疟寒热。又治腹胀引背,食饮不多,渐渐黄瘦,灸十一椎下两旁相去各一寸五分,七壮。小儿黄疸,灸三壮。

[百证赋]兼听宫,能祛心下之悲凄。兼膀胱俞,治脾虚谷食不消。

[捷径]治思噎、食噎。

[图翼]此穴主泻五藏之热,与五藏俞同。一传治水肿鼓胀,气满泄泻,年久不止,及久年积块胀痛。久疟不愈,黄瘦无力者,灸脾俞七壮即止。盖疟由寒湿、饮食伤脾而然,故此穴甚效。脾虚者见青尸鬼,脾俞刺三分,留二呼,进二分,气至徐徐退针,即苏。

胃俞

[甲乙]在第十二椎下,两傍各一寸五分。[聚英]正坐取之。刺入三分,留七呼,灸三壮。[铜人]灸随年壮。

---

① 脾俞:参校本作"膈俞"。
② 脾俞:参校本作"膈俞"。
③ 黄瘅:即黄疸病。瘅,通"疸"。下同。

［素·通评虚实论］霍乱，刺俞傍五，足阳明及上傍三。［王注］霍乱者，取少阴俞傍志室穴，足阳明言胃俞也。取胃俞，兼取少阴俞外两傍向上第三穴，则胃仓穴也。

［甲乙］胃中寒胀，食多，身体羸瘦，腹中满而鸣，腹䐜，风厥，胸胁支满，呕吐，脊急痛，筋挛，食不下，胃俞主之。

［百证赋］兼魂门，治胃冷食不化。

［图翼］主治胃寒吐逆，翻胃，霍乱，腹胀支满，肌肤疲瘦，肠鸣腹痛，不嗜食，脊痛筋挛，小儿羸瘦，食少不生肌肉及小儿痢下赤白，秋末脱肛，肚疼不可忍，艾炷如大麦。一传治水肿鼓胀，气膈不食，泄泻，年久不止，多年积块。

李东垣曰：中湿者，治在胃俞。

三焦俞

［甲乙］在第十三椎下，两傍各一寸五分［西法］在第十三胸椎之下，去第一腰椎两傍各一寸五分。足太阳脉气所发，［素·气府论王注］正坐取之。刺入五分，灸三壮。［铜人］留七呼。［明堂］针三分，灸三壮。

［甲乙］头痛食不下，肠鸣，胪胀欲呕，时泄，三焦俞主之。

［千金］治胞转小便不得方，灸三焦俞百壮。五藏六府心腹满，腰背疼，饮食吐逆，寒热往来，小便不利，羸瘦少气，灸三焦俞，随年壮。三焦俞主小腹积聚，坚大如盘，胃胀，食饮不消，妇人癥聚瘦瘠，灸三焦俞百壮，三报之，仍灸气海百壮。治尿血，灸百壮。

［寿世保元］治黄疸，病人脊骨自上数至下，第十三椎下两旁各量一寸，灸三七壮，即效。

肾俞

［甲乙］在第十四椎下［西法］在第二腰椎下，两傍各一寸五分。［大

成]前与脐平,正坐取之。[素·气穴论王注]足太阳之会。[纂要]《千金方》曰：以杖量至脐及当脊骨,然后相去各一寸半,肾俞也。按之,虽然肥人腹垂则抵,瘦人腹平则脐平,今不论肥瘦,均以杖量之,未有准。刺入三分,留七呼,灸三壮。[铜人]灸以年为壮。

[灵·背腧篇]肾俞在十四焦之间,挟脊相去三寸所,则欲得而验之,按其处,应在中而痛解,乃其腧也。灸之则可,刺之则不可。气盛则泻之,虚则补之。

[素·通评虚实论]少阴俞去脊椎三寸傍五,用员利针。[王注]少阴俞谓第十四椎下两傍,肾之俞也。

[刺禁论]刺中肾,六日死,其动为嚏。

[甲乙]热痉,脾俞及肾俞主之。寒热,食多身羸瘦,两胁引痛,心下贲痛,心如悬,下引脐。少腹急痛热,面急一本作黑,目䀮䀮,久喘咳少气,溺浊赤,肾俞主之。骨寒热,溲难,肾俞主之。肾胀者,腹满引背怏怏然,腰髀痛,肾俞主之,亦取太溪。

[脉经]寸口脉沉著骨,反仰其手乃得之,此肾脉也。动苦少腹痛,腰体酸,颠①疾,刺肾俞,入七分。又刺阴维,入五分。

[千金]治肾寒方,灸肾俞百壮。治诸风,灸肾俞二处各七壮。疟从腰脊发者,灸肾俞百壮。治肾风虚寒方,灸肾俞百壮,对脐两边,向后侠脊,相去各一寸五分。丈夫梦失精,及男子小便浊难,灸肾俞百壮。治胞转小便不得方,灸肾俞百壮。消渴小便数,灸肾俞二处三十壮。肾俞主寒中洞泄不化,主喘咳少气百病,主头重身热振栗,腰中、四肢淫泺,欲呕。

[外台]肾俞主腰痛不可俯仰反侧,头痛如破,足寒如水,腹鼓大寒,洞泄食不化,骨寒热,引背不得息。

[扁鹊心书]肾俞二穴,凡一切大病于此,灸二三百壮。盖肾为

---

① 颠：古同"癫",精神错乱。

一身之根蒂,先天之真源,本牢则不死。又治中风失音,手足不遂,大风癫疾。

[大成]肾俞主虚劳羸瘦,耳聋肾虚,水脏久冷,心腹填满胀急,两胁满引小腹急痛,胀热,小便淋,目视䀮䀮,少气,溺血,小便浊,出精梦泄,肾中风,踞坐而腰痛,消渴,五劳七伤,虚惫,脚膝拘急,腰疼如冰,头重身热,振栗,食多羸瘦,面黄黑,肠鸣,膝中四肢淫泺,洞泄食不化,身肿如水,女人积冷气成劳,乘经交接,羸瘦,寒热往来。

[玉龙赋]兼命门,治老人便多;兼心俞,治腰肾虚乏之梦遗。

[百证赋]兼巨髎穴,能除胸胁停留瘀血。

[通玄赋]能泻尽腰股之痛。

[图翼]此穴主泻五藏之热,与五藏俞同。一传治色欲过度,虚肿耳痛耳鸣,肾虚者见黄尸鬼,肾俞刺三分,得气则补,留三呼。又进二分,留三呼,徐徐出针。

气海穴

[大成]十五椎下,两傍相去脊各一寸五分,[治疗]在第三腰椎之下。针三分,[图翼]留六呼。灸五壮。

[大成]气海俞主腰痛、痔漏。

[纂要]《大成》《入门》《金鉴》《原始》共属于膀胱之经部,今据而补焉。

大肠俞

[甲乙]在第十六椎下,两傍各一寸五分,[治疗]在第四腰椎之下。[大成]伏而取之。刺入三分,留六呼,灸三壮。

[千金]大肠俞主风,腹中雷鸣,肠澼泄利,食不消化,小肠绞痛,腰脊疼强,或大小便难,不能饮食,灸百壮,三日一报。主腹中

气胀引脊痛,食饮多而身羸瘦,名曰食晦。主肠鸣、腹䐜肿,暴泄,主食不下,喜饮。

[外台]大肠俞主大肠转气,按之如覆杯,食饮不下,善噎,肠中鸣,腹䐜而肿,暴泄,腰痛,是主津液所生病者,目黄、口干、衄,喉痹,肩前臑痛,大指次指不用,气盛有余则肿,虚则寒栗。

案:背俞之位,大肠俞在小肠俞之上,合之手太阴经,下络大肠之文,皆可据以证旧藏府图之讹。

关元俞

[大成]十七椎下,两傍相去脊各一寸五分[治疗]在第五腰椎之下,伏而取之,[图翼]刺三分,留六呼,可灸。

[千金]治消渴,小便数,灸腰目,在肾俞下三寸,亦侠脊骨两傍各一寸半左右。以指按取关元一处,又两傍各二寸二处。

[医说]灸瘵疾,女童庄妙真,顷缘二姊坐瘵疾不起,余孽亦骎骎见及。赵道人言:当以癸亥夜二更,六神皆聚之时,解去下体衣服,于腰上两傍微陷处,针灸家谓之腰眼,直身平立,用笔点定,然后上床合面而卧,每灼小艾炷七壮,劳虫或吐出,或泻下,即时平安,断根不发,更不传染,敬如其教,因获此全生。

[大成]关元俞主风劳,腰痛,泄痢虚胀,小便难,妇人瘕聚诸疾。

[纂要]《大成》《入门》《金鉴》《原始》共此穴属于膀胱经部,今据而补焉。

小肠俞

[甲乙]在第十八椎下,两傍各一寸五分,[治疗]在荐骨上部。[图考]按骶骨五节至年老时合为一骨。《甲乙》云:十八椎下即骶骨第一节之下。[大成]伏而取之。刺入三分,留六呼,灸三壮。

［甲乙］小腹痛《外台》有热字，控睾引腰脊，疝痛，上冲心，腰脊强，溺黄赤，口干，小肠俞主之。

［千金］泄注五痢，便脓血，下重，腹痛，灸小肠俞百壮。小便不利，小腹胀满，虚乏，灸小肠俞，随年壮。三焦寒热，灸小肠俞，随年壮。治消渴口干不可忍者，灸小肠俞百壮，横三寸间灸之。

［外台］《删繁》扁鹊曰：第十八椎名曰小肠俞，主小便不利，少腹胀满，虚乏，两边各一寸五分，随年壮灸之，主骨极。

［灵光赋］治小便病。

［图翼］主治膀胱三焦津液少，便赤不利，淋沥遗尿，小腹胀疼痛，泻痢脓血，脚肿，心烦，短气，五痔疼痛，妇人带下。

膀胱俞

［甲乙］在第十九椎下，［图考］即骶骨第二节之下。两傍各一寸五分，［大成］伏而取之。刺入三分，留六呼，灸三壮。［明堂］灸七壮。

［甲乙］热痓互引，汗不出，反折，尻臂内痛似瘅疟状，膀胱俞主之。腰脊痛强引背少腹，俯仰难，不得仰息，脚痿重，尻不举，溺赤，腰以下至足清不仁，不可以坐起，膀胱俞主之。

［千金］治诸风，灸膀胱俞二处各七壮。虚劳尿精，灸第十九椎两傍各二十壮。膀胱俞主坚结积聚。

［百证赋］兼脾俞，治脾虚谷食不消。

［图翼］主治小便赤涩，遗尿泄痢，腰脊腹痛，阴疮，脚膝寒冷无力，女子癥瘕。

中膂俞—名脊内俞，中膂内俞

［甲乙］在第二十椎下［图考］即骶骨第三节下，两傍各一寸五分，侠脊胂而起。［集韵］胂，音夷，挟脊肉也。《外台》作侠脊起肉。《图翼》作夹脊胂起肉间，伏而取之。《大成》同。刺入三分，留六呼，灸三壮。

［甲乙］腰痛不可以俯仰，中膂内俞主之。

［外台］中膂内俞主寒热痓，反折互引，腹胀腋挛，背中快快引胁痛，内引心，从项始数脊椎侠膂，如痛，按之应手，灸立已。

［大成］《明堂》云：腰痛侠脊里痛，上下按之，应者，从项至此穴痛，皆宜灸。

［百证赋］兼陶道，治岁热时行。

［图翼］主治肾虚消渴，腰脊强痛，不得俯仰，阳冷，赤白痢，疝痛，汗不出，胁腹胀痛。

白环俞—名玉环俞，玉房俞

［甲乙］在第二十一椎下［图考］即骶骨第四节下际，两傍各一寸五分，足太阳脉气所发，伏而取之。［大成］一云：挺伏地端身，两手相重支额，纵息，令皮肤俱缓，乃取其穴。刺入八分，得气则泻，泻讫，多补之，不宜灸。［素·水热穴论王注］刺入五分，灸三壮，自大肠俞至此五穴，并足太阳脉气所发。

［巢氏病源］玉房蒸，男则遗沥，女则月候不调。又曰：精藏于玉房，交接太数则失精。张紫阳《玉清金华秘文》论神仙结丹处曰：心下肾上，脾左肝右，生门在前，密户在后，其连如环，其白如绵，方圆径寸，包裹一身之精粹，此即玉环也。其处正与脐相对，人之命脉根蒂也。

［千金］腰背不便，筋挛痹缩，虚热闭塞，灸第二十一椎两边，相去各一寸五分，随年壮。白环俞主小便黄赤。

［外台］白环俞主腰脊以下至足不仁，小便黄。

［百证赋］兼委中，治背连腰痛，大验。

［图翼］主治腰脊痛不得坐卧，疝痛，手足不仁，二便不利，温疟，筋挛痹缩，虚热闭塞。一云：主治梦遗白浊，肾虚腰痛，先泻后补，赤带泻之，白带补之，月经不调亦补之。

上髎

[甲乙]在第一空腰髁下一寸,侠脊陷者中。[入门]作腰髁骨下第一空侠脊两傍陷中,余三髎少斜,上阔下狭是也。[图翼]腰髁骨即第十六椎下腰脊两旁起骨之夹脊者。[西法]在第十八椎下之旁侧五分,去第五腰椎亦五分。[治疗]直小肠俞去中行一寸。[图考]在第十八椎下即骶骨第一节下之左右两孔中,于脊中旁量约一寸,即上髎穴也,与小肠俞相并。足太阳、少阳之络,刺入三分,留七呼,灸三壮。[铜人]灸七壮。

[素·骨空论]腰痛不可以转摇,急引阴卵,刺八髎与痛上,八髎在腰尻分间。[王注]分谓腰尻筋肉分间陷下处。尻骨空在髀骨之后相去四寸。[王注]是谓尻骨上八髎穴也。

[甲乙]热病汗不出,上髎及孔最主之。《千金》作臂厥,热病汗不出,皆灸刺之,此穴可以出汗。腰足痛而清,善偃,罢跳拳,上髎主之。女子绝子,阴挺出,不禁白沥,上髎主之。

[千金]大小便不利,灸八髎百壮,穴在腰眼下三寸,侠脊相去四寸,两边各四穴。绝子,疟寒热,阴挺出,不禁白沥,痓,脊反折,刺上髎入三分,留七呼,灸三壮。大理赵卿患风,腰脚不随,不能跪起,针上髎一穴,环跳一穴,阳陵泉一穴,巨虚下廉一穴,凡针四穴即能跳起。《大成》作患偏风不能起跪,甄权针之。

[图翼]主治妇人绝嗣,阴中痒痛,阴挺出,赤白带下。

[大成]八髎总治腰痛。

次髎

[甲乙]在第二空,侠脊陷者中。[诊则]足太阳所结也。[西法]去第十九椎下五分,去荐骨上部五分。[治疗]直膀胱俞去中行一寸少。[图考]在第十九椎下,即骶椎第二节下之左右两孔中,于脊中旁量约九分,即次髎穴也,与膀胱俞穴相并。刺入三分,留七呼,灸三壮。[铜人]灸七壮。

[甲乙]腰痛怏怏,不可以俯仰,腰以下至足不仁,入脊腰背寒,

次髎主之。先取缺盆，后取尾骶与八髎。女子赤白沥，心下积胀，次髎主之。

[大成]次髎主疝气下坠，足清气痛，妇人赤白带下。

中髎

[甲乙]在第三空，侠脊陷者中。[外台]厥阴所结。[大成]足厥阴、少阳所结之会。[西法]在第二十椎之下，即荐骨之下部。[治疗]直中膂俞，去中行一寸少。[图考]在第二十椎下，即骶椎第三节下之左右两孔中，于脊中旁量约八分，即中髎穴也，与中膂俞穴相并。刺入二寸，[考正]二寸当是二分之误。留十呼，灸三壮。[铜人]针二分。

[甲乙]小腹胀者，小腹胀腆引腰而痛，中髎主之。腰痛，大便难，飧泄，腰尻中寒，中髎主之。癃，中髎主之。女子赤淫时白，气癃，月事少，中窌主之。《千金》作刺中髎，入二寸，留七呼，灸三壮。

[大成]中髎主大小便不利，腹胀下利，五劳七伤六极，大便难，小便淋沥，飧泄，妇人绝子，带下，月事不调。[胜玉歌注]中空穴从肾俞穴量下三寸，各开三寸是穴，灸十四壮，向外针一寸半，此即膀胱经之中髎也。

下髎

[甲乙]在第四空，侠脊陷者中。[西法]在第二十一椎之下去尾闾骨中部五分。[素·刺腰痛论王注]足太阴、厥阴、少阳所结。[甲乙注]《素问·刺髎论》云：足太阳、厥阴、少阳所结，案：今本作足太阴。[图考]在第二十一椎下，即骶椎第四节下之左右两孔中，于脊中旁量约六分，即下髎穴也，与白环俞穴相并。刺入二寸，[考正]当是二分之误。留十呼，灸三壮。[铜人]针入三分。

[素·刺腰痛论]腰痛引少腹控䏚，不可以俯仰，刺腰尻交者，两髁肿上，以月生死为痏数，发针立已，左取右，右取左。[王注]此

邪客于足太阴之络也,取腰髁下第四髎即下髎穴也,足太阴、厥阴、少阳三脉左右交结于中,故曰腰尻交者也。又见《缪刺论》。

[甲乙]腰痛,少腹痛,下髎主之。肠鸣澼泄,下髎主之。女子下苍汁不禁,赤沥,阴中痒痛,少腹控眇,不可俯仰,下髎主之。刺腰尻交者,两胂上以月生死为痏,数发针立已。肠鸣注下,下髎主之。[千金]刺下髎入二寸,留七呼,灸三壮。

[百证赋]湿热、湿寒,下髎定。

附分

[甲乙]在第二椎下,附项内廉,两傍各三寸,[素·气府论王注]两旁各相去侠骨三寸。[图考]两傍相去脊中各三寸半,正坐取之,以下十三穴皆同。足太阳之会,[外台]手足太阳之会。刺入八分,[铜人]针三分。灸五壮。

[外台]附分主背痛引颈。

[大成]主治肘臂不仁,肩背拘急,风冷客于腠理,颈痛不得回顾。

魄户

[甲乙]在第三椎下,两傍各三寸,[外台]正坐取之。足太阳脉气所发,刺入三分,灸五壮。[素·水热穴论王注]刺入五分。

[甲乙]肩髆①间急,凄厥恶寒,魄户主之。项背痛引颈,魄户主之。霍乱呕吐,烦满,魄户主之。

[千金]魄户主肺寒热,呼吸不得卧,咳逆上气,呕沫,喘气相追逐。

[大成]魄户主背膊痛,虚劳肺痿,三尸走疰,项强急不得回顾。

---

① 髆:古同"膊"。

［标幽赋］体热劳嗽而泻魄户。

［神农经］治虚劳发热，可灸十四壮。

［百证赋］兼膏肓，治劳瘵传尸。

膏肓俞肓，音荒

［大成］四椎下一分，五椎上二分，两傍相去脊各三寸，四肋三间，［神应］去胛容侧指许。正坐屈脊，伸两手，以臂着膝前令端直，手大指与膝头齐，以物支肘，毋令摇动取之。［神照集］四椎下微带五椎骨上两傍各开三寸，正坐开肩取之。［铜人］灸百壮，至五百壮。［明堂］按：其穴须得病人中指麻木①，则灸无不取效。

［千金］论曰：膏肓俞无所不治，主羸瘦虚损，梦中失精，上气咳逆，狂惑忘误。取穴法：令人正坐，曲脊伸两手，以臂着膝前令正直，手大指与膝头齐，以物支肘，勿令臂得动摇，从胛骨上角摸索至胛骨下头，其间当有四肋三间，灸中间，依胛骨之里肋间空，去胛骨容侧指许，摩胎②肉之表，肋间空处，按之自觉牵引胸肩中，灸两胛中各一处至六百壮，多至千壮。当觉气下㪍㪍然如流水状，亦当有所下出。若无停痰宿疾，则无所下也。若病人已困，不能正坐，当令侧卧，挽上臂令前求取穴灸之，求穴大较以右手从右肩上柱指头表所不及者是也，左亦然。乃以前法灸之。若不能久正坐，当伸两臂者亦可伏衣襆③上伸两臂，令人挽两胛骨，使相离，不尔，胛骨覆，穴不可得也。所伏衣襆当令大小常定，不尔，则失其穴也。此灸讫后，令人阳气壮旺，当消息以自补养，取身体平复。其穴近第五椎相准，望取之。注：当以四椎下二分为准。论曰：夫昔秦缓不救晋侯之疾，以其在膏之下，肓之上，针药所不能及者，此穴是也。时人

---

① 木：原文"目"，据文意改。
② 胎(ǐ)：脊也。
③ 襆(fú)：同"幞"，包袱。

拙，不能求得此穴，所以宿疴难遣，若能用心方便求得，灸之，无疾不愈矣。

[图翼]《捷径》云：灸膏肓，功效诸书例能言之，而取穴则未也。《千金》等方之外，庄绰论之最详，然繁而无统，不能归定于一。余尝以意取之，令病人两手交在两膊上，灸时亦然，胛骨遂开，其穴立见。以手指摸索第四椎下两旁各三寸，四肋三间之中，按之酸疼是穴，灸至千壮，少亦七七壮，当依《千金》立点立灸，坐点坐灸，卧点卧灸为的。刘瑾云：取膏肓二穴，当除第一椎小骨不算，若连第一椎数下，当在五椎下两旁各三寸半，共折七寸，分两旁按其酸疼处，乃是真穴。每依此灸疗，多获全愈。灸七七壮至百壮千壮。一云：灸后当灸足三里，以引火实下。此穴自晋以前所未有，乃后人之所增也。主治百病，无所不疗，虚羸瘦损，五劳七伤诸病，梦遗失精，上气咳逆，痰火发狂，健忘，胎前产后，可灸二七至七七壮。

[百证赋]兼魄户，治劳瘵传尸。

[灵光赋]治背脊痛，风劳，一切诸病。

[乾坤生意]兼陶道、身柱、肺俞，治虚损五劳七伤。

[大成]案：此二穴，世皆以为起死回生之妙穴，殊不知病有浅深，而医有难易。浅者针灸可保十全，深者亦未易为力。扁鹊云：病有六不治。经云：色脉不顺而莫针也，肓，膈也，心下为膏。又曰：凝者为脂，释者为膏。又曰：膏连心脂膏也。人年二旬后，方可灸此二穴，仍灸三里二穴引火气下行，以固其本。若未出幼而灸之，恐火气盛，上焦作热，每见医家不分老少，又多不针泻三里，以致虚火上炎，是不经口授而妄作也，岂能瘳其疾哉。患者灸此，必针三里或气海，更清心绝欲，前后调摄，何患乎疾之不瘳也。

[验方新编]眼边忽然红肿发痒，名偷眼。针背上膏肓穴处，第三节骨两旁是有红点，用针挑破即愈。如不用针挑，用灯心一烧即

愈。如不见点,用大梳背频频刮之,红点自现出也。

神堂

[甲乙]在第五椎下,两傍各三寸,陷者中,[大成]正坐取之。足太阳脉气所发。刺入三分,灸五壮。[素·水热穴论王注]刺入二分。

[甲乙]肩痛,胸腹满,凄厥,脊背急强,神堂主之。

[诊则注]庄季裕所定之膏肓穴,即针经之所谓神堂。

譩譆

[甲乙]在肩髆内廉侠第六椎下,两傍各三寸,[明堂]其穴抱肘取之,[大成]正坐取之。以手痛按之。《外台》作以手按之痛。病者言譩譆是穴。譩譆,音衣僖。[素·骨空论王注]以手压之,令病人呼噫嘻之声,则指下动矣。[诊则注]盖应手作痛声也。足太阳脉气所发,刺入六分,灸五壮。[骨空注]灸三壮。[铜人]留三呼,泻五吸,灸二七壮,止百壮。

[素·骨空论]大风汗出,灸譩譆。譩譆在背下侠脊傍三寸所,压之,令病者呼譩譆。譩譆应手,胦络季胁引少腹而痛胀,刺譩譆。[王注]胦,谓侠脊两傍空软处也,少腹齐下也。

[甲乙]喘逆,鼽衄,肩中内廉痛不可俯仰,胦季胁引少腹而痛胀,譩譆主之。痓互引身热,然谷、譩譆主之。咳逆上气,譩譆主之。掖拘挛,暴脉急,引胁而痛,内引心肺,譩譆主之。从项至脊,自脊以下至十二椎,应手刺之,立已。《外台》作灸之立已。转筋者,立而取之,可令遂已。痿厥者,张而引之,可令立快矣。小儿食晦,头痛,譩譆主之。

[千金]多汗,疟病,灸五十壮。

膈关

[甲乙]在第七椎下,两傍各三寸陷者中,足太阳脉气所发,正

坐开肩取之。[纂要]不然则胛骨覆经,不得其穴也。刺入五分,灸三壮。[气府论注][外台]灸五壮。

[外台]膈关主背痛恶寒,脊强俯仰难。

[大成]膈关主饮食不下,呕哕多涎唾,胸中噎闷,大便不节,小便黄。

[图翼]此亦血会,治诸血病。

魂门

[甲乙]在第九椎下,两傍各三寸陷者中,足太阳脉气所发,正坐取之,刺入五分,灸五壮。[素·气府论王注]灸三壮。

[甲乙]胸胁胀满,背痛,恶风寒,饮食不下,呕吐不留住,魂门主之。

[大成]魂门主尸厥走疰,胸背连心痛。[标幽赋]筋挛骨痛而补魂门。

[百证赋]兼胃俞,治胃冷难化。

阳纲

[甲乙]在第十椎下,两傍各三寸陷者中,足太阳脉气所发,正坐取之,刺入五分,灸三壮。

[甲乙]食饮不下,腹中雷鸣,大便不节,小便赤黄,阳纲主之。

[千金]阳纲主肠鸣而痛。

[百证赋]兼胆俞治目黄。

意舍

[甲乙]在第十一椎下,两傍各三寸陷者中,足太阳脉气所发,[外台]正坐取之。刺入五分,灸三壮。[铜人]灸五十壮至百壮。

［甲乙］腹满胪胀，大便泄，意舍主之。消渴身热面赤黄《千金》《外台》作面目黄，意舍主之。

［百证赋］兼中府，能除胀满噎塞，胸背胁痛，恶寒呕吐。

胃仓

［甲乙］在第十二椎下［图考］即第一腰椎上际，两傍各三寸陷者中，足太阳脉气所发，［西法］当第十二胸椎之下部，即肾脏部也。刺入五分，灸三壮。

［甲乙］胪胀水肿，食饮不下，多寒，《千金》作恶寒，《外台》作多寒，不能俯仰。胃仓主之。

肓门

［甲乙］在第十三椎下，两傍各三寸叉肋间，［医统］与鸠尾相直，正坐取之。［西法］为第一腰椎之下部，即肾脏部也。足太阳脉气所发。刺入五分，灸三壮。［外台］灸三十壮。

［甲乙］妇人乳余疾，肓门主之。《图翼》作妇人乳痛有余。

［千金］肓门主心下大坚。［大成］主心下痛，大便坚。

［图翼］凡治痞者，须治痞根，无不获效。其法于十三椎下，当脊中点墨为记，墨之两旁，各开三寸半，以指揣摸，自有动处，即点穴灸之，大约穴与脐平，多灸左边或左右俱灸，此痞根也。或患左灸右，患右灸左亦效。

志室—名精宫

［甲乙］在第十四椎下，两傍各三寸陷者中，［西法］当第二腰椎之下，即肾脏部。足太阳脉气所发，正坐取之，刺入五分，灸三壮。［素·气府注］灸五壮，［铜人］针九分，［明堂］灸七壮。

［素·通评虚实论］霍乱，刺俞傍五。［王注］霍乱者，取少阴俞

傍志室穴。

[甲乙]腰痛脊急,胁中满,小腹坚急,志室主之。

[大成]十四椎下两傍各开三寸,是为精宫穴,灸七壮,专治梦遗[本《医学入门》]。

[图翼]主治阴肿,阴痛,失精,小便淋沥,背脊强,腰胁痛,腹中坚满,霍乱吐逆,不食,大便难。

胞肓

[甲乙]在第十九椎下[图考]即骶椎第二节之下,两傍各三寸陷者中,[西法]当荐骨上部之三寸半处即髋骨部。足太阳脉气所发,伏而取之,刺入五分,灸三壮。[气府注]灸五壮。

[甲乙]腰脊痛,恶风《千金》作恶寒,少腹满坚,癃闭下重,不得小便《千金》作大小便难,胞肓主之。

秩边

[甲乙]在第二十一椎下[图考]即骶椎第四节之下,两傍各三寸陷者中,[西法]当荐骨下部。足太阳脉气所发,伏而取之,刺入五分,灸三壮。

[甲乙]腰痛骶寒,俯仰急难,阴痛下重,不得小便,秩边主之。

[千金]秩边主癃闭下重,大小便难。

[大成]秩边主五痔发肿,小便赤,腰痛。

[纂要]《明堂》《铜人》《纲目》《发挥》《大成》以二十椎为秩边,非也。《甲乙》《原始》《资生》王冰注:以二十一椎为秩边,为是。

承扶—名肉郄、阴关、皮部

[甲乙]在尻臀下,股阴肿上约文中,[千金]在尻臀下股阴下文中,一

云：尻臀下横纹中。[治疗]直立之时在臀部高肉下垂之横纹中，委中之直上。刺入二寸，留七呼，灸三壮。[铜人]针七分。

[甲乙]腰脊痛，尻脊股臀阴寒大痛，虚则血动，实则并热痛，痔痛，尻腄中肿，大便直出，承扶主之。阴胞有寒，小便不利，承扶主之。

殷门

[甲乙]在肉郄下六寸，[图翼]腘上两筋之间，[大成]浮郄下三寸，[图考]从承扶穴下量六寸，即殷门穴，在股后之正中线，与承扶、委中二穴上下一直。刺入五分，留七呼，灸三壮。[铜人]针七分。

[素·刺腰痛篇]衡络之脉令人腰痛，不可以俯仰，仰则恐仆，得之举重伤腰，衡络绝，恶血归之，刺之在郄阳筋之间，上郄数寸衡居，为二痏出血。[王注]横居二穴谓委阳、殷门，平视横相当也。

[甲乙]腰痛得俯不得仰，仰则恐仆。《外台》作仰则痛，得之举重，恶血归之，殷门主之。

浮郄

[甲乙]在委阳上一寸，[金鉴]殷门下外斜，循委阳空上一寸。屈膝得之[千金]展足得之，[外台]展膝得之。刺入五分，灸三壮。

[甲乙]不得卧，浮郄主之。

[千金]浮郄主小腹热，大便坚。

[大成]浮郄主霍乱转筋，胫外筋急，髀枢不仁，小便热，大便坚。

委阳

[甲乙]委阳，三焦下辅俞也。在足太阳之前[新考正]足太阳之前

五字衍文,少阳之后,出于腘中外廉两筋间,承扶下六寸,[纂要]《医学纲目》承扶下有"一尺"二字,则当定为承扶下一尺六寸。《甲乙经》元脱"一尺"二字,委中即腘中央,委阳即腘之阳分约文尽处两筋之间是也。[医学原始]委阳穴在膝腕横脉尖外廉两筋间,委中外二寸,屈伸取之。[治疗]由委中向外之两筋间,去承扶一尺二寸。此足太阳之别络也。屈身而取之,刺入七分,留五呼,灸三壮。

[灵·邪气藏府病形篇]三焦合入于委阳,取之委阳者,屈伸而索之。三焦病者,腹气满《脉经》作腹胀气满,小腹尤坚,不得小便,窘急。溢则水留,即为胀,候在足太阳之外大络,大络在太阳、少阳之间,亦见于脉,取委阳[甲乙]取委中。

[灵·本输篇]三焦下输出于委阳,并太阳之正,入络膀胱,约下焦。实则闭癃,虚则遗溺。遗溺则补之,闭癃则泻之。

[甲乙]胸满膨膨然,实则癃闭,腋下肿;虚则遗溺,脚急兢兢然,筋急痛,不得大小便,腰痛引腹,不得俯仰,委阳主之。

[百证赋]兼天池穴,腋肿针而速散。

委中—名血郄

[甲乙]委中者土也,在腘中央约文中动脉,[素·水热论王注]在足膝后屈处。[神应经]在腘中央两筋间约纹内,动脉应手。[大成]令人面挺伏地卧取之。足太阳脉之所入也,为合。刺入五分,留七呼,灸三壮。[铜人]针八分,留三呼,泻七吸。[神应]针八分,禁灸。[素·刺禁论]刺郄中大脉,令人仆,脱色。[王注]委中穴。[大成]《玉龙歌》注:委中禁灸,四畔紫脉上皆可出血,弱者慎之。[图翼]春月勿令出血,盖太阳合肾,肾王于冬,水衰于春,故春无令见血。

[灵·邪气藏府病形篇]膀胱合入于委中,委中者,屈而取之。膀胱病者,小腹偏肿而痛,以手按之,即欲小便而不得,肩上热。若脉陷,及足小指外廉及胫踝后皆热。若脉陷,取委中《甲乙》作皆热者取委中。

［热病篇］风痉身反折,先取足太阳及腘中及血络出血。

［杂病篇］厥,挟脊而痛者,至顶,头沉沉然,目𥉂𥉂然,腰脊痛强,取足太阳腘中血络。

［素·骨空论］膝痛痛及拇指,治其腘。［王注］腘谓膝解之后曲𬋖之中,委中穴背面取之,脉动应手。

［刺疟篇］足太阳之疟,令人腰痛头重,寒从背起,先寒后热,熇熇暍暍然,热止汗出,难已,刺郄中出血《甲乙》作刺腘中出血。［王注］太阳之郄是谓金门,《黄帝》《中诰》《图经》云:委中主之,则古法以委中为郄中也。

［刺腰痛篇］足太阳令人腰痛,引项脊尻背如重状,刺其郄中太阳正经出血,春无见血。［王注］郄中,委中也。腰痛挟脊而痛至头,几几然,目𥉂𥉂然欲僵仆,刺足太阳郄中出血《甲乙》作委中主之。

［甲乙］热病侠脊痛,委中主之。筋急身热,少腹坚肿时满,小便难,尻股寒,髀枢痛引季胁,内控八髎,委中主之。癫疾反折,委中主之。衄血不止,承浆及委中主之。

［千金］凡肿脚重痛,于委中刺出血,久㾪宿疹皆立已。

［续医说］刘汉卿郎中患牙槽风,久之颌穿脓血淋漓,丘经历与针委中及女膝穴,是夕脓血即止,旬日后,颌骨蜕去,别生新者,完美如昔。又张师道亦患此证,复用此法,针之亦愈。委中穴在腿𬋖中,女膝穴在足后跟,考诸针经无此穴,惜乎!后人未之知其神且验也。

［太乙歌］虚汗盗汗补委中。

［玉龙赋］合人中,除腰脊痛,闪之难制。兼居髎、环跳,除腿风湿痛。

［百证赋］兼白环俞,治背连腰痛,已试。

［千金十一穴］委中、昆仑治腰背痛相连。

［四总穴］腰背委中求。

［马丹阳天星十二穴］委中,曲𬋖里横纹脉中央,腰痛不能举,

酸沉引脊梁,风痫及转筋,疼痛难移向,风痹痛无比,热病久在床,膝头难伸屈,针入即安康。

[聚英]霍乱上吐下利,或腹中痛绞,刺委中。

[刘氏杂病]治癞:感天地间杀厉之气,声哑者难治,针委中出血二三合,黑紫圪塔①上亦去恶血。

[图翼]主治大风眉发脱落,太阳疟从背起,先寒后热,熇熇然汗出难已,头重转筋,腰脊背痛,半身不遂,遗溺,小腹坚,风痹,髀枢痛,膝痛,足软无力,凡肾与膀胱实而腰痛者,刺出血妙。虚者不宜刺,慎之。此穴主泻四肢之热,委中者,血郄也。凡热病,汗不出,小便难,衄血不止,脊强反折,瘛疭,癫疾,足热,厥逆不得屈伸,取其经血立愈。

[万病回春]有干霍乱者,最难治,死在须臾。俗云:搅肠沙忽然心腹绞痛,手足厥冷,脉沉细或沉伏,欲吐不得吐,欲泻不得泻,阴阳乖隔,升降不通,急用盐汤探吐,及刺委中穴出血,治用理中汤加减,慎勿用米汤补,住邪气难治,直待吐泻后,方可用清米汤补接元气。若吐泻不出,胸腹胀硬,面唇青,手足冷过肘膝,六脉伏绝,气喘急,舌短囊缩者,死证也。

[济阳纲目]丹溪云:邻人鲍子年二十余,因患血痢,用涩药取效。后患痛风,号叫撼邻里。予视之曰:此恶血入经络证,血受湿热,久为凝浊,所下未尽,留滞隧道,所以作痛,经久不治恐成枯细。遂与四物汤,桃仁、红花、牛膝、黄芩、陈皮、甘草,煎生姜汁,研潜行散入,少酒饮之数十帖。又与刺委中出血近三合而安。

[医话稿]崇祯十四年大旱,十五十六经年亢旱,通国奇荒,疫疠大作,有疙瘩温、羊毛温等名,呼病即亡,不留片刻。八九两月,疫死数百万。十月间有闽人晓解病由,看膝湾后有筋突起,紫者无

---

① 圪塔:即疙瘩,皮肤上突起的或肌肉上结成的硬块。

救,红则速刺出血可活。至霜雪渐繁,势亦渐杀,其病由暑燥热毒深入血分,刺筋出血。经云:血实宜决之之旨也。

[治疗汇要]委中穴,刺之不独疗疮有效,即如痈疽发背,红肿疼痛及脚膝风湿,即拄杖跛足者,针之亦效。若中风痰厥,牙关紧闭,不省人事者,针之立醒。其穴在腘中央约纹动脉陷中。令患者双手着壁上,双脚挺直,用三棱针将纸扎尖头露半粒米许,针时以中指抵住针头,看委中穴有细青紫脉,皆是湿毒恶血,照准青紫脉上刺之,任出黑血至淡黄色为止。将纸轻按片时,用膏药贴之,三四日不可洗浴。若治风湿跛足等证,于放血后令人将圆棍于手足、腰背、腿上推之,病即渐愈。

合阳

[甲乙]在膝约文中央下二寸,《外台》《铜人》《圣济》《医统》《纲目》作二寸。《入门》《大全》作一寸。《千金》《聚英》《分寸歌》《原始》《金鉴》作三寸。[治疗]委中下二寸。刺入六分,灸五壮。

[甲乙]跟厥膝急《外台》作膝重,腰脊痛引腹,篡阴股热、阴暴痛,寒热,膝酸重,合阳主之。

[千金]合阳主癫疝、崩中,腹上下痛及肠澼,阴暴败痛。

[外台]合阳主痹厥,癫疾,不呕沫,瘈疭拘急。

[百证赋]兼交信,治女子少气下血。

承筋—名腨肠、直肠

[甲乙]在腨肠中央陷者中,[原注]《刺腰痛论注》云:在腨中央。[千金]在胫后从脚跟上七寸,腨中央陷中,不刺。[西法]在合阳、承山之正中。[图考]从合阳穴下量二寸五分,当腿肉厚处,即承筋穴也。足太阳脉气所发。禁不可刺,[素·刺禁论]刺腨肠内陷为肿。灸三壮。

[甲乙]寒热,篡后出,瘈疭,脚腨酸重,战栗,不能久立,脚急

肿，跗痛筋足挛，少腹引喉嗌，大便难，承筋主之。大肠实则腰背痛，痹寒转筋，头眩痛。虚则鼻衄，癫疾，腰痛，溅溅然汗出，令人欲食而走，承筋主之。取脚下三折，横视盛者出血。痔篡痛，承筋主之。霍乱转筋，承筋主之。霍乱胫痹不仁，承筋主之。［千金］主瘘疭脚酸。

［千金］大便难，灸承筋二穴各三壮。霍乱已死，有暖气者，灸承筋七壮，起死人。

［外台］救急，疗霍乱转筋不止，渐欲入腹。凡转筋能杀人，起死之法无过于灸。灸法唯三处要穴，第一承筋，穴在腨股下际，取穴法：以绳从脚心下度至脚踵便截断，则回，此度从脚踵纵量向上尽度头，当腨下际宛宛中是穴，灸三七壮则定。股，《宋本》作肠。

承山—名鱼腹、肉柱、肠山

［甲乙］在兑腨肠下分肉间陷者中，［神应］在腿肚尖下分肉间陷中。［入门］腨股下分肉间，拱足去地一尺取之。［神照集］伏卧，用两足大指坚挺乃取之。［大成］《针经》云：取穴须用两手高托按壁上，两足指亂地，用足大指尖竖起，上看足锐腨肠下分肉间。［治疗］在委中下八寸腨肉之间。刺入七分，灸三壮。［明堂］针八分，得气即泄，速出针，灸不及针，止六七壮。

［素·刺腰痛篇］阳维之脉，令人腰痛，痛上怫然肿，刺阳维之脉，脉与太阳合腨下间，去地一尺所。《新校正》案：穴之所在乃承山穴。

［甲乙］鼽衄，腰脊脚腨酸重，战栗，不能久立，腨如裂，脚跟急痛，足挛引少腹痛，喉咽痛，大便难，䐜胀，承山主之。寒热，篡反出，承山主之。

［扁鹊心书］承山二穴在腿肚下，挺脚指取之。治脚气重，行步少力。

［千金］灸转筋，随年壮，神验。霍乱灸百壮。

［玉龙赋］兼长强灸痔最妙。

［席弘赋］阴陵泉治心胸满，兼此穴而饮食自思。兼鱼际、昆

仑,治转筋目眩立消。

[灵光赋]治转筋并久痔。

[百证赋]刺长强兼承山,善主肠风新下血。

[天星秘诀]兼内踝尖,治转筋并眼花。兼阴交,治胸膈痞满,自喜饮食。

[马丹阳天星十二穴]承山名鱼腹,腨肠分肉间,善治腰疼痛,痔疾大便难,脚气并膝肿,两足尽寒酸,展转成时疫,战栗疟憎寒,霍乱及转筋,刺之立便安。

[图翼]今时多用此穴,治伤寒立效。亦有初发疟疾者,灸之立已。

[大成]脚转筋,多年不愈,诸药不效者,灸承山二七壮。

飞扬—名厥阳

[甲乙]在足外踝上七寸,[入门]外踝上七寸骨后。[图考]从外踝下际上量七寸,即在承山穴下二寸,于腿后正中线向外侧旁开一寸即飞扬穴也。在腓骨之后,居少阳经阳交、外丘二穴之后,三穴平横一直。足太阳络,别走少阴者,刺入三分,灸三壮。

[灵·经脉篇]足太阳之别,名曰飞扬,去踝七寸,别走少阴。实则鼽窒,头背痛,虚则鼽衄,取之所别也。

[甲乙]身懈,寒少气,热甚恶人,心惕惕然,取飞扬及绝骨,跗下临泣,立已。淫泺胫酸,热病汗不出,皆主之。下部寒,热病汗不出,体重逆气,头眩,飞扬主之。痓互引,飞扬主之。疟实则腰背痛,虚则鼽衄,飞扬主之。[千金]灸七壮。痔篡痛,飞扬主之。《千金》作痔篡伤痛。腰痛项痛,历节汗出,而步履寒复不仁,腨中痛,飞扬主之。癫狂疾,体痛,飞扬主之。

[千金]疟,实则腰背痛,虚则鼻衄,飞扬主之。

[百证赋]兼支正可治目眩。

[图翼]主治痔痛,不得起坐,脚酸肿不能立,历节风,不得屈伸。

跗阳—名付阳

［甲乙］阳跷之郄，在足外踝上三寸，［素·气穴论］踝上横二穴。太阳前［新考正］三字衍文，少阳后筋骨间，［千金］在足少阳胆经。［图考］从外踝下际量上三寸即附阳穴也，在飞扬穴下四寸，二穴上下一直。刺入六分，留七呼，灸三壮。［铜人］针五分。

［脉经］尺中脉坚实竟关，寸口无脉应，阴干阳也。动，苦两胫腰重，少腹痛，癫疾，刺足太阴踝上三寸，针入五分，又灸太阳、阳跷，在足外踝上三寸直绝骨是也。

［外台］附阳主痿厥风，头重眩，顑痛，枢股䯒外廉骨痛，瘘疭，痹不仁，振寒，时有热，四肢不举。

［大成］附阳主霍乱转筋，腰痛不能久立，坐不能起，髀枢股腑痛，痿厥，风痹不仁。

昆仑

［甲乙］昆仑火也，在足外踝后，［神应经］外踝后五分。跟骨上陷中，细脉动应手，［诊则］踝尖平过下一寸五分。［图考］从外踝骨后际往后五分，以指按之陷窝处，前有踝骨，后有踵腱，俗各脚缆筋下有跟骨，即昆仑穴也。与内踝太溪穴略相对。足太阳脉之所行也，为经。刺入五分，留十呼，灸三壮。［铜人］针三分。

［甲乙］痓脊强，项眩痛，脚如结，䯒如裂，昆仑主之。疟，多汗，腰不能俯仰，目如脱，项如拔，昆仑主之。［千金］灸三壮。疟不渴，间日作，昆仑主之。大风，头多汗，腰尻腹痛，䯒跟肿，上齿痛，脊背尻重不欲起，闻食臭，恶闻人音，泄风从头至足，昆仑主之。癫疾目䀮䀮，䱉䗃，昆仑主之。女子字难①，若胞不出，昆仑主之。［千金］针五分，灸三壮。风从头至足，痫瘈口闭不能开，每大便腹暴满，按之不

---

① 字难：子难，即难产。

下,嚏,悲,喘,昆仑主之。

[千金]昆仑主腹痛,喘,暴满,主不得大便,主洞泄体痛,主狂易大风,主狂易多言不休。

[玉龙赋]兼申脉、太溪,善疗足肿之迍①。

[灵光赋]能住喘,愈脚气。

[神农赋]治腰尻痛,足痛不能履地,肩背拘急,可灸七壮。又治小儿阴肿,可灸三壮,炷如小麦。

[席弘赋]兼鱼际、承山,治转筋目眩,立消。

[千金十一穴]兼委中,治腰背痛相连。

[捷径]治偏风。

[马丹阳天星十二穴]昆仑足外踝,跟骨上边寻,转筋腰尻痛,膊重更连阴,头疼脊背急,暴喘满冲心,举步行不得,动足即呻吟,若欲求安乐,须寻此穴针。

[入门]松阳周汉卿善针灸,治一人背苦,曲杖而行,人以风治之,公曰:非风也,血涩不行也。为针两足昆仑穴,顷之投杖而去。

[大成]妊妇,刺之落胎,主妇人孕难,胞衣不出,小儿发痫,瘈疭。

仆参—名安邪

[甲乙]在跟骨下,[明堂]足跟骨下白肉际。陷者中,[素·刺腰痛论王注]陷者中,细脉动应手。拱足得之,足太阳脉之所行也,为经。[外台][素·刺腰痛论王注]足太阳阳跷二脉之会。刺入五分,留十呼,灸三壮。[铜人]针三分,灸七壮。

[甲乙]腰痛不可举足,跟中踝后痛,脚痿,仆参主之。癫疾,僵仆,转筋,仆参主之。暴霍乱,仆参主之。霍乱转筋,仆参主之。小儿马痫,仆参主之。

---

① 迍(zhūn):行走艰难的样子。

［千金］仆参主恍惚，尸厥，烦痛。

［灵光赋］后跟痛在仆参求。

申脉 即阳跷

［甲乙］阳跷所生也，在足外踝下陷者中，容爪甲许。［原注］《刺腰痛论注》云：外踝下五分。［神应经］在外踝下五分陷中，容爪甲，白肉际前后有筋，上有踝骨，下有软骨，其穴居中。刺入三分，留六呼，灸三壮。［素·气穴论王注］留七呼。［刺腰痛论注］留十呼。

［灵·口问篇］上气不足，脑为之不满，耳为之苦鸣，头为之苦倾，目为之眩。目眩头倾，补足外踝下留之。下气不足，则乃为痿厥心悗《甲乙》作闷，补足外踝下留之。

［素·缪刺论］邪客于足阳跷之脉，令人目痛从内眦始，《甲乙》《千金》作目反上视，若赤痛从内眦始。刺外踝之下半寸所各二痏，左刺右，右刺左，如行十里顷而已。［王注］谓申脉阳跷之所生也，刺三分，留六呼。若灸者，可灸三壮。

［甲乙］寒热，颈腋下肿，申脉主之。腰痛不能举足，少坐，若下车踬地，胻中矫矫然，申脉主之。癫狂互引僵仆，申脉主之，先取阴跷，后取京骨。

［千金］劳冷逆气，髋冷痹，脚屈伸难，灸阳跷一百壮，在外踝下容爪。腰痛，灸巨阳七壮，在外踝下。申脉主鼻中衄血不止。十三鬼穴此名鬼路，当在第五次下火针，治百邪癫狂。

［神农经］治腰痛，可灸五壮。

［玉龙赋］兼太溪、昆仑，善疗足肿之迍。

［标幽赋］兼金门，治头风头痛。

［拦江赋］能除寒与热，偏正头风及心惊、耳鸣、鼻衄、胸中满，遇麻木者，虚当补，逢疼痛者，泻而迎。

［灵光赋］阳跷、阴跷及阳陵、阴陵四穴，治脚气取之。又兼三

里同治脚气,亦去在腰诸疾。

[图翼]《捷法》云:治腰背强,不可俯仰,支节烦痛,牵引腰脚,中风不省人事,中风不语,中风半身瘫痪,偏枯疼痛无时,中风四肢麻木不仁,手足瘙痒,不能握物,中风口眼㖞斜,牵连不已,角弓反张,眼目盲视,口噤不开,语言謇涩,腰脊肩背疼痛,头项强痛不得回顾,腰痛,起止艰难,手足背生毒,臂背生毒。以上凡二十余证,先以申脉主治,后随证加各穴分治之。

[大成]主妇人血气痛,洁古曰:痫疾昼发,灸阳跷。

金门—名关梁

[甲乙]在足太阳郄一空,在足外踝下,[千金]在足外踝下陷中。[奇经八脉考]在外踝下一寸五分。[图翼]足外踝下一寸。[金鉴]申脉下一寸。[神应]外踝下少后,丘墟后申脉前。阳维所别属也。刺入三分[铜人]针一分,灸三壮。[图翼]灸七壮,炷如小麦。

[素·缪刺论]邪客于足太阳之络,令人头项肩痛,刺足小指爪甲上与肉交者各一痏,立已。[王注]谓至阴穴。不已,刺外踝下三痏,左取右,右取左,如食顷已。[王注]谓金门穴足太阳郄也。

[甲乙]厥,暴死,金门主之。霍乱转筋,金门主之。小儿马痫,金门主之。

[百证赋]兼丘墟,可医转筋。

[通玄赋]兼申脉,治头风头痛。

[大成]金门主暴疝膝胻酸,身战不能久立,小儿张口摇头,身反折,炷如小麦大。

京骨

[甲乙]在足外侧大骨下,赤白肉际陷者中,[聚英]足小指本节后大骨,名京骨,其穴在骨下。按而得之,[图考]在第五蹠骨后端之隆起下际,即京

骨穴也，此处有腓骨短筋附丽之。足太阳脉之所过也，为原。[难经]膀胱之原出于京骨。刺入三分，留七呼，灸三壮。[铜人]灸七壮。

[灵·厥病篇]厥心痛，与背相控，善瘈《甲乙》作相引善瘈，如从后触其心，伛偻者，肾心痛也。先取京骨、昆仑，发针不已，取然谷。

[甲乙]衄衊血不止，淫泺头痛，目白翳，尻瘈，头顶肿痛，泄注，上抢心，目赤眦烂无所见，痛从内眦始。《千金》作翳从内眦始。腹满，颈项强，腰脊不可俯仰，眩，心痛，肩背相引如从后触之状，身寒从颈起，京骨主之。痓，目反白多，鼻不通利，涕黄，更衣一本作便去血，京骨主之。寒热善啼，头重足寒，不欲食，脚挛，京骨主之。善自啮颊，偏枯，腰髀枢痛，善摇头，京骨主之。癫疾，狂，妄行，振寒，京骨主之。

[千金]凡身体不仁，先取京骨，后取中封、绝骨，皆泻之。京骨主鼻中衄血不止，淋泺，主鼻中不利，涕黄。

[外台]京骨主痎疟。

[大成]主头痛如破。

束骨

[甲乙]束骨者，木也。在足小指外侧本节后陷者中，[素·气血论王注]本节后赤白肉际。[图考]在足小指蹠骨前端，与第三趾骨后端相接外侧之间，即束骨穴也。足太阳脉之所注也，为俞。刺入三分，灸三壮。[素·刺腰痛论王注]留三呼。

[甲乙]暴病头痛，身热痛，肌肉动，耳聋，恶风，目眦烂赤，项不可以顾，髀枢泄，肠澼，束骨主之。痓，惊，互引，脚如结，腨如裂，束骨主之。疟从胻起，束骨主之。寒热腰痛如折，束骨主之。身痛，狂，善行，癫疾，束骨主之，补诸阳。

[脉经]左手关后尺中阳实者，膀胱实也。苦逆冷，胁下有邪气相引痛，刺足太阳经，治阳，在足小指外侧本节后陷中[注]即束骨穴也。左手关后尺中阴绝者，无肾脉也。苦足下热，两髀里急，精气

竭少,劳倦所致,刺足太阳经,治阳。

[千金]束骨主狂,易多言不休。

[大成]束骨主发背痈疽,背生疔疮。

[太乙歌]兼三里刺,治项强肿痛,体重腰瘫。

[百证赋]连天柱,治项强,多恶风。

奉承祖云:治风热胎赤,两目眦烂。

[图翼]主治肠澼泄泻。

通谷

[甲乙]通谷者,水也。在足小指外侧本节前陷者中,[图考]在足小指第三节前端,与第二节后端相接外侧之间,即通谷穴也。足太阳脉之所溜也,为荥。刺入二分,留五呼。[外台]灸三壮。

[甲乙]身疼痛,善惊,互引,鼻衄,通谷主之。狂,癫疾,通谷主之。

[千金]治结积留饮,澼囊胸满,饮食不消方:灸通谷五十壮。

[外台]通谷主癫疾寒热,目䀮䀮,喜咳,喘逆,狂疾,不呕沫,善唏,头眩,项痛,烦满,振寒,痎疟。

[大成]东垣曰:胃气下溜五藏,气乱在于头,取天柱、大杼,不足,深取通谷、束骨。

至阴

[甲乙]膀胱出于至阴。至阴者,金也,在足小指外侧去爪甲[千金]去爪甲角,如韭叶。足太阳脉之所出也,为井。刺入三分,[素·气穴论王注]刺入一分。[铜人]针二分。留五呼,灸五壮。[气穴注]灸三壮。

[素·缪刺论]邪客于足太阳之络,令人头项肩痛,刺足小指爪甲上与肉交者各一痏,立已。[王注]谓至阴穴也。刺入一分,留五呼。若灸者,可灸三壮。

[甲乙]头重鼻衄及瘈疭汗不出,烦心,足下热,不欲近衣,项痛,目翳,鼻及小便皆不利,至阴主之。疝,四肢淫泺,至阴主之。风寒从足小指起,脉痹上下带胸胁,痛无常处,至阴主之。

[千金]至阴主鼻鼽清涕出,主腰胁相引急痛。

[外台]至阴主痎疟寒热。

[医说]灸难产,张文仲灸妇人横产,先手出,诸般符药不捷,灸妇人右脚小指头尖头三壮,炷如小麦大,下火,立产。[寿世保元]并治胞衣不下。

[百证赋]兼屋翳,治遍身痒痛之疾。

[席弘赋]专治脚膝肿。

[图翼]独阴在足趾下横纹中。按:《捷法》云即至阴穴,当是足小指也。主治干呕吐,小肠疝气,死胎,胞衣不下。子鞠不能下,至阴三棱针出血,横者即转直。今时习用此治妇人寒证。

[济阳纲目]中蛊毒,于足小指尖处,灸三壮,即有物出,酒饭得之,随酒饭出,肉菜得之,随肉菜出。

针灸经穴图考卷之五

足少阴经穴

起于涌泉,终于廉泉,计二十八穴左右五十六穴。

(1)涌泉 (2)然谷 (3)照海 (4)太溪 (5)水泉 (6)大钟 (7)复溜 (8)交信 (9)筑宾 (10)阴谷 (11)横骨 (12)大赫 (13)气穴 (14)四满 (15)中注 (16)肓俞 (17)商曲 (18)石关 (19)阴都 (20)通谷 (21)幽门 (22)步廊 (23)神封 (24)灵墟 (25)神藏 (26)彧中 (27)输府 (28)廉泉

足少阴经穴

[灵·经脉篇]肾足少阴之脉,起于小指之下,邪趋足心,《甲乙》《脉经》《太素》《千金》作斜趋足心。足少阴之脉起于小指之下,受足太阳之交也,趋向也,足心是涌泉穴处。出于然谷之下,《甲乙》无于字,《脉经》《太素》作出于然骨之下。杨上善曰:然骨在内踝下近前起骨是也。转出内踝前,起大骨之下然谷,然谷穴在内踝前下一寸。循内踝之后太溪穴,别入跟中水泉、大钟等穴,以上踹内,出腘内廉,《甲乙》《脉经》《千金》作出腘中内廉。行厥阴、太阴两经之后,自复溜、交信过足太阴之三阴交,以上踹内之筑宾,出腘内廉之阴谷。上股内后廉,贯脊属肾,络膀胱。上股内后廉,会于督脉之长强,以贯脊中,还出于前循横骨,当肓俞之所,脐之左右属肾,下脐过任脉之关元、中极之分,而络于膀胱,膀胱与肾相表里也。其直者,从肾上贯肝膈,入肺中,循喉咙,

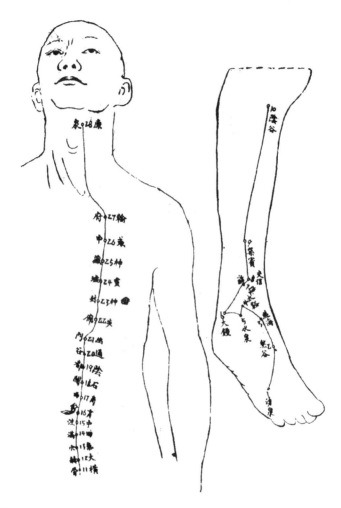

挟舌本。[甲乙注]一本云：从横骨中挟脐，循腹里上行而入肺。其直行者，从肓俞属肾处上行，循商曲、石关、阴都、通谷诸穴贯肝，上循幽门，上膈，历步廊入肺中，循神封、灵墟、神藏、或中、俞府而上循喉咙，并人迎，挟舌本廉泉穴而终。挑断脚跟少阴经筋，则身体伛偻，头不能仰，时作咳喘声嚘。其支者，从肺出络心，注胸中。其支者，自神藏引出绕心，注胸中，当两乳间之膻中，足少阴经止于此，以交于手厥阴心包络经也。张飞畴曰：肾脏有二，其脉交通水火，左者直上入肺而循喉挟舌本,右者直行脐腹而上络心包,越人以右肾为命门,非也。**是动则病,饥不欲食。**[类经]肾虽阴藏,元阳所居,水中有火,为脾胃之母,阴动则阳衰,阳衰则脾困,故虽饥而不欲食。**面如漆柴,**《甲乙》《脉经》《千金》作面黑如炭色。水色黑,阴邪现于面,故如漆。肾水藏,水竭则骨枯,故如柴。**咳唾则有血,喝喝而喘,**《脉经》《千金》作喉鸣而喘。少阴之生气不上交于肺,而肺气上逆也。**坐而欲起,目脘脘无所见,**脘,音荒。目之明在瞳子,瞳子者,骨之精也。肾气内虚,则目脘脘如无所见,故凡目多昏黑者,必肾之真水已亏也。**心如悬饥状,**饥状上《甲乙》有若字。心如悬谓心气若空而无著之貌,若饥实非饥而常似饥之状,今人谓之火嘈,此由肾水不能上升致心火不能下降故也。**气不足则善恐,心惕惕如人将捕之,**《甲乙》无此二句。肾在志为恐,肾气怯故惕惕如人将捕之。**是为骨厥,**《脉经》作肾厥。肾主骨,少阴肾脏之生气,厥逆于下而为此诸病,故为骨厥也。**是主肾所生病者,**足少阴经肾所生病也。**口热舌干,**[素·热论]少阴脉贯肾络于肺,系舌本,故口燥舌干而渴。**咽肿上气,嗌干及痛,**[素·奇病论]少阴之脉贯肾系舌本,故不能言。**烦心心痛,**少阴脉支者,从肺出络心,水不上济而火盛于上,故为诸证。**黄疸,**阴虚阳实,故为黄疸。一云:肾水乘脾或为女劳疸,其额上必黑。**肠澼,**澼,音僻。肾开窍于二阴,故为肠澼,寒则利清谷,热则便脓血。**脊股内后廉痛,**[素·病能论]少阴脉贯肾络肺,今得肺脉,肾为之病,故肾为腰痛之病也。**痿厥,**气逆于下则为痿厥。**嗜卧,**多阴少阳精神匮也。[素·逆调论]肾者水脏,生津液,主卧与喘也。**足下热而痛。**脉起足心,气逆于下也。**为此诸病,盛则泻之,虚则补之,热则疾之,寒则留之,陷下则灸之,不盛不虚以经取之。灸则强食生肉,**《千金》作强食而生灾。**缓带披发,大杖重履而步。**披,《甲乙》作被。强上声。强食谓可以多食也。生肉当作牲肉,《周礼·天官》膳用六牲,概六牲者人所豢养,其肉皆有补益人气血之功。[类经]生肉厚味也。缓带披发,大杖重履而步,节劳也。厚味所以补精,安静所以养气,诸经不言此法,而惟肾经言之,以真阴所在,精为元气之根也。**盛者寸口大再倍于人迎,虚者寸口反小于人迎也。**足少阴为太阳之里,故候在寸口。

［灵·本输篇］肾出于涌泉。涌泉者，足心也，为井木；溜于然谷，然谷，然骨之下者也，为荥；注于太溪，太溪内踝之后，跟骨之上陷者中也，为输；行于复溜，复溜上内踝二寸，动而不休，为经；入于阴谷，阴谷辅骨之后，大筋之下，小筋之上者，按之应手，屈膝而得之，为合，足少阴经也。

［灵·根结篇］少阴根于涌泉，结于廉泉。［素·刺疟篇］舌下两脉者，廉泉也。

［灵·卫气篇］足少阴之本在内踝下上三寸中，踝上二寸复溜、交信也。踝下一寸，照海也。标在背腧与舌下两脉也。背腧，肾俞也。舌下两脉，廉泉也。

［灵·经别篇］足少阴之正，至腘中别走太阳而合，上至肾，当十四椎，出属带脉。直者系舌本，复出于项，合于太阳，此为一合，成以诸阴之别，皆为正也。《甲乙》无成以下十字，注云：《九墟》云：或以诸阴之别者，皆为正也。椎，《甲乙》作椎同，音槌。此膀胱与肾为表里，故其经脉相为一合也。足少阴之正，自腘中合于太阳，内行上至肾，当十四椎旁肾俞之次，出属带脉。其直者，上系舌本，复出于项，合于太阳，是为六合之一也。然有表必有里，有阳必有阴，故诸阳之正必成于诸阴之别，此皆正脉相为离合，非旁通交会之谓也，余仿此。

［灵·经脉篇］足少阴之别，名曰大钟，当踝后绕跟，别走太阳，其别者，并经上走于心包下，外贯腰脊，其病气逆则烦闷，实则闭癃。《甲乙》作癃闭。虚则腰痛，取之所别也。足少阴之络，名大钟，在足跟后骨上两筋间，别走足太阳者也。按：十二经脉言本经，从肺出络心，此言上走心包下，外贯腰脊，故其为病如此，而治此者，当取所别之大钟也。

涌泉—名地冲

［甲乙］肾出涌泉。涌泉者，木也，在足心陷者中，曲足卷指宛宛中。［千金］肝藏卷云：在脚心，大趾下大筋上。［外台］甄权云：在脚心底宛宛中白肉际。［素·骨空论］取足心者使之跪。［王注］跪而取之者，令足心宛宛处深

定也。[神照集]一方曰：蜷足，第三缝中，与大指本节平等。[图考]从脚跟往前量至四寸，即涌泉穴也，在第二蹠骨后端，与第二楔骨前端相接，之间与足背太冲穴内外相对。足少阴脉之所出也，为井。刺入三分，留三呼，灸三壮。[铜人]针五分，无令出血，灸三壮。[明堂]灸不及针。[素·刺禁论]刺足少阴脉，重虚出血为舌难以言。[千金翼]涌泉刺深，杀人。

[灵·五邪篇]邪在肾则病骨痛，阴痹。阴痹者，按之而不得，腹胀，腰痛，大便难，肩背颈项痛。《甲乙》《脉经》《千金》作颈项强痛。时眩，取之涌泉、昆仑，视有血者尽取之。

[热病篇]热病挟脐急痛，胸胁满，取之涌泉与阴陵泉。男子如蛊，女子如怚《甲乙》《千金》《外台》作如阻，身体腰脊如解，不欲饮食，先取涌泉，见血视跗上盛者，尽见出也。

[素·刺腰痛篇]腰痛，大便难，刺足少阴。[甲乙]涌泉穴主之。

[缪刺论]邪客于足少阴之络，令人嗌痛，不可内食，无故善怒，气上走贲，上刺足下中央之脉各三痏。凡六刺立已。左刺右，右刺左。[王注]谓涌泉穴。

[史记仓公传]故济北王阿母自言足热而懑，臣意告曰热蹶也，则刺其足心各三所，案之无出血，病旋已，病得之饮酒大醉。

[甲乙]热中少气厥阳寒，《外台》作厥寒。灸之热去。《千金》作灸涌泉。烦心，不嗜食，咳而短气，善喘，喉痹，身热，脊胁相引，忽忽善忘，涌泉主之。足厥，喘逆，足下清至膝，涌泉主之。少腹中满一本作痛，小便不利，涌泉主之。丈夫㿗疝，阴跳痛引篡中，不得溺，腹中支胁下支满，闭癃，阴痿后时泄，四肢不收，实则身疼痛，汗不出，目晥晥然无所见，怒欲杀人，暴痛引髌下节，时有热气，筋挛膝痛，不可屈伸，狂如新发，衄，不食，喘呼，少腹痛引噫《外台》作嗌。足厥，涌泉主之。风入腹中侠脐急，胸痛胁支满，衄不止，五指端尽痛，足不踏①

---

① 踏：音"踏"，跳。

地，《千金》作足不践地。涌泉主之。肩背头痛，时眩，涌泉主之。咽中痛，不可内食，《千金》作瘖不能言。涌泉主之。妇人无子，涌泉主之。

[千金]衄时痒痒，灸涌泉二穴各百壮。霍乱转筋，灸涌泉六七壮，在足下当拇趾大筋上。又灸足大趾下约一壮。凡热病先腰胫酸，喜渴数饮，身清，清则项痛而寒且酸，足热，不欲言，头痛颠颠然，先取涌泉及太阳井荥。女子无子，咳而短气，刺涌泉穴入三分，灸三壮。阴中㤚恼痛，刺入三分。

[外台]范汪疗心疝发时心腹痛欲死方：灸足心及足大指甲后横理节上及大指岐间白黑肉际百壮则止。足心者，在足下偏近大指本节际，不当足心中央也，[注]即涌泉穴也。脚气，若心胸气满，已灸身胫诸穴及服汤药而气犹不下，烦急欲死者，宜灸两足心下当中陷处各七炷，气即下，此穴尤为极要而不可数灸，但极急乃灸七炷耳。石发后变霍乱转筋入腹痛方：灸脚心下当拇指上七壮。涌泉主癫疾不能言。

[总病论]热病，先眩冒而热，胸胁满，刺足少阴、少阳。足少阴涌泉穴在两脚心陷屈足大指宛宛中，刺入七分，泻之，无令血出。足少阳侠溪穴在小节歧骨间本节后陷中。

[扁鹊心书]涌泉二穴治远年脚气肿痛，或脚心连胫骨痛，或下粗腿肿，沉重少力，可灸五十壮。腿气少力或顽麻疼痛，涌泉穴五十壮。

[此事难知]两手大热为骨厥，如在火，可涌泉三壮或五壮，立愈。

[寿世保元]治自缢气已脱，极重者，只灸涌泉穴，男左女右，三壮即活。

[玉龙赋]兼关元、丰隆治尸劳。

[席弘赋]鸠尾能治五般痫，若下涌泉人不死。小肠气结连脐痛，速泻阴交良久，针涌泉取气甚妙。

［百证赋］专治厥寒厥热。兼行间,治消渴肾竭。

［通玄赋］治胸结身黄,泻此。

［灵光赋］治妇人疾并男蛊女孕而病瘂者,《千金》勿妄传。

［天星秘诀］兼阴陵,治小肠连脐痛。

［串雅］鼻血不止,蒜一枚,去皮捣如泥,作饼子如钱大,左鼻出血贴左足心,右鼻出血贴右足心,两鼻俱出,俱贴之,立瘥(又见《万病回春》)。

［验方新编］背热如火,此虚火也。生附子研末,口水调敷两足心。

［外治寿世方］中痰厥,生附子、蒜头醋煮,捣成饼贴涌泉穴。若口渴不可便饮茶,中寒中风俱可贴。痰喘上气,南星或白芥子用姜汁调敷足心。脑漏一名鼻渊,大蒜切片贴足心,取效止。鼻血,生吴茱萸末津调涂足涌泉穴,用山栀炒黑研末,吹鼻中,效。老人鼻流清涕,大蒜捣贴足心。阴虚牙痛,缓痛者,是生附子研末,口水调敷两足心,极效。走马牙疳,牙根腐烂者是,生附子一钱、生半夏二钱,加葱白共捣烂,扎脚底,男左女右,鼻内有气出即愈。妊娠目鼻咽喉唇口诸病多属热,用吴茱萸五钱,研末,好温醋调敷两足心,用布包好,过一日夜,如觉发热即愈,并治胎上冲心。

催生方：蓖麻子七粒,去壳,研如泥,入麝香一分,再研成膏,涂产母足心,胎下即洗去,迟则子肠出,可移涂顶心即收上,速去之。及治胞衣不下,蓐内赤眼,茶调胡黄连末涂手足心即愈。生下腮肿,黄柏末水调贴足心效。初生小儿或两腮肿硬,或口内生疮,或生马牙,或重舌、木舌、蛇舌、吐舌及口不开,不食乳等证,生香附、生半夏各二钱,研末,生鸡子清调作饼贴两足心,一周即愈。此引热下行法也。又吴茱萸四钱,好醋调敷两足心,并治口疳及咽喉疼痛。痘证发热,胡言乱语,生萝蔔捣烂,和铅粉作饼,敷脚心。

[良方集腋]舌烂,鲜地龙十条,吴茱萸五分,共研和,加入飞面少许,醋调涂两足心,绢束之,立效。并治咽舌生疮。

然谷—名龙渊,龙泉,然骨

[甲乙]然谷者,火也,在足内踝前起大骨下陷者中,[千金]妇人卷:在内踝前直下一寸。[治疗]公孙后一寸。足少阴脉之所溜也,为荥。刺入三分,留三呼,灸三壮。刺之多见血,使人立饥欲食。[素·刺禁论]刺足下布络,中脉血不出为肿。[王注]正当然谷穴分也。

[素·缪刺论]邪客于足少阴之络,令人卒心痛,暴胀,胸胁支满,无积者,刺然骨之前出血,如食顷而已。不已,左取右,右取左。病新发者,取五日已。人有所堕坠,恶血留内,腹中满胀,不得前后,先饮利药,此上伤厥阴之脉,下伤少阴之络,刺足内踝之下,然骨之前,血脉出血。嗌中肿不能内,唾时不能出唾者,刺然骨之前出血,立已。左刺右,右刺左。

[甲乙]热病烦心,足寒清,多汗,先取然谷,后取大溪,大指间动脉,皆先补之。热病,刺然谷《千金》作陷谷,足先寒,寒至膝,乃出针。瘈互引,身热,然谷、譩譆主之。心如悬,哀而乱,善恐,嗌内肿,心惕惕恐如人将捕之,多涎出,喘,少气,吸吸不足以息,然谷主之。癃、疝,然谷主之。胸中寒,脉代时至,《千金》作脉代,时不至寸口。上重下轻,足不能地,少腹胀,上抢心,胸支满,咳唾有血,然谷主之。痿厥,癫疾,洞泄,然谷主之。消渴,黄疸,足一寒一热,舌纵烦满,《千金》作喜渴。然谷主之。女子不字①,阴暴出,经水漏,然谷主之。《千金》作刺三分,灸三壮。小儿脐风口不开,善惊,然谷主之。

---

① 不字:"字"同"子",不字,即不孕。

［千金］妇人绝子，灸然谷五十壮，在内踝前直下一寸。肾心痛，［外台］厥心痛，与背相引，善瘛。如从后触其心，伛偻者，肾心痛也。先取京骨、昆仑发针，不已取然谷。脾心痛，［外台］厥心痛，如锥刺其心，心痛甚者，脾心痛也。取然谷、太溪。然谷主嗌内肿，气走咽喉不能言。主心痛如锥刺，甚者足寒至节，不息者死。主洞泄不化。主消渴嗜饮。凡不嗜食，刺然谷，多见血，使人立饥。主足不能安，胫酸不能久立。主五指尽痛，足不践地。主癫疾，手臂不能上头。主温疟汗出。主精溢，阴上缩。石水，灸然谷，气冲、四满、章门。

［百证赋］此穴易醒脐风。

［大成］初生小儿脐风撮口，灸然谷三壮，或针三分，不见血，立效。

［图翼］此穴主泻肾脏之热，若治伤寒，亦宜出血。

照海 即阴跷

［甲乙］阴跷脉所生，在足内踝下一寸。［素·气穴论王注］阴跷穴在足内踝下，是谓照海。［神农经］在内踝直下白肉际是穴。［神应经］足内踝下四分，前后有筋，上有踝骨，下有软骨，其穴居中。［图考］在足内踝下五分，以指甲切之，微有一缝，即胫骨，下端与距骨相接之间即照海穴也，与外踝申脉穴内外略上对。刺入四分，留六呼，灸三壮。［铜人］针三分，灸七壮。

［灵·热病篇］目中赤痛，从内眦始，取之阴跷。癃，取之阴跷及三毛上及血络出血。

［甲乙］目痛引眦，少腹偏痛，背—作脊伛偻，疯，视昏，嗜卧，照海主之，泻左阴跷，取足左右少阴前，先刺阴跷，后刺少阴，气在横骨上。惊《千金》作痹惊，《外台》作窒惊，善悲不乐，如堕坠，汗不出，面尘黑，病饮不欲食，照海主之。卒疝，少腹痛，照海主之。痛在左取右，右取左，立已。偏枯不能行，大风默默不知所痛，视如见星，溺黄，小腹热，干咽，照海主之，泻在阴跷，右少阴俞先刺，阴跷后刺，

少阴在横骨中。女子不下月水,照海主之。妇人阴挺出,四肢淫泺,身闷,照海主之。

[千金]女人漏下赤白,四肢酸削,灸漏阴三十壮,穴在内踝下五分,微动脚脉上。治月经不断方,灸内踝下白肉际青脉上,随年壮。照海主目痛如见星。主溺黄,水道不通。阴跷主卧,惊,视如见鬼。经逆,四肢淫泺,阴暴跳疝,小腹偏痛,刺阴跷入三分,灸三壮,在内踝下容爪甲。女子不下月水,痹惊,善悲不乐,如堕坠,汗不出,刺照海入四分,灸三壮,在内踝下四分。又主女子淋,阴挺出,四肢淫泺。主阴挺下血,阴中肿或痒,漉清汁,若葵汁。

[外台]《肘后》疗卒肿满,身面皆洪大方,灸足内踝下白肉际三壮,瘥。

[玉龙赋]兼支沟,能通大便之秘,合内关,能医腹疾之块。

[神农经]治月事不行,可灸七壮。兼公孙,治伤寒四日太阴经,再用内关施截法。

[拦江赋]痰涎壅塞及咽干、噤口、喉风,用三棱针照海出血,刻时安。

[百证赋]兼大敦,治伤寒。

[席弘赋]兼百会、太冲、阴交,治咽喉疾。兼阴交、曲泉、关元、气海同泻,治七疝如神。

[灵光赋]二跷二陵脚气者,取此四穴,又兼三里,同治脚气并在腰之疾。

[标幽赋]兼阳维、内关,能下胎衣。照海治喉中之闭塞。

[图翼]《捷法》云:治小便频数,淋沥不通,小腹冷痛,膀胱七疝,奔豚偏坠,木肾①肿大如升,发时疼痛冲心,小便淋血,阴痛,遗精,白浊,夜梦鬼交不禁;妇人难产,子掬母心不下,女子大便不通,

---

① 木肾:病名,指睾丸肿大坚硬而麻木之病证。

产后腹痛,恶露不已,妇人脾病,血蛊,水蛊,气蛊,石蛊,单蛊,女人血气虚倦,五心烦热,肢体尽痛,头目昏沉;老人虚损,手足转筋不能举动;霍乱吐泻,寒湿脚气,发热大痛,肾虚,脚气红肿,干脚气,膝头、内踝、五指疼痛,浑身胀满,水蛊,喘胀,四肢面目浮肿,妇人瘦损,赤白带下,子宫久冷不受胎孕,经水正行头眩,小腹空痛,月水不调,脐腹疼痛及淋漓不断等证。以上诸证,先以照海为主,后随证加穴分治。

[大成]洁古曰:痫病夜发,灸阴跷、照海穴也。

案:此下四穴,先后诸书不同,今依《图翼》次序。

太溪—名吕细

[甲乙]太溪者,土也,在足内踝后跟骨上动脉陷者中,[神应]在内踝后五分。[西法]介于大钟、水泉之间。足少阴脉之所注也,为俞。刺入三分,留七呼,灸三壮。

[灵·九针十二原篇]阴中之太阴,肾也,其原出于太溪。[难经]肾之原出于太溪。

[素·三部九候论]下部地,足少阴也,以候肾。[王注]谓肾脉也,在足内踝后跟骨上陷中,太溪之分,动应手。[活人书]伤寒何以须诊太溪脉耶?太溪穴是足少阴之经,男子以右肾为命门,女子以左肾为命门,主生死之要,病人有命门脉者活,无者死,故伤寒必诊太溪以察其肾之盛衰也。

[气交变大论]岁土太过,雨湿流行,肾水受邪,太溪绝者,死不治。

[至真要大论]太阴司天,湿淫所胜,病本于肾,太溪绝,死不治。

[伤寒论]少阴病,手足逆冷,发热者,不死,脉不至者,灸少阴七壮。[活人书]灸太溪七壮。

[甲乙]热病汗不出,默默嗜卧,溺黄,少腹热,嗌中痛,腹胀内

肿,羡音涎。心痛如锥针刺,太溪主之,手足寒至节,喘息者死。足少阴疟,令人呕吐甚,多寒少热,欲闭户牖而处,其病难已,取太溪。疟,咳逆,心闷不得卧,呕甚,热多寒少,欲闭户牖而处,寒厥足热,太溪主之。胸胁支满,不得俯仰,癫痫,咳逆上气,咽喉鸣有声,太溪主之。厥气上支,太溪主之。霍乱,泄出不自知,先喉咽而不能言,手足清,溺黄,大便难,嗌中肿痛,唾血,口中热,唾如胶,太溪主之。

[脉经]左手关后尺中阳绝者,无膀胱脉也。苦逆冷,妇人月水不调,三月则闭。男子失精,尿有余沥,刺足少阴,治阴在足内踝下动脉。注：即太溪穴也。

[千金]瘰疬,灸内踝后宛宛中,随年壮。太溪主嗌内肿,气走咽喉不能言。主腹中相引痛,主腹中胀肿,主黄疸,主胞中有暴疝、瘕、积聚与阴相引痛,主乳痈肿溃。

[外台]《集验》疗胃反吐食方：灸内踝下三指稍斜向前有穴,三壮即瘥。

[大成]东垣曰：成痿者,以导湿热,引胃气出行阳道,不令湿土克肾水,其穴在太溪。《流注赋》云：牙齿痛堪治。

[神农经]治牙疼,可灸七壮。一云：牙疼红肿者,泻之;阴股内湿痒、生疮、便毒,先补后泻。肾疟呕吐,多寒,闭户而处,其病难已,太溪、大钟主之。腰脊痛,大便难,手足寒,并刺委中、大钟。

[玉龙赋]合昆仑、申脉善疗足肿之迍。

[百证赋]兼商阳,治寒疟有验。

[济阳纲目]尝治一男子喉痹,于太溪穴刺出黑血半盏而愈。

水泉

[甲乙]足少阴郄,去太溪下一寸,在足内踝下。刺入四分,灸五壮。

［甲乙］月水不来而多闭《外台》作月经不来而多心下痛，目䀮䀮不可远视，水泉主之。

［千金］水泉主不字，阴暴出，淋漓，月水不来者，闷而心下痛。

［百证赋］兼天枢，治月潮违限。

大钟

［甲乙］在足跟后冲中，［素·水热穴论王注］在内踝后。［刺腰痛论王注］在足跟后冲中，动脉应手。［入门］太溪下五分。［大成］足跟后踵中，大骨上两筋间。［西法］距水泉上一寸。［图考］从太溪下量约五分，于此处再往后量五分，适当后跟骨上际之后，外有筋腱一条，在筋腱之内即大钟穴也。别走太阳，足少阴络。刺入二分，留七呼，灸三壮。

［灵·经脉篇］足少阴之别，名曰大钟，当踝后绕跟，别走太阳，其别者，并经上走于心包，下外贯腰脊，其病气逆则烦闷，实则闭癃，虚则腰痛，取之所别也。

［甲乙］疟，多寒少热，大钟主之。咳，喉中鸣，咳唾血，大钟主之。喘，少气不足以息，腹满大便难，时上走胸中鸣，胀满，口舌中吸吸，善惊，咽中痛，不可纳食，善怒，恐，不乐，大钟主之。腰脊相引如解，实则闭癃，凄凄腰脊痛，宛转，目循循，嗜卧，口中热，虚则腰痛，寒厥，烦心闷，大钟主之。大便难，大钟主之。

［千金］大钟主舌本出血，主惊恐畏人，神气不足。

［百证赋］兼通里，治倦言嗜卧。

［标幽赋］治心性之呆痴。

复溜—名伏白、昌阳、伏臼

［甲乙］复溜者，金也，在足内踝上二寸陷者中，［素·刺腰痛篇王注］在内踝后上二寸，动脉。［神应］在内踝上除踝一寸，踝后五分，与太溪相直。［大成］前傍骨是复溜，后傍筋是交信，二穴只隔一条筋。［西法］距交信后五分。

足少阴脉之所行也,为经。刺入三分,留三呼,灸五壮。

[灵·热病篇]热病而汗且出,及脉顺可汗者,取之鱼际、太渊、大都、太白,泻之则热去,补之则汗出。汗出大甚,取内踝上横脉以止之。[总病论]踝上横纹,不说穴名,当是足内踝上二寸,名曰复溜。主骨寒热,汗注不休,故也。

[甲乙]疟,热少间寒,不能自温,腹胀,切痛引心,复溜主之。血痔,泄《千金》下有利字,后重,腹痛如癃状,狂仆必有所扶持,及大气涎出,鼻孔中痛,腹中常鸣,骨寒,寒热,无所安,汗出不休,复溜主之。嗌干,腹瘈痛,坐卧目䀮䀮,善怒多言,复溜主之。风逆,四肢肿,复溜主之。乳痛,太冲及复溜主之。

[千金]复溜主涎出,鼻孔中痛。主舌卷不能言。主血淋。主肠澼,便脓血,泄痢后重,腹痛如痓状。

[神农经]治盗汗不收及面色萎黄,可灸七壮。

[太乙歌]刺治腰脊闪挫疼痛,游风偏体。

[玉龙赋]伤寒恶寒宜泻。又云:起六脉之沉匿。

[拦江赋]伤寒无汗,先补合谷,次泻此穴。

[席弘赋]此穴专治气滞在腰。

[灵光赋]治肿如神。

[大成]人脉微细不见,或有或无,宜于少阴经复溜穴上用圆利针,针至骨处,顺针下刺,候回阳脉,阳脉生时方可出针。

交信

[甲乙]在足内踝上二寸,[素·气穴论]踝上横二穴,[王注]内踝上者,交信穴也。少阴前,太阴后。[入门]复溜前,三阴交后。[金鉴]复溜穴之后二寸许,后傍筋,交信穴也。筋骨间阴跷之郄,[素·气府论王注]阴跷一谓交信穴也。刺入四分,留三呼,[素注]留五呼。灸三壮。

[甲乙]气癃,㿗疝,阴急,股枢,腨内廉痛,交信主之。

［千金］交信主气淋，主泄痢赤白、漏血。
［百证赋］兼合阳，治女子少气漏血。

筑宾

［甲乙］阴维之郄，在足内踝上腨分中。［素·刺腰痛篇王注］在内踝后。［圣济总录］内踝上五寸。［治疗］三阴交直上二寸，后开一寸二分。［图考］在复溜穴上七寸，去足内踝上九寸。当腨肉下垂内侧之分中，由胫骨内廉后量一寸即筑宾穴也，与太阳经承山穴内外并立。有云：内踝上五寸者，误也。［入门］内踝上腨分中，骨后大筋上，小筋下，屈膝取之。［金鉴］腨者，俗名腿肚也。刺入三分，［铜人］留五呼。灸五壮。

［甲乙］狂，癫疾，阳谷及筑宾、通谷主之。大疝绝子，筑宾主之。
［千金］筑宾主癫疾，呕逆。主狂易，妄言怒骂。
［图翼］主治小儿胎疝，癫疾吐舌，发狂骂詈，腹满，呕吐涎沫，足腨痛。
［济阳纲目］小儿偏坠，得于父已年老或年少多病，阴痿精怯，强力入房，因而有子，胎中病也。此疝不治，惟筑宾一穴，内踝上五寸，腨分肉中，灸五壮。

阴谷

［甲乙］阴谷者，水也，在膝下内辅骨后，大筋之下，小筋之上。［纂要］按：肝经曲泉穴在膝横纹头是也，阴谷穴与曲泉隔一筋。［治疗］在曲泉之后横直一寸余微下些。按之应手，屈膝得之。［西法］与委中为下腿骨与大腿骨之关节部。足少阴脉之所入也，为合。刺入四分，［铜人］留七呼。灸三壮。

［甲乙］男子如蛊，女子如阻《大成》作如娠，寒热少腹偏肿，阴谷主之。狂癫，阴谷主之。脊内廉痛，溺难，阴痿不用，少腹急，引阴及脚内廉《千金》作引阴内廉痛，阴谷主之。妇人漏血，腹胀满不得息，小便黄，阴谷主之。

［千金］阴谷主腹胀，胃脘暴痛及腹积聚，肌肉痛。妇人漏血，小腹胀满如阻，体寒热，腹偏肿，刺阴谷入四分，灸三壮。

［兰室秘藏］阴谷二穴治膝痛如锥，不得屈伸，舌纵涎下，烦逆，溺难，少腹急，引阴痛，股内廉痛，妇人漏血不止，腹胀满不得息，小便黄，如蛊，女子如妊身，可灸三壮。

横骨—名下极、屈骨、曲骨

［甲乙］在大赫下一寸，［素·水热穴论王注］在大赫下一寸，各横相去一寸。［图翼］在肓俞下五寸，去腹中行五分，阴上横骨中。［大成］阴上横骨中，宛曲如仰月中央，去腹中行各一寸。［西法］去曲骨旁五分。［图考］以手于阴毛上，按之内有横骨即交骨，又名耻骨，于任脉正中线旁量各五分，当横骨上际，即横骨穴也。冲脉、足少阴之会，刺入一寸，［图翼］刺五分。灸五壮。［铜人］灸三壮，禁针。

［素·气府论］侠脐下旁各五分，至横骨寸一，腹脉法也。［王注］谓中注、髓府、胞门、阴关、下极五穴，左右则十穴也。案:《大成》自肓俞至横骨六穴，去腹中行各一寸，《铜人》去腹中行各一寸五分，《分寸歌》横骨至中注五穴各开中行寸半，数说不同，今以《素问》《甲乙》为正。

［甲乙］少腹痛，溺难，阴下纵，横骨主之。

［脉经］尺脉浮，下热风，小便难，宜服瞿麦汤、滑石散，针横骨、关元，泻之。尺脉数，恶寒，脐下热痛，小便赤黄，宜服鸡子汤、白鱼散，针横骨，泻之。尺脉缓，脚弱，下肿，小便难，有余沥，宜服滑石汤、瞿麦散，针横骨，泻之。

［千金］治妇人遗尿不知出时方：灸横骨当阴门七壮。脱肛历年不愈，灸横骨百壮。

［外台］横骨主少腹满，小便难，阴下纵，卵中痛。

［百证赋］兼肓俞泻五淋久积。

［席弘赋］兼大都治气滞腰疼不能立。

大赫—名阴维、阴关

［甲乙］在气穴下一寸。［素·水热穴论王注］在气穴下一寸，横相去一寸。［图翼］去腹中行五分。［金鉴］横骨上行一寸。［千金］肾藏卷：在屈骨端三寸。［分寸歌］开中行寸半。［大成］去腹中行各一寸。冲脉、足少阴之会。刺入一寸，［铜人］针三分。灸五壮。

［甲乙］男子精溢，阴上缩，大赫主之，女子赤淫《千金》作赤沃，大赫主之。

［千金］男子虚劳失精，阴上缩，茎中痛，灸大赫三十壮。穴在屈骨端三寸。

气穴—名胞门、子户

［甲乙］在四满下一寸。［素·水热穴论王注］在四满下一寸，横相去一寸。［图翼］去中行五分。［金鉴］大赫上行一寸。［千金］妇人卷：胞门，关元左边二寸是也。右二寸名子户。［分寸歌］开中行寸半。［大成］去腹中行各一寸。冲脉、足少阴之会。刺入一寸，［铜人］针三分。灸五壮。

［甲乙］月水不通，奔豚，泄气，上下引腰脊痛，气穴主治。《千金》作刺气穴入一寸，灸五壮。在四满下一寸。

［千金］妇人妊子不成，若堕落，腹痛，漏见赤，灸胞门五十壮，关元左边二寸是也。右边二寸名子户。气穴主五淋不得尿。妇人绝嗣不生，灸气门穴，在关元旁三寸，各百壮。妇人子脏闭塞，不受精，疼，灸胞门五十壮。

［扁鹊心书］带下子宫虚寒，浊气凝结下焦，冲任脉不得相荣，故腥物时下，以补宫丸、胶艾汤治之。甚者灸胞门、子户穴各三十壮，不独病愈，而且多子。

［学古诊则］胞门，即《针经》之气穴，在关元左旁二寸。灸主月事不以时下，贲气上下，泄利不止。子户，在关元右旁二寸半。针主血闭无子。

四满—名髓府

［甲乙］在中注下一寸。［千金］肺藏卷：侠丹田。［素·水热穴论王注］中注下一寸，横相去一寸。［图翼］去腹中行五分。［金鉴］气穴穴上行一寸。［分寸歌］开中行寸半。［大成］去腹中行各一寸。［西法］有下腹动脉。冲脉、足少阴之会。刺入一寸，灸五壮。［铜人］针三分，灸三壮。

［甲乙］脐下积疝，瘕，胞中有血，四满主之。振寒，大腹石水，四满主之。腹澼泄切痛，四满主之。

［千金］月水不利，贲豚①上下，并无子，灸四满三十壮。穴在丹田两边相去各开寸半，丹田在脐下二寸是也。奔豚上下，灸四满二七壮，穴侠丹田两傍相去三寸，即心下八寸脐下横文是也。四满主子藏中有恶血，内逆满痛疝。

中注

［甲乙］在肓俞下五分。［素·气府论王注］在肓俞下五分，上直幽门。［水热穴论注］在脐下五分两旁相去任脉各五分。［金鉴］四满上行一寸。［分寸歌］开中行寸半。［大成］去腹中行各一寸。［铜人］［入门］［纂要］肓俞下一寸。冲脉、足少阴之会。刺入一寸，［图翼］一云刺五分。灸五壮。

［千金］中注主小腹热，大便坚。《外台》作少腹有热，大便难。

［大成］主目内眦赤痛，女子月事不调。

肓俞

［甲乙］在商曲下一寸，［图翼］当作二寸。直脐傍五分。［千金］直脐旁各五分。［图翼］直脐旁去脐中各五分。［金鉴］中注上行一寸。［入门］平神阙外一寸半。［大成］去腹中行各一寸。［西法］有下腹动脉。冲脉、足少阴之会。刺入一寸，［图翼］一云刺五分。灸五壮。

---

① 贲豚：即奔豚。贲，通"奔"。下同。

［甲乙］心下大坚,肓俞、期门及中脘主之。大肠寒中《千金》作大腹寒疝,大便干,腹中切痛,肓俞主之。

［百证赋］兼横骨,泻五淋之久积。

［图翼］主治目赤痛从内眦始。

商曲—名高曲

［甲乙］在石关下一寸。［分寸歌］［图翼］去中行五分。［金鉴］肓俞上行二寸。［大成］去腹中行各一寸五分,自幽门至商曲。［铜人］去腹中行五分。［素注］一寸。［西法］小肠部。冲脉、足少阴之会。刺入一寸,［图翼］一云刺五分。灸五壮。

［甲乙］腹中积聚,时切痛,商曲主之。

［大成］主肠中痛不嗜食,目赤痛从内眦始。

石关—名右关

［甲乙］在阴都下一寸。［分寸歌］［图翼］开中行五分。［金鉴］商曲上行一寸。［大成］去腹中行各一寸五分。［西法］小肠部。冲脉、足少阴之会。刺入一寸,［图翼］一云刺五分。灸五壮。［铜人］灸三壮。

［甲乙］痉,脊强,口不开,多唾,大便难,石关主之。妇人子藏中有恶血逆满痛,石关主之。

［千金］噫哕呕逆,灸石关百壮。石关主大便闭塞,气结,心坚满。

［神农经］治积聚疼痛,可灸七壮。孕妇禁灸。

［百证赋］兼阴交,无子可搜。

阴都—名食宫

［甲乙］在通谷下一寸。［分寸歌］开中行五分。［图翼］夹中脘相去五分。［金鉴］石关上行一寸。［大成］去腹中行各一寸五分。［西法］为小肠部,如患胃扩张证则适当胃部。冲脉、足少阴之会。刺入一寸,灸五壮。［铜人］

针三分,灸三壮。[千金]灸随年壮。

[甲乙]身寒热,《外台》作身寒热,痃疟。阴都主之。心满气逆,阴都主之。

[千金]小肠热满,灸阴都随年壮,穴在侠中脘两边相去一寸是。肺胀气抢,胁下热痛,灸阴都随年壮,穴在侠胃脘两边相去一寸,胃脘在心下三寸。

[图翼]主治心烦满,恍惚,气逆肠鸣,肺胀气抢,呕沫,大便难,胁下热痛,目痛,寒热痃疟,妇人无子,藏有恶血,腹绞痛。

[大成]主目赤痛从内眦始。

通谷

[甲乙]在幽门下一寸陷者中。[素·气府论王注]两旁相去一寸。[分寸歌]开中行五分。[图翼]夹上脘相去五分。[金鉴]阴都上行一寸陷中。[大成]去腹中行各一寸五分。[西法]为横行结肠部。冲脉、足少阴之会。刺入五分,[素·气府论王注]刺入一寸。灸五壮。[明堂]灸三壮。

[甲乙]寒热目眹眹,善咳喘逆,通谷主之。食饮善呕,不能言,通谷主之。舌下肿,难言,舌纵,咽戾不端,通谷主之。

[千金]心痛恶气上胁急痛,灸通谷五十壮,在乳下二寸。通谷主结积留饮,澼囊胸满,饮食不消;主风痫,癫疾,涎沫,狂,烦满;主心中愦愦,数欠,癫痫,心下悸,心中澹澹恐。

[外台]通谷主失欠,口㖞僻不端,食饮善呕,不得言。

[图翼]主治口㖞,暴喑,积聚,痃癖,胸满,食不化,膈结,呕吐,目赤痛不明,清涕,项似拔不可回顾。

幽门 一名上门

[甲乙]在巨阙两傍各五分陷者中。[金鉴]通谷上行一寸陷中,亦去中行旁开五分。[入门]平巨阙外一寸半。[大成]侠巨阙两旁各一寸五分。[西法]去

肋骨下一寸,左为胃府,右覆肝脏,分布上腹动脉及第五至第十二肋间神经枝。冲脉、足少阴之会。刺入五分,[素·气府论王注]刺入一寸。灸五壮。

[甲乙]胸胁背相引痛,心下溷溷①,呕吐,多唾,饮食不下,幽门主之。

[千金]胸中痛引腰背,心下呕逆,面无滋润,灸上门随年壮。穴在侠巨阙两边相去各半寸注:一云一寸。

[外台]幽门主善哕,支满不能食,数咳,善忘,泄有脓血,呕沫吐涎,少腹坚,善唾,女子心痛,逆气善吐,食不下。

[神农经]治心下痞胀,饮食不化,积聚疼痛,可灸十四壮,孕妇不可灸。

[百证赋]兼玉堂,能开彻烦心呕哕。

步廊—名步郎

[甲乙]在神封下一寸六分陷者中。[素·气府论王注]侠任脉两傍,横去任脉各二寸。[入门]去中庭外二寸。[金鉴]幽门上行一寸六分陷中。[西法]为第五肋间部,即心脏部。[图考]在第五肋下与第六肋上际相接软肉之间,去任脉二寸,即步廊穴也。足少阴脉气所发,仰而取之。刺入四分,[铜人]针三分。灸五壮。

[甲乙]胸胁支满,鬲逆不通,呼吸少气,喘息不得举臂,步廊主之。

神封

[甲乙]在灵墟下一寸六分陷者中。[素·气府论王注]侠任脉两傍,横去任脉各二寸。[金鉴]步廊上行一寸六分。[西法]适当心脏部。[图考]在第四肋下与第五肋上际相接软肉之间。足少阴脉气所发,仰而取之。[千金]

---

① 溷:混浊、混乱。

仰卧取之。刺入四分，灸五壮。[铜人]针三分。[西法]针则殊危险，惟距心脏部五分处宜刺。

[甲乙]胸胁支满不得息，咳逆，乳痈，洒淅恶寒，神封主之。

[千金]神封主乳痈寒热，短气，卧不安。

灵墟

[甲乙]在神藏下一寸六分陷者中。[素·气府论王注]侠任脉两傍，横去任脉各二寸。[金鉴]神封上行一寸六分。[西法]当第三肋间，中藏肺叶。[图考]在第三肋下与第四肋上相接软肉之间。足少阴脉气所发，仰而取之。刺入四分，[铜人]针三分。灸五壮。

[甲乙]胸中支满，痛引膺不得息，闷乱烦满不得卧食，灵墟主之。

神藏

[甲乙]在彧中下一寸六分陷者中。[素·气府论王注]侠任脉两傍，横去任脉各二寸。[金鉴]灵墟上行一寸六分。[纂要]紫宫傍二寸。[西法]当第二肋间，中藏肺叶。[图考]在第二肋下与第三肋上际相接之间。足少阴脉气所发，仰而取之。刺入四分，[铜人]针三分。灸五壮。

[甲乙]胸满咳逆喘不得，呕吐烦满，不得饮食，神藏主之。

[百证赋]兼璇玑，治胸满项强已试。

彧中

[甲乙]在输府下一寸六分陷者中。[素·气穴论王注]侠任脉两傍，横去任脉各二寸。[金鉴]神藏上行一寸六分。[纂要]华盖傍二寸。[西法]当第一肋间。[图考]在第一肋下与第二肋上相接软肉之间。足少阴脉气所发，仰而取之。刺入四分，灸五壮。

[甲乙]咳逆上气，涎出多唾，呼吸哮，坐卧不安，《千金》《外台》作呼吸喘悸，坐不安席。彧中主之。

[神农经]治气喘痰壅,可灸十四壮。一传治咳嗽,哮病,唾血。

输府—作俞府

[甲乙]在巨骨下,去璇玑傍各二寸陷者中。[大成]气舍下,璇玑旁各二寸。[西法]当锁骨下部,中藏肺叶。[图考]在锁骨下第一肋上软肉间。足少阴脉气所发,仰而取之。刺入四分,[铜人]针三分。灸五壮。

[甲乙]咳逆上气,喘不得息,呕吐,胸满不得饮食,俞府主之。
[图翼]热嗽泻之,冷嗽补之。
[玉龙赋]兼乳根,能治气嗽痰哮。
[大成]腹胀不下食饮,胸中痛,久喘,灸七壮神效。

廉泉—名舌本

[素·气府论]足少阴舌下各一。[王注]足少阴舌下二穴,在人迎前陷者中动脉前,是曰舌本,左右二也。足少阴脉气所发,刺入四分。

[灵·根结篇]少阴根于涌泉,结于廉泉。
[卫气篇]足少阴之标,在背腧与舌下两脉。
[刺节真邪篇]咳上气,穷诎胸痛者,取之廉泉,取廉泉者,血变而止。
[素·刺疟篇]十二疟者,其发各不同时,察其病形,以知其何脉之病也。先其发时,如食顷而刺之。一刺则衰,二刺则知,三刺则已,不已,刺舌下两脉出血。舌下二脉者,廉泉也。
案:此穴诸家脱阙,今据《纂要》以补之。

手厥阴经穴

起于天池,终于中冲,计九穴左右十八穴。
(1)天池　(2)天泉　(3)曲泽　(4)郄门　(5)间使
(6)内关　(7)大陵　(8)劳宫　(9)中冲

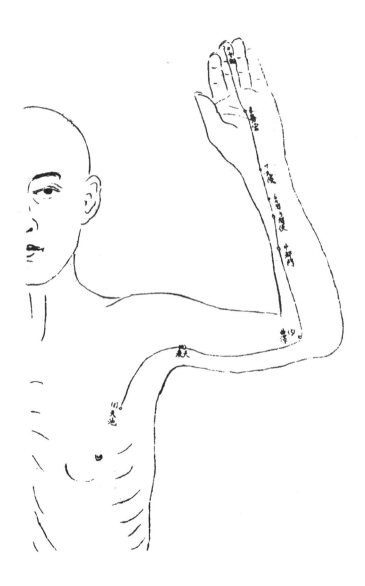

手厥阴经穴

[灵·经脉篇]心主手厥阴心包络之脉,《甲乙》《脉经》无心包络三字。起于胸中,出属心包络。手厥阴心包络之脉,起于胸中,出属心下之包

络,受足少阴肾经之交也。心包络包心之膜络也。滑伯仁曰：或问手厥阴经曰心主,又曰心包络,何也？曰君火以明,相火以位。手厥阴代君火行事,以用而言,故曰手心主；以经而言,则曰心包络,一经而二名,实相火也。**下膈,历络三焦。**膈,《甲乙》作鬲。包络为心之外卫,三焦为藏府之外卫,故为表里而相络,诸经皆无历字,独此有之。盖指上、中、下而言,上焦即膻中,中焦即中脘,下焦即脐下一寸任脉之阴交穴,为三焦募也。**其支者,循胸出胁,下腋三寸,**胁上际为腋,腋下三寸天池穴也,手厥阴经始此。**上抵腋下,**天泉穴。**循臑内行太阴、少阴之间,**《太素》循上有下字。手之三阴,厥阴在中,故行太阴、少阴之间。**入肘中,**曲泽穴在肘内廉大筋内侧,横文头陷中。**下臂行两筋之间,**臂上《甲乙》有循字。有郄门、间使、内关、大陵等穴。**入掌中,**《甲乙》无此三字。劳宫穴在掌中央。**循中指出其端,**循中指内廉出其端之中冲穴,手厥阴经止此。**其支者,别掌中,循小指次指出其端。**小指次指谓小指之次指,即无名指,手厥阴之支脉,自劳宫别行无名指端而接于手少阳三焦经也。**是动则病手心热,臂肘挛急,腋肿,**此经气之病于外也。**甚则胸胁支满,心中憺憺大动,面赤目黄,喜笑不休。**憺憺,《脉经》《太素》作澹澹。喜笑不休,《脉经》《千金》作善笑不休。憺,徒滥切,又音淡。甚谓相火炽甚,为变动也。憺憺,动而不宁貌,心之华在面,心之使为目,心在声为笑。面赤目黄,喜笑似君火之作威,而岂知实相火之不靖乎？盖甚则从外而内,其有余于内也。**是主脉**[甲乙]注一作心包络。**所生病者,烦心心痛,掌中热。**诸脉虽属于心,而行太阴,肺部脉之运动,皆由包络之火,故又为心包所主。心主血,而包络代君行令,故主脉。是主脉之包络所生病者,烦心,心痛,掌中热,盖目内而外也。**为此诸病,盛则泻之,虚则补之,热则疾之,寒则留之,陷下则灸之,不盛不虚以经取之。盛者寸口大一倍于人迎,虚者寸口反小于人迎也。**手厥阴为少阳之里,故候在寸口。

[灵·本输篇]**心出于中冲。**中冲,手中指之端也,为井木。[类经]此下五腧皆属手厥阴之穴,而本经直指为心腧者,正以心与心包,本同一藏,其气相通,皆心所主,故诸邪之在于心者,皆在于心之包络。包络者,心主之脉也。《邪客篇》曰：手少阴之脉独无腧。正此之谓。**溜于劳宫。**劳宫,掌中中指

本节之内间也，为荥。注于大陵。大陵，掌后两骨之间方下者也，为腧。方下，谓正当两骨之下也。行于间使，间使之道，两筋之间，三寸之中也，有过则至，无过则止，为经。有过，有病也。此脉有病则至，无病则止也。入于曲泽。曲泽，肘内廉下陷者之中也，屈而得之，为合。手少阴也。以上心主五腧，皆心所主，故曰手少阴也。

[灵·卫气篇]手心主之本，在掌后两筋之间，二寸中，内关穴也。标在腋下三寸也。天池穴也。

[灵·经别篇]手心主之正，别下渊腋三寸，入胸中，别属三焦，出循喉咙，出耳后，合少阳完骨之下，此为五合也。手厥阴之正，其别而内行者，与少阴之脉，同自腋下三寸，足少阳渊腋之次，入胸中，属于三焦，乃出循喉咙，行耳后，合手足少阳于完骨之下，此六合之五也。

[灵·经脉篇]手心主之别，名曰内关，去腕二寸，出于两筋之间，循经以上系于心包，络心系。实则心痛，虚则为头强。《甲乙》作虚则为烦心。取之两筋间也。手厥阴之络名内关，在掌后，去腕二寸两筋间，别走少阳者也。此经系心包，络心系，又去耳后，合少阳完骨之下，故邪实则心痛，虚则头强不利也。皆取内关，或泻或补以治之。

天池一名天会

[甲乙]在乳后一寸，[素·气府论注]在乳后二寸。[入门]乳下二寸，侧胁陷中。腋下三寸，着胁直掖撅肋间。着，《素·气府论王注》作搓。[新考正]撅，崛起之貌。[金鉴]在乳旁一二寸许，直腋下行三寸，胁之撅起肋骨间，是其穴也。[西法]在第四肋间，肺藏其中。[图考]从腋缝下量三寸，再于乳头外际，往外横量一寸，以手按之，适当第四肋下际软肉之间，即天池穴也。手厥阴、足少阳脉之会。刺入七分，[素·气府注]刺入三分。[刺禁论]刺腋下胁间内陷，令人咳。[铜人]针二分。灸三壮。

[甲乙]寒热，胸满，头痛《千金》《外台》作颈痛。四肢不举，腋下肿，上气胸中有声，喉中鸣，天池主之。

［千金］治颈漏瘰疬，灸百壮。

［百证赋］兼委阳穴，腋肿针而速散。

天泉—名天温、天湿

［甲乙］在曲腋下去臂二寸，举臂取之。《千金》《外台》作腋下二寸，举腋取之。［图翼］去肩臂二寸。［图考］从腋窝中往肱内直下量二寸，以手切之，有肌腱两条在两腱之间，即天泉穴也。刺入六分，［图翼］一曰刺二分。灸三壮。

［甲乙］石水，天泉主之。足不收，痛不可以行，天泉主之。

［外台］天泉主心痛，胸中痛，胁支满痛，膺背、甲间、两臂内廉痛。

曲泽

［甲乙］曲泽者，水也。在肘内廉下陷者中，屈肘得之。［神应经］肘内廉陷中，屈肘得之。大筋内侧横纹中动脉是。［治疗］即尺泽之内侧。［图考］在肘内横纹陷凹中，以手按之，适当肱骨与桡尺二骨相接之间，即曲泽穴也。手心主脉之所入也，为合。［素·气穴论王注］刺入三分。［铜人］针入二分。留七呼，灸三壮。

［甲乙］心憺憺然《外台》作心痛，卒咳逆，心下澹然。善惊，身热，烦心，口干，手清，逆气呕血《千金》作呕涎，时瘈，善摇头，颜青，汗出不过肩，伤寒，温病，曲泽主之。

［百证赋］兼少商，治血虚口渴。

郄门

［甲乙］手心主郄，去腕五寸。［千金衍义］《外台》云：去内关五寸，手厥阴郄也。案：今本同《甲乙》《入门》大陵后五寸。［大成］掌后去腕五寸。［西法］上大陵五寸，以曲泽为的，适在两筋之间。［图考］当桡尺二骨及两筋之间。刺入

三分，灸三壮。[铜人]灸五壮。

[甲乙]心痛，衄哕，呕血，惊恐，畏人，神气不足，郄门主之。咳血《千金》作呕血，大陵及郄门主之。

[千金]犯丁疮方：灸掌后横文后五指，男左女右，七壮即瘥，已用得效。丁肿灸法虽多，然此一法甚验，出于意表也。郄门主衄血吐血。

间使

[甲乙]间使者，金也。在掌后三寸，[神应经]在掌后横纹上三寸。两筋间陷者中。[入门]大陵后三寸。[诊则]对支沟。[图考]当桡骨、尺骨及两筋间。手心主脉之所行也，为经。[灵·本输篇]有过则至，无过则止。刺入六分，[铜人]针三分。[玉龙歌注]间使针透支沟，如脾寒，可灸。留七呼，灸三壮。[铜人]灸五壮。[明堂]灸七壮。

[甲乙]热病烦心，善呕，胸中澹澹①，善动而热，间使主之。卒心中痛，瘈疭互相引，肘内廉痛，心敖敖然，间使主之。胸痹引背时寒，间使主之。头身风，善呕怵，寒中少气，掌中热，胕急胕肿，间使主之。心悬如饥状，善悲而惊狂，面赤目黄，[千金]喑不能言。间使主之。

[肘后]治霍乱干呕者，灸手腕后三寸，两筋间是，左右各七壮，名间使。若正厥呕，灸之便通。

[千金]治小儿中马客忤而吐不止者方：灸手心主间使、大都、隐白、三阴交各三壮。[翼方]灸间使七壮。诸风灸间使二处，各七壮。狂邪发无常，披发大唤，欲杀人，不避水火及狂言妄语，灸间使三十壮，亦治惊恐歌哭。鬼魅灸入发一寸百壮，又灸间使、手心各五十壮。干呕不止，粥食汤药皆吐，灸手间使三十壮。若

---

① 澹澹：水波摇动的样子。下同。

四厥,脉沉绝不至者,灸之便通。此法能起死人。十三鬼穴,此名鬼路,针百邪癫狂,当在第九次下针。治久疟方:灸间使后一寸随年壮,立瘥。治卒死无脉,无他形候,阴阳俱竭故也,针间使各百余息,又灸鼻下人中。间使主嗌中如扼,《甲乙》作行间。主手痛。

[外台]间使主喑不能语,咽中哽,头大浸淫。

[神农经]治脾寒,寒热往来,浑身疮疥,灸七壮。

[太乙歌]兼风池、环跳,治疟疾。兼气海、中极、三里,刺小腹便澼。

[玉龙赋]治痎疟。

[百证赋]兼天鼎,治失音休迟。

[灵光赋]兼水沟,治邪癫。

[捷径]治热病频哕。

[大成]主伤寒结胸。妇人月水不调,血结成块。

内关

[甲乙]手心主络,在掌后去腕二寸,[入门]大陵后二寸。[图翼]掌后去腕二寸,两筋间与外关相对。[图考]在桡尺二骨及两筋之间。别走少阳,刺入二分,灸五壮。[铜人]针五分,灸三壮。

[灵·经脉篇]手心主之别,名曰内关。去腕二寸,出于两筋之间,循经以上,系于心包络。心系实则心痛,虚则为头强,取之两筋间也。

[甲乙]面赤皮热,热病汗不出,中风热,目赤黄,肘挛,腋肿,实则心暴痛,虚则烦心,心惕惕不能动,失智,内关主之。心澹澹而善惊恐,心悲,内关主之。

[千金]治风齿疼痛方:灸外踝上高骨前交脉三壮,又以线量手中指至掌后横纹,折为四分,量横纹后当臂中灸一壮愈,灸当随

左右。内关主手中风热。

［神农经］治心疼，腹胀，腹内诸疾，可灸七壮。

［玉龙赋］合照海，能医腹疾之块。

［席弘赋］兼公孙，治肚痛。

［拦江赋］治伤寒太阴经四日者，先用照海、公孙，后用内关施治。

［百证赋］兼建里，扫尽胸中之苦闷。

［标幽赋］胸满，腹痛，刺内关。

［捷法］治胸满，胃脘不快，伤寒，中焦痞满，两胁刺痛，呕吐不已，脾胃气虚，心腹胀满，胁肋下疼，心腹刺痛，痞块食症不散，人渐羸瘦，血块气癥，藏府虚寒，风壅气滞，大肠虚冷，脱肛不收，大便艰难，用力脱肛，藏毒肿痛，便血不止，五痔五痫，口吐涎沫，心性呆痴，心惊发狂，悲泣不已，不识亲疏，健忘错乱，言语不记，或歌或笑，神思不安，中风不省人事，心虚胆寒，四体战掉。已上诸证，先以内关主治，后随证加各穴治之。

［入门］伤寒吐法：针内关入三分，先补六次泻三次，行子午捣臼法三次，提气上行，又推战一次，病人多呼几次，即吐；如吐不止，补九阳数，调匀呼吸三十六度，吐止，徐出针，急扪穴；吐不止，补足三里。

［大成］杨氏医案，蔡都尉女患风痫甚危，予乃针内关而苏。

［经验良方］截疟方：用桃仁半片，放在内关穴上，再用独蒜一个捣烂，掩在桃仁上，以布条缚之，男左女右，临发日先一二时行之，即止。

大陵—名心主

［甲乙］大陵者，土也。在掌后两筋间陷者中。［千金］掌后第一横纹后两筋间。［图考］在腕横纹之中，以手切之，在桡尺二骨相并之间与腕骨相接

之中。手心主脉之所注也,为俞。刺入六分,留七呼,灸三壮。[素·气府论王注]灸七壮。[铜人]针五分。

[灵·九针十二原篇]阳中之太阳,心也,其原出于大陵。

[难经]心之原出于大陵。

[甲乙]热病烦心而汗不止,肘挛腋肿,善笑不休,心中痛,目赤黄,小便如血,欲呕,胸中热,苦不乐,太息,喉痹嗌干,喘逆,身热如火,头痛如破,短气胸痛,大陵主之。心痛善悲,厥逆悬心如饥之状,心憺憺而惊,大陵及间使主之。两手挛不收伸,及腋,偏枯不仁,手瘈偏小筋急,大陵主之。咳血,大陵及郄门主之。

[脉经]左手关前寸口阳绝者,无小肠脉也。苦脐痹,小腹中有疝瘕,王月①即冷上抢心,刺手心主经,治阴。心主在掌后横理中,即大陵穴也。左手关前寸口阴实者,小实也。苦心下有水气,忧恚发之,刺手心主经,治阴。

[肘后]治霍乱若碗者,灸手腕第一约理中七壮,名心主,当中指。

[千金]吐血呕逆,灸手心主五十壮。[翼方]云大陵是。霍乱若呕碗者,灸心主各七壮。在掌腕上约中,吐不止,更灸如前数。大陵主头痛如破,目痛如脱;主咳逆,寒热发;主目黄振寒。凡卒患腰肿附骨痈疽,节肿游风热毒,此等疾,但初觉有异,即急灸之,从手掌后第一横文后两筋间,灸五壮立愈。患左灸右,患右灸左,当中者两手俱灸。十三鬼穴,此为鬼心,治百邪癫狂,在第四次下针。

[保命集]哕呕无度,针手厥阴大陵穴。

[玉龙赋]兼劳宫,疗心闷疮痍。合人中频泻,全去口气。合外关、支沟,治肚疼秘结。

[卫生学问答]令人必吐之法:取烟叶浸淫,扎于两手腕及两

---

① 王月:农历一月。

脚腕,少顷,必大吐。惟此法过凶猛,宜慎用也。

劳宫—名五里、掌中

［甲乙］劳宫者,火也。在掌中央动脉中,［入门］手掌横纹中心,屈中指取之。［铜人］屈无名指取之。滑氏云：以今观之,屈中指、无名指两者之间取之为允。［图考］屈中指、无名指两指缝中,适当中指、无名指二掌骨之间。手心主脉之所溜也,为荣。刺入三分,留六呼,灸三壮。［明堂］针二分,得气即泻,只一度,针过两度,令人虚。禁灸,灸令人息肉日加。

［金匮要略］妇人伤胎,怀身腹满,不得小便,从腰以下重,如有水气状。怀身七月,太阴当养不养,此心气实,当刺,泻劳宫及关元,小便微利则愈。

［甲乙］热病发热,烦满而欲呕哕,三日以往不得汗,怵惕,胸胁痛,不可反侧,咳满,溺赤,大便《千金》作小便。血衄不止,呕吐,血气逆,噫不止,嗌中痛,食不下,善渴,舌中烂,掌中热,饮呕,劳宫主之。烦心,咳,寒热,善哕,劳宫主之。少腹积聚,劳宫主之。胸胁支满,劳宫主之。风热善怒,中心喜悲,思慕歔欷,善笑不休,劳宫主之。黄瘅目黄,劳宫主之。口中肿臭,劳宫主之。小儿口中腥臭,胸胁支满,劳宫主之。

［肘后］治中风口㖞。巴豆七枚,去皮烂研。㖞左涂右手心,㖞右涂左手心,仍以暖水一盏,安向手心,须臾即便正,洗去药并频抽掣中指。

［千金］肠痈之为病,不动摇,灸两承山,又灸足心、两手劳宫各五十壮。心中懊恼,痛,刺入五分,补之。百邪所病,第九针手横文上三寸两筋间,名鬼路,注即劳宫穴也。劳宫主苦渴,食不下。主热痔。

［总病论］热病三日汗不出,怵惕,胸胁痛,不可转侧,大小便血及衄不止,气逆呕哕,烦渴,食饮不下,针劳宫,在手掌心,针入五分

泻之。

［玉龙赋］兼大陵,疗心闷疮痍。

［灵光赋］治劳倦。

［百证赋］兼后溪,可治三消黄疸。

［通玄赋］能退胃翻心痛。

［捷径］治忧噎。一传癫狂灸此效。

［大成］小儿口有疮,蚀龈,臭秽气冲人,灸劳宫二穴各一壮。

［外治寿世方］痨病火动,阳物易举。皮硝放手心内,两手合住。其消自化,阳物即不举矣。以烧酒和泥敷阴毛上,阳物即复举。

中冲

［甲乙］心主出中冲。中冲者,木也。在手中指之端。［大全］手中指端内廉。去爪甲［素·气穴论王注］去爪甲角。如韭叶,陷者中。［图考］在中指端,爪甲内分许。手心主脉之所出也,为井。刺入一分,留三呼,灸一壮。

［素·缪刺论］邪客于手阳明之络,令人耳聋,时不闻音,刺手大指次指爪甲上,去端如韭叶各一痏,立闻。［王注］商阳穴。不已,刺中指爪甲上与肉交者,立闻。谓中冲穴。其不时闻者,不可刺也。

［甲乙］热病烦心,心闷而汗不出,掌中热,心痛,身热如火,浸淫烦满,舌本痛,中冲主之。耳鸣,取手中指爪甲上,左取右,右取左,先取手,后取足。

［神农经］治小儿夜啼多哭,灸一壮,炷如小麦。

［百证赋］兼廉泉,堪攻舌下肿痛。一云主神气不足失志。

［乾坤生意］此为十井穴,治同手太阴经少商穴。

手少阳经穴

起于关冲,终于瞳子髎。计二十七穴左右五十四穴。

（1）关冲　（2）液门　（3）中渚　（4）阳池　（5）外关　（6）支沟　（7）会宗　（8）三阳络　（9）四渎　（10）天井　（11）清冷渊　（12）消泺　（13）曲垣　（14）肩外俞　（15）肩中俞　（16）肩井　（17）天髎　（18）天牖　（19）天容　（20）翳风　（21）瘛脉　（22）角孙　（23）上关　（24）听会　（25）耳门　（26）和髎　（27）瞳子髎

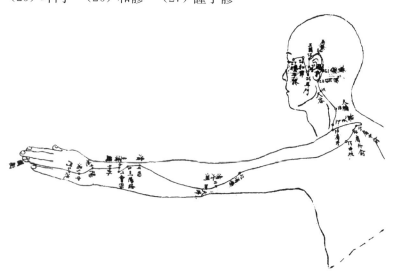

手少阳经穴

［灵·经脉篇］三焦手少阳之脉，起于小指次指之端，小指次指即无名指也，三焦手少阳之脉，起于无名指外侧之端关冲穴，受手心主脉之交也。上出两指之间，即小指无名指之间液门、中渚穴也。循手表腕，出臂外两骨之间，《太素》手表下无腕字。手表之腕，阳池也。臂外两骨间，外关、支沟等穴也。上贯肘，循臑外，上肩，而交出足少阳之后，自会宗、三阳络、四渎上贯肘之天井，循臑外，行手太阳之前、手阳明之后，历清冷渊、消泺、上肩，循曲垣之后，外俞、中俞左右互交，会于大椎，从肩井自天髎而交出足少阳之后。入缺盆，布膻中，布，《脉经》作交。散络心包，下膈，循属三焦，《甲乙》《脉经》《千

金》《太素》作遍属三焦。此言经之行于内者，入缺盆，复由足阳明之外，下布膻中，散络心包，相为表里，乃自上焦下隔，循中焦，下行并足太阳之正，入络膀胱，以约下焦，故太阳经委阳穴为三焦下辅腧也。其支者，从膻中上出缺盆，上项，系耳后，《甲乙》《脉经》《千金》作侠耳后。种牛痘于两臂少阳经，消泺、清冷渊二穴。按曰：灌浆结痂，诊察儿童耳后之脉络，可验痘证之吉凶。直上出耳上角，以屈下颊，《甲乙》《脉经》《千金》作下额。至䪼。䪼，音拙，目下也。此节言其支之行于外者，自膻中上行，出缺盆，循天髎，上项，循天牖，系耳后之翳风、瘈脉，出耳上角之角孙，过足少阳之悬厘、颔厌，下行耳颊至䪼，会于手太阳颧髎之分。其支者，从耳后入耳中，出走耳前，过客主人前，交颊，至目锐眦。《素·诊要经终论王注》支下有别字。此支从耳后翳风入耳中，过手太阳之听宫，出走耳前之耳门，过客主人，交颊，循和髎，上丝竹空，至目锐眦，会于瞳子髎穴，手少阳经止于此，而接乎足少阳经也。是动则病耳聋浑浑焞焞，嗌肿喉痹。焞，屯吞二音。浑浑焞焞，耳聋听不分明之貌。病耳聋者，以其脉系耳后直上耳上角，其支者，复从耳后入耳中，出走耳前，支脉参互入出叠应，故令浑浑焞焞也。三焦之气，通于喉，喉不和则痹肿矣。少阳之上，相火主之，相火有余于上，故动则为是病。是主气所生病者，三焦为决渎之官，水病必由于气，故主气所生病。汗出，三焦出气，以温肌肉，充皮肤，故为汗出，阳加于阴也。目锐眦痛，颊肿，耳后肩臑肘臂外皆痛，小指次指不用。颊下《甲乙》无肿字，用上有为字。以上证，皆本经之脉所循之部分而为病也。为此诸病，盛则泻之，虚则补之，热则疾之，寒则留之，陷下则灸之，不盛不虚以经取之。盛者人迎大一倍于寸口，虚者人迎反小于寸口也。手少阳为厥阴之表，故候在人迎。

[灵·本输篇]三焦者，上合手少阳，出于关冲，关冲者，手小指次指之端也，为井金。溜于液门，液门，小指次指之间也，为荥。注于中渚，中渚，本节之后陷者中也，为腧。过于阳池，阳池，在腕上陷者中也，为原。行于支沟，支沟，上腕三寸，两骨之间陷者中也，为经。入于天井，天井，在肘外大骨之上陷者中也，为合，屈肘乃得之。三焦下腧，在于足大指之前。少阳之后，出于腘中外廉，名曰

委阳,是太阳络也,[类经]足大指当作足小指,盖小指乃足太阳脉气所行,而三焦下腧,则并足太阳经出小指之前,上行足少阳经之后,上出腘中外廉,委阳穴,是足太阳之络也。《邪气藏府病形篇》曰：三焦病者,候在足太阳之外大络,大络在太阳、少阳之间,则此为小指无疑。案：三焦者,虽经属手少阳而下腧乃在足,可见三焦有上、中、下之分,而通身脉络无所不在也。手少阳经也。以上三焦之腧,皆手少阳经也。三焦者,足少阳太阴之所将,阳阴二字互谬也,当作少阴太阳,盖三焦属肾与膀胱也。太阳之别也,上踝五寸,别入贯腨肠,出于委阳,并太阳之正,入络膀胱,约下焦,实则闭癃,虚则遗溺,遗溺则补之,闭癃则泻之。癃,良中切。溺,娘吊切。此复言三焦下腧之所行及其所主之病也。将,倾也。三焦下腧,即足太阳之别络,故自踝上五寸间别入腨肠,以出于委阳穴,乃并太阳之正脉,入络膀胱以约束下焦,而其为病如此。

[灵•根结篇]手少阳根于关冲,溜于阳池,注于支沟,入于天牖、外关也。

[灵•卫气篇]手少阳之本,在小指次指之间上二寸。《甲乙》作三寸。注云：一作二寸。当是液门穴也。标在耳后上角,当是角孙穴。下外眦也。当是丝竹空也。

[灵•经别篇]手少阳之正,指天,别于巅,入缺盆,下走三焦,散于胸中也。指天者,天属阳连于地之外。手少阳之正,上别于巅,入缺盆,下走三焦,散于胸中,包罗藏府之外,故曰指天。

[灵•经脉篇]手少阳之别,名曰外关,去腕二寸,外遶①臂,注胸中,合心主,病实则肘挛《甲乙》无病字。虚则不收,取之所别也。手少阳之络名外关,在腕后二寸两筋间,别走手厥阴,心主者也。此经绕臂,故为肘挛及不收之病。治此者,当取所别之外关。

关冲

[甲乙]三焦上合手少阳,出于关冲,关冲者,金也。在手小指次

---

① 遶：同"绕"。

指之端，[图翼]无名指外侧端。去爪甲角如韭叶，手少阳脉之所出也，为井。刺入一分，留三呼，灸三壮。[外台]甄权云：不宜灸。[铜人]灸一壮。

[灵·热病篇]喉痹，舌卷，口中干，烦心，心痛，臂内廉痛，不可及头，取手小指次指爪甲下，去端如韭叶。[甲乙]取关冲。[张注]取关冲泻其相火，则诸病平矣。

[厥病篇]耳鸣，取手小指次指爪甲上与肉交者，先取手，后取足。[张注]乃手少阳之关冲。

[素·缪刺论]邪客于手少阳之络，令人喉痹，舌卷，口干，心烦，臂外廉痛，手不及头，刺手中指次指爪甲上去端如韭叶，各一痏。壮者立已，老者有顷已。左取右，右取左，此新病，数日已。[王注]谓关冲穴。[新校正]案：《甲乙经》，关冲穴出手小指次指之端，今言中指者，误也。

[甲乙]肘痛不能自带衣，起头眩，颔痛，面黑，风肩背痛不可顾，关冲主之。霍乱，关冲主之。

[千金]关冲主肩背酸重，主面黑渴风。

[外台]关冲主热病汗不出，霍乱寒热，耳聋鸣。

[保命集]眼大眦痛，刺少阳井穴关冲。

[玉龙赋]壅热盛于三焦，关冲最宜。

[百证赋]兼哑门，治舌缓不语。

[捷径]治热病烦心，满闷汗不出，掌中大热如火，舌本痛，口干，消燥，久热不去。

[乾坤生意]此为十井穴，治同手太阴经少商。

[图翼]主三焦邪热，口渴唇焦，口气，宜泻此出血。

液门[千金]作掖门，[外台]作腋门

[甲乙]液门者，水也。在小指次指间陷者中，[入门]小指次指本节前陷中。[大成]小指次指歧骨间陷中，握拳取之。[西法]适当无名指第三指骨

与第二指骨之间。手少阳脉之所溜也，为荥。刺入三分，[铜人]针二分，留二呼。[玉龙歌注]液门，沿皮针向后透阳池。灸三壮。

[甲乙]疟，项痛，因忽暴逆，液门主之。风寒热，液门主之。胆眩寒厥，手臂痛，善惊妄言，面赤泣出，液门主之。下齿龋则上齿痛，液门主之。

[千金]液门主耳痛鸣聋，主呼吸气短，咽中如息肉状。治耳聋不得眠，刺入三分，补之。

[外台]液门主热病汗不出，风寒热，狂疾，疟，头痛，目涩暴变，耳聋鸣眩。

[玉龙赋]兼中渚，治手臂红肿。

[百证赋]兼鱼际，能疗喉痛。

[图翼]若手臂红肿痛楚，泻之出血为妙。

中渚—名下都

[甲乙]中渚者，木也。在手小指次指本节后陷者中，[神应]在无名指本节后陷中，液门下一寸。[图考]在液门上一寸。[入门]握拳取之。[图考]在手小指与无名指掌骨上端之间。手少阳脉之所注也，为输。刺入二分，留三呼，[铜人]针三分。灸三壮。

[甲乙]疟，发有四时，面上赤，瞷瞷无所见，中渚主之。嗌外肿，肘臂痛，五指瘈不可屈伸，头眩，颔额颅痛，中渚主之。狂，互引头痛，耳鸣，目痹，中渚主之。耳聋，两颞颥①痛，中渚主之。

[千金]中渚主目瞷瞷无所见，恶风寒；主五指掣不可屈伸。

[外台]中渚主热病汗不出，头痛，耳鸣，目痛，寒热，喉痹。

[太乙歌]刺久患腰疼背痛。

[玉龙赋]兼液门，治手臂红肿。[图翼]泻之出血。

---

① 颞颥：头骨的两侧靠近耳朵上方的部位，眼和前额之后，颧弓之上，耳之前。下同。

［席弘赋］治久患伤寒，肩背痛。

［通玄赋］脊心后痛，针此立愈。

［灵光赋］五指不便，取中渚。

阳池—名别阳

［甲乙］在手表腕上，陷者中，［入门］手掌背横纹陷中。［图翼］自本节后骨直对腕中。［大成］从指本节直摸，下至腕中心。［图考］适当腕骨与臂骨相接之间。手少阳脉之所过也，为原。刺入三分，留三呼，灸五壮。［素・气穴论王注］留六呼，灸三壮。［铜人］不可灸。［指微赋］针透抵大陵穴，不可破皮，不可摇手，恐伤针转曲。

［难经］三焦之原出于阳池。

［甲乙］肩痛不能自举，汗不出，颈痛，《外台》作颈肿。阳池主之。

［千金］治消渴，口干，烦闷，灸阳池五十壮。

［外台］阳池主寒热痎疟。

［神农经］治手腕疼无力，不能上举至头，可灸七壮。

［大成］主因折伤，手腕捉物不得，肩臂痛不得举。

外关

［甲乙］手少阳络，在腕后二寸陷者中，［入门］阳池后二寸。［大成］腕后二寸，两骨间，与内关相对。［西法］去支沟下一寸。［图考］在尺骨桡骨之间。别走心主，刺入三分，留七呼，灸三壮。

［灵・经脉篇］手少阳之别名曰外关，去腕二寸，外绕臂，注胸中，合心主。病实则肘挛，虚则不收，取之所别也。

［甲乙］口僻禁，外关主之。肘中濯濯，臂内廉痛，不可及头，外关主之。

［外台］外关主耳焞焞浑浑聋无所闻。

［神农经］治肘臂不得屈伸，五指尽疼，不能握物，可灸七壮。

〔玉龙赋〕兼大陵、支沟，治肚痛秘结。

〔捷径〕治臂膊红肿，支节疼痛，足内踝骨红肿痛，手足指节痛不能屈伸，五藏六府结热，吐血妄行不已，鼻衄不止，吐血昏晕，不省人事，虚损气逆，阳乘于阴则血热妄行，阴乘于阳则血寒亦吐，名心肺二经，呕血，舌强难言，及生白胎，重舌肿胀，热极口内生疮，舌吐不收，舌缩不能言，唇吻破裂，血出干痛，头生瘰疬结核，绕颈连胸，耳根颈项肿痛不消，目生翳膜，隐涩难开，风沿烂眩，迎风流泪，目风肿痛，努肉攀睛，暴赤肿痛。已上诸证，先以外关主治，后随证分穴治之。

支沟—名飞虎

〔甲乙〕支沟者，火也。在腕后三寸两骨之间陷者中，〔入门〕阳池后三寸两筋骨间。〔金鉴〕外关上行一寸。〔西法〕在阳池上三寸，当两骨陷凹处，去会宗旁一寸。手少阳脉之所行也，为经。刺入二分，留七呼，灸三壮。〔铜人〕灸二七壮。〔明堂〕灸五壮。

〔甲乙〕咳，面赤热，支沟主之。马刀肿瘘，目痛，肩不举，心痛支满，逆气汗出，口噤不可开，支沟主之。热病汗不出，互引颈，嗌外肿，肩臂酸重，胁腋急痛不举，痂疥，项不可顾，支沟主之。男子脊急，目赤，支沟主之。暴暗不能言，支沟主之。

〔千金〕治诸风，灸支沟二处各七壮，穴在手腕后臂外三寸，两骨间是。支沟主心痛如锥刺，甚者手足寒至节，不息者死。主女子脊忽痛。治颈漏马刀，灸百壮。

〔玉龙赋〕兼照海，能通大便之秘。合外关、大陵，治肚疼秘结。

〔标幽赋〕胁疼肋痛，针飞虎注：即支沟穴。以手于虎口一飞，中指尽处是穴也。

〔图翼〕主治霍乱呕吐，口噤暴暗，鬼击卒心痛，产后血晕，不省人事，凡三焦相火炽盛，及大便不通，胁肋疼痛者，俱宜泻之。

会宗

[甲乙]手少阳郄,在腕后三寸空中,[入门]支沟外旁一寸空中。[神照集]在腕后三寸,如外五寸。[图翼]一云空中一寸。[金鉴]支沟、会宗二穴相并平直,空中相离一寸。[西法]上阳池三寸,离支沟约一寸,偏在拇指之一侧,即桡骨一面。[图考]从支沟往外侧横量一寸,当尺骨外廉之上,在小指之后,以手切之,微有一上下缝,即会宗穴也。《西法》云:在拇指之侧,非也。刺入三分,[明堂]禁针。灸三壮。[铜人]灸七壮。

[甲乙]聋,翳风及会宗下空主之。

[外台]会宗主肌肉痛,耳聋,羊痫。

[图翼]主治五痫。

三阳络—名通间

[甲乙]在臂上大交脉,支沟上一寸。[入门]阳池后四寸。[西法]直对四渎下二寸。[图考]在桡尺二骨之间。不可刺,[明堂]禁针。灸五壮。[外台]灸九壮。[铜人]灸七壮。

[素·骨空论]臂骨空在臂阳,去踝四寸,两骨空之间。[王注]在支沟上一寸,是谓通间。

[新校正]案:《甲乙经》支沟上一寸名三阳络,通间岂其别名欤。

[甲乙]皮寒热,皮不可附席,毛发焦,鼻槁腊,不得汗,取三阳之络,补手太阳。嗜卧,身体不能动摇,大温—本作湿。三阳络主之。内伤不足,三阳络主之。

[大成]三阳络主暴喑哑,耳聋。

四渎

[甲乙]在肘前五寸外廉陷者中。[治疗]在三阳络上一寸五分,微前五分。[图考]从肘顶往下五寸,适当尺骨外廉之上,与会宗穴上下一直。刺入六分,留七呼,灸三壮。

[甲乙]卒气聋,四渎主之。齿痛[大成]主下齿龋痛。四渎主之。

[千金]四渎主暴聋,主呼吸气短,咽中如息肉状。

天井

[甲乙]天井者,土也。在肘外大骨之后,[千金]在肘后外大骨后一寸。《外台》作肘外大骨之后,肘后一寸。两筋间陷者中,屈肘得之。[大成]肘外大骨后,肘上一寸,辅骨上两筋叉骨罅中,屈肘、拱胸取之。甄权云：曲肘后一寸,叉手按膝头取之。[治疗]在屈肘之肘尖上侧二寸陷凹处。手少阳脉之所入也,为合。刺入一分,留七呼,灸三壮。[铜人]针三分,灸三壮。[明堂]针二分,灸五壮。

[甲乙]疟,食时发心痛,悲伤不乐,天井主之。胸痹心痛,肩肉麻木,天井主之。大风默默,不知所痛,嗜卧,善惊瘈疭,天井主之。肘痛引肩,不可屈伸,振寒热,颈项肩背痛,臂痿痹不仁,天井主之。癫疾,吐血沫出,羊鸣,戾颈,天井主之。

[千金]短气不得语,灸天井百壮,穴在肘后两筋间。

[神农经]治咳嗽上气,风痹肘痛,可灸七壮。

[图翼]泻一切瘰疬、疮肿、瘾疹。

清冷渊—名清冷泉、青昊

[甲乙]在肘上一寸,[原注]一本作二寸。《千金》作三寸。《外台》《铜人》作二寸。[金鉴]天井上行一寸。[纂要]以肘上二寸,直天井上一寸为是。伸肘举臂取之,刺入三分,灸三壮。[铜人]针二分。

[甲乙]头痛振寒,清冷渊主之。肩不可举,不能带衣,清冷渊主之。

消泺—名消烁

[甲乙]在肩下臂外,开腋斜肘分下行。[原注]一本无胳字。《千金》《外台》作下行。[素·气府论王注]肩下臂外开掖斜肘分下行间,手少阳脉之会。

[引痘略]消泺穴去肩头四寸。[纂要]此穴诸书未谓寸法,难得其穴。先清冷渊与臑会,当以其二穴正中为本穴也。[治疗]在臑会下二寸。[图考]清冷渊穴上三寸,即消泺穴也。刺入六分,[素注]刺入五分。[铜人]针一分。灸三壮。

[甲乙]头痛,项背急,消泺主之。痹,消泺主之。

[外台]消泺主寒热痹,头痛。

[图翼]一传海南治牙疼,灸此穴。

[引痘略]种牛痘法:于两臂中消泺、清冷渊二穴上下交连之处种之,乃手少阳三焦经也。三焦者,人身最关要之府,总领五藏六府、荣卫、经络、内外左右上下之气。三焦通则内外左右上下皆通,得其关要之处,引之直从皮毛、血脉、肌肉、筋络同时直传而入,使纵有胎毒深藏于肾,亦自然同时引挈而出。

曲垣

[甲乙]在肩中央,曲甲陷者中,按之动脉应手。《千金》作按之应手痛。[图考]从脊骨正中线向外量五寸,适当肩胛骨上际,在秉风穴内二寸,即曲垣穴也。刺入八九分,灸十壮。[铜人]针五分,灸三壮。[明堂]针九分。

[甲乙]肩胛周痹,曲垣主之。

[大成]曲垣主肩痹热痛,气注肩胛,拘急痛闷。

按:此穴及下二穴,《分寸歌》及《大成》属手太阳,今乃考《千金》《外台》,合属手少阳。

肩外俞

[甲乙]在肩甲上廉,去脊三寸,陷者中。[诊则注]与大杼平。[图考]去曲垣穴二寸,去秉风穴四寸。刺入六分,灸三壮。

[甲乙]肩胛中痛而寒至肘,肩外俞主之。

肩中俞

[甲乙]在肩甲内廉,去脊二寸,陷者中。[诊则]去脊大椎旁二寸。

〔西法〕离第七颈椎旁二寸。刺入三分，留七呼，灸三壮。

〔甲乙〕寒热疬《外台》作寒热厥。目不明，咳上气，唾血，肩中俞主之。

〔千金〕治百种风，灸脑后项大椎平处，两厢量二寸三分，须取病人指寸量，两厢各灸百壮。

肩井—名膊井

〔甲乙〕在肩上陷者中，《千金》《外台》《素·气穴论王注》均作陷解中。缺盆上大骨前，〔肘后〕在两肩小近头凹处，指捏之，安令正得中穴耳。〔神照集〕取法：肩上陷是缺盆，其上一寸半是柱骨。如取左穴，用本人右手小指按于左肩柱骨尖上，平排三指，取中指下第一节中是穴，取右穴亦如是。手少阳、阳维之会。〔千金〕属手阳明经。〔外台〕〔素·气府论王注〕手足少阳、阳维之会。〔图翼〕〔大成〕手足少阳、足阳明、阳维之会。刺入五分，〔图翼〕此足阳明之会，连五藏气，若刺深令人闷倒，速补三里，须臾平复。凡针肩井者，皆以三里下其气。一曰此藏气所聚之处，不宜补。灸五壮。〔素注〕灸三壮。

〔甲乙〕肩背髀痛，臂不举，寒热凄索，肩井主之。

〔千金〕治难产方：针两肩井，入一寸泻之，须臾即分娩。上气咳逆，短气，风劳百病，灸肩井二百壮。九漏，灸肩井二百壮。臂重不举，灸随年壮至百壮，刺五分补之。卒忤，灸百壮。灸癫疝随年壮。

〔儒门事亲〕产后乳汁不下，针肩井二穴效。

〔席弘赋〕针肩井，须针三里，方可使气调。

〔百证赋〕治乳痈，极效。

〔通玄赋〕治两臂之不胜。

〔标幽赋〕兼曲池、甄权刺臂痛而复射。

〔天星秘诀〕兼三里、阳陵，治脚气酸痛。

〔寿世保元〕治翻胃垂死法：以男左女右，拿棍一条，伸手放在地上，与肩一般高，肩上有窝，名肩井穴，灸三壮，即效。

[图翼]主治中风气塞,涎上不语,气逆,五劳七伤,头项颈痛,臂不能举,或因扑伤腰痛,脚气上攻。若妇人难产,坠胎后手足厥逆,针之立愈,若灸更胜。

[汉药神效方]凡下颚齿痛,灸肩井即效。

天髎

[甲乙]在肩缺盆中毖骨①之间陷者中,[纂要]毖骨,即肩井后耎②骨是也。《素·气府论王注》作伏骨之陬陷者中。[图翼]一曰直肩井后一寸。[大成]肩缺盆中,上毖骨际陷中央,须缺盆陷处,上有空,起肉上是穴。[治疗]在锁骨上窝之上部,肩井内一寸,后开八分。手少阳、阳维之会。[素·气府论王注]手足少阳、阳维三脉之会。刺入八分,[大成]当缺盆陷上突起肉上,针之,若误针陷处,伤人五藏气,令人卒死。灸三壮。

[甲乙]身热汗不出,胸中热满,天髎主之。

[千金]天髎主肩重,痛不举。

[外台]天髎主肩肘中痛引项,寒热,缺盆痛。

天牖

[甲乙]在颈筋间,缺盆上,天容后,天容,本经穴。天柱前,天柱,足太阳穴。完骨后,完骨,足少阳穴。发际上,[千金]发际上一寸。[图翼]发际中,上夹耳后一寸。[十四经合参]入发际四分。[治疗]在风池下一寸,微外些。手少阳脉气所发,刺入一分,灸三壮。[素·气穴论王注]刺入一寸,留七呼,灸三壮。[铜人]针一寸,留七呼,不宜补,不宜灸,灸即令人面肿眼合。先取噫嘻,后取天容、天池,即瘥。若不针噫嘻即难疗。[明堂]针五分,得气即泻,泻尽更留三呼,泻三吸,不宜补。[资生]灸一壮。

[灵·寒热病篇]次脉,足少阳也,名天牖。暴聋,气蒙,耳目不

---

① 毖骨:指肩胛骨上角部,又称伏骨。
② 耎:古同"软"。

明,取天牖。

［甲乙］肩背痛,寒热,瘰疬绕颈,有大气,暴聋气蒙,眚,耳目不开,头颔痛,泪出鼻衄,不得息,不知香臭,风眩,喉痹,天牖主之。面胕肿,先取噫嘻,后取天牖、风池主之。

［千金］天牖主目泣出,主目不明、耳不聪,主鼻不收涕、不知香臭,主乳肿、缺盆中肿。

天容

［甲乙］在耳曲颊后,《千金》《外台》作耳下曲颊后。手少阳脉气所发,［图翼］属手太阳经。刺入一寸,灸三壮。

［灵·刺节真邪篇］振埃者,阳气大逆,上满于胸中,愤膜,肩息,大气逆上,喘喝坐伏,病恶埃烟,饐①不得息,《甲乙》作咽噎不得息。取之天容。取天容者,无过一里。［张注］一里者,如人行一里,其气已通,言其速也。

［甲乙］疝积胸中,痛不得穷屈,天容主之。肩痛不可举,天容及秉风主之。头项痈肿不能言,天容主之。耳聋嘈嘈无所闻,天容主之。

［千金］天容主喉痹,哽咽,寒热；主咳逆呕沫。

翳风

［甲乙］在耳后陷者中,按之引耳中,［大成］耳后尖角陷中,按之引耳中。《针经》：先以铜钱二十文令患人咬之,寻取穴中。［治疗］在耳根后,距耳约五分之陷凹处。手足少阳之会。刺入四分,灸三壮。［素·气府论王注］刺入三分。［铜人］针七分,灸七壮。［明堂］灸三壮,针灸俱令人咬钱,令口开。

［甲乙］痓不能言,翳风主之。聋,翳风及会宗下空主之。口僻

---

① 饐：食不下。

不正,失欠,口不开,翳风主之。

〔千金〕治风耳鸣,从耳后量八分半,里许有孔,灸一切风得瘥,狂者亦瘥。两耳门前后各灸一百壮。翳风主牙齿龋痛。

〔百证赋〕兼听会,治耳聋气闭。

〔图翼〕主治耳聋,口眼㖞斜,口噤不开,脱颔肿颊,牙车急痛,暴喑不能言,一云耳红肿痛,泻之,耳虚鸣,补之,补多泻少。

瘛脉—名资脉、体脉

〔甲乙〕在耳本后鸡足青络脉,〔新考正〕谓耳后之青色络脉,形如鸡爪也。〔治疗〕在翳风上一寸,稍近耳根青络上。刺出血如豆汁,〔铜人〕不宜多出。刺入一分,灸三壮。〔千金〕不灸。

〔甲乙〕小儿㾆瘛《千金》作小儿惊痫瘛疭,呕吐泄注,惊恐失精,瞻视不明,眵䁾,瘛脉与长强主之。

〔大成〕瘛脉主头风耳鸣。

角孙

〔甲乙〕在耳廓中间,〔外台〕在耳郭中间上。开口有孔,〔素·气府论〕耳郭上各一。〔王注〕谓角孙二穴也,在耳上郭表之中间,上发际之下,开口有孔。〔治疗〕当耳壳上角之陷凹处,以指按之,口开阖时指下觉牵动。手足少阳、手阳明之会。〔素·气府论王注〕手太阳、手足少阳三脉之会。刺入三分,灸三壮。〔明堂〕针八分。

〔灵·寒热病篇〕足太阳《甲乙》作手太阳有入頄偏齿者,名曰角孙。上齿龋,取之在鼻与頄前,方病之时,其脉盛,盛则泻之,虚则补之。一曰取之出鼻外《甲乙》作出眉外。

〔甲乙〕齿牙不可嚼断,肿,角孙主之。

〔图翼〕主治目生翳,齿龈肿,不能嚼,唇吻燥,颈项强。一云堪治耳齿之病。

上关—名客主人

［甲乙］在耳前上廉起骨端，开口有孔，［灵·本输篇］刺上关者呿不能欠。［张注］呿，大张口貌；欠，撮口出气也。刺上关者，必开口有空，故呿不能欠。［医林纂要］在耳目相去中间，今俗谓之太阳筋。［金鉴］听会上直行一寸。［治疗］即颧骨桥之上口。［图翼］侧卧张口取之。手少阳、足阳明之会。［外台］在足阳明经。［素·府论王注］手足少阳、足阳明三脉之会。［图翼］在足少阳经。刺入三分，留七呼。灸三壮。刺太深，令人耳无闻。［素·刺禁论］刺客主人内陷中脉，为内漏、为聋。［铜人］灸七壮，禁针。［明堂］针一分，得气即泻，日灸七壮至二百壮。

［灵·口问篇］人之耳鸣者，何气使然，曰：耳者宗脉之所聚也，故胃中空则宗脉虚，虚则下溜，脉有所竭者，故耳鸣补客主人，手大指爪甲上与肉交接者也。

［甲乙］瘛疭口沫出，上关主之。青盲䏚①目，恶风寒，上关主之。耳痛声鸣，上关主之。刺不可深。上齿龋痛，恶风寒者，上关主之。

［千金］上关主风病瘛疭沫出，寒热痙引骨痛。

［图翼］主治口眼偏斜，耳聋耳鸣，聤耳，目眩，齿痛，瘛疭，口噤不能嚼物。

听会—名听河、后关

［甲乙］在耳前陷者中，张口得之，动脉应手，［图翼］在耳前陷中，客主人下一寸，动脉宛宛中，去耳珠下，开口有空，侧卧张口取之。［金鉴］耳前起骨上面下一寸。［诊则］在耳前尖珠陷中。手少阳脉气所发。［素·缪刺论王注］正当手阳明脉之分。刺入四分，灸三壮。［铜人］针三分，留三呼，得气即泻，不须补。日灸五壮止三七壮，十日后依前数灸。

［素·缪刺论］耳聋刺手阳明，不已，刺其通脉出耳前者。［王注］耳前通脉手阳明脉正当听会之分。

---

① 䏚：肥，肉痛。

［甲乙］发寒热，其目泣出，头不痛者，听会主之。聋，耳癫飕飕飕者若风，听会主之。

［外台］听会主寒热喘喝，目视不能，目视泣出，头痛，耳中颠飕风，齿龋痛。

［大成］听会主耳鸣耳聋，牙车臼脱，相离三寸，牙车急不得嚼物，齿痛恶寒物，瘈疭恍惚不乐。中风，口㖞斜，手足不随。

［玉龙赋］治耳聋腮肿。

［席弘赋］耳聋针听会，更泻迎香，功如神。兼金门，治伤寒两耳聋。

［百证赋］兼翳风，治耳聋气闭。

耳门

［甲乙］在耳前起肉当耳缺者，［治疗］在耳前肉峰下缺口外。刺入三分，留三呼，灸三壮。耳中有脓，禁不可灸。［外台］耳中有脓及底耳、聤耳皆不灸。

［甲乙］耳聋鸣，头颔痛，耳门主之。上齿龋，兑端及耳门主之。

［千金］治风耳鸣，两耳门前后各灸一百壮。

［外台］《千金》疗卒中风口㖞方：以苇筒长五寸，以一头刺耳孔中四畔，以面密塞之，勿令泄气。一头内大豆一颗，并艾烧之令然①，灸七壮即瘥。患右灸左，患左灸右，千金不传。

［席弘赋］但患伤寒两耳聋，耳门听会疾如风。

［百证赋］兼丝竹空，能住牙疼于顷刻。

［天星秘诀］耳鸣腰痛先五会，后此穴及三里。

［图翼］主治耳聋、聤耳脓汁，耳生疮，齿龋，唇吻强。

［寿世保元］治牙齿痛百药不效，用艾炷如麦大，灸两耳当门尖

---

① 然：同"燃"。

上三壮,立已。

和髎 一名禾髎

［甲乙］在耳前兑发下横动脉,［金鉴］兑发下即发角也。［大成］耳前锐发下横动脉中是穴。［治疗］在耳前发锐尖下。［图考］从耳门上空向面前行约三分许,以手按之,有动脉应手处,微有陷凹。手足少阳、手太阳之会,［素·气府论王注］手足少阳二脉之会。刺入三分,［铜人］针七分。灸三壮。［图翼］一曰灸之目盲。

［素·三部九候论］上部人,耳前之动脉,以候耳目之气。［王注］在耳前陷者中,动应于手,手少阳脉气之所行也。以位当耳前,脉抵于目外眦,故以候之。

［甲乙］头重颔痛引耳中,㗌㗌嘈嘈,和髎主之。

［大成］主头重痛,牙车引急,颈颔肿,耳中嘈嘈,鼻涕,面风寒,鼻准上肿,痈痛,招摇视瞻,瘈疭,口㖞。

瞳子髎 一名太阳、前关

［甲乙］在目外去眦五分,［原始］在眉梢头尖下尽处。［金鉴］在目锐眦,去眦五分。手太阳、手足少阳之会。［外台］手足少阳之会。刺入三分,灸三壮。

［外台］瞳子髎主青盲不见,远视茫茫,目中肤翳白膜。

［图翼］主治头痛,目痒,外眦赤痛,翳膜青盲,远视䀮䀮,泪出多眵。一云兼少泽能治妇人乳肿。

针灸经穴图考卷之六

足少阳经穴

起于丝竹空,终于窍阴,计四十四穴左右八十八穴。

(1) 丝竹空　(2) 头维　(3) 颔厌　(4) 悬颅　(5) 悬厘
(6) 曲鬓　(7) 率谷　(8) 天冲　(9) 浮白　(10) 窍阴
(11) 完骨　(12) 颅息　(13) 本神　(14) 阳白　(15) 临泣
(16) 当阳　(17) 目窗　(18) 正营　(19) 承灵　(20) 脑空
(22) 风池　(22) 渊液　(23) 辄筋　(24) 日月　(25) 京门
(26) 带脉　(27) 五枢　(28) 维道　(29) 居髎　(30) 环跳
(31) 风市　(32) 中渎　(33) 阳关　(34) 阳陵泉　(35) 阳交
(36) 外丘　(37) 光明　(38) 阳辅　(39) 悬钟　(40) 丘墟
(41) 临泣　(42) 地五会　(43) 侠溪　(44) 窍阴

足少阳经穴

[灵·经脉篇]胆足少阳之脉,起于目锐眦,锐,《甲乙》作兑,下同。胆经足少阳之脉,起于目锐眦,上眉后陷中之丝竹空,受手少阳三焦经之交也。上抵头角,下耳后,上抵头角,循颔厌,下悬颅、悬厘,从耳上发际入曲鬓、率谷,历手少阳之角孙,外折下耳后,行天冲、浮白、窍阴、完骨,又自完骨外折上行,循本神前至阳白,复内折上行,循临泣、目窗、正营、承灵、脑空,由风池而下行也。循颈行手少阳之前,至肩上,却交出手少阳之后,《脉经》无出字。入缺盆。自风池循颈,过手少阳之天牖,行少阳之前,下至肩上,循肩井,复交出手少阳之

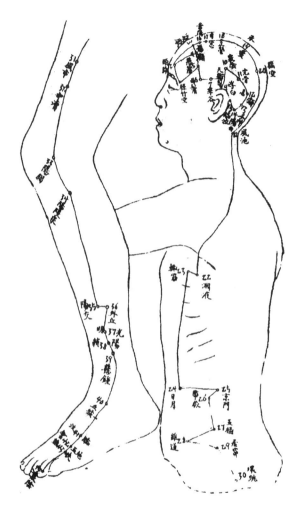

后,过督脉之大椎,会于手太阳之秉风,而前入于足阳明缺盆之外。其支者,从耳后入耳中,出走耳前,至目锐眦后;其支者,从耳后颞颥间,过手太阳之秉风,入耳中,过手太阳之听宫,出走耳前,复自听会至目锐眦后瞳子髎之分。其支者,《素·五藏生成篇王注》作又支别者。别锐眦,下大迎,合于手少阳,抵于䪼,[甲乙][脉经注]一本云:别兑眦,上迎手少阳于䪼。下加颊车,下颈合缺盆其支者,别自目外眦瞳子髎下,足阳明大迎之次,由丝竹空、和髎而下,抵于頄下,其下于足阳明者合于下关,乃自颊车下颈,循本经之前,与前之入缺盆者相合。以下胸中,贯膈络肝属胆,循胁里,出气街,绕毛际,横入髀厌中。腋下为胁,曲骨之外为毛际,毛际两旁动脉为气街,捷骨之下为髀厌,即髀枢也,髀厌中即环跳穴也,此言其脉之内行者,由缺盆下胸,当手厥阴天池之分,贯膈,足厥阴期门之分,络肝,本经日月之分,属胆,而相为表里,乃循胁里,由足厥阴之章门下行,出足阳明之气街,绕毛际,合于足厥阴,以横入髀厌中之环跳穴。其直者,《素·厥论王注》直下有行字。从缺盆下腋,循胸《甲乙》《脉经》作循胸中。过季胁,下合髀厌中,季胁,胁下小肋也。其直下之脉而行于外者,从缺盆下腋,循胸,历渊腋、辄筋、日月,过季胁循京门、带脉等穴,下行由居髎入足太阳之上髎、中髎、下髎,下行复与前之入髀厌者相合。以下循髀阳,出膝外廉,下外辅骨之前。髀阳,髀之外侧也。辅骨,膝下两旁高骨也。由髀阳行太阳、阳明之中,历中渎、阳关,出膝外廉,下外辅骨之前,自阳陵泉以下阳交等穴也。直下抵绝骨之端,下出外踝之前,循足跗上,入小指次指之端。原本作小指次指之间,今从《甲乙》《脉经》《千金》改正。外踝上骨际曰绝骨,绝骨之端,阳辅穴也。下行悬钟,循足面上之丘墟、临泣等穴,乃入小指次指之间,主其端窍阴穴,足少阳经止于此。其支者,别跗上,入大指之间,循大指歧骨内出其端,还贯爪甲,《甲乙》《脉经》《千金》作还贯入爪甲。出三毛。足大指次指本节后骨缝为歧骨。大指爪甲后二节间为三毛。其支者,自足跗上别行入大指,循歧骨内出大指端,还贯入爪甲,出三毛而接乎足厥阴经也。是动则病口苦,善太息,[类经]胆病则液泄故口苦。胆郁则不舒,故善太息。心胁痛不能转侧,足少阳之别贯心循胁里,故病则不能转侧。[素·热论]少阳主胆,其脉循胁络于耳,故胸胁痛而耳聋。甚至面微有尘。《甲乙》《脉经》作面微尘。体无膏泽,足外反热,是为阳厥。少阳主初阳之生气,故胆气升,十一藏之气皆升。经云精明五色者,气之华也。《平脉篇》云:阳气长则其色鲜,其颜光,其声商,长发长。少阳之动气为病,则厥逆而不升,故甚则面有微尘,体无膏泽,少阳相火主气,足下反热者,火逆于下下也,是为阳气厥逆之所致也。是主骨所生病者,胆味苦,苦走骨,故胆主骨所生病。又骨为干,其质刚,胆为中正之官,其气亦刚,胆病则失其刚,故病及于骨。凡惊伤胆者骨必软,即其明证。头痛,颔痛,《甲乙》作头面颔痛。《脉经》作头角痛额痛。目锐眦痛,缺盆中肿痛,胁下肿,《甲乙》《脉经》作腋下肿痛。马刀侠瘿,汗出振寒,疟,胸《甲乙》《脉经》作胸中。胁肋髀膝外至胫《甲乙》《脉经》作胻。绝骨外踝前及诸节皆痛,小指次指不用。眦,音渍。瘿,音影。马刀,瘰疬也。侠瘿,侠颈之瘤属也。血脉留滞则为马刀侠瘿。少阳居半表半里之间,阴胜则振寒,阳胜则汗出,故疟。少阳主骨,故诸节皆痛。以上诸证,乃足少阳经脉所循之部分而为病也。为此诸病,盛则泻之,虚则补之,热则疾之,寒则留之,陷下则灸之,不盛不虚以经取之。盛者人迎大一倍于寸口,虚者人迎反小于寸口也。足少阳为厥阴之表,故候在人迎。

[灵·本输篇]胆出于窍阴,窍阴者足小指次指之端也,为井金。溜于侠溪,侠溪,足小指次指之间也,为荥。注于临泣,临泣上行一寸半陷者中也,为输。过于丘墟,丘墟外踝之前陷者中也,为原。行于阳辅,阳辅外踝之上,辅骨之前,及绝骨之端也,为经。入于阳之陵泉,阳之陵泉在膝外陷者中也,为合,伸而得之。足少阳也。

[灵·根结篇]少阳根于窍阴,结于窗笼,窗笼者耳中也。[类经]足少阳下者根于窍阴,上者结于窗笼耳中者,乃手太阳听宫穴也,为手足少阳、手太阳之会,故足少阳结于此。足少阳根于窍阴,溜于丘墟,注于阳辅,入于天容、光明也。天容乃手太阳经穴,此在头者当为天街,在足者为光明也。

[灵·卫气篇]足少阳之本,在窍阴之间,标在窗笼之前,窗笼者耳也。[甲乙注]《千金》云:窗笼者,耳前上下脉,以手按之动者是也。

[灵·经别篇]足少阳之正,绕髀入毛际,合于厥阴。别者入季胁之间,循胸里,属胆,散之,上肝贯心,以上挟咽出颐颔中,散于面,系目系,合少阳于外眦也。此肝胆二经为表里经脉,相为一合也。足少阳绕髀阳,入毛际与足厥阴合,其内行而别者乃自季胁入胸,属胆,散之,上肝,由肝之上系贯心,上挟咽,自颐颔中出,散于面上,系目系,复合少阳之本,经于目外

眦瞳子髎也。

[灵·经脉篇]足少阳之别,名曰光明,去踝五寸《甲乙》作去踝上五寸。别走厥阴,下络足跗,《甲乙》下络上有并经二字。实则厥,虚则痿躄,坐不能起。取之所别也。躄,音壁。足少阳之络名光明,在外踝上五寸,别走足厥阴者也,此经下络足跗,故为厥,为痿躄。治此者当取所别之光明也。

丝竹空—名巨窌　目髎

[甲乙]在眉后陷者中,[原始]在眉梢头尖下尽处。足少阳脉气所发。[素·气府论王注]手少阳脉气所发。[大成]手足少阳脉气所发。刺入三分,留三呼。[素注]留六呼。[神应]宜泻不宜补。不宜灸,灸之不幸令人目小及盲。

[甲乙]痓,反目,憎风,刺丝竹空主之。眩头痛,刺丝竹空主之。小儿脐风,目上插,刺丝竹空主之。

[千金]丝竹空主风痫、癫疾、涎沫、狂、烦满。

[外台]丝竹空主头痛互引,目中赤眽眽。

[神农经]治头风宜出血。

[百证赋]兼耳门,能治牙疼于顷刻。

[通玄赋]治偏头痛难忍。

[玉龙歌]偏正头风痛难医,丝竹金针亦可施,沿皮向后透率谷,一针两穴世间稀。

[图翼]传主眼赤痛,针一分出血。

[眼科锦囊]青盲、黑障及昏花不真等诸眼疾者,灸丝竹空,每朝一壮,积年者二三壮,必用小炷。

头维

[甲乙]在额角发际,侠本神两傍各一寸五分。[大成]神庭旁四寸五分。案:神庭,督脉穴,在鼻直上入发际五分。足少阳阳维之会。[素·气

府论王注]足少阳阳明二脉之会。刺入五分,[铜人]针三分。禁不可灸。[图翼]刺三分沿皮向下。

[素·三部九候论]上部天,两额之动脉,以候头角之气。[王注]在额两傍,动应于手,足少阳脉气所行也。

[甲乙]寒热头痛如破,目痛如脱,喘逆烦满,呕吐,流汗,难言,头维主之。

[大成]头维主目睏,目风,泪出,偏风视物不明。

[玉龙赋]兼攒竹,能治目疼头痛。

[百证赋]兼临泣,可治泪出。

颔厌

[甲乙]在曲周颞颥上廉,[素·气府论]耳前角上各一。[王注]谓颔厌二穴也,在曲角下颞颥之上上廉。[铜人]在曲周下颞颥上廉。[入门]对耳额角外。[图翼]在耳前曲角颞颥上廉,即脑空之上。颞颥,耳前动处,俗所云两太阳也。一曰鬓骨。[新考正]曲角,《甲乙》《千金》皆作曲周,乃传写之误。[图考]在颞骨前廉发际曲角之处,以口做嚼物之状,见嚼肌动于曲角处,即颔厌穴也。手少阳、足阳明之会。[外台]足少阳阳明之会。[素·气府论王注]手足少阳、足阳明三脉之会。刺入七分,留七呼。[气府注]刺入五分,刺深令人耳无所闻。灸三壮。

[甲乙]善嚏,头痛,身热,颔厌主之。目眩无所见,偏头痛引外眦而急,颔厌主之。

[外台]颔厌主耳鸣。

[百证赋]兼悬颅,治偏头痛。

悬颅

[甲乙]在曲周颞颥中。[外台]在曲角颞颥上廉。[素·气府论王注]在曲角上颞颥之中。[入门]斜上额角中在悬厘间。[金鉴]耳前曲角上两太阳之中。

[图考]在颔厌穴下,循发际斜行寸许,当曲角向内弯曲之处。足少阳脉气所发。[气府注]为足阳明脉气所发。刺入三分,留七呼,[素注]针七分,深令人耳无所闻。[明堂]针二分。灸三壮。

[灵·寒热病论]足阳明有挟鼻入于面者,名曰悬颅,属口对入系目本,头痛引颔取之,视有过者取之,损有余益不足,反者益甚。

[甲乙]热病头痛,引目外眦而急,烦满,汗不出,引颔齿,面赤皮痛,悬颅主之。

[百证赋]兼悬颅,治偏头痛。

悬厘

[甲乙]在曲周颞颥下廉,[素·气府论]耳前角下各一。[王注]谓悬厘二穴也,在曲角上颞颥之下廉。[入门]从额斜上头角下陷。[金鉴]耳前曲角上两太阳下廉。[治疗]距悬颅下半寸。[图考]从悬颅穴循发际曲角下一寸,即颞颥前廉与上关穴相距约四五分。手足少阳、阳明之会。刺入三分,留七呼,灸三壮。[气府注]刺深令人耳无闻。

[甲乙]热痛偏头痛引目外眦,悬厘主之。

[千金]悬厘主面皮赤痛,主癫疾互引,善惊羊鸣,主烦满汗不出。

[外台]悬厘主耳鸣善嚏。

[纂要]此三穴诸书未言寸法,欲求其穴则先定头维穴与曲鬓穴,而后得之,即以绳当头维穴、曲鬓穴,截断之后以其绳四折之第一折处是颔厌,第二折处是悬颅,第三折处是悬厘。

曲鬓—名曲发

[甲乙]在耳上入发际曲隅陷者中,鼓颔有空。[入门]以耳掩前尖处是穴。[治疗]耳上入发际一寸后些。足太阳、少阳之会。刺入三分,灸三壮。[铜人]灸七壮。

［甲乙］颔颌支满，痛引牙齿，口噤不开，急痛不能言，曲鬓主之。

［千金］曲鬓主暴喑不能言。

［寿世保元］头痛连齿，时发时止，连年不愈，谓之厥逆头痛。曲鬓二穴在耳上，将耳卷前正尖上，可灸五七壮，左痛灸左，右痛灸右。

率谷—名蟀谷

［甲乙］在耳上入发际一寸五分。［银海精微］将耳摺转，尖上比寸半尽处是。足太阳少阳之会，嚼而取之。［新考正］以齿嚼物则此处自能鼓动，故嚼牙取之。［图考］由曲鬓穴往耳后横量一寸，于此往上直量一寸，若人瘦，其处微有陷凹如嚼物之状，其处微动。刺入四分，［铜人］针三分。灸三壮。

［甲乙］醉酒风热发二角—作两目眩痛不能饮食，烦满，呕吐，率谷主之。

［神农经］治头风两角疼痛，可灸三壮至五壮。小儿急慢惊风，灸三壮，炷如小麦。

天冲—名天衢、天瞿

［甲乙］在耳上如前三分。［铜人］耳后入发际二寸。［入门］承灵后一寸半。［金鉴］耳后三分许，入发际二寸。［治疗］在率谷之后约三分。［图考］从率谷穴往后横量三分，于此再往上直量五分，高于率谷五分即天冲穴也。［素·气府论王注］足太阳少阳二脉之会。刺入三分，灸三壮。［外台］灸九壮。［铜人］灸七壮。

［千金］瘿，灸天冲三百壮，横三间寸灸之，天冲主头痛、癫疾互引，数惊悸。

［百证赋］兼大横，治反张悲哭。

浮白

[甲乙]在耳后入发际一寸。[外台]耳后入发际一寸,下曲颊后。[西法]在天冲直下一寸,入发际一寸。[新考正]在翳风前,窍阴后。[图考]从耳后三焦经颅息穴后之发际向后横量一寸,适当完骨上际之后。足太阳、少阳之会。刺入三分,灸二壮。[素·气穴注]灸三壮。

[甲乙]齿牙龋痛,浮白及完骨主之。

[千金]浮白主牙齿痛不能言。

[外台]浮白主足缓不收,痿不能行,不能言,寒热喉痹,咳逆痰沫,胸中满,不得喘息,胸痛,耳聋嘈嘈无所闻,颈项痛肿,不能言及瘿气,肩背不能举。

[百证赋]专治瘿气。

[图翼]一传治眼目四时疼痛,头风痛。

窍阴——名枕骨

[甲乙]在完骨上,枕骨下摇动应手,[纂要]完骨谓耳后之高骨也,枕骨谓脑后之横骨也,[骨空论]头横骨为枕者是也,摇动有空。[西法]在完骨与浮白之正中。[治疗]浮白下一寸。足太阳少阳之会。刺入四分,灸五壮。[素·气穴论王注]刺入三分,灸三壮。

[甲乙]头痛引颈,窍阴主之。痛疽,窍阴主之。厉风者索刺其肿上,已刺以吮其处,按出其恶血,肿尽乃止,常食方食,无食他食。脉风成为厉,管疽发厉,窍阴主之。

[千金]窍阴主头痛如锥刺,不可以动,主鼻管疽发为疠鼻,主痛疽头痛如锥刺不可以动,动则烦心。

[外台]《千金》灸瘰法:灸耳后发际有一阴骨,骨间有一小穴,亦有动脉,灸随年壮,大效。

[大成]窍阴主四肢转筋,目痛,头项颔痛引耳,嘈嘈耳鸣无所闻,舌本出血,骨劳,痈疽发厉,手足烦热汗不出,舌强,胁痛,咳逆

喉痹,口中恶苦之。

完骨

[甲乙]在耳后入发际四分,[治疗]窍阴下七分。[图考]在颞颥后廉,以手循之有陷凹处。足太阳少阳之会。刺入二分,留七呼,灸七壮。[素·气穴论王注]刺入三分,留七呼,灸三壮。

[甲乙]痎疟取完骨。小便黄赤,完骨主之。风头耳后痛,烦心及足不收,失履,口㖞僻,头项摇瘦,牙车急,完骨主之。牙齿龋痛,完骨主之。项肿不可俯仰,颊肿引耳,完骨取之。

[千金]完骨主头面气胕肿,主癫疾、僵仆、狂疟。

颅息息,当作息

[甲乙]在耳后间青络脉,《千金》《外台》作耳后青脉间。[图考]从瘛脉穴顺耳根上行约四五分,有静脉,一支通于耳,即颅息穴也。足少阳脉气所发,[图翼][大成]在手少阳经。刺入一分,出血多则杀人,[铜人]禁针。灸三壮。[铜人]灸七壮。

[甲乙]身热痛《外台》作身热头重,胸胁痛不可反侧,颅息主之。

[千金]灸瘰疬方:灸耳后发际直脉七壮。颅息主小儿痫,喘不得息。

[外台]颅息主耳鸣。

[百证赋]瘈病非颅息不愈。

[图翼]主治耳鸣,喘息,小儿呕吐,瘈疭,惊恐发痫,身热头痛,不得卧,聤耳肿流脓汁。

本神

[甲乙]在曲差两旁各一寸五分,[原始]神庭傍各开三寸。在发际,[外台]发际上目直耳上入发际四分。足少阳、阳维之会,刺入三分,灸三

壮。[外台]灸五壮。[铜人]灸七壮。

[甲乙]头痛,目眩,颈项强急,胸胁相引,不得倾侧,本神主之。癫疾不呕沫,本神主之。小儿惊痫,本神主之。

[千金]治诸风,灸本神二处各七壮,穴在耳正直上入发际二分。注:又作四分。

[百证赋]兼身柱,治癫疾效。

阳白

[甲乙]在眉上一寸,直瞳子,足少阳、阳维之会。[原注]《气府》注云:足阳明、阴维二脉之会,今详阳明之经不到于此,又阴维不与阳明会,疑《素问》注非是。刺入三分,灸三壮。

[甲乙]头目瞳子痛不可以视,挟项强急不可以顾,阳白主之。

[千金]阳白主目瞳痛痒,远视䀮䀮,昏夜无所见。

[图翼]主治头痛,目昏多眵,背寒栗,重衣不得温。

临泣

[甲乙]当目上眦直[素·气府论王注]在直目上。入发际五分,陷者中。[医统]令患人正睛取之。[纂要]在本神与曲差之中间,神庭傍二寸二分五厘为是。足太阳少阳、阳维之会。[外台]足少阳太阳之会。刺入三分,留七呼,灸五壮。[外台]灸三壮。[图翼]一曰禁灸。

[甲乙]颊清《外台》作颊青不得视,口沫泣出,两目眉头痛,临泣主之。小儿惊痫反视,临泣主之。

[千金]疟,日西①而发者,临泣主之,穴在目眦上,入发际五分陷者,灸七壮。

[大成]临泣主目眩,目生白翳,目泪,枕骨合颅痛,额寒鼻塞,

---

① 日西:即下午。

惊痫反视,大风目外眦痛,卒中风不识人。

[百证赋]兼头维,可治目中泪出。

当阳

[灵·经脉篇马注]发上一寸。即临泣后五分。

[千金]眼急痛不可远视,灸瞳子上入发际一寸,随年壮,穴名当阳。

目窗—名至荣

[甲乙]在临泣后一寸,[分寸歌]发上寸半。[神应]在临泣后寸半。[图考]一云在临泣后半寸。足少阳阳维之会。刺入三分,[大成]三度刺令人目大明。灸五壮。[外台]灸三壮。

[甲乙]头痛,目窗主之。青盲无所见,《千金》作目瞑。远视䀮䀮,目中淫肤白膜覆瞳子,目窗主之。上齿龋肿,目窗主之。

[大成]目窗主目赤痛,忽头旋.目䀮䀮,远视不明,头面浮肿,头痛,寒热汗不出,恶寒。

正营

[甲乙]在目窗后一寸,[分寸歌]发上二寸半。[大成]目窗后寸半。[图考]一云半寸。足少阳、阳维之会。刺入三分,灸五壮。

[甲乙]上齿龋痛,恶风寒,正营主之。

[外台]正营主牙齿痛,唇吻急强。

[大成]主目眩瞑,颈项偏痛。

承灵

[甲乙]在正营后一寸五分,[分寸歌]发上四寸。[西法]去督脉约五分。足少阳、阳维之会。刺入三分,灸五壮。[大成]灸三壮,禁针。

［甲乙］脑风头痛，恶见风寒，衄衊，鼻窒，喘息不通，承灵主之。

脑空—名颞颥（音热儒）

［甲乙］在承灵后一寸五分。［分寸歌］发上五寸半。侠玉枕骨下陷者中，［素·气府论王注］侠枕骨后枕骨上。［入门］摇耳有空。足少阳、阳维之会。刺入四分，灸五壮。［铜人］针五分得气即泻，灸三壮。

［甲乙］头痛身热引两颔急一作痛，脑空主之。脑风，目瞑，头痛，风眩，目痛，脑空主之。癫疾大瘦，脑空主之。鼻管疽发为厉鼻，脑空主之。

［扁鹊心书］脑空二穴在耳尖角上排三指尽处，治偏头痛，眼欲失明，灸此穴七壮自愈。若风入太阳则偏头风，或左或右，痛连两目及齿，灸脑空穴二十一壮，其穴在脑后入发际三寸五分。

［铜人］魏公苦患头风，发即心闷乱，目眩，华佗针脑空，立愈。

风池

［甲乙］在颞颥后发际陷者中，［素·气府论王注］在耳后陷者中，按之引于耳中，手足少阳脉之会。［图翼］在耳后颞颥后脑空下发际陷中，按之引于耳中。一云在耳后之发际大筋外廉。［纂要］天牖与天柱之中间是穴。［明堂］与风府正相当即是，侧相去各二寸为定穴。足少阳、阳维之会。［新考证］手足少阳、阳维、阳跷之会。刺入三分，留三呼，灸三壮。［素·气府注］刺入四分。［铜人］针七分，留七呼，灸七壮。

［伤寒论］太阳病，初服桂枝汤反烦不解者，先刺风池、风府，却与桂枝汤则愈。

［甲乙］颈痛项，不得顾，目泣出，多眵①，鼻衄衊，目内眦赤痛，

---

① 眵：眼角红肿。

气厥,耳目不明,咽喉偻引项,筋挛不收,风池主之。

［千金］诸瘿,灸风池百壮,挟项两边。

［外台］风池主寒热,癫疾,僵仆,温热病汗不出,头眩痛,疼疟。

［太乙歌］兼环跳、间使,治疟疾;兼风府,取之治伤寒。

［玉龙赋］兼绝骨可疗伛偻。

［玉龙歌］偏正头风有痰饮者,刺风池一寸半,透风府穴,此必横刺方透也,宜先补后泻,灸十一壮。

［席弘赋］寻到风府、风池,治伤寒百病。

［通玄赋］头晕目眩觅风池。

［捷径］治温病烦满汗不出。

［图翼］一传治中风不语,牙关紧闭,汤水不能入口。

渊液—名泉腋

［甲乙］在腋下三寸宛宛中,举臂取之。［素·气穴论王注］足少阳脉气所发。［西法］是处为第三肋间,中包肺脏。［图考］由腋窝下三寸,居身侧肋间软肉处。刺入三分,不可灸,灸之不幸生肿蚀,马刀伤内溃者死。［外台］生肿,马疡内溃者死。寒热生马疡可治。［素·刺禁论］刺掖下肋间内陷令人咳。

［甲乙］胸满马刀,臂不得举,渊液主之。马刀肿瘘,渊掖、章门、支沟主之。

辄筋

［甲乙］在腋下三寸,复前行一寸着胁,《素·气府论王注》作搓胁。［入门］渊液前一寸。［大成］腋下三寸复前一寸,三肋端横直蔽骨旁七寸五分,平直两乳,侧卧屈上足取之。［西法］适当第三肋间,中包肺脏。足少阳脉气所发,［大成］胆之募,足太阳少阳之会。刺入六分,灸三壮。

［甲乙］胸中暴满不得眠,一云不得喘息《外台》作不得卧喘息辄筋主之。

［千金］疗吐且下痢者法：灸两乳旁连黑外近腋白肉际各七壮，可至二七壮。

日月—名神光，胆募

［甲乙］胆募也，［脉经］胆募在日月穴。在期门下一寸五分，［千金］［外台］［铜人］［大成］在期门下五分。［素·气府论王注］在第三肋端，横直心蔽骨傍各二寸五分，上直两乳。［西法］当附着第八肋下骨下部之一寸许，内有胃，分布上腹动脉。［图考］从乳头往下直至肋骨尽处，适当第八肋下际与腹肉相接处，即肝经期门穴，再下五分即日月。足太阴少阳之会。刺入七分，灸五壮。

［甲乙］太息善悲，少腹有热欲走，日月主之。

［千金］吐呕宿汁，吞酸，灸神光百壮，三报。注：一名胆募。

［外台］日月主多唾，言语不正，四肢不收。

京门—名气府，气俞

［甲乙］肾募也，［脉经］肾募在京门。在监骨下，腰中挟脊，季肋下一寸八分。［千金］［外台］在监骨腰中季肋本挟脊。［图翼］在脐上五分旁九寸半，季肋本挟脊，侧卧屈上足伸下足，举臂取之。［西法］在肋骨之端，去季肋上一寸八分，即脐上五分旁之九寸也，内藏大肠。［新考正］脊骨第十五椎旁，即尾骶骨以上之第六节。［图考］在第十一季肋下际与第十二季肋之端即京门穴也。因十二肋短于十一肋，故在十一肋下十二肋端。刺入三分，留七呼，灸三壮。［图翼］一云刺八分。

［甲乙］痉，脊强反折，京门主之。寒热，腹胀䐜，怏怏然不得息，京门主之。腰痛不可以久立俯仰，京门及行间主之。溢饮，水道不通，溺黄，小腹痛，里急，肿，洞泄，体痛引骨，京门主之。

［大成］京门主肠鸣，小肠痛，肩背寒痉，肩胛内廉痛，髀枢引痛。

带脉

[甲乙]在季胁下一寸八分,[分寸歌]章门下寸八。[图翼]一云在脐旁八寸半,肥人九寸,瘦人八寸,如带绕身,管束诸经。[神应]脐上二分,两旁各七寸半。[西法]大肠部。[新考正]在季胁下,脐上二分,又两旁开各六寸。[治疗]京门下一寸八分,去脐旁八寸半。[素·气府论王注]足少阳、带脉二经之会。刺入六分,灸五壮。

[灵·癫狂病篇]脉癫疾者,暴仆,四肢之脉皆胀而纵,脉满,尽刺之出血;不满,灸之挟项太阳,灸带脉于腰相去三寸,诸分肉本输,呕多沃沫,气下泄,不治。

[素·痿论]阴阳总宗筋之会,会于气街,而阳明为之长,皆属于带脉而络于督脉,故阳明虚则宗筋纵,带脉不引,故足痿不用也。

[甲乙]妇人少腹坚痛,月水不通,带脉主之。《千金》作刺带脉入六分,灸五壮,在季胁端一寸八分。

[大成]带脉主腰腹纵,溶溶如囊水之状,妇人小腹痛,里急后重,瘈疭,月事不调,赤白带下。

[玉龙赋]合关元多灸,堪攻肾败。

[资生经]一妇人患赤白带下,有人为灸气海,未效。次日为灸带脉穴,有鬼附耳云:昨日灸亦好,只灸我不着,今灸着我,我去矣,可为酒食祭我。其家如其言祭之,遂愈。

五枢

[甲乙]在带脉下三寸,[分寸歌]季胁下四寸八分。一曰在水道傍一寸五分。[外台]一云在水道下一寸半。[入门]水道外一寸半。[图考]在带脉三寸,适当身侧胯骨上际。[西法]大肠部。[素·气府论王注]足少阳、带脉二经之会。刺入一寸,灸五壮。

[甲乙]男子阴疝,两丸上下,小腹痛,五枢主之。妇人下赤白,

里急，瘈疭，五枢主之。[千金]刺五枢入一寸，灸五壮。

[玉龙赋]兼背缝，治肩脊痛。

维道—名外枢

[甲乙]在章门下五寸三分，章门，足厥阴穴，在直脐季肋端。[图翼]一云在中枢旁八寸五分。[西法]五枢之前下部，是为大肠部。[新考正]在五枢穴下五分。[图考]适当胯骨稍前之上际。足少阳、带脉之会，刺入八分，灸三壮。[素·气府论王注]留六呼。

[甲乙]咳逆不止，三焦有水气，不能食，维道主之。

[千金]维道主呕逆不止。

居髎

[甲乙]在章门下八寸三分，监骨上[素·气府论王注]章门下四寸三分，髂骨上。[新考正]监骨即腰踝骨，亦论之髂骨，髂音枯驾切。[治疗]维道下三寸后开五分，横直环跳三寸稍高些。[图考]适当胯骨中部之间，以手按之微有陷凹。陷者中，[原始]环跳上一寸外陷中。[金鉴]维道下行三寸。阳跷、足少阳之会。刺入八分，灸三壮。[气府注]留六呼。

[外台]居髎主腰痛引少腹，在腋前两筋间，主肩前痛与胸相引，臂里挛急，手不得上举至肩。

案：《外台》居髎穴后有后腋、转谷、饮却、应突、胁堂、旁庭、《千金》作帝廷穴。始素七穴，今附卷末经外穴。

[玉龙赋]兼环跳、委中，治腿风湿痛。

环跳

[甲乙]在髀枢中，侧卧伸下足，屈上足取之。[素·气穴论]两髀厌分中二穴。[王注]谓环跳穴也在髀枢后。[神应经]在髀枢中，即视砚子骨下宛宛中也。[诊则]在髀枢中骨罅内，侧卧伸下足屈上足，大骨尖后一寸取之。[神照

集]以左手按穴,右手摇撼取之。[太乙神针]环跳穴在髀枢中,侧卧屈上足伸下足取之,足后跟到处即是。大腿曰股,股上曰髀,健骨之下大腿之上两骨合缝之处曰髀枢,当环跳穴是也。[西法]通京门之下,并两足而立,腰部有陷凹处是。足少阳脉气所发。[气穴注]足少阳太阳二脉之会。刺入一寸,[神应经]针二寸。留二十呼,[指微]已刺不可摇,恐伤针。[铜人]留十呼。灸五十壮。[气穴注]灸三壮。

[素·缪刺论]邪客于足少阳之络,令人留于枢中痛,髀不可举,刺枢中以毫针,寒则久留针,以月死生为数,立已。[王注]髀枢之后谓环跳穴也,足少阳脉气所发,刺入一寸,留二十呼,灸三壮。

[甲乙]腰胁相引痛急,髀筋瘈,胫痛不可屈伸,痹不仁,环跳主之。

[千金]仁寿宫患脚气偏风,甄权奉敕针环跳、阳陵泉、巨虚下廉、阳辅,凡针四穴即能起行。

[太乙歌]兼风池、间使,能除冷风膝痹并疟疾。

[玉龙赋]兼居髎、委中,治腿风淫痛。

[天星秘诀]兼阳陵,治冷风淫痹。

[百证赋]兼后溪刺腿痛。

[标幽赋]中风宜刺此。

[席弘赋]兼腰俞,用烧针,治冷风冷痹。

[千金十一穴]兼阳陵,治膝间并腋胁病。

[马丹阳天星十二穴]环跳在髀枢,侧卧屈足取,能针偏废躯,折腰莫能顾,冷风并湿痹,身体似绳拘,腿胯连腨痛,屈转重欷吁,若人能针灸,顷刻病消除。

[大成]主冷风湿痹不仁,风疹遍身,半身不遂,腰胯痛蹇,膝不得转侧伸缩,环跳穴痛恐生附骨疽。

[杨氏医案]庚辰夏,工部郎许鸿宇公患两腿风,日夜痛不止,卧床月余,命予治之。公曰:两腿及足,无处不通,岂一二针所能

愈？予曰：治病求其本，得其本，穴会归之处，痛可立止，痛止即步履，旬日之内必能进部。为针环跳、绝骨，随针而愈，不过旬日果进部。辛酉夏，中贵患瘫痪不能动履，久治未愈，予视曰：此疾一针可愈。遂针环跳穴，果即能履。

风市

[图翼]在膝上七寸，[诊则]在膝上五寸。外侧两筋间。取法：令正身平立，直垂两手着腿，当中指头尽处陷中是穴。[肘后]在两髀外，可平倚垂手直掩髀上，当中指头大筋上捻之，自觉好也。针五分，灸三五壮。

[千金]灸脚气法：凡灸八处，第一风市穴，可令病人起，正身平立，垂两臂直下舒十指掩着两髀，使点当手中央指头，髀大筋上是穴。灸之百壮，多亦任人，轻者不可减百壮，重者乃至一处五六百壮，勿令顿灸，三报之佳。风市主两膝挛痛引胁，拘急瘅①寒，或青或枯或繄如腐木。主缓纵痿痹，腨肠疼冷不仁。

[外台]灸脚气：风市二穴，平立垂手，当中指头，髀两筋间是也。《黄帝三部针灸经》无风市二穴，此处恐是环跳，风市疑其别名。苏恭云：若脚气盛发时，自腰以上，并不得灸，当引风气上则杀人，气歇以后，有余病者灸无妨，唯冬月得灸，春夏不可灸，风市以下固宜佳耳。

[医说]蔡元长知开封，正据案治事，忽觉有虫自足心行至腰间，即坠笔晕绝，久之方苏。据属云此病非俞山人不能疗，趣使呼之，俞曰：是真脚气也，法当灸风市。为灸一壮，蔡晏然复常。明日疾如初，再呼，俞曰：欲除病根，非千艾不可。从其言，灸五百壮，自此遂愈。仲兄文安公守姑苏，以鉴与巡幸，虚府舍，暂从吴县，县治卑湿，旋感足痹，痛掣不堪忍，服药弗效，乃用所闻灼风市、

---

① 瘅：同"瘅"，下垂。

肩髃、曲池三穴,终身不复作。僧普清苦此二十年,每发率两月,用此灸二十一壮即时痛止。其他蒙此力者,不一而足。出《夷坚志》。

[玉龙赋]兼阴市,能驱腿脚之乏力。

[神农经]治伤风半身不遂,两脚疼痛,灸二十一壮。

[图翼]治腰腿酸痛,足胫麻顽,脚气,起坐艰难,先泻后补,风痛先补后泻,此风痹冷痛之要穴。

[景岳全书]风市穴治疝气,外肾肿,小肠气痛,腹内虚鸣,此风痹疼痛之要穴。

[学古诊则]风市灸之,主眼红肿、头痛。

中渎—名中犊

[甲乙]在髀骨外膝上五寸,分肉间,陷者中。[西法]屈膝,自横纹之外角头,以环跳为的,约五寸处便是。[图考]在阳陵泉穴上五寸,风市穴下一寸半,适当股外侧两筋间。足少阳脉气所发也,[大成]足少阳络别走厥阴。刺入五分,留七呼,灸五壮。

[甲乙]寒气在分肉间,痛,上下痹不仁,中渎主之。《外台》作痛攻上下,筋痹不仁。

阳关—名关陵

[甲乙]在阳陵泉上三寸,犊鼻外,陷者中。[大全][入门]阳陵泉上二寸。[纂要]案:此穴屈膝于横文之尖点墨,而后伸足,其点是穴。用此法则大率当阳陵泉上二寸。[治疗]即膝盖之旁两筋之间尽处。刺入五分,禁不可灸。

[素·刺腰痛篇]少阳令人腰痛,如以针刺其皮中,循循然不可以俯仰,不可以顾,刺少阳成骨之端出血,成骨在膝外廉之骨独起者,夏无见血。

[甲乙]膝外廉痛不可屈伸,胫痹不仁,阳关主之。

［千金］阳关主呕吐不止，多涎，主筋挛，膝不得屈伸，不可以行。

阳陵泉

［甲乙］阳陵泉，土也，在膝下一寸，䯒外廉陷者中，［原始］在膝，品骨下一寸，外廉辅骨陷者中。［图翼］在膝下一寸外廉陷中，尖骨前筋骨间，蹲坐取之。［纂要］与足太阴经阴陵泉相对，伸足取之。［图考］将膝弯曲，其上有大筋一条，穴在大筋之上，去膝盖侧之旁约二寸五分，当腓骨上端隆起之上，即阳陵泉穴也。《甲乙》云：膝下一寸者，非由膝盖下量，系向膝旁折量。足少阳脉之所入也为合。刺入六分，留十呼，灸三壮。［铜人］日可灸七壮至七七壮。

［灵·九针十二原篇］如人不欲行，疾高而外者，取之阳之陵泉也。

［邪气藏府病形篇］胆合入于阳陵泉。胆病者，善太息，口苦，呕宿汁，心下澹澹，恐人将捕之，嗌中吤吤然，数唾，在足少阳之本末，亦视其脉之陷下者灸之。其寒热者，取阳陵泉。

［难经］筋会阳陵泉。疏曰：筋病治此。滑伯仁曰：足少阳之筋结于膝外廉阳陵泉，又胆与肝为配，肝者筋之合，故为筋会。

［甲乙］胆胀者，胁下痛胀，口苦，好太息，阳陵泉主之。胁下支满，呕，吐逆，阳陵泉主之。髀痹引膝股外廉，痛不仁，筋急，阳陵泉主之。

［千金］治诸风，灸阳陵泉二处各七壮，穴在膝下外尖骨前陷者中是。阳陵泉主失禁遗尿不自知，主头面肿。

［外台］《千金翼》治遗尿法：灸阳陵泉穴随年壮。

［神农经］治足膝冷痹不仁，屈伸不得，半身不遂，胁肋疼痛，可灸十四壮至二十一壮。

［玉龙赋］兼阴陵，驱膝肿之难消。

[席弘赋]专治膝间疼痛,宜用针烧。脚痛膝肿,针三里,又须绝骨、二陵、三阴交,更兼太冲以行气。

[百证赋]远达曲池治半身不遂。

[通玄赋]治胁下肋边疾。

[天星秘诀]兼环跳,治冷风淫痹。兼肩井、三里,治脚气酸痛。

[千金十一穴]环跳与阳陵治膝前廉腋胁病。

[马丹阳天星十二穴]阳陵居膝下外廉一寸中,膝肿并麻木,冷痹及偏风,起坐腰背重,面肿满胸中,举足不能起,坐卧似衰翁,刺入六分止,神功妙不同。

[图翼]主治偏风,半身不遂,足膝冷痹不仁,无血色,脚气筋挛。筋软、筋缩、筋疼,寒热头疼,口舌咽喉中及头面肿,胸胁胀满,心中怵惕,此为筋会,故治筋病。

阳交—名别阳、足窌

[甲乙]阳维之郄,在外踝上七寸斜。[治疗]沿太阳经一面,昆仑之直上。[图考]从足外踝循腓骨前廉上量七寸,以手切之,当腓骨前际。属三阳分肉间。[纂要]三阳异本作二阳,足阳明胃经、足太阳膀胱经也。胃经行前,膀胱经行后,此胆经行前后两经分肉之间。刺入六分,留七呼,灸三壮。

[甲乙]寒热痹颈《外台》作髀胫不收,阳交主之。寒热癫疾,喋吤①,瘛疭惊狂,阳交主之,喑不能言,阳交主之。

[千金]阳交主喉痹,胸满塞,寒热。主胸满肿。

外丘

[甲乙]足少阳郄,少阳所生,在外踝上七寸。[明堂][分寸歌]踝上六寸。[神照集]与阳交半差后一寸。[西法]在阳交后隔一筋。[图考]从外踝循

---

① 吤:象声词,喉中哽塞所出声。

腓骨后廉上量七寸,以手切之,在腓骨后际,与阳交穴平衡相立,只隔腓骨一条。刺入三分。灸三壮。

[甲乙]胸胁支满,头痛,项内寒热,外丘主之。肤痛痿痹,外丘主之。

[外台]外丘主癫疾呕沫。

光明

[甲乙]足少阳络,在足外踝上五寸,[图考]当腓骨前际。别走厥阴者。刺入六分,留七呼,灸三壮。[原注]《骨空论》注云:刺入七分,留十呼。[铜人]灸五壮。

[灵·经脉篇]足少阳之别,名曰光明,去踝五寸[甲乙]去踝上五寸,别走厥阴,下络足跗,实则厥,虚则痿躄,坐不能起,取之所别也。

[素·骨空论]淫泺胫酸,不能久立,治少阳之维,在外踝上五寸。[王注]淫泺,谓似酸痛而无力也。[中诰][图经]外踝上五寸是光明穴也。足少阳之络,刺入七分,留十呼,灸五壮。

[甲乙]虚则痿躄,坐不能起,实则厥,胫热时痛,身体不仁,手足偏小,善啮颊,光明主之。

[千金]光明主腹足清,寒热汗不出。

[席弘赋]睛明治眼未效时,合谷光明不可缺。

[标幽赋]兼地五会,治眼痒痛。

[大成]猘犬伤,毒不出,发寒热,速以三壮艾①,可灸所啮处及足少阳络,主癫疾,小儿龟胸。

阳辅—名分肉

[甲乙]阳辅者,火也,在足外踝上四寸,《千金》《素·气穴论王注》

---

① 三壮艾:原文"三姓人",据《大成》原文改,此条《大成》原文罗列在"外丘"穴条目下。

无四寸二字。辅骨前绝骨端,如前三分,去丘墟七寸。[外台]脚气门:绝骨二穴在足外踝上骨绝头陷中。[素·刺腰痛论王注]如后二分去丘墟七寸,筋肉分间。[金鉴]光明下行一寸。足少阳脉之所行也,为经。刺入五分,留七呼,灸三壮。

[素·刺疟篇]胻酸痛甚,按之不可,名曰胕髓病,以镵针针绝骨出血,立已。[王注]阳辅穴也,取如《气穴论》中府俞法。

[气穴论]分肉二穴。[王注]在足外踝上,绝骨之端三分筋肉分间,阳维脉气所发,刺入三分,留七呼,灸三壮。[新校正]案:《甲乙经》无分肉穴,详处所疑是阳辅。

[甲乙]寒热酸痟①,四肢不举,腋下肿,马刀瘘,喉痹,髀膝颈骨摇,酸痹不仁,阳辅主之。腰痛如小锤居其中,怫然肿痛不可以咳,咳则筋缩,诸节痛,上下无常,寒热,阳辅主之。

[千金]治诸风,灸阳辅二处各七壮,穴在外踝上绝骨端陷者中是。

[外台]苏恭云:凡脚气病从阳发,起两小指外侧,向上循胫外,从绝骨至风市,顽痹不仁,或肿起于此者,须灸阳辅、绝骨、阳陵泉、风市等诸穴。灸脚气穴,阳辅二穴,在绝骨前半寸少下是也。徐云:《明堂》无绝骨名,有阳辅二穴,在膝盖下外侧三寸傍,廉骨当小指两筋间是也。《黄帝三部针灸经》丙卷:阳辅二穴,在足外踝上四寸,辅骨前,绝骨端前三分,与此不同。

[神农经]治膝胻酸疼,偏风不随,可灸十四壮。

悬钟一名绝骨

[甲乙]在足外踝上三寸动者脉中,[肘后]绝骨在外踝上三寸余,指端取踝骨上际,屈指头四寸便是,与下廉颇相对,分间二穴也。[图翼]在足外踝上

---

① 痟:骨节疼。

三寸,当骨间前动脉中寻按取之。《针灸经》曰:寻摸尖骨者乃是绝骨两分开。[金鉴]阳辅下行三寸。[诊则]对三阴交也。足三阳络,按之阳明脉绝,乃取之,刺入六分,留七呼,灸五壮。[指微]斜入针二寸许,灸七壮。

[难经]髓会绝骨。疏曰:髓病治此。《类经》《图翼》曰:悬钟一名绝骨,在足外踝上三寸。滑伯仁曰:绝骨一名阳辅,在足外踝上四寸,诸髓皆属于骨,故为髓会。袁古益曰:人能健步以髓会于绝骨也。

[甲乙]腹满,胃中有热,不嗜食,悬钟主之。痿厥,身体不仁,手足偏小,先取京骨,后取中封、绝骨,皆泻之。小儿腹满不能食饮,悬钟主之。

[千金]灸脚气第八:绝骨穴在脚外踝上一夫,一云四寸是。如觉脚恶,便灸三里及绝骨各一处,两脚恶者,合四处灸之,多少随病轻重,大要虽轻不可减百壮。一说灸绝骨最要。绝骨在外踝上三寸,灸百壮治风、身重、心烦、足胫疼。逆气虚劳寒损,忧恚筋骨挛痛,心中咳逆泄,痊,腹满,喉痹,颈项强,肠痔,痔血,阴急,鼻衄、骨痛、大小便涩,鼻中干,烦满,狂走易气,凡二十病皆灸绝骨五十壮。穴在外踝上三寸宛宛中。悬钟主腹满。主五淋。主湿痹流肿,髀筋急,瘦,胫痛。绝骨主病热欲呕。主风劳身重。主髀枢痛,膝胫骨摇,酸痹不仁,筋缩,诸节酸折。主痿,马刀,腋肿。[卫生宝鉴]髓会绝骨。《针经》云:脑髓消,胫酸,耳鸣,绝骨在外踝上辅骨下,当胫中是也,髓会之处也。洁古老人云:头热如火,足冷如冰,可灸阳辅穴,又云胻酸冷,绝骨取之。

[此事难知]百节酸疼,实无所知,三棱刺绝骨出血。

[玉龙赋]兼三里、阴交,治连延脚气。兼风池,疗伛偻。

[席弘赋]脚气膝肿针三里,又须此穴兼二陵、三阴交及太冲行气。

[标幽赋]兼环跳,华佗刺躄足而立行。

［天星秘诀］兼条口、冲阳，治足缓难行。

［通玄指要赋］越人治尸厥于维会，随手而苏。［注］维会二穴，在足外踝上三寸，内应足少阳胆经。

丘墟

［甲乙］在足外廉踝下，如前陷者中，去临泣一寸。［分寸歌］去侠溪四寸五。［诊则］对商丘。［大成］骨缝中，又侠溪穴中量上外踝骨前五寸。［千金］［外台］［铜人］［大成］去临泣三寸。［考正］《甲乙》云：去临泣一寸，一字当是三字之误。足少阳脉之所过也，为原。［难经］胆之原出于丘墟。刺入五分，留七呼，灸三壮。

［甲乙］目视不明，振寒，目翳瞳子不见，腰两胁痛，脚酸转筋，丘墟主之。疟振寒，腋下肿，丘墟主之。寒热颈肿，丘墟主之。大疝腹坚，丘墟主之。胸满善太息，胸中膨膨然《千金》作胸胁急，丘墟主之。痿厥寒，足腕不收，躄，坐不能起，髀枢脚痛，丘墟主之。

［千金］丘墟主胸痛如刺。主脚急肿痛，战掉不能久立，跗筋脚挛。主疟振寒。

［总病论］热病先胸胁痛，手足躁，刺足少阳，补足太阳。注：是足少阳木受邪，当传克脾土，故宜泻足少阳之丘墟而补足太阴之太白。

［保命集］两胁痛，针少阳经丘墟。

［神农经］治肋下疼不得息，小腹肾痛脚腕疼，可灸七壮。

［玉龙赋］兼商丘、解溪，堪追脚痛。

［灵光赋］髀枢疼痛泻丘墟。

［百证赋］兼金门，能医转筋。

临泣

［甲乙］临泣者，木也，在足小指次指本节后间陷者中，去侠溪一寸五分。［神照集］在足小指次指本节外侧后筋骨缝陷者。［金鉴］丘墟下行三

寸。[图考]当第四、第五蹠骨之间。足少阳脉之所注也，为俞。刺入二分，[素·气穴论王注]刺入三分，留五呼。灸三壮。

[甲乙]厥，四逆，喘，气满，风，身汗出而清，髋髀中痛不可得行，足外皮痛，临泣主之。疟，日西发，临泣主之。胸中满，腋下肿，马刀瘘，善自啮舌颊，天牖中肿，淫泺胫酸，头眩，枕骨颔腮肿，目涩，身痹，洒淅振寒，季胁支满，寒热，胁腰腹膝外廉痛，临泣主之。胸痹心痛不得息，痛无常处，临泣主之。大风，目外眦痛，身热痱，缺盆中痛，临泣主之。月水不利，见血而有身则败，及乳肿，临泣主之。

[脉经]左手关上阳实者，胆实也。苦腹中实不安，身躯习习也，刺足少阳经，治阳，在足上第二指本节后一寸。注：第二指当云小指次指，即临泣穴也。左手关上阴绝者，无肝脉也，苦癃，遗溺，难言，胁下有邪气，善吐，刺足少阳经，治阳。

[千金]颈漏，腋下马刀，灸百壮。

[玉龙赋]兼内庭，能理小腹之䐜。

[捷法]治足跗肿痛不消，手足麻痹不知痛痒，手足颤掉不能握物行动，手足指拘挛疼痛，足心足踝足跗膝脐发热或为红肿，两手发热，臂膊痛连肩背，腰脊腿胯疼痛，白虎历节，走注游风，疼痛浮风，浑身搔痒，头项红肿强痛，肾虚挫闪腰痛，举动艰难，诸虚百损，淫滞四支，行动无力，胁下肝积气块刺痛。已上诸证，先以临泣为主，后随证分穴治之。

[图翼]木有余者宜泻此，或兼阳辅，使火虚而木自平。

地五会

[甲乙]在足小指次指本节后间陷者中，[入门]侠溪上一寸。[金鉴]临泣下行五分。[图考]当第四、第五蹠骨之间。刺入三分，[铜人]针二分。[图翼]刺一分。不可灸，灸之令人瘦，不出三年死。

[甲乙]内伤唾血不足，外无膏泽，刺地五会。[千金]刺入三

分,特忌灸。

[外台]地五会主乳肿。

[席弘赋]兼三里,治耳蝉鸣,腰欲折。

[标幽赋]兼光明,治眼痒眼疼。

[天星秘诀]耳内蝉鸣,先五会,次针耳门、三里内。

侠溪

[甲乙]侠溪者,水也,在足小指次指二歧骨间,本节前陷者中。[金鉴]地五会下行一寸。[西法]本节之前屈趾见之,当第四指之第一趾骨后面。[新考正]在第四指后外间之歧骨中,不当言本节前,故马氏止谓在两歧骨间。足少阳脉之所溜也,为荥,刺入三分,留三呼,灸三壮。

[素·刺疟论]足少阳之疟,令人身体解㑊,寒不甚,热不甚,恶见人,见人心惕惕然,热多汗出甚,刺足少阳。[王注]侠溪主之。

[甲乙]膝外廉痛,热病汗不出,目外眦赤痛,头眩,两颔痛,寒逆泣出,耳鸣,聋,多汗,目痒,胸中痛不可反侧,痛无常处,侠溪主之。胸胁支满,寒如风吹状,侠溪主之。狂疾,侠溪主之。

[千金]侠溪主乳痈肿溃,主小腹肿痛,月水不通。

[百证赋]兼阳谷,治颔肿口噤。

窍阴

[甲乙]胆出于窍阴,窍阴者,金也,在足小指次指之端[入门]足第四指端外侧,去爪甲[素·气穴论王注]去爪甲角如韭叶,足少阳脉之所出也,为井。刺入三分,留三呼,[素注]刺入一分,留一呼。灸三壮。

[素·缪刺论]邪客于足少阳之络,令人胁痛不得息,咳而汗出,刺足小趾次指爪甲上与肉交者各一痏,不得息立已,汗出立止,咳者温衣饮食一日已。左刺右,右刺左,病立已。不已,复刺如法。[王注]谓窍阴穴,少阳之井也。

［甲乙］手足清，烦一作脉热汗不出，手肢转筋，头痛如锥刺之，循热①不可以动，动益烦心，喉痹，舌卷干，臂内廉痛不可及头，耳聋鸣，窍阴皆主之。

［千金］窍阴主胁痛咳逆，主四肢转筋。

足厥阴经穴

起于大敦终于期门，计十四穴左右二十八穴。

（1）大敦　（2）行间　（3）太冲　（4）中封　（5）蠡沟　（6）中都　（7）膝关　（8）曲泉　（9）阴包　（10）五里　（11）阴廉　（12）急脉　（13）章门　（14）期门

足厥阴经穴

［灵・经脉篇］肝足厥阴之脉，起于大趾丛毛之际丛毛在足大指爪甲之横纹后。盖横纹之前为三毛，横纹之后为丛毛。足厥阴经起于足大指丛毛际之大敦穴，受足少阳经支脉之交也，上循足跗上廉，去内踝一寸足跗上廉、行间、太冲也，内踝前一寸，中封也，上踝八寸《甲乙》作外踝八寸，交出太阴之后，上腘内廉上踝过足太阴之三阴交，历蠡沟、中都复上一寸，交出太阴之后，上腘内廉至膝关曲泉也，循股阴入毛中《脉经》作循股入阴毛中，过阴器《甲乙》《脉经》《千金》作环阴器。股阴内侧也，循股内之阴包、五里、阴廉，上会于足太阴之冲门、府舍，入阴毛中之急脉，遂左右相交，环绕阴器而会于任脉之曲骨，抵小腹，挟胃，属肝络胆《素・诊要经终论王注》抵上有上字小腹。《甲乙》作少腹。自阴上入小腹，会于任脉之中极、关元，循章门至期门之所，夹胃属肝，下足少阳日月之所，络胆，以肝胆相为表里也，上贯膈，布胁肋，自期门上贯膈，行足太阴食窦之外，大包之里，散布胁肋，上足少阳渊腋、手太阴云门之下，足厥阴经穴止于此。循喉咙之后，上入颃颡，连目系，上出额，与督脉会于巅《甲乙》

---

① 循热：参校本作"循循然"。

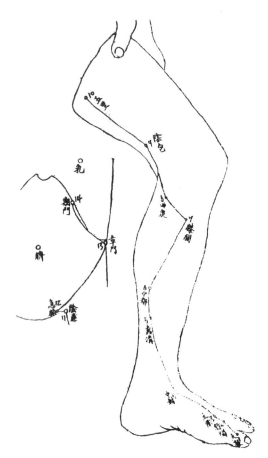

《千金》注：一云，其支者，从小腹与太阴少阳结于腰髁，夹脊，下第三、第四骨孔中。颃，音杭。颡，音桑，上声。颃颡，咽颡也。目内深处为目系，其内行而上者自胁肋间由足阳明人迎之外，循喉咙之后入颃颡，行足阳明大迎、地仓、四白之外，内连目系，上出足少阳阳白之外，临泣之里，与督脉相会于顶巅之百会穴。凡阴脉皆不上头，惟厥阴肝脉上达巅顶。**其支者，从目系下颊里，环唇内。**此支者，从前目系之分下行任脉之外，本经之里下颊里，交环于口唇之内。**其支者，复从肝别贯膈，上注肺。**《素•五藏生成篇王注》支下有别字。《甲乙》《脉经》《千金》作上注肺中。又其支者，从期门属肝处别贯膈，行食窦之外，本经之里，上注于肺，下行至中焦,挟中脘之分,以交于手太阴肺经,以尽十二经之一周,终而复始也。是动则病腰痛不可以俯仰,足厥阴支别者,与太阴、少阴之脉同络于腰髁下中髎、下髎之间,故为腰痛。《刺腰痛篇》云：厥阴之脉,令人腰痛,腰中如张弓弩弦。此即不可俯仰之证也。丈夫癩疝《甲乙》《千金》作癫疝,妇人少腹肿,足厥阴气逆则为睾肿、卒疝,妇人少腹肿,即疝病也。甚则嗌干,面尘脱色。肝脉循喉咙之后,上入颃颡,上出额；其支者,从目系下颊里,故为此病。肝藏血,失其藏,色脱而不华,面垢如尘。是主肝所生病者,足厥阴肝经所生病也。胸满呕逆飧泄,《甲乙》《脉经》《千金》作洞泄。狐疝遗溺闭癃。《甲乙》作遗精、癃闭。食气入胃,散精于肝,行气于经,肝所生病,则肝气厥逆,不能行散谷精,故胸满呕逆也。肝主疏泄,肝气虚则飧泄遗溺,实则闭癃,狐疝,随经脉昼夜出入之疝也。足厥阴经脉,上者挟胃、贯膈,下者循股阴、入毛中、过阴器、抵小腹,故能为此诸病也。为此诸病,盛则泻之,虚则补之,热则疾之,寒则留之,陷下则灸之,不盛不虚,以经取之。盛者,寸口大一倍于人迎,虚者,寸口反小于人迎也。足厥阴为少阳之里,故候在寸口。

[灵·本输篇]肝出于大敦,大敦者,足大趾之端及三毛之中也,为井木；溜于行间,行间,足大趾间也,为荥；注于太冲,太冲,行间上二寸,陷者之中也,为输；行于中封,中封,内踝之前一寸半,陷者之中,使逆则宛,使和则通,摇足而得之,为经；宛,郁同。使逆则宛,使和则通。言用针治此者,逆其气则通也。入于曲泉,曲泉,辅骨之下,大筋之上也,屈膝而得之,为合。足厥阴也。

[灵·根结篇]厥阴根于大敦,结于玉英,络于膻中。玉英,即玉堂,任脉穴也。

[灵·卫气篇]足厥阴之本在行间上五寸中,标在背腧也。行间上五寸所当是中封穴。背腧即肝俞。

[灵·经别篇]足厥阴之正,别跗上,上至毛际,合于少阳,与别俱行,此为二合也。足厥阴之正,别足跗内行,上至阴毛之际,合于足少阳,与别者俱行,上布胁肋,此胆肝二经为表里,经脉相为一合,是为六合之二也。

[灵·经脉篇]足厥阴之别,名曰蠡沟。去内踝五寸,内踝下《甲

乙》有上字。别走少阳；其别者，循胫上睾，结于茎。其病气逆则睾肿，卒疝。实则挺长，长下《甲乙》有热字。虚则暴痒。取之别也。蠡，音里。睾，音高。茎，英行二音。睾，阴丸也；茎，阴茎也。足厥阴之络，名蠡沟，在足内踝上五寸，别走足少阳者也。本经络阴器、上睾、结于茎，故其所病如此，而治此者，当取所别之蠡沟也。

大敦—名水泉

［甲乙］肝出大敦，大敦者，木也。在足大指端，［医统］内侧为隐白，外侧为大敦。［金鉴］在足大指端外侧聚毛中。去爪甲［素·气穴论王注］去爪甲角。如韭叶，及三毛中，［新考正］此穴盖不在爪甲之两侧，而在爪甲后，如韭叶之丛毛中。及字盖是衍文。足厥阴脉之所出也，为井。刺入三分，留十呼，灸三壮。［图翼］孕妇产前产后皆不宜灸。

［素·缪刺论］邪客于足厥阴之络，令人卒疝、暴痛。刺足大指爪甲上与肉交者各一痏，男子立已，女子有顷已。左取右，右取左。［王注］谓大敦穴。

［甲乙］卒心痛汗出，大敦主之，出血立已。阴跳《千金》作卒暴疝、阴跳上入腹，遗溺，小便难而痛，阴上下入腹中，寒疝阴挺出，偏大肿，腹脐痛，腹中悒悒不乐，大敦主之。尸厥不知人，脉动如故，隐白及大敦主之。月水不来而多闭，心下痛，目眈眈不可远视，水泉主之。小儿㿗疝，遗精溺，虚则病诸痫癫，实则闭癃，小腹中热，善寐，大敦主之。

［千金］治气癫方：灸足厥阴大敦，左灸右，右灸左，各一壮。治小儿阴肿方：灸大敦七壮。治小儿遗尿方：灸大敦三壮，亦治尿血。𩪘时痒痒，便灸足大指节横理三毛中十壮，剧者百壮，𩪘不止，灸之，并主阴卵肿。百邪所病，第三针足大指爪甲下，名鬼垒，入肉二分。狂走癫厥如死人，灸足大趾三毛中九壮，一云灸大敦。卒狂鬼魇，针其足大拇趾爪甲，入少许即止。大便不通，灸大敦足四壮，

在足大指聚毛中。石淋，灸水泉三十壮。注：足大敦是也。五淋，灸大敦三十壮。小便失禁，灸大敦七壮。治阴肿痛方：灸大敦三壮。辟魇方：灸两足大趾丛毛中各二七壮。大敦主目不欲视，太息，主哕噫。

[外台]《集验》疗卒疝暴痛方：灸大敦，男左女右，三壮立已。范汪疗心疝方：灸两足大指甲寅之际、甲寅各半炷，随年壮，良。通按：寅当作肉。《肘后》华佗疗中恶短气欲绝方：灸两足大拇指上甲后聚毛中，各灸二七壮，即愈。又法：三七壮。

[保命集]阴头中痛不可忍，卒疝也。妇人阴中痛，皆刺足厥阴井大敦穴。

[玉龙赋]兼期门，能治坚痃疝气。

[席弘赋]大便秘结宜烧此。

[百证赋]兼照海，善蠲寒证。

[通玄赋]能除七疝之偏坠。

[天星秘诀]兼长强，治小肠气痛。

[乾坤生意]兼三阴交，治小肠气痛。治一切冷气连脐，腹结痛，小便遗溺。

[图翼]一云，凡疝气，腹胀，足肿者，皆宜灸之，以泄肝木而脾胃之土自安。

[大成]主妇人血崩不止，阴挺出，阴中痛。

[验方新编]妇人血崩不止，灯心一根，蘸香油点燃烧大敦穴，一下即止。穴在两足大趾外侧甲缝中间不上不下即是。倘止复崩，即在原处烧之。若原处起泡，将泡挑破烧之，无不止矣。此治崩证神效第一方也。

行间

[甲乙]行间者，火也。在足大指间动脉，[千金][外台]动脉应手。

陷者中，[图翼]在足大指次指歧骨间，上下有筋，前后有小骨尖，其穴正居陷中。[新考正]在足拇指本节前骨节缝间，内侧自有动脉，按之应手。马玄台谓在两指歧缝中，认作大指外侧者，非。足厥阴之所溜也，为荥。刺入六分，留十呼，灸三壮。

[灵·五邪篇]邪在肝，则两胁中痛，寒中，恶血在内，行善掣，节时脚肿，《甲乙》作胻节时肿，善瘈。取之行间以引胁下，补三里以温胃中，取血脉以散恶血，取耳间青脉，以去其掣。

[厥病篇]厥心痛，色苍苍如死状，终日不得太息者，肝心痛也，取行间，太冲。

[甲乙]咳逆上气唾沫，天容及行间主之。善惊悲不乐，厥，胻足下热，面尽热，渴，行间主之。溺难痛，白浊，卒疝，腹肿，咳逆，呕吐，卒阴跳，腰痛不可以俯仰，面黑热，腹中膜满，身热，厥痛，行间主之。腹痛上抢心，心下满，癃，茎中痛，怒瞋不欲视，泣出，长太息，行间主之。癫疾，短气，呕血，胸背痛，行间主之。喉痹气逆，口喎，喉咽如扼状，行间主之。月事不利，见血《千金》《外台》作见赤白而有身反败《外台》作皮败，阴寒，行间主之。

[脉经]左手关上阳绝者，无胆脉也。苦膝痛，口中苦，眯目，善畏如见鬼状，多惊，少力，刺足厥阴经，治阴，在足大指间注：即行间穴也。或刺三毛中。左手关上阴实者，肝实也。苦肉中痛，动善转筋，刺足厥阴，治阴。肝病其色青，手足拘急，胁下苦满，或时眩冒，其脉弦长，此为可治。春当刺大敦，夏刺行间，冬刺曲泉，皆补之。季夏刺太冲，秋刺中郄，皆泻之。又当灸期门百壮。

[千金]治小儿重舌方：灸行间，随年壮。穴在足大趾歧中。又灸两足外踝上三壮。治老人小儿大便失禁，灸两脚大指去甲一寸，三壮，又灸大指奇间各三壮。治一切瘑[①]疮注：凡脚腨及曲腋中痒，

---

① 瘑：疮。

搔则黄汁出,是名风疽,灸足大趾奇间二七壮,又灸大指头亦佳。行间主面苍黑,振寒,溲白,尿难而痛。主惊痫狂疾。

[外台]《集验》灸卒癫法：灸足厥阴左右各三壮,穴在足大指间是也。崔氏疗小便不通方：足大拇指奇间有青脉,针挑血出,灸三壮愈。《千金翼》疗茎中痛法：灸行间三十壮。

[神农经]治小腹胀,心疼,寒湿肺气,可灸七壮。

[百证赋]兼睛明,可治雀目,汗气。兼涌泉,疗消渴。

[通玄赋]治膝肿腰疼。

[捷法]兼膻中、水分、关元、三里、三阴交,治血蛊。

[图翼]一曰主便赤,溺难,白浊,胸背心腹胀痛,泻行间火,而热自清,木气自下。

太冲

[甲乙]太冲者,土也,在足大指本节后二寸,足跗上廉。或曰一寸五分陷者中,[素·刺腰痛篇王注]在足大指本节后内间二寸陷者中,动脉应手。[图翼]在足大指本节后,行间上二寸,内间有络互连至地五会,二寸骨罅间,动脉应手,陷中。[图考]此穴若从大指本节后之行间穴上量一寸三四分,适大指与次指之掌骨后端之歧骨间,即太冲穴也。若从大指与次指合缝之内间上量约二寸,此穴虽有动脉,按之不能应手,若向上稍上外斜寸许,即胃经冲阳穴,按之有动脉应手。足厥阴脉之所注也,为俞。刺入三分,留十呼,灸三壮。

[灵·九针十二原篇]阴中之少阳,肝也,其原出于太冲。

[厥病篇]厥心痛,色苍苍如死状,终日不得太息,肝心痛也,取之行间、太冲。

[口问篇]痿厥,心悗,刺足大指间上二寸,留之。一曰足外踝下留之。

[素·三部九候论]下部天,足厥阴以候肝。[王注]女子取太

冲,在足大指本节后二寸陷者中。[大成]诊病人太冲脉有无,可以决死生。

[上古天真论]女子二七,太冲脉盛,月事以时下,故能有子。

[刺疟篇]足厥阴之疟,令人腰痛,少腹满,小便不利如癃状,非癃也。数便,意恐惧,气不足,腹中悒悒,刺足厥阴。[王注]太冲主之。

[水热穴论]踝上各一行行六者,此肾脉之下行也,名曰太冲。

[刺腰痛篇]腰痛上热,刺足厥阴,少腹满,刺足厥阴。[王注]太冲主之。

[气交变大论]岁金太过,燥气流行,肝木受邪,太冲绝者,死不治。

[至真要大论]阳明司天,燥淫所胜,病本于肝,太冲绝,死不治。

[甲乙]痓,互引,善惊,太冲主之。呕,厥寒,时有微热,胁下支满,喉痛,嗌干,膝外廉痛,淫泺胫酸,腋下肿,马刀瘘,肩肿,吻伤痛,太冲主之。环脐痛,阴骞两丸缩,坚痛不得卧,太冲主之。暴胀,胸胁支满,足寒,大便难,面唇白,时呕血,太冲主之。腰痛,少腹满,小便不利如癃状,羸瘦,意恐惧,气不足,腹中怏怏《千金》作悒悒,太冲主之。狐疝,太冲主之。飧泄,太冲主之。黄疸,热中,善渴,太冲主之。男子精不足,太冲主之。乳痈,太冲及复溜主之。女子疝及少腹肿,溏泄,癃,遗溺,阴痛,面尘黑,目上眦痛,太冲主之。女子漏血,太冲主之。

[脉经]寸口脉濡,阳气弱,自汗出,是虚损病,宜服干地黄汤、薯蓣丸,针太冲补之。关脉涩,血气逆冷,脉涩为血虚,以中焦有微热,宜服干地黄汤、内补散,针足太冲上补之。尺脉涩,足胫逆冷,小便赤,宜服附子四逆汤,针足太冲补之。

[千金]太冲穴,针灸随便,治马黄,黄疸,温疫毒等病。凡上气

冷发,腹中雷鸣转叫,呕逆,不食,灸太冲不限壮数,从痛至不痛,从不痛至痛止。下气,灸太冲五十壮。淋病不得小便,阴上痛,灸足太冲五十壮。治虚劳浮肿方:灸太冲百壮。太冲主溏泄痢注下血。产后出汗不止,刺太冲,急补之。

[保命集]小肠疝痛,当刺足厥阴肝经太冲穴。

[神农集]治寒淫,脚气痛,行步难,可灸三壮。

[席弘赋]兼合谷,治并连肩脊痛难忍。又云:百会,照海,阴交,治咽喉疾。治脚气,膝肿,针三里,悬钟,三阴交,二陵,更向太冲引气。

[标幽赋]心胀,咽痛,针太冲而必除。[通玄赋]治行难步移最奇。

[马丹阳天星十二穴]太冲,足大指节后二寸中。动脉知生死,能医惊痫风,咽喉并心胀,两足不能动,七疝偏坠肿,眼目似云曚,亦能疗腰痛,针下有神功。

中封—名悬泉

[甲乙]中封者,金也。在足内踝前一寸,[素·气穴论王注]在足内踝前一寸半。仰足取之陷者中,伸足乃得之,[图翼]在足内踝前一寸筋里宛宛中。一云在内踝前一寸,斜行小脉上,贴足腕上大筋陷中,仰足取之。足厥阴脉之所注也,为经。刺入四分,留七呼,灸三壮。

[素·刺疟篇]肝疟者,令人色苍苍然,太息,其状若死者,刺足厥阴见血。[王注]中封主之。

[甲乙]色苍苍然,太息,如将死状,振寒,溲白,便难,中封主之。癃疝,阴暴痛,中封主之。疝,瘈脐,少腹引痛,腰中痛,中封主之。痿厥,身体不仁,手足偏小,先取京骨,后取中封、绝谷,皆泻之。身黄时有微热,不嗜食,膝内、内踝前痛,少气,身体重《千金》作身重湿,中封主之。女子少腹大,乳难《千金》作字难,嗌干,嗜饮,中封主之。女子侠脐疝,中封主之。

[千金]失精，筋挛，阴缩入腹，相引痛，灸中封五十壮，在内踝前筋里宛宛中。喉肿，厥逆，五藏所苦膨胀，悉主之。男子虚劳，失精，阴缩，灸中封五十壮。五淋不得小便，灸悬泉十四壮。穴在内踝前一寸，斜行小脉上是，中封之别名。瘿，灸中封，随年壮，在两足趺上，曲尺宛宛中。鼓胀，灸两百壮。

[外台]《千金翼》淋痛法：灸中封穴三十壮，亦随年壮。

[玉龙赋]合三里，治行步艰楚。

[图翼]能止汗出。

蠡沟—名交仪

[甲乙]足厥阴之络，在足内踝上五寸，[图考]从足内踝顶向上量五寸，当胫骨上。别走少阳，刺入二分，留三呼，灸三壮。

[灵·经脉篇]足厥阴之别，名曰蠡沟。去内踝五寸，[甲乙]内踝上五寸。别走少阳，其别者，经胫上睾，结于茎。其病气逆则睾肿，卒疝。实则挺长，虚则暴痒。取之所别也。

[素·刺腰痛论]厥阴之脉令人腰痛，腰中如张弓弩弦，刺厥阴之脉，[新校正]脉乃络字误。在腨踵鱼腹之外，循之累累然，乃刺之。其病令人善言，默默然不慧，刺之三痏。[王注]腨踵者，言脉在腨外侧下，当足跟也。腨，形势如卧鱼之腹，故曰鱼腹之外也。循其分肉，有血络累累然，乃刺出之，此正当蠡沟穴分。

[甲乙]阴跳腰痛，实则挺长，寒热，挛，阴暴痛，遗溺偏大；虚则暴痒，气逆肿睾，卒疝，小便不利如癃状，数噫恐悸，气不足，腹中悒悒，少腹痛，嗌中有热如有息肉状，如著欲出，背挛不可俯仰，蠡沟主之。女子疝，少腹肿，赤白淫，时多时少，蠡沟主之。

[千金]女子漏下赤白，月经不调，灸交仪三十壮。穴在内踝上五寸。

中都—名中郄

[甲乙]足厥阴郄,在内踝上七寸胻中,《千金》作骱骨中。与少阴相直,[外台]脚气门:在阴陵泉、三阴交中间,是苏恭一名太阴穴。《黄帝三部针灸经》:中郄,一名中都,在内踝上七寸,胻骨中央。[西法]蠡沟上二寸。刺入三分,留六呼,灸五壮。

[甲乙]肠澼,中郄主之。

[千金]中郄主癫疝及阴暴败痛。

[大成]中都主胫寒,妇人崩中,产后恶露不绝。

膝关

[甲乙]在犊鼻下二寸,陷者中,[神照集]在膝盖骨下内侧陷中,与犊鼻平,相去二寸。[纂要]此所称犊鼻,非指穴而言,指犊鼻骨。[图考]当胫股二骨相接内侧之际。足厥阴脉气所发,刺入四分,灸五壮。[玉龙歌注]在膝盖下犊鼻内,横针透膝眼。

[甲乙]膝内廉痛,引髌不可屈伸,连腹,引咽喉痛,膝关主之。

[图翼]主治风痹,膝内肿痛,引膑不可屈伸,及寒湿走注,白虎历节风,痛不能举动,咽喉中痛。

曲泉

[甲乙]曲泉者,水也。在膝内辅骨下,大筋上,小筋下,陷者中,屈膝得之,[外台]脚气门:在膝内屈文头是,又云从三里上度一寸五分,又横向胻二寸,当脉中是也。《黄帝三部针灸经》丙卷:曲泉二穴在膝内辅骨下,大筋上,小筋下,陷者中,屈膝而得之。[神应经]当膝曲䐃,横纹头内外两筋宛宛中。足厥阴脉之所入也,为合。刺入六分,留十呼,[素·气穴论王注]留七呼。灸三壮。

[灵·癫狂篇]狂而新发者,先取曲泉左右动脉,及盛者见血,有顷已,不已,以法取之。

［厥病篇］病注下血,取曲泉。

［甲乙］女子疝瘕,按之如以汤沃其股内至膝,飧泄,少腹肿,阴挺出痛,经水来下,阴中肿或痒,漉青汁若葵羹,血闭无子,不嗜食,曲泉主之。

［千金］男子失精,膝胫疼痛冷,灸曲泉百壮。穴在膝内屈纹头。曲泉主癃闭阴痿。主溏泄,痢注,下血。主腹肿。主筋挛,膝不得屈伸,不可以行。主身热头痛汗不出。主癫疝,阴跳痛引脐中,不尿,阴痿,又云,痛引茎中。

［席弘赋］兼照海,阴交,更求气海,关元,同泻,治七疝,小腹痛,神效。

阴包

［甲乙］在膝上四寸,［西法］适当曲泉上四寸。股内廉两筋间,［大成］蜷足取之,看膝内侧必有槽中。足厥阴别走［原注］此处有缺,刺入六分,灸三壮。

［甲乙］腰痛,少腹痛,阴包主之。

［大成］阴包主腰尻引小腹痛,小便难,遗溺,妇人月水不调。

五里

［甲乙］在阴廉下,［千金］［外台］在阴廉下二寸。去气冲三寸,气冲,足阳明经穴。阴股中动脉,刺入六分,灸五壮。

［素·三部九候论］上部天,足厥阴以候肝。［王注］谓肝脉也在毛际外,羊矢下一寸半陷中,五里之分,卧而取之,动应于手也。

［甲乙］寒热,颈疬适,咳,呼吸难,灸五里,左取右,右取左。小腹中满,热闭不得溺,足五里主之。

［图翼］主治肠风,热闭不得溺。风劳嗜卧,四支不能举。

阴廉

[甲乙]在羊矢下,[图翼]羊矢,在阴旁股内约文缝中,皮肉间有核,如羊矢。去气冲二寸,动脉中,[入门]阴廉,气冲下二寸动脉中。羊矢,气冲外一寸。[图翼]在羊矢下,斜里三分,直上,去气冲二寸,动脉陷中。刺入八分,[铜人]留七呼。灸三壮。

[甲乙]妇人绝产,若未曾生产,阴廉主之,刺入八分,羊矢下一寸是也。《外台》作灸三壮。《大成》云：灸三壮即有子。

急脉

[素·气府论]厥阴毛中急脉各一,[王注]在阴毛中,阴上两旁相去二寸半,按之隐指坚然,甚按则痛引上下也。其左者中寒则上引少腹,下引阴丸,善为痛,为少腹急中寒。此两脉皆厥阴之大络,通行其中,故曰厥阴急脉,即睾之系也。可灸而不可刺,病疝、少腹痛即可灸。[图翼]此穴自《甲乙经》以下诸书皆无,是遗误也。《经脉篇》曰：足厥阴循股阴入毛中,过阴器。又曰：其别者,循胫上睾结于茎。然此实厥阴之正脉,而会于阳明者也。

[千金]妇人胞下垂注,阴下脱,灸侠玉泉三寸,随年壮,三报。

章门—名长平、胁髎

[甲乙]脾募也,[脉经]脾募在章门。在大横外,直脐季胁端,[神应经]在脐上二寸,两旁各六寸。其寸用胸前两乳间横折八寸,约之六寸,侧卧屈上足,伸下足,取动脉是。[分寸歌]章门,下脘旁九寸,肘尖尽处侧卧取。[图翼]一云肘尖尽处是穴,一云在脐上一寸八分,两旁各八寸半季肋端。一云在脐上二寸,两旁各六寸。[西法]在京门之前,即胃府之外侧也。[图考]在十一季肋端。足厥阴、少阳之会,侧卧屈上足,伸下足,举臂取之,刺入八分,留六呼,灸三壮。[铜人]针六分,灸百壮。

[灵·卫气失常篇]卫气之留于腹中,搐积不行,苑蕴不得常

所，使人肢胁胃中满，喘呼逆息，上下皆满者，上下取之，与季胁之下一寸；重者，鸡足取之。[类经]季胁之下一寸，当是章门穴，鸡足刺之谓攒而刺之也。

[难经]藏会季胁。疏曰：藏病治此。滑伯仁曰：季胁，章门穴也，为脾之募。五藏皆禀于脾，故曰藏会。[图翼]章门主一切积聚痞块。

[甲乙]奔豚，腹胀肿，章门主之。[千金]灸章门百壮。石水，章门及然谷主之。腹中肠鸣盈盈然，食并不化，胁痛不得卧，烦热，不嗜食，胸胁支满，喘息而冲鬲，呕，心痛及伤饱，身黄，疾骨羸瘦，章门主之。腰痛不得转侧，章门主之。腰清脊强，四肢懈惰，善怒，咳，少气，郁然不得息，厥逆，肩不可举，马刀瘘，身瞤，章门主之。

[脉经]关脉缓，其人不欲食，此胃气不调，脾气不足，宜服平胃丸、补肺汤，针章门补之。

[千金]扁鹊云：治卒中恶风，若不识人，灸季胁头七壮。积聚坚满，灸脾募百壮，穴在章门季胁端。吐逆，饮食欲出，灸脾募百壮，三报，章门穴也。男子腰脊冷疼，溺多，白浊，灸脾募百壮。治胞转，小便不得，灸章门百壮。章门主口干。主胁痛不得卧，胸满呕无所出。主心痛而呕。主寒中，洞泄不化。主肠鸣，胪胀欲泄。主身润，石水身肿。

[卫生宝鉴]治小儿癖气久不消，灸章门各七壮，脐后脊中灸二七壮。小儿身羸瘦，贲豚，腹胀，四肢懈惰，肩背不举，灸章门。

[杨氏医案]给事中杨后山公乃郎，患疳疾，药日服而人日瘦。予曰：此子形羸，虽是疳证，而腹内有积块附于脾胃之旁，若徒治其疳，而不治其块，是不求其本，而揣其末矣。先取章门，灸针消散积块，后次第理治脾胃，形体渐盛，疳疾俱痊。

[大成]东垣曰：气在于肠胃者，取之太阴、阳明。不下，取三里、章门、中脘。魏士珪妻徐病疝，自脐下上至于心皆胀满，呕吐烦

闷,不进饮食。滑伯仁曰:此寒在下焦,为灸章门、气海。

[百证赋]治胸胁支满。

[图翼]一传治久泻不止,癖块胀痛。

[奇经考]张仲景曰:大病瘥后,腰以下有水气,牡蛎泽泻散主之。若不已,灸章门穴。陈修园曰:不能食而热,可灸此穴。

期门

[甲乙]肝募也[脉经]肝募在期门,在第二肋端,不容傍,各一寸五分,不容,足阳明经穴。上直两乳,[问对]穴直乳下,两肋端。[神应经]期门在乳旁一寸半,直下又一寸半,第二肋端缝中。其于用胸前寸折量。[分寸歌]在巨阙旁四寸五分。[图考]由乳头下直行至肋尽处,当第七、第八肋相交之下际,离任脉旁四寸,与中脘穴横平一线。[新考正]《甲乙》《外台》言此穴上直两乳,然不容为足阳明经穴,去中行任脉两寸,期门二穴既言在不容旁一寸五分,则去任脉为三寸五分,与两乳之去中行四寸者不相直矣。各本多以为上直两乳,非是。足太阴、厥阴、阴维之会,举臂取之,刺入四分,灸五壮。[活人书]凡妇人病法:当针期门,不用行子午法,恐缠藏膜引气上。但下针令病人吸五吸,停针良久,徐徐出针,此是平泻法也。凡针期门,必泻勿补。可肥人二寸,瘦人寸半深。

[伤寒论]少阴脉不至,肾气微,少精血,奔气促迫,上入胸膈,宗气反聚,血结心下,阳气退下,热归阴股,与阴相动,令身不仁,此为尸厥。当刺期门、巨阙。伤寒,腹满谵语,寸口脉浮而紧,此肝乘脾也,名曰纵,刺期门。伤寒,发热,啬啬①恶寒,大渴欲饮水,其腹必满;自汗出,小便利,其病欲解,此肝乘肺也,名曰横,刺期门。太阳与少阳并病,头项强痛,或眩冒,时如结胸,心下痞鞕者,当刺大椎第一间肺俞、肝俞,慎不可发汗。发汗则谵语,脉弦,五六日谵语不止,当刺期门。妇人中风,发热,恶寒,经水适来,得之七八日,热

---

① 啬啬:肌体畏寒收缩貌。

除而脉迟,身凉,胸胁下满,如结胸状,谵语者,此为热入血室也,当刺期门,随其实而泻之。阳明病,下血谵语者,此为热入血室;但头汗出者,刺期门,随其实而泻之,濈①然汗出则愈。[总痛论]庞曰:凡过经不解谵语者,当刺期门,随其实而泻之。刺期门之法,须待脉弦或浮紧,刺之必愈。余刺之,不差,以正取肝之邪故也。期门穴直乳下,当腹旁近胁骨是穴,针入一寸。

[甲乙]痉,腹大坚,不得息,期门主之。咳,胁下积聚,喘逆,卧不安席,时寒热,期门主之。奔豚上下,期门主之。伤食,胁下满,不能转展反侧,目青而呕,期门主之。癃,遗溺,鼠鼷痛,小便难而白,期门主之。霍乱泄注,期门主之。喑,不能言,期门主之。妇人产余疾,食饮不下,胸胁支满,眩目,足寒,心切痛,善噫闻酸臭,胀痹满,少腹尤大,期门主之。

[脉经]寸口脉弦,心下愊愊②,微头痛,心下有水气。宜服甘遂丸,针期门,泻之。寸口脉洪大,胸胁满,宜服生姜汤,针上管、期门、章门。初持寸口中脉如细坚状,久按之大而深。动,苦心下有寒,胸胁苦痛,阴中痛,不欲近丈夫也,此阴逆,刺期门,入六分,又刺肾俞,入五分,可灸胃管七壮。

[千金]凡一切疟,无问远近,正仰卧,以线量两乳间,中屈,从乳向下灸度头,随年壮,男左女右。胸痹痛,心痛,灸期门随年壮,穴在第二肋端,乳直下一寸半。奔豚,灸期门百壮,穴直两乳下,第一肋端傍一寸五分。水疰口中涌水,经云:肺来乘肾,食后吐水,灸期门,随年壮。

[外台]崔氏灸痃气法:从乳下即数至第三肋下,共乳上下相当,稍似近肉接腰骨外取穴孔。即是灸处,两相俱灸。初下火各

---

① 濈:汗出貌。
② 愊:烦闷,郁结。

灸三壮。明日四壮,每日加一壮,至七壮,还从三壮起,至三十日即罢。上灸法,若点时,拳脚点即拳脚灸。若舒脚点时,还舒脚灸。

[玉龙赋]兼大敦,能治坚痃疝气。

[席弘赋]期门穴主伤寒患六日过经犹未汗,但向乳根二肋间,又治妇人坐产难。

[百证赋]兼温溜,治伤寒项强。

[通玄赋]期门退胸满,血膨而可止。

[天星秘诀]兼三里,治伤寒过经不出汗。

[捷径]治产后噎。

[针灸问对]十二经始于手太阴之云门,以次而传,终于足厥阴之期门。期门者,肝之募也。伤寒过经不解,刺之,使其不再传也。妇人经脉不调,热入血室,刺之,以其肝藏血也。胸满腹胀,胁下肥气,凡是木郁诸疾,莫不刺之,以其肝主病也。

[图翼]一妇人患伤寒,热入血室,医者不识。许学士曰:小柴胡已迟,当刺期门,予不能针,请善针者针之。如言而愈。

针灸经穴图考卷之七

任 脉 经 穴

起于曲骨,终于龈交,计二十四穴。

(1)曲骨 (2)中极 (3)关元 (4)石门 (5)气海 (6)阴交 (7)神阙 (8)水分 (9)下脘 (10)建里 (11)中脘 (12)上脘 (13)巨阙 (14)鸠尾 (15)中庭 (16)膻中 (17)玉堂 (18)紫宫 (19)华盖 (20)璇玑 (21)天突 (22)廉泉 (23)下颐 (24)龈交

任 脉 经 穴

[素·骨空论]任脉者,起于中极之下,滑伯仁曰:任者,妊也。任脉为人生养之本。[类经]中极,任脉穴名,在曲骨上一寸,中极之下,即胞宫之所。任冲督三脉皆起于胞宫,而出于会阴之间。任由会阴而行于腹,督由会阴而行于背,冲由会阴出,并少阴而散于胸中。**以上毛际前阴之会,循腹里**即中极穴,**上关元脐下三寸,至咽喉**[灵·本输篇]缺盆之中,任脉也,名曰天突,**上颐循面入目。**[新校正]案:《难经》《甲乙经》无上颐循面入目六字。[素·气府论]任脉之气所发者,二十八穴,目下各一,下唇一,龈交一。[甲乙]承泣在目下七分,直瞳子,阳跷、任脉、足阳明之会。承浆在颐前下唇之下,足阳明、任脉之会。龈交在唇内,齿上龈缝中。[王注]督脉、任脉,二经之会。**任脉为病,男子内结七疝**《难经》《脉经》作任之为病,其内苦结,男子为七疝。徐灵胎曰:结,坚凝滞也。任脉起胞门,行腹,故为内结。七疝者,一厥,二盘,三寒,四癥,五附,六脉,七气。或

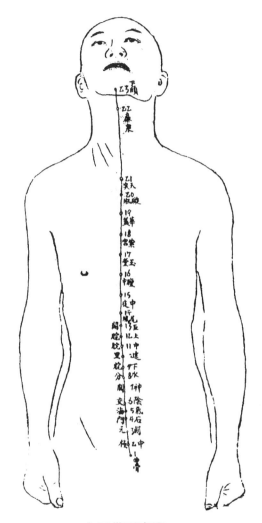

云：寒、水、筋、血、气，狐癞也，**女子带下瘕聚**。瘕，加、驾二音。带下，赤白带下也。瘕瘕，瘕也；聚，积聚也。瘕者，假物成形；聚者，凝聚不散也。盖男阳属气，女阴属血。故病亦殊也。

　　[灵·五音五味篇]冲脉、任脉皆起于胞中，上循背里，为经络之海。背里，《甲乙》作脊里。其浮而外者，循腹右上行《甲乙》无右字，注

云：上一作右，会于咽喉，别而络唇口，血气盛则充肤热肉，血独盛澹渗皮肤，生毫毛。澹渗，《甲乙》作渗灌。

[素・气府论]任脉之气所发者，二十八穴，喉中央二[王注]谓廉泉、天突二穴也。膺中骨陷中各一谓旋机、华盖、紫宫、玉堂、膻中、中庭六穴也。鸠尾下三寸，胃脘五寸，胃脘以下至横骨六寸半一，腹脉法也鸠尾至曲骨十四俞。下阴别一谓会阴一穴也。目下各一谓承泣二穴也。下唇一谓承浆穴。龈交一龈交穴也。

[灵・经脉篇]任脉之别，名曰尾翳，下鸠尾，散于腹。实则腹皮痛，虚则痒搔《甲乙》作搔痒。取之所别也。案：尾翳，鸠尾也。《甲乙经》云：任脉之别是也。《类经》谓：任脉之络名屏翳，即会阴穴。殊失考矣。

[素・上古天真论]女子二七而天癸至，任脉通，太冲脉盛，月事以时下，故有子。冲为血海，任主胞胎。二者相资，故能有子。七七任脉虚，太冲脉衰少，天癸竭，地道不通，故形坏而无子也。

曲骨—名屈骨

[甲乙]在横骨上、中极下一寸，毛际陷者中[千金]肾藏卷：名屈骨，在阴上横骨中央宛曲如却月中央是，动脉应手，任脉、足厥阴之会[素・气府论王注]自鸠尾至曲骨十四穴，并任脉气所发，刺入一寸五分，留七呼，[铜人]针二寸。[大成]《素》注：针六分，又云针一寸。[图翼]一曰刺八分。灸三壮[铜人]灸七壮至七七壮。

[甲乙]膀胱胀者，小腹满而气癃，曲骨主之。小便难，水胀满，出少，转胞不得溺，曲骨主之。妇人下赤白沃后，阴中干痛，恶合阴阳，少腹膜坚，小便闭，曲骨主之。《千金》作刺屈骨入一寸半，灸三壮。

[千金]失精，五藏虚竭，灸屈骨端五十壮。阴上横骨中央，宛曲如却月中央是也，此名横骨。霍乱，走哺，转筋，灸小腹下横骨中央，随年壮。腹中满，小便数起，灸玉泉下一寸，名尿胞，一名屈骨

端。灸二七壮,小儿以意减之。曲骨主小腹胀,血癃,小便难。水肿,胀,灸百壮。

中极—名气原　玉泉

[甲乙]膀胱募也,[脉经]膀胱募在中极。在脐下四寸。[素·气府论王注]关元下一寸。[西法]即膀胱部也。足三阴、任脉之会,刺入二寸,留七呼,[素·气府论王注]刺入一寸二分。[刺禁论]刺少腹中膀胱,溺出,令人少腹满。[铜人]针八分,留十呼,得气即泻。灸三壮。[外台]孕妇不可灸。[铜人]可灸百壮至三百壮。

[甲乙]脐下疝,绕脐痛,冲胸不得息,中极主之。奔豚上抢心,甚则不得息,忽忽少气,尸厥,心烦痛,饥不能食,善寒中,腹胀引胭而痛,少腹与脊相控暴痛,时窘之后,中极主之。丈夫失精,中极主之。女子阴中痒,腹热痛,乳余疾,绝不足《千金》作绝子内不足,子门不端,少腹苦寒,阴痒及痛,经闭不通,中极主之。

[脉经]尺脉牢,腹满,阴中急。宜服葶苈子茱萸丸,针丹田、关元、中极。

[千金]妇人胞落,颓,灸玉泉五十壮三报。奔豚,腹肿,不得息,灸中极五十壮,一名玉泉。治腰痛,小便不利,苦胞转方:灸玉泉七壮,穴在关元下一寸。大人从心下度取八寸,是玉泉穴。小儿斟酌取之。中极主腹中热痛。

[外台]《千金》男阴卵偏大癞法:灸玉泉百壮,报之,在脐下四寸。

[医学入门]中极主妇人下元冷,虚损,月事不调,赤白带下,灸三遍,令生子。

[神农经]治血结成块,月水不调,产后恶露不止,脐下积聚疼痛,血崩不止,可灸十四壮。

[太乙歌]兼气海,中极,三里,刺治小腹便澼。

[大成]妇人断绪四度,针即有子。[通玄指要赋注]经云:太

子尸厥，越人刺维会而复苏。此即玉泉穴。真起死回生奇术。

关元—名次门、下纪、大中极

[甲乙]小肠募也[脉经]小肠募在关元，在脐下三寸。[素·气穴论]下纪者，关元也。[外台]《素女经》：脐下三寸，名曰关元，主藏魂魄，妇人之胞，三焦之府，常所从上。[图翼]此穴处人身上下四旁之中，故又名大中极，乃男子藏精，女子蓄血之处。[西法]内藏膀胱。足三阴、任脉之会，刺入二寸，留七呼，[素·气穴论王注]刺入两寸。[气府论注]刺入一寸二分。[千金]妇人刺之则无子。[铜人]针八分，留三呼，泻五吸。[明堂]娠妇禁针，若针而落胎，胎多不出，针外昆仑立出。灸七壮。[铜人]灸百壮至三百壮。

[灵·寒热病篇]身有所伤，血出多及中风寒，若有所堕坠，四支懈惰《甲乙》作解㑊不收，名曰体惰《甲乙》作体解，取其小腹脐下三结交。三结交者，阳明、太阴，脐下三寸关元也。

[素·举痛论]寒气客于冲脉，冲脉起于关元，随腹直上，寒气客则脉不通，脉不通则气因之，故揣动应手矣。

[甲乙]奔豚，寒气入小腹，时欲呕，伤中，溺血，小便数，背脐痛引阴，腹中窘急欲凑，后泄不止，关元主之。石水，痛引胁下胀，头眩痛，身尽热，关元主之。胞转不得溺，少腹满，关元主之。暴疝，少腹大热，关元主之。气癃，溺黄，关元及阴陵泉主之。女子绝子，衃血在内不下，关元主之。

[脉经]关脉芤，大便去血数斗者，以膈俞伤故也。宜服生地黄并生竹皮汤，灸膈俞。若重下去血者，针关元；甚者，宜服龙骨丸，必愈。关脉伏，中焦有水气，溏泄，宜服温脾丸，针关元，利小便，溏泄便止。关脉濡，苦虚冷，脾气弱，重下病。宜服赤石脂汤、女萎丸，针关元，补之。尺脉浮，下热风，小便难，宜服瞿麦汤，滑石散，针横骨、关元，泻之。尺脉紧，脐下痛，宜服当归汤，灸天枢，针关元，补之。尺脉滑，血气实，妇人经脉不利，男子溺血。宜服朴硝

煎、大黄汤，下去经血，针关元，泻之。尺脉弱，阳气少，发热骨烦，宜服前胡汤、干地黄汤、茯苓汤，针关元，补之。尺脉芤，下焦虚，小便去血。宜服竹皮生地黄汤，灸丹田、关元，亦针补之。尺脉伏，小腹痛，癥疝，水谷不化，宜服大平胃丸、桔梗丸，针关元，补之。尺脉濡，苦小便难［千金］脚不收风痹。宜服瞿麦汤、白鱼散，针关元，泻之。尺脉迟，下焦有寒。宜服桂枝丸，针气海、关元，补之。尺脉实，小腹痛，小便不禁。宜服当归汤，加大黄一两，以利大便，针关元，补之，止小便。尺脉牢，腹满，阴中急。宜服葶苈子茱萸丸，针丹田、关元、中极。脉来紧细实长至关者，任脉也。动苦少腹绕脐，下引横骨、阴中切痛，取脐下三寸。

［千金］妇人绝子不生，胞门闭塞，灸关元三十壮，报之。一切痢，灸关元三百壮，十日灸，并治冷痢，腹痛，在脐下三寸。治哕，灸脐下四指，七壮。脐下绞痛，流入阴中，发作无时，此冷气也，灸关元百壮。奔豚，灸关元百壮。气淋灸关元五十壮。石淋，脐下三十六种病，不得小便，灸关元三十壮［翼方］一云百壮。关元主胞闭塞，小便不通，劳热石淋。主胞转、气淋，又主小便数。主寒热不节，肾病不可以俯仰，气癃，尿黄。主遗尿。主泄痢不止。主身热头痛，进退往来。主寒热悽索，气上不得卧。主癫疝，主暴疝痛。

［外台］《肘后》疗霍乱苦绕脐痛急者法：灸脐下三寸，三七壮，名关元，良。［集验］疗石水，痛引胁下，胀，头眩痛，身尽热，灸关元。疗霍乱，若吐止而下痢不止方：灸脐下一夫约上，二七壮。

［扁鹊心书］绍兴间，刘武军中步卒王超者，本太原人，后入重湖为盗，曾遇异人，授以黄白住世之法，年至九十，精彩腴润，能日淫十女不衰。后被擒，临刑监官问曰：汝有异术，信乎？曰：无也，唯火力耳。每夏秋之交，即灼关元千炷，久久不畏寒暑，累日不饥。

至今脐下一块如火之暖。岂不闻土成砖，木成炭，千年不朽，皆火之力也。死后，刑官令剖其腹之暖处，得一块非肉非骨，凝然如石，即艾火之效耳。故《素问》云：年四十，阳气衰，而起居乏；五十体重，耳目不聪明矣；六十阳气大衰，阴痿，九窍不利，上实下虚，涕泣皆出矣。夫人之真元乃一身之主宰，真气壮则人强，真气虚则人病，真气脱则人死。保命之法，灼艾第一，丹药第二，附子第三。人至三十，可三年一灸脐下三百壮；五十，可二年一灸脐下三百壮；六十，可一年一灸脐下三百壮，令人长生不老。余五十时，常灸关元五百壮，即服保命丹、延寿丹，渐至身轻体健，羡进饮食。六十三时，因忧怒，忽见死脉于左手寸部，十九动而一止，乃灸关元、命门各五百壮。五十日后，死脉不复见矣。每年常如此灸，遂得老年康健。窦材灸法，中风半身不遂，语言蹇涩，乃肾气虚损也，灸关元五百壮。伤寒少阴证，六脉缓大，昏睡自语，身重如山，或生黑靥，噫气、吐痰、腹胀、足指冷过节，急灸关元三百壮可保。伤寒太阴证，身凉足冷过节，六脉弦紧，发黄紫斑，多吐涎沫，发燥热，噫气，急灸关元、命关各三百壮。脑疽发背，诸般疔疮恶毒，须灸关元三百壮以保肾气。虚劳咳嗽，潮热，咯血吐血六脉弦紧，此乃肾气损而欲脱也，急灸关元三百壮，内服保元丹可保性命。水肿膨胀、小便不通，气喘不卧，此乃脾气大损也，急灸命关二百壮，以救脾气，再灸关元三百壮，以扶肾水，自运消矣。脾泄注下，乃脾肾气损，二三日能损人性命，亦灸命关、关元各二百壮。休息痢下五色脓者，乃脾气损也，半月间则损人性命，亦灸命关、关元各三百壮。霍乱吐泻，乃冷物伤胃，灸中脘五十壮，若四肢厥冷，六脉微细者，其阳欲脱也，急灸关元三百壮。若伤寒后或中年久嗽不止，恐成虚劳，当灸关元三百壮。中风病方书灸百会、肩井、曲池、三里等穴多不效，此非黄帝正法，灸关元五百壮，百发百中。中风失音乃肺肾气损，金水不生，灸关元五百壮。小便下血乃房事劳损肾气，灸关元二百壮。砂石淋诸药不效，乃肾家虚火所凝也，灸关元三百壮。上消病日饮水三五升，乃心肺壅热，又嗒①冷物，伤肺肾之气，灸关元一百壮，可以免死。或春灸气海，秋灸关元三百壮，口生津液。中消病多食而四肢羸瘦，困倦无力，乃脾胃肾虚也，当灸关元五百壮。腰足不仁，行步少力，乃房劳损肾，以致骨痿，急灸关元五百壮。耳轮焦枯，面色渐黑，乃肾劳也，灸关元五百壮。中年以上之人，口干舌燥，乃肾水不生津液也，灸关元三百壮，若误服凉药，必伤脾胃而死。中年以上之人，腰腿骨节作疼，乃肾气虚惫也，风邪所乘之证，灸关元三百壮。若服辛温除风之药，则肾水愈涸，难救。腿腘间发赤肿，乃肾气风邪着骨，恐生附骨疽，灸关元二百壮。老人气喘，乃肾虚气不归海，灸关元二百壮。老人大便不禁，乃脾肾气衰，灸左命关、关元各二百壮。两眼昏黑，欲成内障，乃脾肾气虚所致，灸关元三百壮。破伤风，牙关紧急，项背强直，灸关元穴百壮。

　　[医学入门]关元主诸虚损及老人泄泻、遗精、白浊，令人生子。

　　[大成]关元主脐下结血，状如覆杯，妇人带下，月经不通，绝嗣不生，胞门闭塞，脉漏下血，产后恶露不止。

　　[神农经]治痃癖、气痛，可灸二十一壮。

　　[玉龙赋]合涌泉、丰隆，为治尸劳之例。兼带脉多灸堪攻肾败。

　　[席弘赋]治小便不禁。兼照海、阴交、曲泉、气海，同泻，治七疝痛，如神。

　　[百证赋]无子收阴交、石关之乡。

　　[图翼]主治积冷，诸虚百损，脐下绞痛，渐入阴中，冷气入腹，小腹奔豚，夜梦遗精，白浊五淋，七疝，溲血，小便亦涩，遗沥，转胞

---

① 嗒：同"啐"，尝。

不得溺,妇人带下瘕聚,经水不通,不妊,或妊娠下血,或产后恶露不止,或血冷月经断绝,但是积冷虚乏皆宜灸。阴证伤寒及小便多,妇人赤白带下,俱当灸此,多者千余壮,少亦不下二三百壮,活人多矣,然须频次灸之,仍下兼三里,故曰:若要丹田安,三里不曾干。一传治妇人产后血气痛,子宫不成胎。

[聚英]阴毒阴证,阴病盛,则微阳消于上,故沉重,四肢逆冷,脐腹筑痛,厥逆或冷,六脉沉细,灸关元、气海。

[寿世保元]阴厥者,始得之。身冷脉沉,四肢厥逆,足踡卧,唇口青,或自利不渴,小便色白,宜四逆理中汤之类。灸关元百壮,鼻尖有汗为度。

[外治寿世方]夏天道路受热,忽然昏倒,名中热。又用布蘸滚水更换熨脐与脐下三寸。醒后,仍忌食冷水,饮之复死。

石门—名利机、精露、丹田、命门

[甲乙]三焦募也,在脐下二寸[西法]内藏膀胱,任脉气所发,刺入五分,留十呼,灸三壮[素·气府论王注]刺入六分,留七呼,灸五壮,女子禁不可刺,灸中央,不幸使人绝子。[千金翼]石门、关元二穴,在带脉下,相去一寸之间,针关元主妇人无子,针石门则终身绝嗣。

[甲乙]脐下疝,绕脐痛,石门主之。奔豚气上,腹䐜痛,口强不能言,茎肿前引腰,后引小腹,腰髁①坚痛,下引阴中,不得小便,两丸蹇,石门主之。[千金]刺石门,入五分,在脐下二寸,忌灸,绝孕。三焦胀者,气满于皮肤中,壳壳而不坚,石门主之。水肿腹大,水胀,水气行皮中,石门主之。心腹中卒痛而汗出,石门主之。气痛,癃,小便黄,气满塞,虚则遗溺,身时寒热,吐逆,溺难,腹满,石门主之。腹满疝积,乳余疾,绝子,阴痒,刺石门。

---

① 髁:古同"髋",胯。

［千金］大便闭塞，气急心坚满，灸石门百壮。泄痢不禁，小腹绞痛，灸丹田百壮，三报。血淋灸丹田，随年壮。石门主小腹中拘急痛。主不欲食，谷入不化。水肿，人中满，灸百壮。

［外台］张文仲灸丹田三壮，疗水肿，女子禁灸。《千金翼》尿黄法：灸石门穴，五十壮。甄权云：主妇人因产，恶露不止。

［扁鹊心书］妇人脐中及下部出脓水，此由真气虚脱，冲任之血不行，化为脓水，或从脐中，或从阴中，淋沥而下，不治即死。灸石门穴二百壮，服姜附汤愈。生产出血过多，或早于房事，或早作劳动，致损真气，乃成虚劳。脉弦而紧，咳嗽发热，四肢常冷，或咯血吐血，灸石门三百壮。

［聚英］阴证，小便不利，阴囊缩，腹痛欲死者，灸石门。

［图翼］一传，欲绝产，灸脐下二寸三分，阴动脉中三壮。［景岳全书］此当自脐中至骨际，折作五寸约之。或至七七壮即终身绝孕。

气海—名脖胦、下肓

［甲乙］在脐下一寸五分。［大成］脐下一寸半，宛宛中，男子生气之海。［西法］内包小肠。［素·腹中论］肓之原在脐下。［王注］脐下谓脖胦，在脐下二寸半。［新考正］《气府论》王注：脖胦在脐下寸半，与《甲乙》《外台》同，则《腹中论》注作二寸半，误也。任脉气所发，［灵·九针十二原篇］肓之原出于脖胦。刺入一寸三分［素·气府论王注］刺入一寸二分，留七呼，灸五壮。［外台］甄权云：孕妇不可灸。［铜人］针八分，得气即泻，泻后宜补之，可灸百壮。

［灵·四时气篇］腹中常鸣［甲乙］作雷鸣，气上冲胸，喘不能久立。邪在大肠，刺肓之原，巨虚上廉、三里。小腹控睾，引腰脊，上冲心《甲乙》作上冲心肺。邪在小肠者，连睾系，属于脊，贯肝肺，络心系。气盛则厥逆，上冲肠胃，熏肝肺，散于肓，结于脐，故取之肓原以散之，刺太阴以予之，取厥阴以下之，取巨虚下廉以

去之。

［甲乙］少腹疝，卧善惊，气海主之。

［脉经］尺脉弦，小腹疼，小腹及脚中拘急，宜服建中汤、当归汤，针气海，泻之。

［千金］治妇人水泄痢方：灸气海百壮，三报。疗产后阴下脱方：脐下横文灸二七壮。治小儿遗尿方：灸脐下一寸半，随年壮。癥瘕，灸气海百壮。奔豚灸气海百壮。气海主小腹疝气，游行五藏，腹中切痛。

［外台］甄权云：主下热，小便赤，气痛，状如刀搅。

［医说］枢密孙公抃生数日，患脐风已不救，家人乃盛以盘将送诸江，道遇老媪，曰：儿可活，即与俱归，以艾炷脐下。遂活。

［图翼］昔柳公度曰：吾养生无他术，但不使元气佐喜怒，使气海常温尔。今人既不能不以元气佐喜怒，若能时灸气海使温，亦其次也。余旧多病，常若短气，医者教灸气海，气遂不促，自是每岁一二次灸之，以救气怯故也。凡藏虚气惫，及一切真气不足，久疾不瘥，皆宜灸之。治一切气块，灸百壮。治脐下三十六疾，小腹痛欲死者，灸之即生。

［玉龙赋］兼璇玑，治尪羸喘促。

［席弘赋］治五淋须更针三里。兼水分，治水肿。兼照海、阴交、曲泉、关元，同泻，治七疝、小腹痛，如神。

［百证赋］针三阴与气海，专司白浊久遗精。

［灵光赋］兼血海，疗五淋。

［入门］气海多灸能令人生子。主一切气疾，阴证痼冷，及风寒暑淫水肿，心肿膨胀胁痛，诸虚癥瘕，小儿囟不合。

［寿世保元］治中寒阴证神法，灸气海、丹田、关元二十七壮。治呃逆方：灸气海三五壮。

［济阳纲目］治关格证，吐逆而小便不利，急宜先灸气海、天枢

等穴各三七壮,其吐必止,然后以益元散等药利小便。

[外治寿世方]小便不通,甘遂末水调敷脐下一寸三分,内以甘草稍煎汤饮之。又方,韭白煎浓汁,洗脐下一寸三分即通。又蜗牛捣,贴脐下一寸三分,以手摩之,加麝香少许更妙。偏身水肿欲死者,以青布十七层贴脐下,用滚水烧酒一大壶熨之。妊娠伤寒热病保胎法:用井底泥入灶心土敷于脐下。或加青黛,如干再涂。妊娠小便不通,葱白二十根细切,和盐炒熨脐下。催生方:乌梅一个,巴豆三个,胡椒七粒,研末,捣成膏,酒醋调,贴脐下,即产。

[大成]浦江郑义宗患滞下,昏仆目上视,溲注汗泄,脉大,此阴虚阳暴绝,得之病后酒色。丹溪为灸气海渐苏,服人参膏数斤愈。

阴交—名少关、横户

[甲乙]在脐下一寸,[图翼]一曰,当膀胱上际。[西法]自脐之中心,度之恰好一寸,内有小肠。**任脉气冲之会**。[新考正]气冲乃冲脉之误。[外台]任脉、冲脉、少阴之会。《奇经考》同。刺入八分[铜人]得气即泻,泻后宜补,灸五壮。[千金翼]灸多绝孕。[外台]孕妇不可灸。

[难经]下焦者,当膀胱上口,主分别清浊,主出而不内,以传道也。其治在脐下一寸。[徐注]名阴交穴。

[甲乙]贲豚上腹膜坚,痛引阴中,不得小便,两丸骞,阴交主之。水肿,水气行皮中,阴交主之。阴疝引睾,阴交主之。舌纵涎下,烦闷,阴交主之。女子手脚拘挛,腹满疝,月水不通,乳余疾,绝子,阴痒,阴交主之。

[肘后]治鬼击病方。鬼击之病,得之无渐,卒著如刀刺状,胸胁腹内绞急切痛,不可抑按,或即吐血,或鼻中出血,或下血,一名鬼排,灸脐下一寸三壮。治霍乱,若吐止而利不止者,灸脐一夫纳

中,七壮,又云脐下一寸,二七壮。

[千金]大小便不通,灸三壮。转胞,灸随年壮。水肿,气上下,灸百壮。妇人胞落颓,灸身交五十壮,三报。在脐下月横交中。治白崩方:灸小腹横文,当脐孔直下,百壮。治腰痛,小便不利,苦胞转方:灸脐下一寸,随年壮。阴交主肠鸣濯濯,如有水声。主水胀,水气行皮中,小腹皮敦敦然,小便黄,气满。主五藏游气。

[外台]《肘后》疗痢,纯下白如鼻涕者方:灸脐下一寸五十壮良。阴交主惊不得眠,善断水气。

[大成]阴交主妇人血崩、月事不绝、带下、产后恶露不止、绕脐冷痛、绝子、阴痒、贲豚上腹、小儿陷囟。

[标幽赋]阴交,阳别而定血晕。

[神农经]治脐下冷痛,可灸二十一壮。

[玉龙赋]兼三里、水分,治鼓胀。

[席弘赋]兼照海、曲泉、关元、气海,同泻,治七疝,小腹痛,如神。治小肠气撮痛连脐,急泻此穴,更于涌泉取气,甚妙。兼百会、太冲、照海,治咽喉疾。

[百证赋]兼三里,治中邪霍乱。无子取阴交,石关之乡。

[图翼]一传治腹内风寒走痛、胀疼。

[寿世保元]小脐风以艾灸脐下,即活。

[伤寒准绳]凡伤寒,小便不通,刺任脉一穴,在脐下一寸,用长针,入八分,又次支沟二穴,在手腕后三寸两骨之间陷中,针入二分。

[良方集腋]中暑,二便不通,田螺三个,青盐三分,上二味,捣烂贴脐下一寸,大小便即通矣。

神阙—名气舍

[甲乙]脐中[西法]中藏小肠,禁不可刺,刺之令人恶疡,遗矢者死

不治。[素·气穴论]脐一穴。[王注]脐中也不可刺,刺之使人脐中恶疡,溃,矢出者,死不可治。若灸者,可灸三壮。[铜人]灸百壮。[图翼]一曰,纳炒干净盐满脐,上加厚姜一片,盖定,灸百壮,或以川椒代盐亦炒。

[金匮]凡中暍死,不可使得冷,得冷便死,疗之方:屈草带绕暍人脐,使三两人溺其中,令温。[良方集腋]暑热道中,中热卒死,以路上热土围脐,令人溺尿其中即活。

[甲乙]水肿大,脐平,灸脐中,无理不治。肠中常鸣,时上冲心,灸脐中。绝子,灸脐中,令有子。

[肘后]灸卒死方:灸脐中百壮。

[千金]妇人胞落颓,灸脐中三百壮。小儿肠痫之为病不动摇,灸脐五十壮。一切痫皆治,亦治湿冷,灸脐中,稍稍二三百壮。少年房多短气,盐灸脐孔二七壮。霍乱已死,有暖气者,以盐纳脐中,灸二七壮。治气淋方:脐中着盐,灸二壮。病寒冷,脱肛,灸脐中,随年壮。落水死方:解死人衣,灸脐中。凡落水经一宿犹可活。脐中主小腹疝气,游行五藏,绕脐痛,冲胸不得息。

[外台]《肘后》疗霍乱,苦烦闷急满方:以盐纳脐中,灸上二七壮。苏孝澄疗白虎病云:妇人丈夫皆有此病。妇人因产犯之,丈夫眠卧犯之,为犯白虎尔。其病口噤手拳,气不出,方:灸脐中七壮。《集验》疗水腹大,脐平者法:灸脐中,腹无文理者不可疗。

[古今录验]疗热结,小便不通利方:取盐填满脐中,大作炷,灸令热为度良。文仲疗卒死方:灸脐中百壮。《备急》疗小儿脱肛方:灸脐中三壮[千金]随年壮。甄权云:脐中主水肿,鼓胀,肠鸣状如雷声,时上冲心口,灸七壮至四百壮。

[扁鹊心书]肠癖下血,久不止,此饮食冷物损大肠气也,灸神阙穴三百壮。虚劳人及老人与病后大便不通,难服利药,灸神阙一百壮自通。老人滑肠困重,乃阳气虚脱,小便不禁,灸神阙

三百壮。

［本事方］治结胸灸法：巴豆十四枚，黄连七寸连皮用，上捣细末，用唾津和成膏，填入脐心，以艾灸其上，腹中有声，其病去矣。不拘壮数，以病退为度，才灸了，便以温汤浸手帕拭之，恐生疮也。

［原病式］淋，小便涩痛也。热容膀胱，郁结不能渗泄故也。严氏曰：气淋者，小便涩，常有余沥。石淋者，茎中痛，尿不得卒出。膏淋者，尿似膏出。劳淋者，劳倦即发，痛引气冲。血淋者，热即发，甚则溺血。以上五淋，皆用盐炒热，填满病人脐中，却用筋头大艾，灸七壮，或灸三阴交即愈。

［万病回春］治阴证冷极，热药救不回者，手足冰冷，肾囊缩入，牙关紧急，死在须臾，用大艾炷灸脐中，预将蒜捣汁擦脐上，后放艾多灸之。其脐上下左右各开八分、四分，用小艾炷灸至五壮为度。小儿水泄不止，五倍子为细末，陈醋调稀，熬成膏，贴脐上即止。

［医宗必读］敷脐法，治小便不通，独囊蒜一个，栀子三个，青盐少许，若捣敷脐中，良久即通，若不通，敷阴囊上立愈。

［图翼］主治阴证伤寒中风，不省人事，腹中虚冷伤惫，肠鸣泄泻不止，水肿鼓胀，小儿乳痢不止，腹大，风痫，角弓反张，脱肛。妇人血冷不受胎者，灸此永不脱胎。此穴在诸家俱不言灸，只云禁针。《铜人》云：宜灸百壮。有徐平仲者，卒中不省，桃源簿为灸脐中百壮始苏，更数月复不起。郑斜云：有一亲卒中风，医者为灸五百壮而苏，后年逾八十。向使徐平灸至三五百壮，安知其不永年耶？故神阙之灸，须填细盐，然后灸之，以多为良。若灸之三五百壮，不惟愈疾，亦且延年；若灸少，则时或暂愈，后恐复发，必难救矣。但夏月人神如脐，乃不宜灸。人有房事之后，或起居犯寒，以致脐腹痛极频危者，急用大附子为末，唾和作饼如大钱厚，置脐上，以大艾炷灸之。如仓卒难得大附，只用生姜，或葱白头切片代之亦

可。若药饼焦热，或以津唾和之，或另换之，直待灸至汗出体温为止。或更于气海、丹田、关元各灸二七壮，使阳气内通，逼寒外出，手足温暖，脉息起发，则阴消而阳复矣。干霍乱，即俗名搅肠痧也。急用盐汤探吐，并以细白干盐填满脐中，以艾灸二七壮，则可立苏。不孕灸神阙穴，先以净干盐填脐中，灸七壮，后去盐，换川椒二十一粒，上以姜片盖定，又灸十四壮，灸毕即用膏贴之，艾炷须如指大，长五六分许。

［简效方］二便不通，白矾末填满脐中，以新汲水滴之，觉冷透腹内即通。脐平者，以厚纸作环围环之。

［经验良方］治自汗、盗汗，五倍子为末，用津唾调，填满肚脐中，以绢帛紧缚一夜即止，加枯矾末少许更妙。又方，用何首乌为末，津唾调脐中即止。专治胞胎不下，萆麻二粒，巴豆一粒，麝香一分，贴脐中并足心，胎下即去之。

［卫生鸿宝］吸风法治阴证厥逆腹痛，鸡蛋一个，煎饼，胡椒七粒，研细，先放脐内，以热蛋饼贴上，冷即再换热饼，吸去阴风即愈。［曹氏经验方］或以鸡蛋十数个，煮滚，蛋头少去壳，对脐口掩上，蛋冷即换，以愈为度。［简便验方］阴证玉茎缩入腹内，大母鸡将脊劈破连毛放脐上，以手罨①鸡，须臾热透，玉茎即出。［仙拈集］阴寒腹痛，用二砂壶，各盛烧酒八分重，汤煮滚，倾去酒，将壶口对脐合住，使吸之紧，轮换，汗出即愈。

［良方集腋］噤口痢，田螺一个，捣碎，入麝香少许，罨脐中，引热下行即效。又方，水蛙一个，连肚肠捣烂，新瓦上烘热，入麝香三分，贴脐上，气通即思食。阴证垂绝，回阳蛋敷法，凡阴证将死而胸前微有热者，法用鸡蛋十数个，煮熟，将平者一头略去壳，开一圆孔，先将麝香少许安脐内，将鸡蛋对合脐上，稍冷又换一热蛋，须备

---

① 罨：捕鸟或捕鱼的网；覆盖。

数人将病者按住,恐蛋至六七枚时,病人要回阳发躁耳,换蛋至十余枚,其病乃愈。此救急之仙方也。

［外治寿世方］伤寒小便不通,蜗牛一个,用冰片少许,点入螺内,即化为水。滴脐中,立解。治寒泄,胡椒末和饭作饼,贴敷脐上,或胡椒大蒜作饼敷。又车前子、肉桂等份研末纳脐。治热泄,车前子捣汁,调甘草末、滑石末等份敷脐。梦遗,紫花地丁草捣为膏,贴脐立止。遗精,文蛤研细末,以女儿津调贴脐内,立止。石淋又名沙淋,生葱头同生盐捣融,敷肚脐上,其砂自出。急淋,阴肿,泥葱半斤煨热,杵烂贴脐上。大小便闭塞不通,雄鼠粪两头尖者是,研末纳脐中。大便不通用麝香,包肚脐内一二时即通。老年小便闭塞,上肉桂五钱为末,纳入脐内,以葱和面作饼盖之,扎好,小便立通。小便出血,芭菜捣敷脐上。小儿夜啼不止,黑牵牛子一钱,研极细末,水调敷脐上立止。脐风噤口,以艾叶烧灰填脐上,用帛缠之。孕妇出痘,腹痛胎动,益母草、莲蓬壳,俱烧存性,艾叶共研末,醋调敷脐,连换三次,胎自安。又或胎欲下及死胎不下,螳螂虫,连所堆泥一并焙末,加威灵仙同研,酒调丸,纳脐中,将膏药贴住,三炷香久为度,其胎即下。并治经闭不通,救雷击死,蚯蚓捣酒融敷脐上,半日即活。

［少林拳术秘诀］点按致死九穴之一,脐门穴即肚脐穴是也。

水分—名水分、中守

［甲乙］在下脘下一寸,脐上一寸,［入门］鸠尾下六寸。［西法］中藏小肠。任脉气所发。［图翼］当小肠下口,至是而泌别清浊,水液入膀胱,渣滓入大肠,故曰水分。刺入一寸［铜人］针八分,留三呼,泻五吸,又云,禁针,针之,水尽即死。［明堂］针五分,留三呼。［资生］不针为是,灸五壮。［外台］甄权云:孕妇不可灸。［铜人］水病灸大良。［明堂］水病灸七七壮至四百壮。

［甲乙］痓,脊强里紧,腹中拘痛,水分主之。

［肘后］治卒得鬼击方：灸脐上一寸七壮及两踵白肉际，取瘥。

［千金］治反胃，吐食，灸二十壮。治腹胀，绕脐结痛，坚不能食，灸百壮。

［外台］《千金》疗霍乱转筋欲死方：令四人手持足，灸脐上一寸十四壮，自不动，勿复持之。《集验》疗胃反食则吐出上气者方：灸脐上一寸二十壮。甄权云：水分主水病，腹肿。

［神农经］腹胀，水肿，可灸十四壮至二十一壮。

［太乙歌］腹胀泻此，兼三里、阴谷，利水消肿。

［玉龙赋］兼阴交，三里治鼓胀。

［百证赋］兼阴陵，能去水肿盈脐。

［席弘赋］兼气海，治水肿。

［天星秘诀］兼建里，治肚腹浮肿胀膨膨。

［图翼］洞泄，寒中，脱肛者，须灸水分穴百壮，内服温补药自愈。

下脘一名下管

［甲乙］在建里下一寸。［神农经］在中脘下二寸，脐上二寸。［入门］鸠尾下五寸。［图翼］当胃下口，小肠上口。［西法］中藏小肠。足太阴、任脉之会，刺入一寸，［铜人］针八分，留三呼，泻五吸。灸五壮。［外台］甄权云：孕妇不可灸。［铜人］灸二七壮止二百壮。

［甲乙］食饮不化，入腹还出，下脘主之。《千金》作先取下脘，后取三里，泻之。

［外台］下脘主六府之谷气不转。甄权云：主小便赤，腹坚硬。

［灵光赋］兼中脘，治腹坚。

［百证赋］兼陷谷，能平腹内肠鸣。

建里

［甲乙］在中脘下一寸，［入门］鸠尾下四寸。［大成］脐上三寸。［西法］

中藏小肠。刺入五分,留十呼[素·气府论王注]刺入六分,留七呼。[明堂]针一寸二分,灸五壮。[图翼]一云,宜针不宜灸,孕妇尤忌之。

[甲乙]心痛,上抢心,不欲食,支痛引鬲,建里主之。

[外台]《古今录验》:真心痛证,手足青至节,心痛甚者,旦发夕死,夕发旦死,疗心痛,痛及已死方:高其枕,柱其膝,欲令腹皮蹙柔,爪其脐上三寸胃管有顷,其患痛短气,欲令人举手者,小举手,问痛,瘥缓者止。张文仲疗卒腹痛方:令病人卧高枕一尺许,柱膝,使腹皮跶①气入胸,令人爪其脐上三寸,便愈。能干咽吞气数十过者弥佳。亦疗心痛。甄权云:建里主腹胀、逆气上并霍乱。

[千金]主霍乱、肠鸣、腹胀,可刺八分,泻五吸,疾出针。日灸二七壮至百壮。

[百证赋]兼内关,扫尽胸中之苦闷。

[天星秘诀]兼水分,治肚腹肿胀。

中脘一名太仓、胃脘、上纪、中管

[甲乙]胃募也[脉经]胃募在太仓,在上脘下一寸[入门]鸠尾下三寸,居心蔽骨与脐之中。[原注]《九卷》云:髃骭至脐八寸,太仓居其中,为脐上四寸。[西法]中藏胃府。手太阳、少阳、足阳明所生,任脉之会,刺入二分,[素·气穴论王注]刺入一寸二分。[铜人]针八分,留七呼,泻五吸,疾出针。灸七壮。[铜人]灸二七壮止二百壮。[明堂]日灸二七壮止四百壮。[图翼]孕妇不可灸。

[素·通评虚实论]腹暴满,按之不下,取手太阳经络者,胃之募也。[王注]手太阳经,经之所生,故取中脘穴,即胃之募也。

[难经]府会太仓。疏曰:府病治此。滑伯仁曰:太仓,一名中脘,在脐上四寸。六府取禀于胃,故为府会。

[甲乙]心下大坚,中脘主之。胃胀者,腹满,胃脘痛,鼻闻焦臭

---
① 跶:本义为道路平坦的样子。

妨于食,大便难,中脘主之,亦取章门。心痛有寒《千金》作身寒,难以俯仰,心疝气冲胃,死不知人,中脘主之。伤忧悁思气积,中脘主之。腹胀不通,寒中伤饱,食饮不化,中脘主之。小肠有热,溺赤黄,中脘主之。溢饮,胁下坚痛,中脘主之。

[脉经]寸口脉弱,阳虚,自汗出而短气,宜服茯苓汤,内补散,适饮食消息,勿极劳,针胃管补之。关脉浮,腹满不欲食,浮为虚满,宜服平胃散、茯苓汤、生姜前胡汤,针胃管,先泻后补之。关脉滑,胃中有热,滑为热实,以气满故不欲食,食即吐逆,宜服紫菀汤下之,大平胃丸,针胃管泻之。关脉弦,胃中有寒,心下厥逆,此以胃气虚,故而宜服茱萸汤,温调饮食,针胃管补之。关脉弱,胃气虚,胃中有客热,脉弱,为虚热作病。其虽云,有热不可大攻之,热去则寒起止,宜服竹叶汤,针胃管补之。关脉沉,心下有冷气,苦满吞酸,宜服白薇茯苓丸、附子汤,针胃管补之。关脉迟,胃中寒,宜服桂枝丸、茱萸汤,针胃管补之。关脉实,胃中痛,宜服栀子汤、茱萸乌头丸,针胃管补之。关脉牢,脾胃气寒,盛热,即腹满响响,宜服紫菀丸、泻脾丸,针灸胃管泻之。关脉洪,胃中热,必烦满,宜服平胃丸,针胃管,先泻之后补之。

[千金]小儿脾痫之为病,面黄,腹大,喜痢,灸胃脘三壮。治小儿暴痫者,身体正直如死人,及腹中雷鸣,灸太仓及脐中上下两旁各一寸,凡六处。积聚坚大如盘,冷胀,灸胃脘一百壮,三报,穴在巨阙下二寸是。虚劳吐血,灸胃管三百壮,亦主劳,呕逆,吐血,少食,多饱,多唾百病。心痛坚烦气结,灸太仓百壮。狂癫风痫吐舌,灸胃脘百壮。吐逆食不下,灸胃脘百壮,三报。心腹诸病,坚满烦痛,忧思结气,寒冷霍乱,心痛吐下食不消,肠鸣泄利,灸太仓百壮。腹中雷鸣相逐,食不化,逆气,灸上脘下一寸,名太仓,七壮。治中恶方:灸胃脘五十壮,愈。中脘主胁下坚满痛,主腹胀不通,痓,大便坚,忧思损伤,气积聚,腹中甚痛,作脓肿,往来上下,目黄,振寒。

主黄瘅。主冲疝冒死不知人。

[外台]《肘后》疗霍乱先腹痛者,灸脐上十四壮,名太仓,在心厌下四寸更度之。中管,主腹胀不通,心大坚,胃胀,霍乱出泄不自知,先取太溪,后取太仓之原。甄权云:中管主因读书得贲豚气,积聚,腹中胀,暴满,心痛,身寒,难以俯仰,冲疝冒,死不知人。心腹痛,发作肿聚,往来上下行,痛有休止,腹中热,善涎出,是蛔蛟也。鼻闻焦臭,大便难,小肠有热,尿赤黄,病温汗不出,有血溢水。

[总病论]伤寒饮水过多,腹胀气喘,刺中脘鸠尾下三寸。

[扁鹊心书]黄帝灸法,气厥,尸厥,灸中脘五百壮。急慢惊风,灸中脘四百壮。产后血晕,灸中脘五十壮。妇人无故风搐发昏,灸中脘五十壮。呕吐不食,灸中脘五十壮。窦材灸法,疟疾乃冷物积滞而成,不过十日半月自愈,若延绵不绝乃成脾疟,气虚也,久则元气脱尽而死,灸中脘及左命关各百壮。尸厥不省人事,又名气厥,灸中脘五十壮。妇人卒厥,凡无故昏倒,乃胃气闭也,灸中脘即愈。

注:贪食多欲之妇,多有此证。

[医学入门]中脘主伤者及内伤脾胃,心脾痛,疟疾,痰晕,痞满,番①胃,能引肾中生气上行。

[大成]东垣曰:气在于肠胃者,取之足太阴、阳明,不下,取三里章门中脘。又曰:胃虚而致太阴无所禀者,于足阳明募穴中引导之。

[玉龙赋]兼腕骨,疗脾虚黄疸。合上脘,治九种心疼。

[百证赋]主治积痫。

[灵光赋]兼下脘,治腹坚。

[捷径]治食噎。

陈修园曰:服凉药尚能食而热,可灸此穴。

---

① 番:同"翻"。

上脘 一名胃脘、上管

[甲乙]在巨阙下一寸五分。[千金]在巨阙下一寸。[外台]一寸五分。[分寸歌]脐上五寸。去蔽骨三寸。[入门]鸠尾下二寸。[西法]中藏胃府。任脉、足阳明、手太阳之会，刺入八分。[图翼]留七呼。[铜人]先补后泻，风痫热病先泻后补，立愈。灸五壮。[千金]日灸二七壮至百壮，三报，孕妇不可灸。

[甲乙]头眩病，身热汗不出《千金》作烦满汗不出，上脘主之。心痛有三虫，多羡《千金》作多涎，不得反侧，上脘主之。饮食不下，膈塞不通，邪在胃脘。在上脘则抑而下之，在下脘则散而去之。寒中伤饱，食饮不化，五藏膜，满胀，心腹胸胁支满，胀则生百病，上脘主之。心下有鬲，呕血《千金》作心膈下呕血，上脘主之。

[脉经]寸口脉洪大，胸胁满，宜服生姜汤、白薇丸，亦可紫菀汤下之。针上管、期门、章门。关脉细，脾胃虚，腹满，宜服生姜茱萸蜀椒汤、白薇丸，针灸三管。

[千金]心下坚，积聚冷胀，灸上脘百壮，三报，穴在巨阙下一寸。上脘穴在心下二寸，灸七壮，治马黄，黄疸等病。霍乱若吐下不禁，两手阴阳脉俱疾数者，灸心蔽骨下三寸，又脐下三寸，各六七十壮。五尸者，飞尸、遁尸、风尸、沉尸、尸疰也。其状腹痛胀急，不得气息，上冲心胸，旁攻两胁，或块垒踊起，或牵引腰背，灸心下三寸十壮。五毒疰，不能饮食，百病灸心下三寸，胃脘十壮。上脘主腹胀，五藏胀，心腹满。

[外台]《肘后》疗霍乱，若烦闷急满，法：灸心厌下三寸，七壮，名胃脘。甄权云：上管主心风惊悸不能食，心下有隔，呕血，目眩。

[神农经]治心疼积块，呕吐，可灸十四壮。

[玉龙赋]合中脘治九种之心疼。

[太乙歌]兼丰隆刺治心疼，呕吐，伤寒，吐蛔。

[百证赋]合神门，治发狂奔走。

[捷径]治风痫，热病，蛔虫，心痛。

巨阙

［甲乙］心募也。［脉经］心募在巨阙在鸠尾下一寸。［肘后］在心厌尖尖四下一寸。［分寸歌］脐上六寸五分。［金鉴］在两歧骨下二寸。［西法］中藏胃府。任脉气所发，刺入六分，留七呼，［素·气府论注］刺入一寸六分。［图翼］一曰，刺三分。［铜人］得气即泻灸五壮。［铜人］灸七壮，止七七壮。

［甲乙］热病胸中澹澹，腹满暴痛，恍惚不知人，手清，少腹《千金》作心腹满，瘕疝，心痛气满不得息，巨阙主之。狂，妄言，怒，恶火，善骂詈，巨阙主之。息贲时唾血，巨阙主之。胸胁支满，瘕疝引脐腹痛，短气烦满，巨阙主之。狐疝，惊悸少气，巨阙主之。霍乱，巨阙主之。

［脉经］寸口脉滑，阳实，胸中壅满，吐逆，宜服前胡汤，针太阳，巨阙，泻之。寸口脉伏，胸中逆气，噎塞不通，是胃中冷气上冲心胸。宜服前胡汤、大三建丸，针巨阙，上管，灸膻中。寸口脉沉，胸中引胁痛，胸中有水气，宜服泽漆汤，针巨阙，泻之。关脉微，胃中冷，心下拘急。宜服附子汤、生姜汤、附子丸，针巨阙，补之。关脉数，胃中有客热。宜服知母丸、除热汤，针巨阙，上管，泻之。

［肘后］治心疝发作，有时激痛难忍方：灸心鸠尾下一寸，名巨阙，及左右一寸，并百壮。又与物度颈及度脊如之，令正相对也，凡灸六处。

［千金］小儿心痛之为病，面赤，心下有热，短气息微数，灸心下第二肋端宛宛中，此为巨阙。治小儿卒腹皮青黑方：以酒和胡粉傅上，若不急治，须臾便死。又，灸脐上下左右，去脐半寸，并鸠尾骨下一寸，凡五处各三壮。心痛不可按，烦心，巨阙主之。心痛暴，恶风，灸巨阙百壮。巨阙穴在心下一寸，灸七壮，治马黄黄疸急疫等病。吐逆不得食，灸巨阙五十壮。上气咳逆，胸满短气，牵背痛，灸巨阙、期门各五十壮。霍乱若先心痛及先吐者，灸巨阙七壮，在心一寸，不效更灸如前数。巨阙主膈中不利，主呕吐胸满，主咳唾血，主咳嗽，主霍乱泄注。

[外台]《肘后》疗霍乱先吐者方：灸心下一寸,十四壮,又并疗下痢不止。上气,灸五十壮,名巨阙,正心厌尖头下一寸是也。又,疗霍乱神秘起死灸法：以物横度病人口,中屈之,从心鸠尾度以下,灸度下头五壮,横度左右,复灸五壮,此三处并当先灸中央毕,更横度左右也。又灸脊上以物围令正当心厌,又夹脊左右一寸各七壮,是腹背各灸三处。张文仲疗卒心痛方：闭气忍之数十过,并以手大指按心下宛宛中取瘥。《备急》疗卒死而四肢不收,失便者方：灸心下一寸,脐上三寸,脐下四寸,各百壮,良。

[扁鹊心书]鬼邪着人,灸巨阙五十壮,脐下三百壮。风狂妄语,乃心气不足,为风邪客于包络也,先服睡圣散,灸巨阙穴七十壮,灸疮发过,再灸三里五十壮。

[医学入门]巨阙主九种心痛,痰饮吐水,腹痛息贲。

[神农经]治心腹积气,可灸十四壮。治小儿诸痫病,如口哆吐沫,可灸三壮,艾炷如小麦。

[百证赋]兼刺膻中,能除膈痛饮蓄难禁。

[良方集腋]小儿慢惊风,肢体逆冷痰滞,咽喉如牵锯状,唇绛面青,口鼻气微,昏睡露睛,速用胡椒七粒,生栀子七个,葱白七枚,飞面一撮,上四味研末杵和,再加鸡蛋白半个,调匀摊青布上,贴小儿心窝一日夜,除去有青黑色即愈。如不愈,再贴一个,愈后仍当服补脾之药。

鸠尾——名尾翳、䯏骭

[甲乙]在臆前蔽骨下五分。[素·气府论王注]鸠尾,心前穴名也。其正当心蔽骨之端,言其骨垂下如鸠鸟尾形,故以为名也。鸠尾在臆前蔽骨下五分,人无蔽骨者,从歧骨际下行一寸。[新校正]《甲乙经》一寸半为鸠尾处也。[金鉴]巨阙上一寸。[西法]即胸骨体之下端也。中藏胃府,俗称心窝部。[图考]从脐中央上量七寸,在歧骨下一寸,蔽骨下五分。**任脉之别,不可灸刺。**[外台]甄权

云：宜针不宜灸。[铜人]禁灸，灸之令人少心力，大妙手方针，不然针取气多，令人夭。针三分，留三呼，泻五吸，肥人倍之。[明堂]灸三壮。

[灵·九针十二原篇]膏之原，出于鸠尾。

[经脉篇]任脉之别，名曰尾翳，下鸠尾，散于腹。实则腹皮痛，虚则痒搔，取之所别也。

[甲乙]喉痹，食不下，鸠尾主之。

[千金]小儿牛痫之为病，目正直视，腹胀，灸鸠骨及大椎各三壮，烧牛蹄末服之，良。小儿囟陷方：灸脐上下各半寸，及鸠尾骨端。又，足太阴各一壮。心痛，暴绞急绝欲死，灸神府百壮，在鸠尾正心，有忌。少年房多短气，灸鸠尾头五十壮。漏，灸鸠尾骨下宛宛中，七十壮。鸠尾主胸满咳逆。主心寒胀满不得食。息贲唾血，厥心痛，善哕，心疝，太息。主腹痛搔痒。主热病偏头痛引目外眦。

[外台]《千金》疗卒大便脱肛方：灸鸠尾骨上七壮。

[肘后]客忤死方：横度口中，折之令上，头着心下，灸下头五壮。卒心痛方：横度病人口折之，以度心厌下，灸度头三壮。

[席弘赋]鸠尾能治五般痫，若下涌泉人不死。

[图翼]主治心惊悸，神气耗散，癫痫狂病。

[少林拳术秘诀]点按致死九穴之一，当门穴，又名血穴，即当胸正心口也。

[汉药神效方]突然吐血不止，或晕绝者，灸鸠尾穴数百壮，有奇效。

中庭

[甲乙]在膻中下一寸六分陷者中。[入门]鸠尾上一寸。[新考正]在蔽骨上五分。任脉气所发，仰而取之。刺入三分，灸五壮。

[甲乙]胸胁支满，鬲塞《千金》作膈塞，饮食不下，呕吐，食复出，中庭主之。

［千金］心痛，冷气上，灸龙颔百壮。在鸠尾头上行一寸半，不可刺之。

［大成］小儿吐乳汁，灸中庭一壮。

膻中—名元儿、上气海、胸堂

［甲乙］在玉堂下一寸六分，陷者中。［难经］玉堂下一寸六分，直两乳间陷者是。［千金］横直两乳间。［外台］直两乳间陷者中。［肘后］在胸前两边，对乳胸厌骨解间，指按觉气翕翕尔是也。一云正胸中。［神应经］在两乳间折中取之，有陷是穴。［金鉴］中庭上一寸六分。**任脉气所发，仰而取之。**［大成］足太阴、少阴、手太阳、少阳、任脉之会。**刺入三分。**［铜人］［明堂］禁针。［图翼］刺之不幸，令人夭。灸五壮。［明堂］灸七壮，止二七壮。

［灵·海论］膻中者，为气之海，其输上在于柱骨之上下，前在于人迎。气海有余者，气满胸中，悗息面赤。气海不足，则气少不足以言。

［难经］上焦者，在心下，下膈在胃上口，主内而不出。其治在膻中，玉堂下一寸六分，直两乳间陷者，是气会。三焦外一筋直两乳内也。疏曰：气病治此。滑伯仁曰：即膻中，为气海者也。谢坚白曰：三焦当作上焦，凡上气不下，及气噎、气隔、气痛之类，均宜求此穴灸之。

［甲乙］咳逆上气，唾喘短气不得息，口不能言，膻中主之。

［脉经］寸口脉芤，吐血，微芤，者衄血，空虚，血去故也。宜服竹皮汤、黄芪汤，灸膻中。寸口脉伏，胸中逆气，噎塞不通，是胃中冷气上冲心胸。宜服前胡汤、大三建丸，针巨阙、上管，灸膻中。

［肘后］救卒死尸蹶方：灸膻中二十八壮。

［千金］吐血唾血，灸胸堂百壮，不可针。胸痹心痛，灸膻中百壮，穴在鸠尾上一寸，忌针。上气厥逆，灸胸膛百壮，穴在两乳间。上气咳逆，胸痹背痛，灸胸膛百壮，不针。上气咳逆，短气，灸膻中百壮。霍乱

转筋，在两臂及胸中者，灸手掌白肉际七壮，又灸膻中、中府、巨阙、尺泽，并治筋拘头足，皆愈。瘿恶气方：灸胸堂百壮。膻中主卒痛烦心，心中懊恼，数欠频伸，心下悸而悲恐。胸堂主羊尿，灸一百壮。

［医学入门］膻中主哮喘，肺痈，咳嗽，瘿气。

［神农经］上气喘咳，可灸七壮。

［玉龙赋］兼天突，医喘嗽。

［百证赋］兼巨阙针之，能除膈痛蓄饮难禁。

［图翼］一传治伤寒风痰壅盛。

［本草纲目］伤寒阳毒，热盛昏迷者，以冰一块置于膻中，良。亦解烧酒毒。

［外治寿世方］治积痰方：顶大葱白头二三十个，略捣烂入锅内炒热，俟微温，涂于胸坎，不久积痰自出。

玉堂—名玉英

［甲乙］在紫宫下一寸六分，［分寸歌］膻中上一寸六分陷者中，任脉气所发，仰头取之。刺入三分，灸五壮。

［甲乙］胸中满不得息，胁痛骨疼，喘逆上气，呕吐烦心，玉堂主之。

［大成］玉堂主胸膺疼痛，心烦咳逆，呕吐寒痰。

［百证赋］兼幽门，能治烦心呕吐。

紫宫

［甲乙］在华盖下一寸六分，［分寸歌］膻中上三寸二。陷者中，任脉气所发，仰头取之。刺入三分，灸五壮。

［甲乙］胸满支满，痹痛骨疼，饮食不下，呕《千金》作咳逆气上，烦心，紫宫主之。

［大成］主咳逆吐血，唾如白胶。

华盖

[甲乙]在璇玑下一寸,[入门]璇玑下一寸六分。[分寸歌]膻中上四寸八。[金鉴]紫宫上一寸六分。陷者中,任脉气所发,仰头取之。刺入三分,灸五壮。

[甲乙]咳逆上气,喘不能言,华盖主之。胸胁支满,痛引胸中,华盖主之。

[大成]华盖主喉痹,咽肿,水浆不下。

[百证赋]兼气户,治胁肋疼痛。

璇玑

[甲乙]在天突下一寸,[金鉴]华盖上一寸中央陷者中,任脉气所发,仰头取之。刺入三分,灸五壮。

[甲乙]胸满痛,璇玑主之。喉痹咽肿《外台》作咽痛,水浆不下,璇玑主之。

[玉龙赋]兼气海,治尪羸喘促。

[席弘赋]治胃中有积,兼三里功多。

[百证赋]兼神藏,治膈满项强已试。

天突—名天瞿、玉户

[甲乙]在颈结喉下二寸,[千金][外台]在颈喉结下五寸。[素·气穴论、骨空论王注]在颈喉结下四寸。[新校正]案:《甲乙经》云,天突在结喉下五寸。[外台注]尚德案五,《甲乙》作三。[金鉴]璇玑上一寸。[新考正]是穴在缺盆中央,《骨度篇》所谓结喉以下至缺盆中长四寸,又谓缺盆以下至髃骭①长九寸者,皆即以天突一穴为缺盆之中央也,《气府论》王注谓:在颈结喉下四寸是也。俗本《甲乙》作二寸。《外台》作五寸。皆误也。**中央宛宛中**。[图考]在胸骨上端以手按之,

---

① 髃骭:髃:肩骨。骭,胸前缺盆骨。

形如半月,靠胸骨上际陷凹处阴维任脉之会,低头取之。[素·气穴、气府、骨空论王注]低针取刺入一寸,留七呼,[铜人]针五分,留三呼,得气即泻。若下针当直下,不得低手,即五藏之气伤令人短寿。[明堂]针一分灸三壮。[铜人]灸不及针。[素·气府论注][明堂]灸五壮。

[灵·本输篇]缺盆之中,任脉也,名曰天突。

[忧恚无言篇]人卒然无音者,寒气客于厌,则厌不能发,发不能下,至其开阖不利,故无音。刺之奈何? 曰:足之少阴,上系于舌,络于横骨,终于会厌。两泻其血脉,浊气乃辟,会厌之脉,上络任脉,取之天突,其厌乃发也。

[素·骨空论]其上气有音者,治其喉中央,在缺盆中者。[王注]中,谓缺盆两间之中央,天突穴,在颈结喉下四寸,中央宛宛中。

[甲乙]咳上气,喘,暴喑不能言,及舌下挟缝青脉,颈有大气,喉痹,咽中干,急不得息,喉中鸣,翕翕寒热,项肿,肩痛,胸满,腹皮热,衄,气短哽,心痛,瘾疹,头痛,面皮赤热,身肉尽不仁,天突主之。喉痛喑不能言,天突主之。

[千金]上气气闭,咳逆咽冷,声破喉猜,灸天瞿五十壮一名天突。天突主喉鸣,暴忤,气哽。主瘘,头痛①。

[扁鹊心书]一人患喉痹,痰气上攻,咽喉闭塞,灸天突穴五十壮,即可进粥,服姜附汤一剂,即愈。

[神农经]治气喘咳嗽,可灸七壮。

[玉龙赋]兼膻中,医咳嗽。

[灵光赋]治喘痰。

[百证赋]兼肺俞,治咳嗽连声。

[图翼]天突治一切瘿瘤初起者,灸之妙。

[大成]许氏曰:此穴一针四效。凡下针后良久,先脾磨食,觉

---

① 主瘘,头痛:参校本作"主漏,颈痛"。

针动为一效。次针破病根,腹中作声为二效。次觉流入膀胱为三效。然后觉气流行入腰后肾堂间为四效矣。

[衷中参西录]治痰厥,点天突穴法,穴在结喉下宛宛中。点时屈手大指(指甲长须剪之)以指甲贴喉,指端着穴,直向下用力(勿斜向里),其气即通。指端当一起一点,令痰活动,兼频频挠动其指端,令喉痒作嗽,其痰即出。

廉泉—名本池、舌本

[甲乙]在颔下结喉上,舌本下[大成]仰面取之。[图考]在结喉上约三四分,颔下约寸许,即颈部弯曲纹中。阴维任脉之会。刺入二分,留三呼,灸三壮[素·气府论王注]刺入三分。

[甲乙]咳,上气,穷诎,胸痛者,取之廉泉。取廉泉者,血变乃止。舌下肿,难以言,舌纵涎出,廉泉主之。

[千金]治诸风,次灸廉泉一处七壮,穴在当头之下,骨后陷者中。

[百证赋]兼中冲,堪攻舌下肿痛。

[汉药神效方]重舌秘方,于颔下正中廉泉穴灸四五壮,则小舌缩而愈。

下颐—名龈基

[素·骨空论]髓空一,在龂基下龂,通龈,音银,齿根肉也。[王注]当颐下骨陷中,有穴容豆,中诰名下颐。

[千金]唇里,穴正当承浆里边,逼齿龈,针三锃,治马黄、黄疸、寒暑、瘟疫等病。

龈交

[甲乙]在唇内齿上龈缝中。[图考]在上唇内,由二门牙缝中上行约三

分，其肉微有陷凹。[素·气府论王注]督脉、任脉二经之会。[外台]在手阳明经。[奇经考]督、任、足阳明之会。刺入三分，灸三壮。[图翼]逆刺之，点烙亦佳。

[素·缪刺论]齿龋，刺手阳明，不已，刺其脉入齿中，立已。[王注]手阳明脉贯颊入下齿中，足阳明脉循鼻外入上齿中也。

[甲乙]目痛不明，龈交主之。齿间出血者，有伤酸，齿床落痛，口不可开引鼻中，龈交主之。鼻中息肉不利，鼻头额頞中痛《外台》作颔颔中痛，鼻中有蚀疮，龈交主之。

[肘后]救卒死方：视其上唇里弦弦者，有白如黍米大，以针决去之。

[千金]上龈里，穴正当人中及唇，针三铤，治马黄、黄疸等病。龈交主鼻室喘息不利，鼻喎僻多涕，鼽衄有疮。

[外台]龈交主痓，烦满，寒热，口僻，癫疾互引。

[大成]龈交主小儿面疮癣久不除，点烙亦佳。

[百证赋]专治鼻痔。

督脉经穴

起于泉门，终于水沟，计二十九穴。左右二穴，中二十七穴。

(1)泉门 (2)会阴 (3)会阳 (4)长强 (5)腰俞 (6)阳关 (7)命门 (8)悬枢 (9)脊中 (10)中枢 (11)筋缩 (12)至阳 (13)灵台 (14)神道 (15)身柱 (16)陶道 (17)大椎 (18)哑门 (19)风府 (20)脑户 (21)强间 (22)后顶 (23)百会 (24)前顶 (25)囟会 (26)上星 (27)神庭 (28)素髎 (29)水沟

督脉经穴

[素·骨空论]督脉者，起于少腹以下骨中央，[王注]起非初起，亦犹任脉、冲脉起于胞中也，其实乃起于肾下至于少腹，则下行于腰横骨围之中央

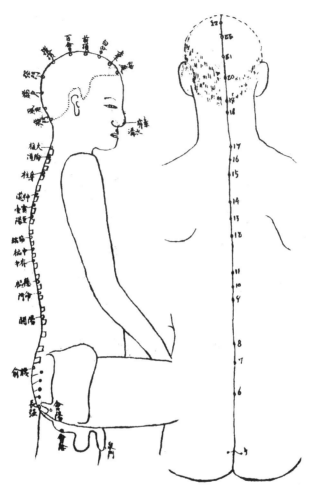

也。[类经]少腹,小腹也,胞宫之所居。骨中央,横骨下近外之中央也。[新考正]骨中央在腰下髋髀大骨之中间,即两阴之内部,此间前有横骨,后有尾骶骨,左右有髋髀大骨,四周皆骨,其形几如井栏,所以《素问》谓之骨中央。启玄谓之横骨围。今西学家亦名之为骨盘。**女子入系廷孔,其孔,溺孔之端也。**溺①,音鸟,去声。[张注]廷孔,阴户也。溺孔之端,阴内之产门也。此言督脉起于少腹之

---

① 溺:原文作"漏",据前文"溺孔之端也"改。溺,《集韵》奴吊切,与"尿"同,小便也。

内,故举女子之产户以明之,当知男子之督脉亦起于少腹内,宗筋之本处也。故下文曰:其男子循茎下至篡,与女子等。盖此节举女子则男子可知,下节论男子则与女子等也。其络循阴器合篡间,绕篡后,篡,初患切。[王注]督脉别络,自溺孔之端分而各行,下循阴器,乃合篡间也。所谓间者,谓在前阴后阴之间也,自两间之后已复分而行,绕篡之后。[类经]篡,交篡之义,谓两便争行之所,即前后二阴之间也。别绕臀,至少阴与巨阳中络者,合少阴上股内后廉,贯脊属肾,臀,音屯。[王注]别,谓别络分而各行之于焦也。足少阴之络者,自股内后廉贯脊属肾,足太阳络之外行者,循髀枢络股阳而下。其中行者,下贯臀,至腘中与外行络合。故言少阴与巨阳中络,合少阴上股内后廉贯脊属肾也。张隐庵曰:此言督脉循阴器之下,从后臀贯脊,在十四椎之间,从命门而入内属肾,盖命门乃督脉所入之门,故越人以右肾名为命门,谓督脉主阳而右肾属火也。两肾中间之命门穴在十四椎下,前与脐平对。与太阳起于目内眦,上额交巅上,入络脑,还出别下项,循肩髆内,侠脊①抵腰中,入循膂络肾。髆,音博;膂,吕同。[类经]此亦督脉之别络,并足太阳之经上头下项,侠脊抵腰中,复络于肾。若其直行者,自尻上循脊里上头,由鼻而至于人中也。张隐庵曰:《根结篇》曰,太阳根于至阴,结于命门,命门者,目也。督脉之从上而下者,起于太阳之命门,上额,交巅,络脑,出项,循肩,抵腰,下膂,络肾。是起于阳者,出于上之命门,而入于下之命门也。盖太阳与督脉,乃阴中之生阳,本于先天之水火,为性命始生之门,故上下出入之处,皆名命门。上节曰贯脊,属肾,此节曰循膂,络肾。犹藏脉之属藏络府,府脉之属府络肾藏。督脉之从下而上,从上而下,皆从命门而入属络于两肾者也。出于廷孔者,下起于阴而贯脊,属于右肾。与太阳起于目内眦者,起于阳而下膂,络于左肾。是以阴属阳,以阳络阴,阴阳交互之妙用也。夫男左女右,故上节论女子,此下论男子,良有以夫。其男子循茎下至篡,与女子等。茎,阴茎也。女子入系廷孔之溺孔,其男子则循茎下至篡,与女子之廷孔溺孔相等。所以申明任、冲、督三脉皆起于少阴而合于太阳也。其少腹《甲乙》作其小腹直上者,贯齐中央《甲乙》作贯脐腹中央,上贯心入喉,上颐,环唇,上系两目之下中央。《甲乙》作上系两目之中。[类经]案:此自少腹直上者,皆任脉

---

① 侠:通"夹",傍也。

之道，而本节列为督脉。《五音五味篇》曰：任脉、冲脉皆起于胞中，上循背里，为经络之海。然则前亦督也，后亦任也。故启玄子引古经云：任脉循背谓之督脉，自少腹直上者谓之任脉，亦谓之督脉。由此言之，则是以背腹分阴阳而言任督，若三脉者，则名虽异而体则一耳，故曰任脉、冲脉、督脉，一源而三歧也。滑伯仁曰：任督二脉，一源而二歧。一行于身之前，一行于身之后。人身有任督，犹天地之有子午可以分，可以合，分之以见阴阳之不离，合之以见浑沦之无间，一而二，二而一者也。[洗冤录]踢肾囊致死者，日久尸腐无所佐证，可蒸骨而验其牙床骨后根，其色必黑。案，督脉循阴器合篡间，上颐环唇，故肾囊受伤而上应于颐之牙床后根也。**此生病，从少腹上冲心而痛，不得前后，为冲疝。**少腹，《甲乙》作小腹。[类经]此督脉自脐上贯于心，故其为病如此。名为冲疝，盖兼冲任而为病者。**其女子不孕，癃痔，遗溺，嗌干。**癃，良中切。痔，音雉。嗌，音益。[类经]此在女子为不孕，癃痔，遗溺，嗌干等证，虽皆由此督脉所生，而实亦任冲之病。王氏曰：任脉者，女子得之以任养也。冲脉者，以其气上冲也。督脉者，以其督领经脉之海也。且此三脉皆由阴中而上行，故其为病如此。**督脉为病，脊强反折，**《难经》作脊强而厥。[类经]督脉贯于脊中，故令脊强反折而屈伸不利。**督脉生病治督脉，治在骨上，甚者在齐下营。**[王注]骨上，谓腰横骨上，毛际中，曲骨穴也。齐下，谓齐下一寸阴交穴。张隐庵曰：上文督脉为病，脊强反折。脊骨者，督脉之所循，故督脉生病，即治督脉。治督脉，治其脊骨也。故曰，治在骨上，若病甚者，在脐下营。脐下营，乃少腹以下骨中央，督脉所起之部也。

　　[素·气府论]**督脉气所发者二十八穴，项中央二**[王注]是谓风府、哑门二穴也。**发际后中八**谓神庭、上星、囟会、前顶、百会、后顶、强间、脑户八穴也。**面中三**谓素髎、水沟、龈交三穴也。**大椎以下至尻尾及傍十五穴**脊椎之间有大椎、陶道、身柱、神道、灵台、至阳、筋缩、中枢、脊中、悬枢、命门、阳关、腰俞、长强、会阳十五俞也，**至骶下凡二十一节，脊椎法也**通项骨三节共二十四节。

　　[灵·经脉篇]**督脉之别，名曰长强，挟膂**《甲乙》作挟脊上项，**散头上，下当肩胛左右，别走太阳，入贯膂，实则脊强，虚则头重高摇之，挟脊之有过者，取之所别也。**督脉之络名长强，在尾骶骨端别走任脉足

少阴者也。此经上头项、走肩背，故其所病如此。头重高摇之，谓力弱不胜而颤掉也。治此者，盖取所别之长强。

［难经］督脉者，起于下极之俞，并于脊里，上至风府，入属于脑。《甲乙》引此，"脑"下有"上巅循额至鼻柱，阳脉之海也"十二字。

［图翼］凡取脊间督脉诸穴，当于骨节突处取之，但验于鱼骨，为可知也。若取于节下，必不见效。

泉门—名龙门、玉门、前阴

［千金］在横骨当阴上际［素·骨空论王注］系廷孔，谓窈漏，近所谓前阴穴也。此穴卑，今废，不针灸。

［千金］妇人绝嗣不生，漏赤白，灸泉门十壮，三报，穴在横骨当阴上际。妇人胞落颓，灸龙门二十壮，三报，在玉泉，女子入阴内外之际。此穴卑，今废，不针灸。卒癫，灸阴茎上宛宛中三壮，得小便通，即瘥。《翼方》云：当尿孔上是穴。又灸阴头三壮。男阴缝穴，拔阴反向上灸，治马黄、黄疸等病，若女人，玉门是穴，男女针灸无在。百邪所病第十一针，阴下缝，灸三壮，女人即玉门头，名鬼藏。凡男颓，当骑碓轴，以茎伸置轴上，齐阴茎头前，灸轴木上，随年壮，即愈。

［外台］《深师》疗丈夫得妇人阴易之病，若因房室及诸虚劳，少腹坚，绞痛，阴缩，困笃欲死，方：灸阴头一百壮便瘥，可至三百壮皆愈，良无比，后生子如故无妨。

［图翼］《千金翼》曰：妇人遗尿不知时出，灸横骨当阴门七壮。

会阴—名屏翳

［甲乙］在大便前，小便后，两阴之间［图考］在睾丸之后肛门之前，中间以手按之，其中有陷处即会阴穴也。任脉别络，侠督脉、冲脉之会［千金］

属足少阴经。[大成]督由会阴而行背,任由会阴而行腹,冲由会阴而行足少阴。刺入二寸,留三呼[素·气府论王注]留七呼,灸三壮[大成][指微]禁针。

[甲乙]小便难,窍中热,实则腹皮痛,虚则痒搔,会阴主之。痔,会阴主之。凡痔与阴相通者死,阴中诸病,前后相引痛,不得大小便,皆主之。男子阴端寒,上冲心很很[外台]作狠狠,会阴主之。身肿,皮肤不可近衣,淫泺苛获,久则不仁,屏翳主之。女子血不通,会阴主之。

[千金]小儿暴痫,若腹满短气转鸣,次灸金门,在谷道前,囊后当中央是也,从阴囊下度至大孔前,灸之,可三壮或云随年壮。大人癫,小儿惊痫,灸囊缝二七壮。

[外台]《集验》灸卒颓法:牵阴头正上向,灸茎头所极,又牵下向谷道,又灸所极,又牵向左右髀直上行,灸所极,皆使正直勿偏,四处炷,随年壮佳。刘氏疗小儿疝气、阴囊核肿灸法:如一岁儿患,向阴下缝子下有穴灸三壮,瘥。五岁以上,即从阴上有穴灸之,即愈。

[斗门方]治癫痫,用艾于阴囊下谷道正门当中间,随年道灸之。

[大成]主阴汗,阴头疼,阴中诸病,前后相引痛,不得大小便,男子阴端寒冲心,窍中热,皮疼痛,谷道瘙痒,久痔相通。女子经水不通,阴门肿痛。卒死者,针一寸补之。溺死者,令人倒拖出水,针补,尿屎出则活,余不可针。

[图翼]一传治妇人产后昏迷,不省人事。

会阳—名利机

[甲乙]在阴尾骨两旁[诊则]在阴尾尻骨两旁开三寸。[金鉴]阴尾尻骨两旁五分许。[图考]此穴居于阴尾骨第一、二节之间,以手按之,顺其左右骨际旁而下针也,左右各一穴。此骨为极小之骨,不能指为一定在几节几分之中也。督脉气所发。刺入八分[图翼]刺二分,灸五壮[气府注]灸三壮。

[甲乙]肠中有寒《外台》作五藏腹中有寒热,泄注肠澼便血,会阳主之。

[图翼]属足太阳经,主治久痔,阳虚乏,阴汗湿。

长强—名气之阴郄、穷骨、厥骨、尾翠骨、龟尾、骨骶

[甲乙]督脉别络,在脊骶端[素·气穴论]脊骨下空,在尻骨下。[新校正]《甲乙经》长强在脊骶端,正在尻骨下。[神应]在骶骨端下三分。[大成]伏地取之。[西法]在脊骨之下端,肛门之上,去尾间骨端五分之处,少阴所结[铜人]足少阴、少阳所结会。[大成]足少阴、少阳之会,督脉络,别走任脉。刺入三分,留七呼[素·气穴论王注]刺入二分。[铜人]转针以大痛为度,灸三壮[铜人]灸不及针,日灸三十壮,止二百壮,此痔根本。

[灵·经脉篇]督脉之别,名曰长强,挟膂《甲乙》作脊上项,散头上,下当肩胛左右,别走太阳,入贯膂,实则脊强,虚则头重高摇之,挟脊之有过者,取之所别也。

[癫狂篇]治癫疾者,常与之居,察其所当取之处。病至,视之有过者泻之,置其血于瓠壶之中,至其发时,血独动矣。不动,灸穷骨二十壮《甲乙》作三十壮。穷骨者,骶骨也。狂而新发,未应如此者,先取曲泉左右动脉,及盛者见血,有顷已,不已,以法取之,灸骶骨二十壮[甲乙]云骶骨者,尾屈也。内闭不得溲,刺足少阴、太阳与骶上以长针。

[甲乙]痉,反折,心痛,形气短,尻膜涩,小便黄闭,长强主之。腰痛上寒,实则脊急强,长强主之。癫疾发如狂走者,面赤厚敦敦,不治,虚则头重,洞泄淋癃,大小便难,腰尻重,难起居,长强主之。小儿惊痫,瘛疭,脊强互相引,长强主之。小儿痫瘛,呕吐泄注,惊恐,失精,瞻视不明,眵䁾①,瘛脉及长强主之。

---

① 眵䁾:目昏目赤。

［千金］赤白下痢，灸穷骨，以灸数多为佳。五痔，便血，失屎，灸回气百壮，穴在脊穷骨上。病寒冷脱肛，历年不愈，灸龟尾七壮即后穷骨也。

［外台］《备急》疗小儿脱肛方：灸尾翠三壮，愈。

［千金翼］下漏五痔，疳虫食下部，刺三分，伏地取之，以大痛为度，灸亦良，日五十壮，至七日止，但不及针。

［玉龙赋］兼承山，灸痔最妙。

［席弘赋］连大杼行针，治小肠气痛。小儿脱肛患多时，先灸百会后长强。

［百证赋］兼百会穴，专治脱肛。刺长强与承山，善主肠风新下血。

［灵光赋］百会、龟尾治痢疾。

［天星秘诀］兼大敦，治小肠疝气。

［图翼］经验治少年注夏羸瘦，灸此最效。五痔便血最效，随年壮灸之。

［大成］小儿脱肛泻血，秋深不效，灸龟尾一壮。

［简易良方］治缩阴证方：用独头蒜切片，放在尾闾骨上，将陈艾置蒜片上，一灸即愈。

［良方集腋］小儿急惊风，其状身热痰甚，面红牙紧，忽然手足牵引，目睛上视，啼不出声，灸尾间骨下一指之间，三壮立愈，灸柱如绿豆大。

腰俞—名背解、髓空、腰户、腰柱

［甲乙］在第二十一椎节下间［大成］二十一椎下宛宛中，以挺身伏地舒身，两手相重支额，从四体后乃取其穴。［西法］在尾闾骨之上部。案，此穴以《素·水热穴论》考之当是二穴，但《王注》乃作一穴，疑有误。督脉气所发，刺入三分［素·气府论水热穴论王注］刺入二分。［缪刺论注］刺入二

寸。[新校正]《甲乙经》作二寸。[铜人]针八分,留三呼,泻五吸。[图翼]一日刺五分,留七呼,灸五壮[外台]灸三壮。[铜人]灸七壮至七七壮,慎房劳举重强力。

[素·缪刺论]邪客于足太阴之络,令人腰痛,引少腹控䏚①,不可以仰息,刺腰尻之解,两胂②之上,是腰俞,以月死生为痏③数,发针立已。[王注]腰尻骨间曰解,当中有腰俞,刺入二寸,留七呼。

[甲乙]腰以下至足清不仁,不可以坐起,尻不举,腰俞主之。乳子下赤白,腰俞主之。

[千金]腰背不便,转筋急痹筋挛,灸二十一椎,随年壮。大便下血,灸第二十椎,随年壮。腰卒痛,灸穷骨上一寸,七壮。左右一寸,各灸七壮。[肘后]治胁痛如打,月闭,溺赤,脊强互引反折,汗不出,刺腰俞,入二寸,留七呼,灸三壮,在第二十一椎节下间。

[扁鹊心书]腰俞穴在脊骨二十一椎下。治久患风腰痛,灸五十壮。寒湿腰痛,灸腰俞穴五十壮。

[卫生宝鉴]黄帝疗小儿疳瘦,脱肛体瘦,渴饮,形容瘦瘁,诸方不瘥,灸尾翠骨上三寸陷中三壮,兼三伏内,用柳汤水浴之,正午时灸。自灸之后,用帛子拭,见有疳虫随汗出,此法神效。

[席弘赋]兼环跳烧针,治冷风冷痹。

阳关

[素·骨空论王注]在第十六椎节下间[气府注]坐而取之。[西法]为第四腰椎部。督脉气所发,刺入五分,灸三壮。

---

① 䏚:季胁下方挟脊两旁空软部分。
② 胂:夹脊肉。
③ 痏:针刺的次数。

[素·骨空论]失枕,在肩上横骨间,折使榆臂齐肘正,灸脊中。[王注]榆,读为摇,摇谓摇动也。然失枕非独取肩上横骨间,缺盆穴乃当正形,灸脊中也。欲而验之,则使摇动其臂,屈折其肘,自项之下,横齐肘端,当其中间,则其处也,是曰阳关。

[甲乙]膝外廉痛,不可屈伸,胫痹不仁,阳关主之。

[千金]阳关主呕吐不止,多涎。

[灸法医学研究序]治瘰疬灸法,不论已烂未烂,皆能以灸愈之,穴在尾骶骨上四指阔的地方。以大艾炷灸十余壮,觉灸火自腰入腹,自腹入四肢,全身关节非常舒畅,轻则一次即愈,重则隔半月或一月再灸至愈为止。

命门—名属累

[甲乙]在十四椎节下间[图翼]一云平脐,用线牵而取之。[西法]当第二腰椎部。《千金方》云:治腰痛无不得效,惟此处骨虚,怯以手拍之,可立死,故曰命门。督脉气所发,伏而取之,刺入五分,灸三壮。[图翼]一曰刺三分,灸二十七壮。若年二十以上者,灸恐绝子。[洪氏集验方]灸劳法:以肚脐相对,取背脊骨灸之,甚妙。

[甲乙]头痛如破,身热如火,汗不出,瘛疭,寒热汗不出,恶寒里急,腰腹相引痛,命门主之。

[脉经]诸十二经脉者,皆系于生气之原。所谓生气之原者,非谓十二经之根本也,谓肾间动气也。此五藏六府之本,十二经之根,呼吸之门,三焦之原,一名守邪之神也。故气者,人根本也,根绝则茎枯矣。寸口脉平而死者,生气独绝于内也,其人便死,其脉不复。

[千金]妇人胞落颓,灸背脊当脐五十壮。腰痛不能俯仰者,令患人正立,以竹柱地,度至脐,断竹乃以度背脊,灸竹上头处,随年壮。灸讫藏竹,勿令人知。腰痛小便不利,苦胞转方:灸第十五椎

五十壮。治小儿疳湿疮方：灸第十五椎挟脊两旁七壮，未瘥加七壮。

［寿世保元］治痞积妙法：以双线系开元旧钱一个，悬于颈上适中处所，胸中直垂而下，孔对脐为率，却将顶上之线，悬于喉上，向背后垂下，至钱孔对脐而止。用墨点孔之中，再脐之两边点处，各灸一火，至十余壮，更服他药，痞积即消，其效甚速。又，治下血不止秘法：命门一穴，用篾①二条，自地至脐心截断，令患人平立取之，即向后自地比至脊尽处是穴，又须按其穴处疼，方可灸，不疼则不灸也，灸可七壮止，永断根不发。又灸肠风藏毒，便血久不止者，灸穴同上。

［图翼］凡大便下血，诸治不效者，但取脊骨中与脐相平，须按脊骨高突之处，觉酸疼者是穴，灸七壮即止。如再发即再灸七壮，永可除根。至于吐血衄血一切血病，百治不效者，经灸永不再发。遗精不禁者，灸五十壮立效。俗传此穴灸寒热多效。

［千金］丈夫痔漏下血，脱肛不食，长泄痢，妇人崩中去血，带下淋浊赤白，皆灸之。此侠两旁各一寸，横三间寸，灸之。

［神农经］治腰痛，可灸七壮。

［玉龙赋］治老人便多，兼肾俞着艾。

［标幽赋］兼肝俞，能使瞽士视秋毫之末。

［少林拳术秘诀］点按致死九穴之一，命门。即腰脊骨由下数上第七节也。

［大成］命门主寒热痎疟，骨蒸五藏热，小儿发痫，张口摇头，身反折角弓。

［外治寿世方］治疟方：胡椒、硫磺各二厘，研末，掺膏药上，贴背脊之正对肚脐眼处，过期即愈。

---

① 篾：劈成条的竹片。

[汉药神效方]吐血下血色黑者不可止,鲜血者可止,灸其命门有速效。

悬枢

[甲乙]在第十三椎节下间[图翼]在十二椎节下间。[西法]第一腰椎部,督脉气所发,伏而取之。刺入三分,灸三壮。

[甲乙]腹中积上下行,悬枢主之。

[外台]悬枢主水谷不化,下利,腰脊强。

脊中—名神宗、脊俞

[甲乙]在第十一椎节下间,督脉气所发,俯而取之。刺入五分,不可灸,灸则令人瘘。[素·气府论王注]禁不可灸,令人偻。[素·刺禁论]刺脊间中髓,为伛。[王注]伛,谓伛偻身媵①屈也。

[甲乙]腹满不能食,刺脊。黄瘅,刺脊中。

[千金]久冷五痔,灸脊中百壮。

[外台]崔氏灸痔法:令疾者平坐解衣,以绳当脊大椎骨中,向下量至尾株骨尖头讫,再折绳更从尾株尖头向上量,当绳头正下,即点之。高虢州初灸至一百壮,得瘥,后三年复发,又灸之便断,兼疗腰脚。脊中主腰脊强不得俯仰。

中枢

[素·气府论王注]在第十椎节下间,督脉气所发,俯而取之。刺入五分,灸三壮。

[素·气穴论]背与心相控而痛,所治天突与十椎。

[千金]眼暗,灸大椎下,数节第十,当脊中央灸二百壮,惟多为

---

① 媵:身体弯曲。

佳,至验。四肢寒热,腰疼不得俯仰,身黄腹满,食呕,舌直,灸第十一椎上及左右各一寸五分三处,各七壮。

［图翼］一传此穴能退热,进饮食,可灸三壮,常用效。

筋缩

［甲乙］在第九椎节下间,督脉气所发,俯而取之。刺入五分,灸三壮［素·气穴论注］灸五壮。［明堂］灸七壮。

［甲乙］狂走,癫疾,脊急强,目转上插,筋缩主之。小儿惊痫加瘛疭,脊急强,目转上插,筋缩主之。

［百证赋］兼水道,专治脊强。

至阳

［甲乙］在第七椎节下间,督脉气所发,俯而取之。刺入五分,灸三壮［明堂］灸七壮。

［素·刺热篇］七椎下间,主肾热。

［甲乙］寒热懈烂一本作"懒",淫泺胫酸,四肢重痛,少气难言,至阳主之。

［千金］卒疰忤攻心胸,灸第七椎,随年壮。

［神农经］治寒热胫痠,四肢重痛,咳嗽,可灸三壮至七壮。

［图翼］灸三壮,治喘气,立已。

［少林拳术秘诀］点按致死九穴之一,肺海穴,即头颈后脊骨第七节也,与下命门穴谓之上七下七,一点命毕是也。

灵台

［素·气府论王注］在第六椎节下间,督脉气所发,俯而取之。刺入三分,灸三壮。［图翼］刺三分。［大成］禁针。

［素·刺热篇］六椎下间主脾热。

[图翼]《甲乙经》无此穴,出《气府论注》。今俗以灸气喘不能卧及风冷久嗽,火到便愈。

神道

[甲乙]在第五椎节下间,督脉气所发,俯而取之。刺入五分,留五呼[铜人]禁针,灸三壮[素·气府论王注]灸五壮。[铜人]灸七七壮至百壮。

[素·刺热篇]五椎下间,主肝热。

[甲乙]身热头痛,进退往来,神道主之。

[肘后]治卒得咳嗽方:从大椎下第五节下,六节上空间,灸一处,随年壮。并治上气。[千金注]即神道穴。

[千金]治失欠、颊车蹉方:灸背第五椎,一日二七壮,满三日未瘥,灸气冲二百壮,胸前喉下甲骨中是,亦名气堂。治卒病恶风欲死,不能语及肉痹不知人。灸第五椎名曰藏俞,百五十壮,多至三百壮便愈。乏气,灸第五椎下,随年壮。

[外台]神道主痎疟,恍惚悲愁。

[卫生宝鉴]黄帝灸法疗中风眼戴上不能视者,灸第二椎并第五椎上各七壮,一齐下火,炷如半枣核大,立愈。

[百证赋]兼心俞,治风痫常发自宁。

[大成]小儿风痫瘛疭,可灸七壮。

身柱

[甲乙]在第三椎节下间,督脉气所发,俯而取之。刺入五分,留五呼,灸三壮[外台]灸五壮。[铜人]灸七七壮,止百壮。

[素·刺热篇]三椎下间主胸中热,四椎下间主鬲中热。

[甲乙]身热狂走,谵语见鬼,瘛疭,身柱主之。癫疾,怒欲杀人,身柱主之。

［千金］治卒中恶，若不能语，灸第三椎上，百壮。

［外台］《备急》疗得中风不能语者方：灸第三或第五椎上，百五十壮。

［大成］《难经》云：治洪长伏三脉，风痫发狂，恶人与火，灸三椎、九椎。

［神农经］治咳嗽，可灸十四壮。

［玉龙赋］能蠲嗽，除脊痛。

［百证赋］兼本神穴，治癫疾妙。

［乾坤生意］同陶道、肺俞、膏肓，治虚损五劳七伤紧要法。

［图翼］一传治四时伤寒。

［外治寿世方］治哮吼妙法，喉内有声而气喘者，是病发先一时，用凤仙花连根带叶熬出浓汁，乘热蘸汁在背心上用力擦洗，冷则随换，以擦至极热为止。无则用生姜擦之，再用白芥子三两，轻粉、白芷各三钱，共研为末，蜜调匀作饼，火上烘热，贴背心第三节骨上，热痛难受，正是拨动病根，切勿揭去，冷则启下，烘热再贴，不可间断，轻则贴一二日，重则贴五六日，永不再发。并治痰气结胸，及咳嗽痰喘。

［少林拳术秘诀］点按致死九穴之一气俞穴，即脑后脊骨第三节。

陶道

［甲乙］在大椎节下间［外台］在项大椎节下间。［分寸歌］二椎节后。［图考］在第一椎节下间，督脉、足太阳之会，俯而取之。刺入五分，留五呼，灸五壮。

［甲乙］头重目瞑，凄厥，寒热《外台》有"项强难以反顾"句汗不出，陶道主之。

［千金］治诸风，次灸陶道，一处七壮，穴在大椎节下间是。

［大成］陶道主痎疟寒热，洒淅脊强，烦满。

［乾坤生意］兼身柱、肺俞、膏肓，治虚损五劳七伤。

［百证赋］兼中膂俞，治岁热时行。

［图翼］传此穴善退骨蒸之热。

大椎—名百劳

［甲乙］在第一椎陷者中［肘后］大椎在项上大节高起者。［千金］［外台］在第一椎上陷中。［入门］一椎上平肩节中。［西法］适当第七颈椎与第一胸椎间。［图考］即项骨第七节下端与项下隆起之骨相接之间。三阳、督脉之会［铜人］手足三阳督脉之会。刺入五分［铜人］留三呼，泻五吸，灸五壮［铜人］灸以年为壮。

［伤寒论］太阳与少阳并病，头项强痛或眩冒，时如结胸，心下痞硬者，当刺大椎第一间肺俞、肝俞，慎不可发汗。太阳、少阳并病，心下硬，颈项强而眩者，当刺大椎、肺俞、肝俞，慎勿下之。

［甲乙］伤寒热盛，烦呕，大椎主之。痉，脊强互引，恶风时振慄，喉痹，大气满喘，胸中郁郁，气热，眗眗，项强，寒热，僵仆，不能久立，烦满，里急，身不安席，大椎①主之。灸寒热之法，先取项大椎，以年为壮数。

［千金］小儿羊痫之为病，喜扬目，吐舌，灸大椎上三壮。凡灸疟，必先问其病之所发者，先灸之。从头项发者，于未发前，预灸大椎尖头，渐灸过时止。短气不得语，灸大椎，随年壮。

［外台］《备急》疗瘴疟，服药后灸法：灸大椎三四十壮，无不断者。

［膏肓灸法］百劳穴在大椎上，针，主疟。

［卫生宝鉴］水渍入胃，名为溢饮，滑泄，渴能饮水，水下复泄，泄而大渴，此无药证，当灸大椎，以年为壮。

---

① 大椎：参校本作"大杼"。

[玉龙赋]百劳止虚汗。

[神农经]治小儿急慢惊风。

[捷径]治热不至肩。

[图翼]主治五劳七伤乏力,风劳食气,痰久不愈,肺胀胁满,呕吐上气,背膊拘急,项颈强不得回顾。一云能泻胸中之热及诸热气。若灸寒热之法,先大椎,次长强,以年为壮数。一云治身痛寒热风气痛。一云治衄血不止,灸二三十壮,断根不发。窦太师治诸虚寒热灸此。俗传以此治百病。

[寿世保元]治疟如神,令病人跣①足,于平正处并脚立。用绳一条,自脚板周匝截断,却于项前般过背上,两绳头尽处,脊骨中是穴。先点记,待将发,急以火灸之,三七壮。其寒热自止。此法曾遇至人传授,妙不可言,名曰背蓝穴也。

[治疗汇要]如疔生于督脉经行之地,若后项之正对口,头顶下之天庭,眉心中之印堂,鼻柱下之人中等处,最好刺百劳穴以泄毒。生头面者俱可刺。如患对口,项强不能转侧,刺后片时,即能活动,再刺委中穴,毒必解而转轻。刺法用三棱针轻刺挤出紫血,随以麻油食盐擦穴上,俾毒可透泄。

喑门—名舌横、舌厌、瘖②门

[甲乙]在后发际宛宛中[素·骨空论]髓空一在项后中复骨下。[王注]谓哑门穴也。[气府注]在项发际宛宛中,去风府一寸。[铜人]在项中央入发际五分宛宛中,入系舌本,督脉、阳维之会。仰头取之。刺入四分,不可灸,灸之令人喑。[铜人]针二分,可绕针八分,留三呼,泻五吸,泻尽更留针取之。禁灸,灸之令人哑。

[甲乙]项强,刺哑门。舌缓喑不能言,刺哑门。

---

① 跣:光着脚,不穿鞋袜。
② 瘖:同"哑"。

[外台]灸三壮,此以泻诸阳气。热衄,善噫,风头痛,汗不出,寒热,痉,脊强反折,瘈疭,癫疾,头重。

[医说]徐德占教衄者,急灸项后发际两筋间宛宛中,三壮,立止。盖血自此入脑注鼻中,常人以线勒颈后,尚可止衄,此灸决效无疑。

[兰室秘藏]止衄血法,治鼻血久不止。素有热而暴作者,诸药无验神法,以大纸一张,作八折或十折,于水内湿,置项中,以热熨斗熨至一重或二重纸干,立止。

[百证赋]兼关冲,治舌缓不语为紧要。

[图翼]主治中风尸厥,暴死不省人事。

[经验良方]治瘰疬痰核方:头后发际正中,灸七壮即愈。

风府—名舌本、鬼枕

[甲乙]在项上入发际一寸[分寸歌注]即百会后五寸半也。[入门]在脑户下一寸五分,大筋内宛宛中[素·气府论]项中央一穴。[王注]风府穴也。[骨空论]髓空在脑后三分,在颅际锐骨之下。[王注]是谓风府通脑中也。[图考]风府穴适当颈骨第一节之上,为生命呼吸中枢之地。案:风府、脑户、哑门三穴居延髓之处,有生活中枢、呼吸中枢、呕吐中枢、迷走中枢、血液舒缩中枢、体温中枢。疾言其肉立起,言休其肉立下。督脉、阳维之会[奇经考]督脉、足太阳、阳维之会。禁不可灸,灸之令人喑。刺入四分,留三呼[铜人]针三分,禁灸。

[灵·本输篇]项中央之脉,督脉也,名曰风府。

[寒热病篇]足太阳有通项入于脑者,正属目本,名曰眼系。头目苦痛,取之在项中两筋间。

[海论]脑为髓之海,其输上在于其盖,下在风府。

[素·热论]巨阳者,诸阳之属也,其脉连于风府,故为诸阳主气也。

[疟论]邪客于风府,循膂而下。卫气一日一夜大会于风府,明

日日下一节,故其作晏。每至于风府,则腠理开,腠理开则邪气入,邪气入则病作,以此日作稍益晏也。其出于风府,日下一节,二十五日下至骶骨,二十六日入于脊内,故日作益晏也。

[风论]风气循风府而上则为脑风。

[骨空论]风从外入,令人振寒,汗出头痛,身重,恶寒,治在风府。调其阴阳,不足则补,有余则泻。大风颈项痛,刺风府,风府在上椎。[王注]上椎谓大椎上入发际之一寸。

[甲乙]足不仁,刺风府。头痛项急,不得倾倒《外台》作不得顾侧,目眩,鼻不得喘息,舌急难言,刺风府主之。狂易多言不休,及狂走欲自杀,目反妄见,刺风府。暴喑不能言,喉嗌痛,刺风府。

[千金]小儿膈痫之为病,目反,四肢不举,灸风府,又灸项上鼻人中下唇承浆,皆随年壮。马痫之为病,张口摇头,马鸣欲反折,灸项风府、脐中三壮,病在腹中,烧马蹄末,服之,良。衄时痒痒,灸风府一穴四壮。不止,又灸。或灸涌泉二穴各百壮。风府穴在项后入发际一寸,去上骨一寸,针之治头中百病,马黄、黄疸等病。百邪所病,第六针大椎上入发际一寸,名鬼枕,火针七铤,铤三下。邪病卧瞑瞑不自知,风府主之,一名鬼穴。风府主喉嗌间痛。

[大成]昔魏武帝患风伤项急,华佗治此穴得效。

[席弘赋]风府、风池寻得到,伤寒百病一时消。又云:阳明一日寻风府。又云:从来风府最难寻,须用功夫度浅深,倘若膀胱气未散,更宜三里穴中寻。

[通玄赋]风伤项急求风府。

[图翼]一传治感冒风寒,呕吐不止。

脑户—名匝风、会额、合颅

[甲乙]枕骨上,强间后一寸五分。[素·骨空论]髓空一在脊骨上空,

在风府上。[王注]谓脑户穴也,在枕骨上,大羽后一寸五分宛宛中。[分寸歌]百会后四寸半,[图翼]一曰在发际上二寸。[金鉴]风府上一寸五分。[图考]枕骨即脑后隆起之骨,诸书云脑户在枕骨上。按:发内共十六,以发中十二寸度之,则脑户在发际上二寸五分,在风府上一寸五分,强间后一寸五分,适当枕骨下部。督脉、足太阳之会,此别脑之会。不可灸,令人喑[素·骨空论王注]不可妄灸,灸之不幸,令人喑,刺入三分,留三呼。[刺禁论]刺头中脑户入脑,立死。[铜人]禁不可针,针之令人哑不能言。

[甲乙]痓,目不眴,刺脑户。寒热,刺脑户。头重项痛,目不明,风眩脑中寒,重衣不热,汗出,头中恶风,刺脑户主之。癫疾,骨酸,眩,狂,瘛疭,口噤,羊鸣,刺脑户。喑不能言,刺脑户。

[外台]脑户主目赤痛不可视,面赤肿,舌本出血。

[少林拳术秘诀]点按致死九穴之一,脑后名脑海穴。

强间—名大羽

[甲乙]在后顶后一寸五分[金鉴]脑户上一寸五分。[西法]为后头颅顶之缝合部。[图考]去后发际四寸。督脉气所发。刺入三分,灸五壮[铜人]针二分,灸七壮。

[甲乙]癫疾,狂走,瘛疭,摇头,口㖞,戾,颈强,强间主之。

[外台]强间主头痛如针刺,不可以动,项如拔,不可左右顾。

[百证赋]兼丰隆,治头痛难禁。

后顶—名交冲

[甲乙]在百会后一寸五分,枕骨上[金鉴]强间上一寸五分。[图考]去后发际五寸五分。督脉气所发。刺入四分[铜人]针二分,灸五壮。

[甲乙]风眩,目眩,颅上痛,后顶主之。癫疾,瘛疭,狂走,颈项痛,后顶主之。后顶,顶后一寸五分。

[千金]狂走,瘛疭,灸玉枕上三寸。一云顶后一寸,灸百壮。

狂走癫疾,灸顶后二寸,十二壮。

[外台]后顶主目䀮䀮不明,恶风寒,眩,偏头痛。

[儒门事亲]后顶、强间、脑户、风府四穴不可轻用针灸,以避忌多故也。若有误,不幸令人喑。

百会—名三阳五会、巅上、天满

[甲乙]在前顶后一寸五分,顶中央旋毛中[肘后]在头顶凹中。[千金]顶心中。[神应]去前发际五寸,后发际七寸。[金鉴]后顶上一寸五分,直两耳尖顶陷中,陷可容指,[大成]在顶中央旋毛中,可容豆,直两耳尖。北溪陈氏曰:略退些子,犹天之极星居北。[图考]百会穴在颅顶之间,此骨左右两块,上接处如锯齿,成矢状缝,无容指与豆之陷凹。又云,顶中央旋毛中误,盖人发中旋毛生处不定,古书皆云生于百会穴之中,验之百人不能见其一二。督脉、足太阳之会[图翼]督脉、足太阳之会,手足少阳、足厥阴俱会于此。[大成]手足三阳、督脉之会。刺入三分[铜人]针二分,得气即泻,灸三壮[铜人]灸七壮,止七七壮。凡灸头顶,不得过七壮,缘头顶皮薄,灸不宜多。

[史记]《扁鹊传》虢太子尸厥,扁鹊乃使弟子子阳厉针砥石,以取外三阳五会。有间,太子苏。

[甲乙]顶上痛,风头重,目如脱,不可左右顾,百会主之。癫疾不呕沫,百会主之。耳鸣,百会主之。痎疟,百会主之。

[脉经]脉来中央浮,直上下痛者,督脉也。动苦腰背膝寒,大人癫,小儿痫也,灸顶上三丸。

[肘后]灸卒死尸蹷方:针百会,当鼻中,入发际五寸,针入三分,补之。

[千金]小儿脱肛方:灸顶上旋毛中,三壮即入。治诸风方:次灸百会一处七壮,穴在当顶上正中央是。治风,灸上星及百会各二百壮。一云治大风,灸百会七百壮。治猥退风,半身不遂,失音不语者,方:灸百会,次灸本神、承浆、风府等十一穴,各五百壮见卷

八。中风失音不能言语,缓纵不随,先灸天窗五十壮,息火仍移灸百会五十壮毕,还灸天窗五十壮者。始发先灸百会,则风气不得泄,内攻五藏,喜闭伏仍失音也,所以先灸天窗,次百会,佳。一灸五十壮,悉泄火势,复灸之,视病轻重,重者一处三百壮,大效。凡尸厥而死,脉动如故,此阳脉下坠,阴脉上争,气闭故也,针百会,入三分补之。疟觉小异即灸百会七壮,若后更发又七壮,极难愈者不过三灸。狂痫不识人,癫病风乱,灸百会九壮。百会主卒起,僵仆,恶见风寒。主汗出而呕痉。

[外台]《肘后》疗卒大便脱肛方:灸顶上回发中百壮。

[医说]高宗苦风眩头重,目不能视,侍医秦鸣鹤曰:风毒上攻,若刺头出少血即愈矣。天后自帝中怒曰:此可斩也,天子头上,岂是试出血处耶?上曰:医之议病,理不加罪。且吾头重闷,殆不能忍,出血未必不佳,命刺之。鸣鹤刺百会及脑户出血。上曰:吾眼明矣。言未毕,后自帝中顶礼拜谢之,曰:此天赐我师也,躬负缯宝以遗鸣鹤。

[续医说]江西医士黄子厚为术精诣,其治往往出人意表。有富翁病泄泻弥年,礼致子厚诊疗,浃旬莫效,求归。一日,读《易》至乾卦,天行健,朱子有曰:天之气运转不息,故合得地在中间,如人弄碗珠,只动运不住,故在空中不坠,少有息则坠矣。因悟向者富翁之病,乃气不能举,为下脱也。又作字持水滴吸水,初以大指按滴上窍,则水满筒,放其按,则水下溜无余,乃豁然悟。即为治,艾灸百会穴未三四十壮,泄泻止矣。

[儒门事亲]人年四十五十,不问男女,目暴赤肿,癃涩难开者,以三棱针刺前顶、百会穴出血,大妙。

[寿世保元]人被打死或踢死,急救百会,穴在头顶中,艾灸三壮,立苏。

[大成]小儿惊痫,先惊怖啼叫乃发,灸后顶上旋毛中三壮,两

耳后青丝脉。小儿脱肛久不瘥,及风痫,中风,角弓反张,多哭,言语不择,发无时节,甚则吐涎沫,灸百会七壮。

[神农经]治头风,可灸三壮。小儿脱肛,可灸三壮至五壮,艾炷如小麦。

[玉龙赋]兼囟会,治卒暴中风。

[灵光赋]兼龟尾,治痫疾。

[席弘赋]小儿脱肛患多时,先灸百会后尾骶。兼太冲、照海、阴交,治咽喉疾。

[图翼]一曰百病皆治。宜刺此二分,得气即泻。若灸至百壮,停三五日后,绕四畔用三棱针出血,以井花水淋之,令气宣通,否则恐火气上壅,令人目暗。一曰治悲笑欲死,四肢冷气欲绝,身口温,可针人中三分,灸百会三壮,即苏。

[经验良方]产后子肠不收,用蓖麻子十四粒去壳,捣膏,涂于顶心即收,收即洗去。

前顶

[甲乙]在囟会后一寸五分[铜人]甄权《针经》云:一寸是穴,今依《素问》一寸五分为定。[图翼]一云在百会前一寸。[金鉴]百会前行一寸五分骨间陷者中。[图考]去后发际八寸五分,前发际上三寸五分,在左右颅顶骨相接之中。督脉气所发,刺入四分[铜人]针三分,留七呼,泻五吸。[图翼]刺二分,灸五壮。

[甲乙]风眩目瞑,恶风寒,面赤肿,前顶主之。

[千金]前顶主目上插,憎风寒。

[外台]前顶主小儿惊痫。

[铜人]前顶主疗头风热痛,头肿,风痫,大肿极,即以三棱针刺之远四方一寸以下,其头痛肿,立瘥,复以盐末、生麻油揩发际下。灸亦得。

［扁鹊心书］黄帝灸法，鬼魇着人昏闷，灸前顶穴五十壮。扁鹊灸法，前顶穴在鼻上入发际三寸五分，治巅顶痛，两眼失明。

［神农经］治小儿急慢惊风，可灸三壮，艾炷如小麦。

［百证赋］兼水沟，治面肿虚浮。

囟会—名鬼门

［甲乙］在上星后一寸［分寸歌］发上二寸。［金鉴］前顶前行一寸五分骨间陷者中。［诊则注］囟，音信。囟会，今人谓之囟门，子在母胎，诸窍尚闭，惟脐纳气，而囟门为之通气，故骨独未合。既生，则诸窍开，口鼻纳气，尾闾为之泄气，而囟骨渐合，乃阴阳升降之道也。督脉气所发，刺入三分［铜人］针二分，留三呼，得气即泻。八岁以下，不可针。缘囟门未合，刺之恐伤其骨，令人夭，灸五壮［铜人］灸二七至七七壮，初灸不痛，病去即痛，痛止灸。若是鼻塞，灸至四日渐退，七日顿愈。

［甲乙］痓，取囟会、百会主之。头痛颜青者，囟会主之。癫疾呕沫，暂起僵仆，恶见风寒，面赤肿，囟会主之。小儿惊痫不得息，顖囟主之。

［千金］小儿暴痫，若目反上视，眸子动，当灸囟中。取之法：横度口尽两吻际，又横度鼻下亦尽两边，折去鼻度半，都合口为度，从额上发际上行度之。灸度头一处，正在囟上未合骨中，随手动者是，此最要处也。治诸风，次灸囟会一处七壮，穴在神庭上二寸是。寅门穴从鼻头直入发际，度取通绳分为三断，绳取一分入发际，当绳头针是穴。治马黄、黄胆等病。邪鬼病癫，四肢重，囟上主之，一名鬼门。囟会主风头眩。

［神农经］治头风疼痛，可灸三壮。小儿急慢惊风，灸三壮，炷如小麦。

［玉龙赋］兼百会，治卒暴中风。

［百证赋］连玉枕，疗头风。

［图翼］主治脑虚冷痛，头风肿痛，项痛，饮酒过多，头皮肿，风痫清涕。一云治目眩面肿，鼻塞不闻香臭，惊痫，戴目昏不识人，可灸二七壮至七七壮。初灸即不痛，病去即痛，痛即罢灸。若是鼻塞，灸至四日渐退，七日顿愈。针入二分，留三呼，得气即泻。头风生白屑多睡，针之弥佳。针讫，以末盐生麻油相和揩发根下，即头风永除。

［寿世保元］治偏坠气痛妙法：萆麻子一岁一粒，去皮研烂，贴头顶囟上隙，令患人仰卧，将两脚掌相对，以带子绑住二中指于两指合缝处，艾麦粒大，灸七壮，即时止去，神效。

［资生经］予少刻苦，年逾壮则脑冷，或饮酒过多，则脑疼如破。后因灸囟会穴，非特脑不复冷，他日酒醉，脑亦不疼矣。凡脑冷者，宜灸之。

［外治寿世方］鼻血，井底泥和苔藓贴囟上，立止。

上星—名神堂、鬼堂

［甲乙］在颅上直鼻中央入发际一寸，［入门］神庭上五分。［金鉴］囟会前行一寸。陷者中，可容豆，督脉气所发。刺入三分，留六呼，灸三壮。［外台］甄权云：不宜多灸。［铜人］灸七壮，以细三棱针宣泄诸阳热，气无令上冲头目。

［甲乙］热病《千金》有烦满字，汗不出，上星主之，先取譩譆，后取天牖、风池。痎疟，上星主之，先取譩譆，后取天牖、风池、大杼。风眩善呕，颜青者，上星主之，取上星者，先取譩嘻，后取天牖、风池。风眩引颔痛，上星主之，取上星亦如上法。癫疾，上星主之，先取譩譆后取天牖、风池。目中痛不能视，上星主之，先取譩譆，后取天牖、风池。鼻衄衄，上星主之，先取譩譆，后取天牖、风池。

［千金］治鼻中息肉方：灸上星二百壮。疟，灸上星及大椎，至发时令满百壮，灸艾炷如黍米粒，俗人不解，取穴务大炷也。凡口

鼻出血不止,名脑衄,灸上星五十壮。百邪所病第十,针直鼻上入发际一寸,名鬼堂,火针七锃,锃三下,即上星穴也。鬼魅灸入发一寸百壮。

[玉龙歌]鼻流清涕名鼻渊,先泻后补疾可痊。若是头风并眼痛,上星穴内刺无偏。

[图翼]衄血,上星灸一壮即止,一日须七七壮,少则不能断根。

神庭

[甲乙]在发际直鼻,[外台]在入发际五分直鼻。[诊则注]发高者,即发际是穴;发低者,上二三分。督脉、足太阳、阳明之会。禁不可刺,令人癫疾,目失精,灸三壮。[千金翼]神庭一穴,在于额上。刺之,主发狂。灸之则愈癫疾。[铜人]灸二七壮,止七七壮。禁针,针则发狂,目失睛。

[素·遗篇本病论]人之五藏,一藏不足,神失守位,即神游上丹田,在帝太一帝君泥丸君下,神既失守,神光不聚,即有五尸鬼干人,令人暴亡,谓之尸厥。

[甲乙]头脑中寒,鼻衄,目泣出,神庭主之。痎疟,神庭主之。寒热头痛,喘喝,目不能视,神庭主之。风眩,善呕,烦满,神庭主之。

[千金]治久风,卒风,缓急诸风,卒发动不自觉知,或心腹胀满,或半身不遂,或口噤不言,涎唾自出,目闭耳聋,或身冷直,或烦闷恍惚,喜怒无常,或唇缓失音声喑,角弓反张,始觉发动,即灸神庭一处七壮,穴在印堂直上发际是。卒癫,灸督脉三十壮,三报,穴在鼻直中上入发际。

[儒门事亲]目肿目翳,针神庭、上星、囟会、前顶、百会五穴出血。血之,翳者可使立退,痛者可使立已,昧者可使立明,肿者可使立消。前五穴,非徒治目疾,至于头痛,腰脊强,外肾囊燥痒,出血皆愈。凡针此,勿深,深则伤骨。

［大成］小儿癫痫惊风目眩，灸神庭一穴七壮。

素髎—名面王、面正、鼻准

［甲乙］在鼻柱上端，［图翼］在鼻端准头。［西法］当鼻软骨之尖端。督脉气所发，刺入三分，禁灸。［图翼］刺一分。

［甲乙］鼽衄㵒①出，中有悬痈宿肉，窒洞不通，不知香臭，素髎主之。

［大成］经外奇穴鼻准一穴，在鼻柱尖上，专治鼻上生酒醉风，宜用三棱针出血。

［经验良方］治眼生挑针，在鼻尖上爆一灯火，屡经试验神效。又风火眼初起，如法爆之，亦屡神效。

［衷中参西录］督脉部分有素髎穴，刺同身寸之三分出血，最为治霍乱之要箸。凡吐泻交作，心中撩乱者，刺之皆效。盖此穴通督脉，而鼻通任脉，刺此一处，则督任二脉可互相贯通，而周身之血脉，亦因之可贯通矣。

水沟—名人中、鬼宫

［甲乙］在鼻柱下人中。［大成］鼻柱下沟中央近鼻孔陷中。督脉、手足阳明之会也，直唇取之。［外台］［素·气府论王注］督脉、手阳明脉之会。刺入三分，留七呼，灸三壮。［铜人］针四分，留五呼，得气即泻，灸不及针，日灸三壮。［明堂］日灸三壮至二百壮。

［甲乙］寒热头痛，水沟主之。水肿，人中尽满，唇反者死，水沟主之。口不能浆，喎僻，水沟主之。癫疾互引，水沟及龈交主之。睊②目，水沟主之。鼻衄不得息，不收㵒，不知香臭及衄不止，水沟主之。

---

① 㵒：鼻涕。
② 睊：侧目相视的样子。

[肘后]救卒死方:令爪其病人人中,取醒。不者,卷其手,灸下文头随年。又方,灸人中三壮。救卒死尸蹶方:灸鼻人中七壮。若妇人,灸两乳中间,又云:爪刺人中良久,又针人中至齿立起。此是扁鹊法,即赵太子之患。客忤者,中恶之类也,多于道涂[①]门外得之,令人心腹绞痛胀满,气冲心胸,不即治,亦杀人。救之方:灸鼻人中三十壮,令切鼻下柱也,以水渍粳米,取汁一二升,饮之。口禁者以物发之。

[千金]目风痒赤痛,灸人中近鼻柱二壮,仰卧灸之。治涕出不止方:灸鼻两孔与柱齐七壮。扁鹊曰:百邪所病,针有十三穴。第一针人中名鬼宫,从左边下针右边出。卒中邪魅恍惚振噤,灸鼻下人中及两手足大指爪甲,令艾圆半在爪上,半在肉上各七壮,不止,十四壮,炷如雀屎大。治卒死无脉,无他形候,阴阳俱竭,故也。针间使,各百余息,又灸鼻下人中,一名鬼客。治鬼击病方:灸人中一壮,立愈。不瘥,更灸。水沟主口㖞僻不能言。

[外台]文仲疗卒死方:灸鼻下人中三壮。

[神农经]治小儿急慢惊风,可灸三壮,炷如小麦。

[玉龙赋]兼曲池穴,治痿仆。兼委中穴,治腰脊闪痛。合大陵,频泻之,全除口气。

[席弘赋]人中治癫功最高,十三鬼穴不须饶。

[百证赋]兼前顶,治面肿虚浮。

[灵光赋]水沟兼间使,治邪癫。

[图翼]主治中风口禁,牙关不开,卒中恶邪鬼击,不省人事,癫痫卒倒,消渴多饮,水气偏身浮肿,瘟疫,口眼㖞僻,俱宜刺之。若风水面肿,针此一穴出水尽,即顿愈。一云水气肿病,但宜针此一穴,徐徐出之,以泄水气,若针他穴,水尽则死。

---

① 涂:同"途"。

陈修园曰：人之鼻下口上水沟穴，一名人中，取身居乎天地中之义也。天气通于鼻，地气通于口。天食①人以五气，鼻受之；地食人以五味，口受之。穴居其中，故名之人中。自人中而上，目、鼻、耳皆二窍，自人中而下，口与二便皆单窍。上三画偶而为阴，下三画奇而为阳，取天地之义，合成泰卦也。易象之无处不相吻合有如此者。[樵阳子道书]泰卦得寅，故人生于寅。

---

① 食：音 sì，拿东西给人吃。

针灸经穴图考卷之八

冲脉经穴

［素·骨空论］冲脉者起于气街，《难经》《甲乙》作气冲。并少阴之经。［甲乙注］《难经》作阳明之经。侠脐上行，至胸中而散。［王注］气街者，穴名也。在毛际两傍鼠鼷上同身寸之一寸也，言冲脉起于气街者，亦从少腹之内，与任脉并行，而至于是，乃循腹也。《针经》曰：冲脉者，十二经之海，与少阴之络，起于肾下，出于气街。又曰：冲脉、任脉者，皆起于胞中，上循脊里，为经络之海，其浮而外者，循腹各行，会于咽喉，而络唇口，血气盛则皮肤热，血独盛则渗灌皮肤，生毫毛。由此言之，则任脉、冲脉从少腹之内上行至中极之下，气街之内，明矣。［类经］起，言外脉之所起，非发源之谓也。气街即气冲，足阳明经穴，在毛际两傍，冲脉起于气街，并足少阴之经，会于横骨、大赫等十一穴，侠脐上行至胸中而散，此言冲脉之前行者也。然少阴之脉上股内后廉，贯脊属肾，冲脉亦入脊内，为伏冲之脉，然则冲脉之后行者，当亦并少阴无疑也。冲脉为病，逆气里急。《难经》作气逆而里急。［类经］冲脉侠脐上行至于胸中，故其气不顺则隔塞逆气，血不和则胸腹里急也。

［灵·逆顺肥瘦篇］夫冲脉者，五藏六府之海也，五藏六府皆禀焉。其上者出于颃颡，颃颡者，鼻之内窍，上通天气者也。渗诸阳，灌诸精。精，《甲乙》作阴。其下者注少阴之大络，出于气街，《甲乙》作气冲。循阴股内廉入腘中，《甲乙》入上有斜字。伏行骱骨内，骱，《甲乙》作骭。下至内踝之后属而别。其下者并于少阴之经，渗三阴。其前者伏行出跗属，《甲乙》作属跗。下循跗，入大指间，渗诸络而温肌肉。故别络结则跗上不动，不动则厥，厥则寒矣。［马注］冲脉者，起于足阳明胃

经之气冲穴,为五藏六府之海,而藏府之气皆禀焉。其上则出于颃颡,渗诸阳经,以灌诸经之精,下注于少阴肾经之大络曰大钟者,以出于气冲,又循阴跷之内廉,以入于腘中,伏行骬骨之内,下至内踝之后。凡所属之别于下者,并由少阴之经渗其脾、肾、肝之三经,此则在后廉者然也。其在前者,伏行出于足面之跗上,属于下之涌泉,入循跗以入大指间,渗诸络而温肌肉,故别络有邪相结,则跗上之脉不动,不动则气厥逆而足冷。

[灵·动输篇]冲脉者,十二经之海也,与少阴之大络《甲乙》无大字。起于肾下,出于气街,循阴股内廉,邪入腘中,循胫骨内廉,胫,《甲乙》作骬。并少阴之经下入内踝之后,入足下。足下之上《甲乙》无入字。其别者,邪入踝,踝下《甲乙》有内字。出属跗上,入大指之间,注诸络以温足胫,胫,《甲乙》作跗。此脉之常动者也。邪,《甲乙》作斜。

[灵·五音五味篇]冲脉、任脉皆起于胞中,上循背里,《甲乙》作脊里。为经络之海,其浮而外者循腹右上行,会于咽喉,别而络唇口。血气盛则充肤热肉,血独盛则澹渗皮肤,生毫毛。今妇人之生,有余于气,不足于血,以其数脱血也,《甲乙》作以其月水下,数脱血,任冲并伤故也。冲任之脉不荣口唇,故须不生焉。宦者去其宗筋,伤其冲脉,血泻不复,皮肤内结,唇口不荣,故须不生。《甲乙》作故无髭须①。其有天宦者,未尝被伤,不脱于血,然其须不生,此天之所不足也,其任冲不盛,宗筋不成,有气无血,唇口不荣,故须不生。

[灵·海论]冲脉者为十二经之海,其输上在于大杼,下出于巨虚之上下廉。大杼属足太阳经,巨虚上下廉属足阳明经。此言冲脉外通于天气而内通于经水也。血海有余,则常想其身大,怫然不知其所病。血海不足亦常想其身小,狭然不知其所病。[张注]吴氏曰:冲脉起于胞中,上循背里,为经脉之海。其浮而外者,循腹右上行至胸中而散于皮肤之间。是冲脉之血充实于周身,故有余则觉其身大,不足则觉其身小,怫然狭然,不知其为何病也。

[素·阴阳离合论]圣人南面而立,前曰广明,后曰太冲。[王注]

---

① 髭须:嘴周围的胡子。

广,大也。人身中,心藏在南,故谓前曰广明。冲脉在北,故谓后曰太冲。然太冲者,肾脉与冲脉合而盛大,故曰太冲。是以下文云。太冲之地,名曰少阴。此正明两脉合而为表里也。其冲在下,名曰太阴。冲脉在脾之下,故言其冲在下也。

[素·举痛论]寒气客于冲脉,冲脉起于关元,随腹直上,寒气客则脉不通,脉不通则气因之,故喘动应手矣。

[素·痿论]阳明者,五藏六府之海,主闰宗筋,宗筋主束骨而利机关也。[类经]阳明,胃脉也,主纳水谷、化气血以资养表里,故为五藏六府之海,而下润宗筋,宗筋者,前阴所聚之筋也,为诸筋之会。凡腰脊、溪谷之筋皆属于此。故主束骨而利机关也。冲脉者,经脉之海也,主渗灌溪谷,与阳明合于宗筋。经脉之海者,冲脉为十二经之血海也,故主渗灌溪谷。冲脉起于气街,并少阴之经夹脐上行,阳明脉亦夹脐旁,去中行二寸下行,故皆会于宗筋。阴阳总宗筋之会,会于气街,而阳明为之长,皆属于带脉,而络于督脉。宗筋聚于前阴。前阴者,足之三阴、阳明、少阳及冲、任、督、跷九脉之所会也。九者之中则阳明为五藏六府之海,冲为经脉之海。此一阴一阳总乎其间,故曰阴阳总宗筋之会也,会于气街者,气街为阳明之正脉,故阳明独为之长。带脉者,起于季胁,围身一周。督脉者,起于会阴,分三歧为任冲而上行腹背,故诸经者皆联属于带脉,支络于督脉也。故阳明虚则宗筋纵,带脉不引,故足痿不用也。阳明虚则血气少,不能润养宗筋,故至弛纵,宗筋纵则带脉不能收引,故足痿不为用,此所以当治阳明也。

[素·气府论]冲脉所发者二十二穴,侠鸠尾外各半寸至脐寸一。[王注]谓幽门、通谷、阴都、石关、商曲、肓俞六穴,左右则十二穴也。侠脐下傍各五分,至横骨寸一,腹脉法也。谓中注、髓府、胞门、阴关、下极五穴,左右则十穴也。

冲脉十三穴 左右二十二穴,中二穴

会阴[甲乙]在大便前、小便后两阴之间,任脉别络侠督脉、冲脉之会。

横骨[甲乙]在大赫下一寸,冲脉、足少阴之会。

大赫[甲乙]在气穴下一寸,冲脉、足少阴之会。

气穴[甲乙]在四满下一寸,冲脉、足少阴之会。

四满[甲乙]在中注下一寸,冲脉、足少阴之会。

阴交[甲乙]在脐下一寸,任脉、气冲之会。

中注[甲乙]在肓俞下五分,冲脉、足少阴之会。

肓俞[甲乙]在商曲下一寸直脐旁五分,冲脉、足少阴之会。

商曲[甲乙]在石关下一寸,冲脉、足少阴之会。

石关[甲乙]在阴都下一寸,冲脉、足少阴之会。

阴都[甲乙]在通谷下一寸,冲脉、足少阴之会。

通谷[甲乙]在幽门上一寸陷者中,冲脉、足少阴之会。

幽门[甲乙]在巨阙两旁各五分陷者中,冲脉、足少阴之会。

[八脉考]冲为经脉之海,又曰血海,其脉与任脉,皆起于少腹之内胞中。浮而外者,起于气街,并足阳明、少阴二经之间,循腹上行至横骨。侠脐左右各五分,上行历大赫、气穴、四满、中注、肓俞、商曲、石关、阴都、通谷、幽门,至胸中散,凡二十四穴。按:此节有气街二穴,少会阴、阴交二穴。

带 脉 经 穴

[难经]带脉者,起于季胁,《脉经》作季肋。[甲乙]带脉在季胁下一寸八分。回身一周。[奇经考]杨氏曰:带脉总束诸脉,使不妄行,如人束带而前垂,故名。妇人恶露随带脉而下,故谓之带下。带之为病,腹满,腰溶溶若坐水中。溶溶,缓慢貌。[明堂]带脉二穴,主腰腹纵,溶溶如囊水之状,妇人少腹痛,里急后重,瘕疢,月事不调,赤白带下,可针六分,灸七壮。

[灵·经别篇]足少阴之正,至腘中,别走太阳而合,上至肾,当十四椎,出属带脉。

[素·痿论]阳明、冲脉皆属于带脉而络于督脉,故阳明虚则宗筋纵,带脉不引,故足痿不用也。[王注]引谓牵引。

带脉三穴 左右六穴

带脉[甲乙]在季胁下一寸八分。[素·气府论王注]足少阳、带脉二经之会。

五枢[甲乙]在带脉下三寸,一曰在水道傍一寸五分。[素·气府论王注]足少阳、带脉二经之会。

维道[甲乙]在章门下五寸三分,足少阳、带脉之会。

[八脉考]带脉者,起于季胁,足厥阴之章门穴,同足少阳循带脉穴,围身一周,如束带然。又与足少阳会于五枢、维道,凡八穴。

跷脉经穴

[灵·脉度篇]跷脉《难经》作人两足跷脉。从足至目,七尺五寸、二七一丈四尺,二五一尺,合一丈五尺。跷有五音,跷皎乔脚及极虐切。徐灵胎曰:跷脉有阴阳之分,阴跷为少阴之别,阳跷为太阳之别。《灵·脉度篇》论跷脉起止,专指阴跷言,而不及阳跷,则其长短之数,乃阴跷之数也。故帝问:跷脉有阴阳,何脉当其数?岐伯答曰:男子数其阳,女子数其阴,盖阳跷与阴跷虽有内外表里之殊,其长短大约相等也。跷脉安起安止,何气荣水。《甲乙》作何气荣也。尚御公曰:跷脉主荣,连肾藏之精水于脉中,而为血者也。举足行高曰跷,盖取其从下行上之义。曰跷脉者,少阴之别,起于然谷之后。谷,《甲乙》作骨。[类经]少阴之别,足少阴肾经之别络也,然骨之后,照海也,足少阴穴,即阴跷之所生。上内踝之上,直上循阴股入阴,上循胸里入缺盆,上出人迎之前,出,《甲乙》作循。入頄①,《甲乙》作上入䪼。属目内眦,合于太阳、阳跷而上行,气并相还则为濡目,气不荣则目不合。[类经]跷脉自内踝直上阴股入阴,循胸里者,皆并足少阴而上行也。然骨少阴之直者,循喉咙而挟舌本,此则入缺盆,上出人迎之前,入頄,属目内眦,以合于足太阳之阳跷。是跷脉有阴阳之异也,阴跷阳跷之气,并行回还而濡润于目。若跷气不荣,则目不能合,故《寒热病篇》曰:阴跷阳跷,阴阳相交,阳入阴出阳②,交于目锐眦,阳气盛则瞋目,阴气盛则瞑目。此所以目之瞑与不瞑,皆跷脉为之主也。跷脉有阴阳,何脉

---
① 頄:颧骨。
② 阳入阴出阳:参校本作"阳入阴,阴出阳"。

当其数？曰：男子数其阳,女子数其阴,当数者为经,不当数者为络也。[张注]阴跷之脉,从足上行,应地气之上升,故女子数其阴,阴跷属目内眦,合阳跷而上行,是阳跷受阴跷之气,复从发际而下至足,应天气之下降,故男子数其阳。尚御公曰：阴跷乃足少阴之别,阳跷乃足太阳之别,男子之宗,荣注于太阳之阳跷,女子之宗,荣注于少阴之阴跷。气之所注者,故为大经,隧气不荣者为络脉也。

[难经]阳跷脉者起于跟中,循外踝,外踝下申脉穴。上行入风池。风池在耳后寸半,属胆经。阴跷脉者亦起于跟中,循内踝,内踝下照海穴。上行至咽喉,《甲乙》作入喉咙。交贯冲脉。冲脉亦至咽喉也。阴跷为病,阳缓而阴急。[脉经注]阴跷在内踝,病即脉急,当从内踝以上急,外踝以上缓。阳跷为病,阴缓而阳急。阳跷在外踝,病即其脉急,当从外踝以上急,内踝以上缓。

[灵·寒热病篇]足太阳有通项入于脑者,正属目本,名曰眼系。头目苦痛取之,在项中两筋间,入脑乃别阴跷、阳跷,阴阳相交,阳入阴,阴出阳,交于目锐眦,阳气盛则瞋目,阴气盛则瞑目。[张注]此言足太阳之气贯通于阳跷、阴跷也。

[灵·大惑篇]病而不得卧者,何气使然？曰：卫气不得入于阴,常留于阳,留于阳则阳气满,阳气满则阳跷盛,不得入于阴则阴气虚,故目不瞑矣。[类经]卫气昼行于阳,夜行于阴,行阳则寤,行阴则寐,此其常也。若病而失常,则或留于阴,或留于阳,留则阴阳有所偏胜,有偏盛则有偏虚,而寤寐亦失常矣。病目而不得视者,何气使然？曰：卫气留于阴,不得行于阳,留于阴则阴气盛,阴气盛则阴跷满,不得入于阳则阳气虚,故目闭也。

[灵·热病篇]目中赤痛,从内眦始,取之阴跷。[张注]足太阳之脉起于目内眦,与阴跷、阳跷会于睛明,故当取之阴跷以清阳热。癃,取之阴跷及三毛上及血络出血。

[素·缪刺篇]邪客于足阳跷之脉,令人目痛,从内眦始,刺外踝之下半寸所,各二痏,左刺右,右刺左,如行十里顷而已。[王注]谓申脉阳跷之所生也。

阳跷脉十二穴 左右二十四穴

申脉[甲乙]阳跷所生也，在足外踝下陷者中，容爪甲许。属足太阳经。

仆参[素·刺腰痛论王注]在跟骨下陷者中，足太阳、阳跷二脉之会。

附阳[甲乙]阳跷之郄，在足外踝上三寸，太阳前，少阳后，筋骨间。属足太阳经。

居髎[甲乙]在章门下八寸三分，监骨上陷者中，阳跷、足少阳之会。

臑俞[甲乙]在肩臑后大骨下胛上廉陷者中，手太阳、阳维、跷脉之会。

巨骨[甲乙]在肩端上行两叉骨间陷者中，手阳明、跷脉之会。

肩髃[甲乙]在肩端两骨间，手阳明、跷脉之会。

地仓[甲乙]侠口傍四分如近下是，跷脉、手足阳明之会。

巨髎[甲乙]在侠鼻孔傍八分，直瞳子，跷脉、足阳明之会。

承泣[甲乙]在目下七分，直瞳子，阳跷、任脉、足阳明之会。

睛明[素·气府论王注]在目内眦，手足太阳、足阳明、阴跷、阳跷五脉之会。

风池[难经]阳跷脉上行入风池。[甲乙]风池在颞颥后发际陷者中。

[八脉考]阳跷者，足太阳之别脉，其脉起于跟中，出于外踝下足太阳申脉穴，当踝后绕跟，以仆参为本，上外踝上三寸，以附阳为郄，直上循股外廉，循胁后胛上，会手太阳、阳维于臑俞，上行肩髃外廉，会手阳明于巨骨，会手阳明、少阳于肩髃，上人迎夹口吻，会手足阳明、任脉于地仓，同足阳明上而行巨髎，复会任脉于承泣，至目内眦，与手足太阳、足阳明、阴跷五脉会于睛明穴，从睛明上行入发际，下耳后，入风池而终，凡二十二穴。按：此节是遗居髎穴。

阴跷脉三穴 左右六穴

照海[甲乙]阴跷脉所，在足内踝下一寸。属足少阴经。

交信[甲乙]在足内踝上二寸，少阴前，太阴后，筋骨间，阴跷之郄。属足少阴经。

睛明详上。

[八脉考]阴跷者，足少阴之别脉，其脉起于跟中足少阴然谷穴

之后,同足少阴循内踝下照海穴,上内踝之上二寸,以交信为郄,直上循阴股,入阴,上循胸里,入缺盆,上出人迎之前,至咽喉,交贯冲脉,入频内廉,上行属目内眦,与手足太阳、足阳明、阳跷五脉会于睛明而上行,凡八穴。按:此节是多然谷二穴。

维脉经穴

[难经]阳维、阴维者,维络于身,溢畜不能环流溉灌诸经者也,故阳维起于诸阳会也。张飞畴曰:诸阳皆会于头。阴维起于诸阴交也。诸阴皆交于胸。然阳维维于阳,徐灵胎曰:阳,阳经身之表也。阴维维于阴,阴,阴经身之里也。阴阳不能自相维,则怅然失志,溶溶不能自收持,《甲乙》作为病腰腹纵容如囊水之状。注:一云腹满腰溶溶如坐水中状。张世贤曰:阳维之脉维持诸阳,阴维之脉维持诸阴。苟阳维不能维持诸阳,阴维不能维持诸阴,阴阳不能维持一身则神思不爽,怅然失志,身体懈怠,不复держ持。阳维为病,苦寒热。阴维为病,苦心痛。张洁古曰:卫为阳,主表。阳维受邪为病在表,故苦寒热。荣为阴,主里。阴维受邪为病在里,故苦心痛。阴阳相维则荣卫和谐矣。荣卫不谐则怅然失志不能自收持矣。

[素·刺腰痛篇]阳维之脉令人腰痛,痛上怫然肿,刺阳维之脉,脉与太阳合腨下间,去地一尺所。[王注]阳维起于阳,则太阳之所生,与正经并行而上至腨下,复与太阳合而上也。腨下去地一尺,是则承山穴,在锐腨肠下肉分间陷者中,刺入七分,灸五壮。飞扬之脉令人腰痛,痛上怫怫然,甚则悲以恐,刺飞扬之脉,在内踝上五寸。[新校正]《甲乙经》作二寸。少阴之前,与阴维之会。《太素》作在内踝上一寸,太阴之前与阴维会。此阴维之脉也,去内踝上五寸腨分中,并少阴经而上也。刺飞扬之脉,在内踝上二寸,少阴之前,阴维之会筑宾穴,刺入三分,灸五壮。肉里之脉令人腰痛,不可以咳,咳则筋缩急,刺肉里之脉为二痏,在太阳之外、少阳绝骨之后。肉里之脉,少阳所生,则阳维之脉气所发,绝骨之后,阳维脉所过分肉,穴在足外踝直上绝骨之端,如后二分筋肉分间,刺入五分,留十呼,灸三壮。

阳维脉十七穴 左右三十六，中二穴

金门［甲乙］足太阳郄，一空在足外踝下，阳维所别属也。

分肉［素·气穴论王注］在足外踝上绝骨之端三分，筋肉分间，阳维脉气所发。［新校正］案：《甲乙经》无分肉穴，详处所疑是阳辅，属足少阳经。

阳交［甲乙］阳维之郄，在外踝上七寸，斜属三阳分内间。属足少阳经。

天髎［甲乙］在肩缺盆中，毖骨之间陷者中，手少阳、阳维之会。

肩井［甲乙］在肩上陷者中，缺盆上，大骨前，手少阳、阳维之会。

臑俞［甲乙］在肩臑后，大骨下，胛上廉陷者中，手太阳、阳维、跷脉之会。

风池［甲乙］在颞颥后发际陷者中，足少阳、阳维之会。

哑门［甲乙］在后发际宛宛中，入系舌本，督脉、阳维之会。

风府［甲乙］在项上入发际一寸，大筋内宛宛中，疾言其肉立起，言休其肉立下，督脉、阳维之会。

脑空［甲乙］在承灵后一寸五分，侠玉枕骨下陷者中，足少阳、阳维之会。

承灵［甲乙］在正营后一寸五分，足少阳、阳维之会。

正营［甲乙］在目窗后一寸，足少阳、阳维之会。

目窗［甲乙］在临泣后一寸，足少阳、阳维之会。

临泣［甲乙］当目上眦直入发际五分陷者中，足太阳、少阳、阳维之会。

阳白［甲乙］在眉上一寸直瞳子，足少阳、阳维之会。

本神［甲乙］在曲差两旁各一寸五分，在发际，足少阳、阳维之会。

头维［甲乙］在额角发际，侠本神两傍各一寸五分，足少阳、阳维之会。

［八脉考］阳维起于诸阳之会，其脉发于足太阳金门穴，在足外踝下一寸五分。上外踝七寸，会足少阳于阳交，为阳维之郄，循膝外廉，上髀厌，抵少腹侧，会足少阳于居髎。循胁肋，斜上肘，上会手阳明、手足太阳于臂臑。过肩前，与手少阳会于臑会、天髎，却会手足少阳、足阳明于肩井。入肩后，会手太阳、阳跷于臑俞。上循耳后，会手足少阳于风池。上脑空、承灵、正营、目窗、临泣。下额与手足少阳、阳明，五脉会于阳白。循头，入耳，上至本神而止。凡

三十二穴。按：此节无分肉、哑门、风府、头维六穴，而有居髎、臂臑、臑会六穴。

阴维脉八穴 左右十二穴，中二穴

筑宾[甲乙]阴维之郄，在足内踝上腨分中。属足少阴经。

冲门[外台]去大横五寸，在府舍、横骨两端约中动脉，足太阴、阴维之会。

府舍[甲乙]在腹结下三寸，足太阴、阴维、厥阴之会。此脉上下，入腹，络胸、结心肺，从胁上至肩，此太阴郄、三阴、阳明支别。

大横[甲乙]在腹哀下三寸，直脐旁，足太阴、阴维之会。

腹哀[甲乙]在日月下一寸五分，足太阴、阴维之会。

期门[甲乙]肝募也。在第二肋端，不容旁各一寸五分，上直两乳，足太阴、厥阴、阴维之会。

天突[甲乙]在颈结喉下五寸中央宛宛中，阴维、任脉之会。

廉泉[甲乙]在颔下，结喉上，舌本下，阴维、任脉之会。

[八脉考]阴维起于诸阴之交，其脉发于足少阴筑宾穴，为阴维之郄，在内踝上五寸腨肉分中，上循股内廉，上行入少腹，会足太阴、厥阴、少阴、阳明于府舍，上会足太阴于大横、腹哀，循胁肋，会足厥阴于期门，上胸膈，挟咽，与任脉会于天突、廉泉，上至顶前而终。凡一十四穴。按：此节是遗冲门二穴。

奇 穴 拾 遗
头 面 部

前神聪

[图翼]去前顶五分，自神庭至此穴共四寸。主治中风、风痫，灸三壮。

后神聪

[图翼]去百会一寸。主治中风、风痫，灸三壮。

[资生经]神聪四穴在百会四面各相去一寸,理头风、目眩、狂乱、风痫,左主如花,右主如果,针三分。《明堂》有此四穴而《铜人》无之。

发际
[图翼]平眉上三寸是穴。主治头风、眩晕、疼痛延久不愈,灸三壮。

当容
[千金]两边各两穴。在眼小眦近后,当耳前。三阳三阴之会处。[膏肓灸法]在眉后一寸。以两手按之,有上下横脉则是。与耳门相对是也。肝劳、邪气眼赤,灸当容百壮。

[大成]太阳二穴在眉后陷中。太阳紫脉上是穴。治眼红肿及头,用三棱针出血。其出血之法,用帛一条,紧缠其项颈,紫脉即见,刺出血立愈。又法:以手紧纽其领,令紫脉见,却于紫脉上刺出血,极效。

[验方新编]风火眼痛,黄丹、白蜜调敷太阳穴,立效。

[良方集腋]偏正头风:斑蝥一个,去头足翅,隔纸研细为末,筛去衣壳,将末少许点在膏药上,如患左痛贴右太阳,患右痛贴左太阳。隔足半日取下,永不再发。头风痛坏一目:川贝母一粒,白胡椒七粒共研末,葱头汁为丸,如柏子大,用膏药贴太阳穴,目可重明。

[外治寿世方]头痛:大鲜红萝卜皮,太阳穴。眼皮生珠,俗名偷针,生南星研末、生地黄等分同捣成膏,贴两太阳穴,肿自消。

颞颥
[千金]在眉眼尾中间,上下有来去络脉是。针灸之,治四时寒暑所苦、疟气温病等。

印堂
[大成]在两眉中陷中是穴。针一分,灸五壮,治小儿惊风。

［素·刺疟篇］疟发，先头痛及重者，先刺头上及两额两眉间出血。［本病论］神失守位即神游上丹田。［医典］两眉间也。

［神农经］治小儿急慢惊风，可灸三壮，艾炷如小麦。

［玉龙赋］善治惊搐。

［玉龙歌］孩子慢惊何可治，印堂刺入艾还加。注：印堂入一分，沿皮透左右攒竹，大哭效，不哭难治，急惊泻，慢惊补。

［卫生鸿宝］止儿疟法，五六次来后，用此止，须避风寒。杏仁一粒，巴豆肉一粒，同捣为丸贴眉心、脑门缚定。

［外治寿世方］伤寒衄血：井水磨黄芩、白芷，涂山根。又，白芷磨本人鼻血，涂山根。又，纸浸白芷水，贴眉心。小儿重舌及各项舌病：巴豆半粒、饭四五粒，共捣烂为饼，如黄豆大，贴在印堂中，待四围起泡，去之即愈。

鱼腰

［大成］在眉中间是穴。治眼生垂帘翳膜，针入一分，沿皮向两傍是也。

鼻交頞中

［千金翼］鼻交頞中。主癫风，角弓反张，羊鸣，大风，青风，面风如虫行，卒风多睡，健忘，心中愦愦。口禁，卒倒不识人，黄疸急黄，此一穴皆主之。针入六分，得气即泻，留三呼五吸，不补，亦宜灸，然不及针。慎酒面、生冷、醋滑、猪、鱼、蒜、荞麦、浆水。

睛中

［大成］在眼黑珠正中。取穴之法：先用布搭目外，以冷水淋一刻，方将三棱针于目外角离黑珠一分许，刺入半分之微。然后入金针，约数分深，旁入自上层转拨向瞳人，轻轻而下，斜插定目角，即能见物。一饭顷出针，轻扶偃卧，仍用青布搭目外，再以冷水淋三日夜止。初针盘膝正坐，将筋一把，两手握于胸前，宁心

正视,其穴易得。治一切内障,年久不能视物,顷刻光明,神秘穴也。凡学针人眼者,先试针内障羊眼,能针羊眼复明,方针人眼,不可造次。

当阳

[图翼]当瞳子直入发际内一寸,去临泣五分是穴。主治风眩、鼻塞,灸三壮。

鱼尾

[图翼]在目眦外头。

[玉龙赋]兼睛明、太阳,治目证。

内迎香

[大成]在鼻孔中。治目热暴痛,用芦管子搐出血最效。

[外台]《肘后》卒死,或先有病痛,或居常倒仆,奄忽而绝,皆是中恶之类,疗方:取葱刺鼻,令入数寸,须使目中血出乃佳。一云耳中血出佳。

[儒门事亲]两目暴赤发痛不止,以草茎鼻中出血最妙。

[良方集腋]喉闭连牙,开不开:巴豆七粒,纸里捶油,将油纸作条,烧烟熏入鼻内,牙关即开,再用箸点雄黄、胆矾末入喉间,吐出痰涎,立愈。

侠承浆

[千金]去承浆两边各一寸。治马黄、急疫等病。

燕口

[千金]两吻边燕口处赤白际。狂风骂詈,挝斫人,为热阳风,灸二穴各一壮。

[千金]狂邪鬼语，灸十五壮。小儿大小便不通，灸口两吻各一壮。

上腭
[千金]入口里边，在上缝赤白脉是。针三䤵，治马黄、黄疸四时等病。

颊里
[千金]从口吻边，入往对颊里去口一寸，颊两边同法。针主治马黄、黄疸、寒暑温疫等病。

唇里
[千金翼]唇正当承浆边，逼齿断，针三䤵。主治马黄、黄疸。

悬命—名鬼录
[千金]在口唇里，中央弦弦者是。邪鬼妄语灸十四壮。又以刚刀决断弦佳。

[外台]《肘后》卒死中恶方：视其上唇里弦有青息肉如黍米大，以针决去之，瘥。

聚泉
[大成]在舌上，当舌中，吐出舌中直有缝陷中是穴。哮喘、咳嗽及久嗽不愈，若灸则不过七壮。灸法：用生姜切片如钱厚，搭于舌上穴中，然后灸之。如热嗽，用雄黄末少许和于艾炷中灸之。如冷嗽，用款冬花为末和于艾炷中灸之。灸毕，以茶清连生姜细嚼咽下。又治舌胎舌强，亦可用小针出血。

[千金]百邪所病第十三针，名鬼封，在舌头一寸，当舌中下缝，刺贯出舌上，仍以一板横口吻，安针头，令舌不得动。

海泉

[大成]在舌下中央脉上是穴。治消渴,用三棱针出血。

[素·刺禁论]刺舌下中脉太过,出血不止,为喑。

左金津　右玉液

[大成]在舌下两傍紫脉上是穴。卷舌取之。治重舌肿痛、喉闭,用白汤煮三棱针出血。[诊则]在舌底廉泉两侧紫脉上,针主口舌生疮、喉咽诸热。

[甲乙]重舌,刺舌柱以鈹针。

[千金]舌下穴,侠舌两边,针治黄疸等病。

[图翼]主治消渴、口疮、舌肿、喉痹,三棱针出血。

鬼床

[千金]耳前发际宛宛中,耳垂下五分。百邪所病第七针,火针七锃,锃三下。

耳尖

[大成]在耳尖上,卷耳取尖上是穴。治眼生翳膜,用小艾炷五壮。

耳中

[千金]在耳中孔上横梁是。针灸之,治马黄、黄疸、寒暑疫毒等病。

耳上

[千金翼]耳上发际。治瘿气,灸风池及耳上发际各百壮。《千金》作两耳后发际。

阳维

[图翼]在耳后引耳令前,弦筋上是穴。

[千金]耳风聋、雷鸣,灸阳维五十壮。

机关
[图翼]在耳下八分近前。
[千金翼]凡卒中风,口禁不开,灸机关二穴,五壮即愈。一云随年为壮,僻者逐左右灸之。

胸 腹 部

龙颔
[图翼]在鸠尾上一寸半。
[千金翼]主心痛、冷气上,灸百壮,勿针。

薛息
[千金]在两乳下第一肋间宛宛中是。灸主小儿腹满、短气、转鸣。

乳上
[千金翼]以绳横度口,以度从乳上行灸度头,二七壮。治乳痈、妒乳①。

通谷
[图翼]在乳下二寸。
[千金]心痛、恶气上胁、痛急,灸五十壮。

---

① 妒乳:病名。乳汁郁积之病证。出《肘后备急方》卷五:"凡乳汁不得泄,《内经》名妒乳,乃急于痈"。多指乳痈早期,但见乳汁郁结而未成痈之证候。

胃募—名肓募

［千金］从乳头度至脐中，屈去半从乳下行度头是穴。结气囊里，针药所不及，灸随年壮。

［千金］钱孔穴，度乳至脐中，屈肘头骨是。灸百壮，治黄疸。

食仓

［膏肓灸法］在中脘两傍各三寸。灸主妇人血块。

魂舍

［千金］在侠脐两边相去各一寸。小肠泄痢脓血，灸百壮，小儿减之。

［肘后］救卒客忤死方：以绳横度其人口，以度其脐，去四面各一处，灸各三壮，令四火俱起，瘥。

子宫

［大成］在中极两旁各开三寸。针二寸，灸二七壮，治妇人久无子嗣。

肠遗

［图翼］侠中极旁相去二寸半。

［千金］治大便难，灸随年壮。

胞门子户

［千金翼］关元左边二寸胞门是也，右边名子户。子藏门塞不受精，妊娠不成，若堕胎、腹痛、漏胞见赤，灸胞门五十壮。若胞衣不出及子死腹中，针入子户一寸。腹中积聚，针入胞门一寸。

气门

［千金翼］在关元旁三寸。胎孕不成，灸气门穴各五十壮。又，漏胎下

血不禁,灸百壮。

身交
[图翼]在少腹下横文中。
[千金翼]白崩中,灸少腹横文当脐孔直下一百壮,及治胞落癞,须三报之。又治大小便不通。又治尿床者,可灸七壮。

泉阴
[图翼]在横骨旁三寸。
[千金翼]治癞卵偏大,灸泉阴百壮,三报之。

阑门
[大成]在曲泉两旁各三寸脉中。治膀胱七疝,奔豚。
[景岳全书]阑门穴在阴茎根两旁各开三穴是穴。针一寸半,灸七壮,治木肾偏坠。此即奇俞中泉阴穴。

囊底
[大成]在阴囊十字纹中。治肾藏风疮,又治小肠疝气,肾家一切症候,悉皆治之。灸七壮,艾炷如鼠粪。[千金]治卒中恶,若眼反口噤,腹中切痛,灸阴囊下第一横理十四壮,灸卒死亦良。

侧 胁 部

腋门 一名太阳阴、腋间
[千金]在腋下攒毛中一寸。灸五十壮,主风。
[千金翼]哕噫膈中气闭塞,灸腋下聚毛下附肋宛宛中,五十壮,神良。

[外治寿世方]腋下狐臭：凤仙花，不拘红白，捣成大丸，挟腋下，待干再换，每日易三四次。二三日内，腋下结有黑坠，以圹灰①调水点去，永远断根。

后腋
[外台]在腋后廉际两筋间。主腋外相引而痛，手臂拘挛急，不得上头。
[千金]治颈漏，灸背后两边腋下后文头，随年壮。

胁堂
[外台]在腋阴下二骨陷者中。主胸胁支满，胪胀贲豚，噫哕喘逆，瞻视目黄，举腋取之。[图翼]可灸五壮。

旁庭
[外台]在胁堂下二骨间陷者中，举腋取之。灸三壮，主暴中飞尸遁，及胸胁支满，时上抢心，呕吐，喘逆，咽干，胁痛。

始素
[外台]在腋胁下廉下二寸骨陷者中。主胁下支满，腰痛引腹，筋挛，阴气上缩，举臂取之。

乳后三寸
[千金]乳后三寸。凡五尸者，飞尸、遁尸、风尸、沉尸、尸疰也。今皆取一方，兼治之，其状腹痛胀急，不得气息，上冲心胸，傍攻两胁，或块垒踊起，或牵引腰背。治之之法，乳后三寸，男左女右，可二七壮。不止者，多其壮数，取愈止。
[千金翼]治飞尸：诸注以绳量病人两乳间，中屈之，乃从乳头

---
① 圹灰：圹，原料为死龙骨粉，主治疮脓。

向外量,使当肋䍡于绳头尽处是穴。灸随年壮。[千金]三壮或七壮,男左女右。

疰市
[千金]两乳边斜下三寸第三肋间。一切疰,无新久,先仰卧,灸随年壮,可至三百壮,又治诸气神良。帝廷在腋下四肋间,与乳相当后二寸陷中,俗名注市,举掖取之。刺入五分,灸五十壮,主卒中恶,飞尸遁注,胸胁痛。

九曲中府
[千金]在注市下三寸。刺入五分,灸三十壮,主恶风,气、遁尸,内有瘀血。

转谷
[外台]在腋傍二骨间陷者中。主胸胁支满,不欲食,谷入不化,呕吐复出,举腋取之。

饮郄
[外台]在食门下一寸骨间陷者中。主腹满胪胀,痛引脐傍,腹鸣濯濯若中有水声,仰腹取之。

应突
[外台]在饮郄下一寸。主饮食不入,腹中满,大便不得节,腹鸣泄注,仰腹取之。

肋头
[千金翼]第一屈肋头近第二肋下,即是灸处。第二肋头近第三肋下向肉翅前,亦是灸处。治痃癖,患左灸左,患右灸右。初日灸三壮,次

日五壮,后七壮,周而复始至十止,惟忌大蒜,余不忌。

长谷—名循际
[图翼]在夹脐相去五寸。
[千金]主治下痢,不嗜食,食不消,灸五十壮,三报之。

背　脊　部

营卫四穴
[千金]在背脊四面各一寸。大小便不利,欲作腹痛,灸营卫四穴百壮。

臣觉—名巨搅
[千金]在背上甲内侧。反手所不及,骨芒穴上,捻之痛者是也。狂走、喜怒悲泣,灸臣觉随年壮。

浊浴
[千金]在侠胆俞傍行,相去五寸。胆实热,灸随年壮。
[千金翼]主胸中胆病,恐畏多惊,少力,口苦无味,灸随年壮。

团岗
[千金]在小肠俞下二寸横三间寸,灸之。腹热闭时大小便难,腰痛连胸,灸团岗百壮。

下腰
[千金]在八魁正中央脊骨上三宗骨是,忌针。泄痢久下失气劳冷,灸百壮,三报,灸数多尤佳。

痞根

［医学入门］十三椎下各开三寸半。专治痞块，多灸左边。如左右俱有，左右俱灸。［金鉴］十二椎下旁开三寸半。［景岳全书］大约穴与脐平，以指揣摸，微觉有动脉，即点穴灸之。

［万病回春］小儿痞癖灸法：穴在背脊中，自尾骶骨将手揣摸两傍，有血筋发动处，在脊骨傍两穴，每一穴用铜钱三文压在穴上，用艾炷安孔中，各灸七壮，此是癖之根，贯血之所。灸之疮即发，即可见效。灸不着血筋，则疮不发，而不效矣。

［诊则］痞根穴，出肓门五分，患左灸右，患右灸左，主症瘕，产乳余疾。

肠风

［医学入门］十四椎下各开一寸。灸肠风，诸痔年深者最效。

气海俞

［图翼］在第十五椎下，两旁相去各二寸。［大成］两旁相去脊各一寸五分。刺三分，留六呼，可灸。［大成］灸五壮。

［千金］腹疾《翼方》作腹中疾，腰痛，膀胱寒，辟饮注下，灸下极俞，随年壮。［翼方］第十五椎名下极俞。

肘椎

［外台］捧病人覆卧之。伸臂对以绳度两肘尖头。依绳下夹背脊大骨空中。去脊各一寸。华佗疗霍乱已死，上屋唤魂者，又以诸疗皆至，而犹不瘥者法：灸之百壮，无不活者，所谓灸肘椎，空囊归，已试数百人，皆灸毕即起坐。佗以此术传其子孙，世世皆秘之不传。［救急］疗霍乱、心腹痛胀、吐痢、烦闷不止，则宜灸之方：令病人覆卧，伸两臂膊着身，则以小绳正当两肘骨尖头，从背上量度，当脊骨中央绳下点之，去度，又取绳量病人口，至两吻截断，便中折之，则

以度向所点背下两边,各依度长短点之,三处一时下火,灸绝便定,神验。艾炷大稍加也。

腰眼—名鬼眼

[医学入门]令病人举手向上略转后些,则腰上有两陷可见,即腰眼也,以墨点记。专祛痨虫,于日癸亥夜亥时灸,勿令人知。

[膏肓灸法]腰眼,令其人面壁,先以十脚指尖抵地,遂合掌挺身,上承至极处,则腰间冯①脐处,自有两窝,遂窝点定,而后俯卧,灸。主传尸,功胜四花,日取癸亥、亥时,毋令病者先觉,遂点遂灸。出《医说》。

[寿世保元]灸劳虫,于癸亥日灸两腰眼低陷中之穴,每穴艾灸七壮,若火十一炷,尤妙。先隔一日前点穴,方睡至半夜子时,一交癸亥日期便灸。其虫俱从大便中出,即用火焚之,弃于江河中。如虫有黑嘴者,则其在内已伤人肾藏矣。此不可治虫,宜谨避,有数虫如蜈蚣,如小蛇,如虾蟆,如马尾,如乱丝,如烂面,如苍蝇,如壁油虫。上紫下白,形锐足细而有口,或如白蚁,孔窍中皆出,此皆劳瘵复毒。若传至三人,则如人形,如鬼状。

十七椎穴

[千金翼]转胞腰痛,灸十七椎五十壮。

回气

[图翼]在脊穷骨②上,赤白肉下。主五痔便血,失屎,灸百壮。《千金翼》曰:若灸穷骨,惟多为佳。

---

① 冯:通"凭",依仗。
② 穷骨:骨名,指尾骨。

手 臂 部

鬼信

[千金]手大指爪甲下入肉二分。百邪所病第二针。

[千金]五尸,灸两手大拇指头各七壮。治水通身肿方:灸两手大指缝头七壮。

鬼哭一名鬼眼四穴

[大成]在手大拇指去爪甲角如韭叶。两指并起,用帛缚之,当两指岐缝中是穴。又二穴在足大指,取穴亦如在手者同。治五痫等证正发疾时,灸之效甚。

[千金]卒中邪魅,恍惚振噤,灸鼻下人中及两手足大指爪甲,令艾圆半在爪上,半在肉上,各七壮。不止,十四壮。炷如雀屎大。小便数而少且难,用力辄失精者,令其人舒两手,合掌并两大指令齐,急逼之,令两爪甲相近,以一炷灸两爪甲本肉际,肉际方后自然有角。令炷当角中小侵入爪上,此两指共享一炷也。亦灸脚大趾与手同法,各三炷而已。经三日又灸之。

[外台]《备急》卒死而口噤不开者方:缚两手大拇指,灸两白肉中二十壮。《肘后》疗卒心腹烦满方:灸两手大拇指内边后第一文头各一壮。

[膏肓灸法]鬼眼穴,灸主醒狐惑、鬼魅、呆痴。

[大成]小儿胎痫、奶痫、惊痫,依法灸一壮,炷如小麦大。

[寿世保元]秦承祖灸鬼法,治一切惊狂谵妄,踰垣上屋,骂詈不避亲疏等证:以病者两手大拇指,用细麻绳缚扎定,以大艾炷置于其中两介甲及两指角,四处着火,一处不着即不效,灸七壮,神效。

[万病回春]妇人与鬼交通者,由藏府虚,神不守舍,故鬼气得为病也。其状不欲见人,如有对晤,时独言笑,或时悲泣是也。脉

息迟伏,或为鸟啄,皆鬼邪为病也。又脉来绵绵,不知度数,而颜色不变,亦此候也,宜灸鬼哭穴七壮,若果是邪祟病者,即乞求免灸,云：我自去矣。

大骨空

[大成]在手大指中节上,屈指,当骨陷中是穴。治目久痛及生翳膜内障,可灸七壮。[诊则]大骨空在第二节前骨尖上,屈指,当骨尖陷中,灸主冷泪珠赤。

[千金]目卒生翳,灸大指节横文三壮,在左灸右,在右灸左,良。

[图翼]主治内障久痛及吐泻,灸二七壮,禁针。

中魁

[大成]在中指第二节骨尖,屈指得之。治五噎反胃吐食,可灸七壮,宜泻之。又阳溪二穴,亦名中魁。

[诊则]中魁,主反胃、噎膈及崩衄。

[外治寿世方]鼻血：用线扎紧手中指第二骨节弯屈之处即止,左流扎右,右流扎左,双流双扎,极效。

拳尖

[图翼]在中指本节前骨尖上,握拳取之。主治风眼翳膜疼痛,患左灸右,患右灸左,炷如小麦。

[千金]风翳患右目灸右手。中指本节头骨上五壮,如小麦大,左亦如之。治凡身诸处白驳渐渐长似癣不瘥方：灸左右手中指节去延外宛中三壮,未瘥报之。

[医学入门]灸瘢风,左右手中指节宛宛中,凡赘疣诸痣,灸之,无不立效。[金鉴]俗名拳尖是也。

手中指第一节穴

[千金]手中指背第一节前有陷处。牙齿疼,灸两手七壮,下火立愈。

小骨空

[大成]在手小指第二节尖是穴。灸七壮,治手节疼、目痛。

[诊则]在手小指第二节前骨尖上,灸主眼红肿痛,白膜翳障,耳聩无闻,痎疟无休。

[松心堂笔记]治上身生瘤方:小指中节向外纹头,男左女右,针刺微出黄水,一日即愈,针后不可洗手,洗则复发。

手小指端

[图翼]手小指尖头。主治食注,灸男左女右,随年壮。治消渴证,初灸两手足小指头及项椎,随年壮,又灸膀胱俞横三间寸,灸之亦随年壮,五日一报之。又治癞疝,灸手小指端七壮,左灸右,右灸左。

十宣

[大成]在手十指头上去爪甲一分,每一指各一穴,两手指共十穴。治乳蛾,用三棱针出血,大效。或用软丝缚定本节前、次节后内侧中间如眼状,灸一火,两边都艾灸五壮,针尤妙。

[千金]凡小儿风病,大动,手足掣疭者,尽灸手足十指端,又灸本节后。脾风占候,声不出,或上下手,当灸手十指头,次灸人中,次灸大椎。邪病大唤,骂詈走,灸手十指端去爪一分。一名鬼城,短气不得语,灸手十指头合十壮。治卒忤死,灸手十指爪下各三壮。

[外台]《备急》疗卒死而张目反折者,灸手足两爪甲后各十四壮,饮以五毒。诸膏散,有巴豆者良。

[乾坤生意]凡初中风跌倒,卒暴昏沉,痰涎壅滞,不省人事,牙

关紧闭,药水不下,急以三棱针刺手十指十二井穴,当去恶血。又治一切暴死恶候,不省人事及绞肠痧,乃起死回生妙诀。少商二穴、商阳二穴、中冲二穴、关冲二穴、少冲二穴、少泽二穴。

[良方集腋]干霍乱,胸腹搅痛,胀结闷乱,上欲吐而不能出,下欲泻而不能行,即今所谓绞肠痧,最为危急之证。将针刺十指出血,再将病人腿腕横纹上,蘸温水拍打有紫红纹见,以针刺紫血,立愈。

八邪

[大成]在手五指歧骨间,左右手各四穴。其一大都二穴,在手大指次指虎口赤白肉际,握拳取之,可灸七壮,针一分,治头风牙痛。其二上都二穴,在手食指中指本节歧骨间,握拳取之,治手臂红肿,针入一分,可灸五壮。其三中都二穴,在手中指无名指本节歧骨,又名液门也,治手臂红肿,针入一分,可灸五壮。其四下都二穴,在手无名指小指本节后歧骨间,一名中渚也。中渚之穴,在液门下五分,治手臂红肿,针一分,灸五壮。两手共八穴,故名八邪。

[灵·经脉篇]手阳明、少阳之大络,起于五指间,上合肘中。

[素·刺疟篇]诸疟而脉不见,刺十指间出血,血去必已。先视身之赤如小豆者,尽取之。刺疟者,必先问其病之所先发者,先刺之。先手臂痛者,先刺手少阴、阳明十指间。

[外台]唐论:若手指本节间疼稍入臂者,宜灸指间疼处,七炷即定。

[保命集]大烦热,昼夜不息,刺十指间出血,谓之八关大刺。目疾睛痛欲出,赤,大刺八关。

五虎

[大成]在手食指及无名指第二节骨尖,握拳得之。两共手四穴。治五指拘挛,灸五壮。

［诊则］五虎在手第二指、第四指背,第二节前骨尖上,屈指取之,灸主禁疟。

四缝 左右四穴
［大成］在手四指内中节是穴。三棱针出血,治小儿猢狲劳等证。

指根
［治疗汇要］指第三节近掌处指根。凡手指生疔,无论何指,刺第三节近掌处指根。初起刺之,不独疔可消散,且可免毒窜旁指。

龙玄
［大成］在两手侧腕交紫脉上。灸七壮,禁针,治手痛。［诊则］紫脉中灸,主牙疼。

［千金］治卒中风口㖞不正方:灸手交脉三壮,左灸右,右灸左,其炷如鼠屎形,横安之,两头下火。

高骨
［大成］在掌后寸部前五分。针一寸半,灸七壮,治手病。

中泉
［大成］在手背腕中,在阳溪、阳池中间陷中是穴。灸二七壮,治心痛及腹中诸气,疼不可忍。

［图翼］主治胸中气满不得卧,肺胀满膨膨然,目中白翳,掌中热,胃气上逆,唾血及心腹中诸气痛。

手掌后白肉际穴
［图翼］手掌后白肉际,灸七壮。主治霍乱转筋,在两臂及胸中。

二白

［大成］即郄门也，在掌后横纹中直上四寸，一手有二穴。一穴在筋内两筋间，即间使后一寸二分。一穴在筋外，与筋内之穴相并治痔脱肛。［宝鉴］两穴相并，一穴在两筋中，一穴在大筋外。［诊则］二白主肠澼痔漏。

［玉龙歌］二白四穴，治痔漏，表里急重，或痛，或痒，或下血。

手踝背

［外台］手踝骨上。《删繁》疗转筋，十指筋挛，急不得屈伸灸法：灸手踝骨上七壮良。

手掌后臂间穴

［千金］掌后横文后五指许。治疔肿，灸，男左女右，七壮即验，已用得效。

［千金］治风牙疼，以绳量，自手中指头至掌后第一横文，折为四分，乃复自横文比量，向后，于臂中尽处两筋间是穴。灸三壮，随左右灸之，两患者①灸两臂，至验。

手逆注

［千金］在左手腕后六寸。狂痫哭泣，灸三十壮。

手足髓孔

［千金翼］手髓孔在腕后尖骨头宛宛中。［图翼］此当是下踝前也。脚髓孔在足外踝后一寸。俱主痿退风，半身不遂，可灸百壮。

两手研子骨

［千金翼］两手腕研子骨尖上。豌豆疮，灸三壮，男左女右。

---

① 两患者：指左右同时患病。

河口

[千金翼]在手腕后陷中动脉,此与阳明同。狂走,惊痫,灸五十壮。[图翼]此当是手阳明阳溪之穴。

瓣石子头

[千金]还取病人手,自捉臂从腕中太泽泽当作渊文向上一夫,接白肉际。灸七壮,治马黄、黄疸等病。

肘尖

[大成]在手肘骨尖上,屈肘得之。治瘰疬,可灸七七壮。

[千金]灸肠痈方:屈两肘,正灸肘头锐骨各百壮,则下脓血,即瘥。

[医学入门]肘尖穴治瘰疬,左患灸右,右患灸左,如初生时,男左女右,灸风池。

[灸法医学研究]灸治瘰疬秘法:在曲泉穴处用当门子一分,分装艾绒如钉鞋齿大者,三团中灼之。如艾不能着肉,稍用黏性物贴之,待三火将了,时以手按其灰,然后贴以普通膏药,听其自烂自愈。不烂者不治。左患灸左,右患灸右,一次即可。

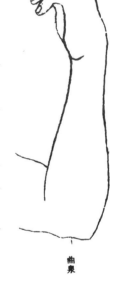

曲泉

肩柱骨

[大成]在肩端起骨尖上是穴。治瘰疬,亦治手不能举动,灸七壮。

[外台]崔氏疗卒中恶气绝方:灸右肩高骨上,随年壮。

足 腿 部

阴阳

[千金]在足拇趾下,屈里表头白肉际是。女人漏下赤白泄注,灸阴阳,随年壮。

[肘后]治卒狂言鬼语方:针其足大拇指爪甲下入少许,即出。

[千金]扁鹊云:治卒中恶风,心闷烦毒欲死,急灸足大趾下横文,随年壮,立愈。百邪所病第三针,足大趾爪甲下,名鬼垒,入肉二分。卒狂鬼魇,针其足大拇趾爪甲下入少许即止。

足大指横文穴

[千金翼]足大指横文三毛中。

[千金翼]治卒中恶,闷热毒欲死,灸足大指横文,随年为壮。阴肿欲溃,困惫,灸大拇指本节横文中五壮,一曰随年壮。癞卵疝气,灸足大指本节间三壮。癞疝,灸足大指内侧去端一寸白肉际,随年壮,甚验。若双癞,灸两处。癞疝卵肿,如瓜入腹,欲死,灸足大指下横文中,随年壮,即肿边灸之,神验。老少大便失禁,灸两脚大指去甲一寸所三壮。卒癫病,灸聚毛中七壮。鼻衄时痒,灸足大指节横理三毛中十壮,剧者百壮,并主阴肿。久魇不醒者,灸两足大指聚毛中二十一壮。

独阴

[大成]在足第二指下横纹中是穴。治小肠疝气,又治死胎胎衣不下,灸五壮,又治女人干哕呕吐,经血不调。[诊则]名独会,灸主难产。

足第二指上穴

[图翼]足第二指上一寸。主治水病,灸随年壮。

气端

[千金]足十趾端,名曰气端。治脚气,日灸三壮,并大神效。

[外台]张文仲疗卒腹痛方:灸两足指头各十四壮,使火俱下,良。苏恭云:脚气,若脚十指酸疼闷渐入跌上者,宜灸指头正中甲肉际,三炷即愈。

八冲—名八风,左右八穴

[千金]足十趾去指奇一分,[大成]在足五指歧骨间。两足凡八穴,曹氏乃曰八冲。极下脚气有效,可日灸七壮,气下即止。

[素·刺疟篇]刺疟者,必先问其病之所先发者,先刺之。先足胫酸痛者,先刺足阳明十指间出血。

[大成]八风,治脚背红肿,针一分,灸五壮。

足踵

[图翼]足踵聚筋上白肉际。主治霍乱转筋,灸涌泉三七壮。如不止,灸足踵聚筋上白肉际七壮,立愈。

外踝尖

[大成]在足外踝骨尖上是穴。可灸七壮,治脚外廉转筋及治寒热脚气,宜三棱针出血。

[灵·经脉篇]经脉常见者足太阳,过于外踝之上,无所隐故也。

[千金]治风齿疼痛方:灸外踝上高骨前交脉三壮。转筋,十指筋挛急不得屈伸,灸脚外踝骨上七壮。卒淋,灸外踝尖七壮。

内踝尖

[大成]在足内踝骨尖是穴。灸七壮,治下片牙疼及脚内廉转筋。

[千金]治小儿四五岁不语方：灸两踝各三壮。

扁鹊云：治卒中恶风，心闷烦毒欲死，若筋急不能行者，内踝筋急，灸内踝上四十壮，外踝筋急，灸外踝上二十壮，立愈。诸恶漏中冷息肉，灸足内踝上各三壮，二年六壮。

[医说]岐伯灸法，疗脚转筋时发，不可忍者，灸脚踝上一壮，内筋急灸内，外筋急灸外。

[诊则]内踝尖灸主齿长牙痛，喉痹，吐吸，双、单乳蛾。

营池—名阴阳

[千金]在内踝前后两边池中脉上是。女人漏下赤白，灸四穴三十壮。

内昆仑

[图翼]在足内踝后陷中。主治转筋，刺入六分，气至泻之。

少阳维

[外台]在内踝后一寸动脉中是。灸脚气穴。

承命

[图翼]在内踝后上行三寸动脉中。主治狂邪惊痫，灸三十壮，一日七壮。

交仪

[千金]在内踝上五寸。女人漏下赤白，月经不调，灸三十壮。

漏阴

[千金]在内踝下五分微动脉上。妇人漏下赤白，四肢酸削，灸漏阴三十壮。

足太阴

[千金]在内踝后白肉际骨陷宛宛中。妇人逆产足先出,刺足太阴入三分,足入乃出针。

太阴跷

[外台]在内踝下向宛宛中是。灸脚气穴。《黄帝三部针灸经》并《铜人腧穴经》并无少阴维、太阴、太阴跷三穴名。

太阴

[外台]在内踝上八寸骨下陷中是。灸脚气穴。

女膝

[膏肓灸法]在足后跟。灸主牙槽风。

[汉药神效方]片仓鹤陵曰:元周当从一老翁受,治失心、惊悸、气逆等,秘灸于足之后跟赤白肉接界,各灸五十壮,获验颇多,此即女膝穴。近田安藩松野某患骨槽风,左颔穿一孔,脓血淋漓不绝者,已三年。余教之日灸女膝穴,一月而全瘳。

膝眼 一名膝目

[千金]在膝头骨下两傍陷者宛宛中是。灸脚气第四穴。[铜人]针入五分,留三呼,泻五吸,禁灸。

[外台]灸脚气穴:膝目二穴,在膝盖下两边宛宛中是也。《黄帝三部针灸经》无膝目二穴。苏恭云:脚气,若心腹气定而两髀外连膝闷者,宜灸膝眼七壮,在膝头下相接处,在筋之外陷中是。若后更发,复灸三壮。

[寿世保元]妇人月家得此,不时举,发手挛拳,束如鸡爪,疼痛,取左右膝骨两旁,各有一小窝,共四穴,俗谓之鬼眼,各灸三壮即愈。

［玉龙赋］兼髋骨,治脚腿重痛。

［图翼］刺五分,禁灸,主治膝冷痛不已。昔有人膝痛,灸此,遂致不起,以禁灸也。

髋骨

［膏肓灸法］在膝盖上二寸,两筋间之梁丘旁各开一寸。［大成］在梁丘两旁各开一寸五分,两足共四穴,治腿痛,灸七壮。

［大成］《通玄指要赋》髋骨将腿痛以祛残。注：髋骨二穴在委中上三寸髀枢中,垂手取之。针三分。一云跨骨在膝膑上一寸,两筋空处是穴。刺入五分,先补后泻,其病自除。此即梁丘穴也,更治乳痈。

膝跟

［膏肓灸法］在膝膑下骭上之犊鼻旁,内外两窝中。针主腿膝红肿,痛不得屈伸,行步难。

关仪

［千金］在膝外边上一寸宛宛中是。女人阴中痛引心下及小腹绞痛,腹中五寒,灸百壮。

读《针灸经穴图考》书后

尝谓中国百家之学，至两汉大明，而西汉尤浩博精奥焉。非独经学然也。张苍之于律历，京房之于占候，许商之于计算，司马季主之于卜筮，皆见称当世。而仓公者，传黄帝扁鹊之学，以医为西京大师，司马子长述其治病，不专针灸而偶用则无不效，是真有得于黄帝之《针经》者，即今医家针灸学之鼻祖也。夫黄帝之书，以问难畅厥旨，不私其学，而公天下。仓公探其妙诀，变而通之。观其对汉文问，原原本本，操术精而垂教远矣。黄君竹斋博学多通，富于著述，比复精研汉代医学，成《针灸经穴图考》一书。穷幽极微，钩深致远，有图有说，周之密之，使夫针灸学之暗昧不明于唐宋以来千有余年者，一旦焕然，炳耀于天下，为学之明也如是，为心之公也又如是。吾知其书之必传于后永，永无疑也。昔孔子没而微言绝，七十子丧而大道乖。西汉诸儒收拾残烬，存什一于千百之中，亦惟曰：吾有学而人虑无学也。吾一世有学而千万世虑无学也。黄君之为是书，可谓能心乎汉儒之心，而有以接西都太仓长之传者矣。抑又思之，有清会典载太医之掌九科，针灸居其第六，纪文达《四库提要》列针灸书于医家类者为部亦夥，钝拙如锡，于医道毫无探索，不审邸医所职，与《四库》著录如何要之，兼综条贯度无越斯编者，世衰道微，诸学并废。黄君生千百世后，独能苦心孤诣，绍绝学于千钧一发之时。窥其意，宁第阐明医法以公天下，会将举六经诸史，并求其所谓浩博精奥者，以振西汉学于大九州间也。呜呼伟哉！跋予望之。

民国十八年十月江宁吴廷锡谨识

《针灸经穴图考·跋》

　　长安黄君竹斋，齐为余之文字神交也。虽未谋面，尝读其著作，引为益友。吾侪以从事改进中国医学，彼此志同道合。前承邮赠《伤寒杂病论集注》巨著，深知君于国医学考求甚精。近又寄示《针灸经穴图考》，余受而读之，益钦其对于考据古籍、发幽阐微工作用力至勤。窃以为，居今日而言，研究我国医学，当以考古为体，革新为用。我人所宜用力之目标，舍此莫由。第考古之与革新，其途虽二，归则一。盖中医治疗之特长，悉来自远古之经验。经脉、俞穴，肇于《灵枢》《汤液方剂集》，自仲景欲究针灸经穴，固须考求《灵枢》《针经》，欲明方剂、证候，尤宜寻究《伤寒杂病论》。况针灸、按摩为医疗之最古，能补汤液治疗所不及。黄君此作一面考征古学之经穴统系，一面参以近世生理、解剖新说，论刺法手术则注重消毒灭菌，于考古、革新两项体用兼备。诚有功于中国医学之作也。钦佩之余，忻然为之跋其后。

中华民国二十四年一月
叶橘泉识于双林存济医庐